T0234824

Vallendarer Schriften der Pflegewissenschaft

Reihe herausgegeben von
H. Brandenburg, Vallendar, Deutschland
S. Nover, Vallendar, Deutschland

Fragen der Pflege sind immer auch Fragen danach, wie eine Gesellschaft mit Leben, Krankheit, Alter und Tod umgeht, wie aktuelle gesellschaftliche und politische Debatten zeigen. Die Pflegewissenschaft hat zum einen zur Aufgabe, die aus ihrer Perspektive bedeutsamen Themen in diese Diskurse einzubringen und auf der anderen Seite deren wissenschaftliche Bearbeitung durch Theorie- und Methodenentwicklung voranzutreiben. Die von ihr generierten wissenschaftlichen Ergebnisse sollen somit auch die (fach)politischen und gesellschaftlichen Diskussionen fördern. Dazu will die Reihe „Vallendarer Schriften der Pflegewissenschaft" beitragen.

Weitere Bände in der Reihe http://www.springer.com/series/15988

Manfred Schnabel

Macht und Subjektivierung

Eine Diskursanalyse am
Beispiel der Demenzdebatte

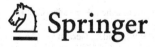

Manfred Schnabel
Ludwigsburg, Deutschland

Dissertation Philosophisch-Theologische Hochschule Vallendar (PTHV),
Pflegewissenschaftliche Fakultät, 2018

Vallendarer Schriften der Pflegewissenschaft
ISBN 978-3-658-23324-2   ISBN 978-3-658-23325-9   (eBook)
https://doi.org/10.1007/978-3-658-23325-9

Die Deutsche Nationalbibliothek verzeichnet diese Publikation in der Deutschen National-
bibliografie; detaillierte bibliografische Daten sind im Internet über http://dnb.d-nb.de abrufbar.

© Springer Fachmedien Wiesbaden GmbH, ein Teil von Springer Nature 2018
Das Werk einschließlich aller seiner Teile ist urheberrechtlich geschützt. Jede Verwertung, die
nicht ausdrücklich vom Urheberrechtsgesetz zugelassen ist, bedarf der vorherigen Zustimmung
des Verlags. Das gilt insbesondere für Vervielfältigungen, Bearbeitungen, Übersetzungen,
Mikroverfilmungen und die Einspeicherung und Verarbeitung in elektronischen Systemen.
Die Wiedergabe von Gebrauchsnamen, Handelsnamen, Warenbezeichnungen usw. in diesem
Werk berechtigt auch ohne besondere Kennzeichnung nicht zu der Annahme, dass solche
Namen im Sinne der Warenzeichen- und Markenschutz-Gesetzgebung als frei zu betrachten
wären und daher von jedermann benutzt werden dürften.
Der Verlag, die Autoren und die Herausgeber gehen davon aus, dass die Angaben und Informa-
tionen in diesem Werk zum Zeitpunkt der Veröffentlichung vollständig und korrekt sind.
Weder der Verlag noch die Autoren oder die Herausgeber übernehmen, ausdrücklich oder
implizit, Gewähr für den Inhalt des Werkes, etwaige Fehler oder Äußerungen. Der Verlag bleibt
im Hinblick auf geografische Zuordnungen und Gebietsbezeichnungen in veröffentlichten Karten
und Institutionsadressen neutral.

Springer ist ein Imprint der eingetragenen Gesellschaft Springer Fachmedien Wiesbaden GmbH
und ist ein Teil von Springer Nature
Die Anschrift der Gesellschaft ist: Abraham-Lincoln-Str. 46, 65189 Wiesbaden, Germany

Für Sigrid

Institutsprofil

Institutionell an die Pflegewissenschaftliche Fakultät der Philosophisch-Theologischen Hochschule Vallendar (PTHV) angebunden, spiegelt die vorliegende Reihe deren Profil von Lehre, Forschung und Diskurs wider. Ihr Spektrum umfasst die gesellschaftsrelevante Reflexion von Gesundheit, Krankheit und Pflege, etwa bezogen auf Aspekte der Gerontologischen und der Gemeindenahen Pflege. Ebenfalls steht die Weiterentwicklung pflegewissenschaftlicher Theorien und Konzepte, zum Beispiel in der Prävention oder der Akutpflege, auf der Agenda. Auch die Themen Anthropologie und Ethik in der Pflege spielen als Querschnittsthemen (u.a. in Verbindung zur Theologie) eine zentrale Rolle. Die Fakultät hat zur Bearbeitung dieser Themen einen Schwerpunkt auf die (Weiter-)Entwicklung pflegewissenschaftlich relevanter Forschungsmethoden gelegt. Sie setzt sich ferner mit Grundlagen und Anforderungen der Professionalisierung in der Pflege auseinander, mit der akademischen Weiterbildung von Pflegenden, sowie mit pflegedidaktischen Themen.

Die Pflegewissenschaft in Vallendar weist neben der Grundlagenforschung auch einen bedeutenden Anwendungsbezug aus; in allen Themenfeldern geht es daher immer auch um Fragen von Implementierung innovativer Konzepte, Dissemination neuer Erkenntnisse und nicht zuletzt auch kritischer Folgeabschätzung von Entwicklungen.

Inhaltsverzeichnis

Abbildungs- und Tabellenverzeichnis

Einleitung

Was ist Demenz? Die Mehrzahl der Beiträge zu diesem Thema sieht darin vor allem eine zerstörerische Kraft. Sie beschreiben den tragischen Verlust an Selbstständigkeit und Identität für die Betroffenen, die enorme emotionale Belastungen der Angehörigen und das Stabilitätsrisiko für die Systeme der sozialen Sicherung. Die Demenz gilt als *„der schleichende Tod zu Lebzeiten"* (Hauenstein/Höhn 2010), die Betroffenen als *„lebende Leichen"*, deren *„Bestattung kein Ende findet"* (Lafontaine 2010: 173). Verbunden wird dieses machtvolle Leitthema häufig mit einem Rekurs auf den demografischen Wandel und den fortgesetzten Zuwachs an alten und demenzbetroffenen Menschen in Folge. Die Zunahme an Lebensjahren erscheint in dieser Perspektive selten als soziale Errungenschaft; häufiger wird sie als eine Naturkatastrophe verhandelt, als „Alterungs-Tsunami" (Mayer 2014), der die Institutionen der alternden Moderne wegzuspülen droht. Diese Katastrophensemantik der Demenz wird seit ihrer Etablierung in den 1970er Jahren traditionell mit der Forderung nach einer ursächlichen Lösung des Problems verbunden (Fox 2000). Die Befreiung der Menschheit von der Demenz ist das Programm.

Andere Beiträge wenden dagegen die transformative Kraft der aktuellen Entwicklung ins Positive. Sie sehen in dem steten Zuwachs an Demenzbetroffenen die Chance eines Kurswechsels in Richtung einer menschengerechteren Gesellschaft. Das letztlich – so wird angenommen – weder von der Politik noch von der Wissenschaft beherrschbare Phänomen zwinge uns dazu, den falschen Idealen der Machbarkeit abzuschwören, uns in das Schicksal der Begrenztheit jedes menschlichen Strebens zu fügen und den Verfall am Lebensende als Teil der conditio humana anzunehmen (z. B. Gronemeyer 2015). Eine wachsende Zahl von demenzbetroffenen alten Menschen sei etwas, womit die Mitglieder der Gesellschaft zu leben lernen müssten. Die hier geforderte Anerkennung der Unausweichlichkeit des Verfalls ist freilich kein Ausdruck von Fatalismus, sondern wird als Weg zu einer fürsorglicheren, auch die Schwachen als Teil der menschlichen Schicksalsgemeinschaft wertschätzenden Gesellschaft verstanden (ebd.). Auch wenn diese Sichtweise gewiss eine Randerscheinung innerhalb der Debatte darstellt, wird sie doch von einer Reihe prominenter Sprechern mit Autorität vorgetragen und auf dem Weg über Projektförderungen mit öffentlichen Mitteln alimentiert (vgl. z. B. aktion demenz.de).

© Springer Fachmedien Wiesbaden GmbH, ein Teil von Springer Nature 2018
M. Schnabel, *Macht und Subjektivierung*, Vallendarer Schriften der
Pflegewissenschaft, https://doi.org/10.1007/978-3-658-23325-9_1

Dementiert wird die bedrückende Realität der Demenz für Betroffene und Angehörige freilich auch in der zuletzt genannten Perspektive nicht. Gemeinhin
herrscht Einigkeit über die Größe der Aufgaben, die aus dem Zuwachs an demenzbetroffenen Menschen erwachsen. Ihre steigende Zahl in den alternden
Gesellschaften im Westen, zunehmend aber auch in den weniger entwickelten
Regionen in Afrika und Asien, gilt als die möglicherweise bedeutendste soziale,
politische, wirtschaftliche und humanitäre Herausforderung der nächsten Jahrzehnte (Wißmann/Gronemeyer 2008: 81). Das lässt sich auch in Zahlen ausdrücken: Nach Angaben der WHO sind weltweit etwa 47,5 Millionen Menschen
von Demenz betroffen, angesichts des fortgesetzten demografischen Wandels
mit noch immer steigender Tendenz. Für das Jahr 2050 werden 135,5 Millionen
Betroffene vorhergesagt (WHO 2016). In Deutschland leben heute bereits ge-
schätzte 1,6 Millionen Betroffenen, ebenfalls mit steigender Tendenz (BMG
2016). Auch wenn man an der Treffgenauigkeit langfristiger Vorausberechnun-
gen gewiss zweifeln kann (Braun 2011) und sich die Prävalenzraten neuerer
Forschungen zufolge möglicherweise auch rückläufig entwickeln könnten
(Matthews et al. 2013; Satizabal et al. 2016), kann angesichts dieser Dynamiken
am immensen Umfang der mit der Demenz verbundenen Aufgaben kaum gezweifelt werden. Die Verabschiedung nationaler Demenzpläne in vielen EU-
Staaten oder der Aufruf zu globalem Handeln durch die G8-Gesundheitsminister
am Ende des Demenz-Gipfels von 2013 dokumentieren den dringenden Wunsch
der Politik, diese Entwicklung zu gestalten.

Nicht mehr ungebrochen scheint dagegen das Vertrauen in die Reichweite der
im Feld der Demenz lange tonangebenden biomedizinischen Perspektive und der
von ihr vertretenen Lösungsstrategien. Alternative Deutungsangebote und Hand-
lungsansätze zur Annahme der Herausforderung Demenz gewinnen auch in politischen Entscheidungsgremien an Gehör. Als Beispiel dafür kann das neue sozialpolitische Leitbild einer „sorgenden Gemeinschaft" als Weg zu einer zukünftig
stärker zivilgesellschaftlich organisierten Sorgearbeit gelten (Hackler 2014) oder
auch das Engagement von Institutionen wie der Alzheimer-Gesellschaft oder der
Robert-Bosch-Stiftung zur Förderung eines zivilgesellschaftlichen Dialoges zur
Demenz. Der Aufschwung alternativer Ideen verdankt sich zum einen gewiss
dem hartnäckigen Ausbleiben einer wirksamen Therapie oder Prophylaxe der
Demenz und der auch in den Biowissenschaften um sich greifenden Ernüchte-
rung bzgl. der Aussichten auf einen schnellen Durchbruch bei der Entwicklung

eines Heilmittels (z. B. Beyreuther 2012a). Auch der andauernde sozialpolitische Trend, Eigeninitiative und Selbstverantwortung beim Umgang mit sozialen Problemen zu fördern und gegenüber staatlichen Hilfen stark zu machen, kann als Grund für die aktuelle Anschlussfähigkeit zivilgesellschaftlicher Strategien gelten (vgl. dazu Lessenich 2003). Von einer Disqualifizierung des „medizinischen Blicks" kann zwar gewiss keine Rede sein – eine Öffnung der demenzbezogenen Diskurse und Praktiken scheint sich aber abzuzeichnen.

Kritisches Erkenntnisinteresse

Die Eingangs vorgenommene Kontrastierung ist gewiss stark vereinfachend, vermittelt aber einen Eindruck davon, mit welcher Spannbreite das Phänomen Demenz derzeit diskutiert wird. Aspekte dieser neuen Pluralität an Sichtweisen, Einstellungen und Lösungsstrategien zur Demenzproblematik in der öffentlichen Debatte sichtbar zu machen und methodisch zu analysieren ist das Ziel dieser Arbeit. Zu diesem Zweck wurden Aussagen prominenter Sprecher zur Einordung der Demenz und zur Lösung der demenzspezifischen Aufgaben einer systematischen Analyse unterzogen. Verschiedene Positionen zur Demenz und daraus jeweils abgeleitete Problembeschreibungen und Lösungsansätze wurden expliziert. Dabei ging es nicht um eine Beurteilung der inhaltlichen oder normativen Qualität der getroffenen Aussagen. Die Arbeit versteht sich vielmehr als Beitrag zu einer kritischen Pflegewissenschaft, die beim Blick auf ihre Gegenstände sensibel für die Machtstrukturen ist, die ihnen Form und Richtung geben (vgl. Friesacher 2015). Angelehnt an poststrukturalistische Theorien wird angenommen, dass die Rezeption biomedizinischer, zivilgesellschaftlicher oder sonstiger Konzepte bei der gesellschaftlichen Verhandlung der Demenz nicht „Wahrheiten" folgt, sondern ein Effekt von Wahrheitspolitiken ist. Das Starkwerden alternativer Deutungsmodelle zur Demenz, wie nachhaltig sie auch immer sein werden, ist unter Machtaspekten als Bruch einer bestehenden Ordnung zugunsten neuer Machtkonstellationen zu interpretieren. Dies zu explizieren und dadurch einer kritischen Bewertung zugänglich zu machen, steht auf dem Programm.

Die geschilderte Position ist zwar abstrakt, hat aber Vorteile gegenüber anderen Formen der kritischen Auseinandersetzung, wie sie derzeit im Zusammenhang mit dem Thema Demenz zur Anwendung kommen: So erscheint z. B. die populäre Engführung mancher Kritiker auf die Frage, ob das Phänomen Demenz tatsächlich die Qualität einer Krankheitsentität besitzt oder eher als die Erfindung eines macht- und geldgierigen medizinischen Establishments zu betrachten ist (Nehls 2014; Stolze 2012), als wenig zielführend. Sie zu beantworten würde es einmal notwendig machen, Krankheit und Gesundheit als Entitäten zu begreifen, zwischen denen präzise differenziert werden kann. Angesichts des normativen Charakters beider Konzepte muss dies aber als schwierig gelten (vgl. Paul 2006a). Zweitens bildet eine primär an der schwierigen Operationalisierung des Krankheitskonzepts ansetzende Kritik noch keine Plattform für eine kritische Bewertung der biomedizinischen Perspektive an sich. Kritisiert wird lediglich die unzulängliche Anwendung biomedizinischer Deutungsfiguren auf einen konkreten Fall, nicht aber die ihnen eigenen Unterscheidungs- und Bewertungs-kriterien beim Blick auf menschliche Phänomene. Würde sich eine pflegewis-senschaftliche Kritik diese naturwissenschaftliche Perspektive unreflektiert zu eigen machen, liefe sie Gefahr, sich in einer naturwissenschaftlich operierenden Prüfung der Evidenz von Erkenntnissen und Praktiken zu erschöpfen (vgl. Moers et al. 2011). Die wirklichkeitskonstituierende Matrix des medizinischen Diskur-ses und seine Wirkung über die Medizin hinaus bliebe dagegen außer Acht. Dar-über hinaus liefe eine solcherart reduzierte Kritik Gefahr, als Begründungsvorla-ge für eine intensivierte biomedizinische Erforschung der Demenz zu dienen. Wenn nur die mangelnde Evidenz der Erkenntnis und nicht die Methode des Erkenntnisgewinns kritisiert wird, lassen sich weitere Forschungen zur Komplet-tierung des medizinischen Modells jederzeit rechtfertigen (vgl. dazu Lemke 2008: 132f.).

Kritik wie die oben beschriebene operiert zudem von innerhalb der naturwissen-schaftlichen Diskurszusammenhänge und unterliegt deshalb den Beschränkun-gen der internen Kritik (vgl. dazu Jaeggi 2015: 88f.). Zwar ist Kritik möglich, sie operiert aber auf der Basis der Prämissen des kritisierten Feldes. Die Entstehung gänzlich neuer Perspektiven auf die Demenz zur Befruchtung der politischen Debatten ist deshalb kaum vorstellbar. Problematisch wäre aber auch der kritik-lose Anschluss an die derzeit populäre „zivilgesellschaftliche" Bewegung, wie sie z. B. von Aktion Demenz e. V. oder Demenz Support Stuttgart gGmbH ver-treten wird. Ihre Kritik ist zwar dem naturwissenschaftlichen System äußerlich und insofern nicht seiner Perspektive verpflichtet; sie transportiert aber ihrerseits normative Muster bei der Formulierung von Alternativen. Auch die Anrufung des „Bürgers mit Demenz" (Wißmann 2012) durch die aktuelle medikalisierungskritische Emanzipationsbewegungen transportiert spezifische Menschen-bilder und Verhaltenserwartungen. Zwar ist das Aufzeigen alternativer Konzepte ein notwendiges Korrektiv einer einseitig biologistischen Perspektive; auch hier werden aber machtvolle Leitideen ausgeben und Gefolgschaft eingefordert.

Die für die Annäherung an das Thema stattdessen gewählte machtanalytische Perspektive übt dagegen Kritik, in dem sie Positionen wie die genannten nicht als wahr oder falsch, sondern als grundsätzlich kontingente Produkte einer dis-kursiv hergestellten Wahrheitsordnung behandelt. Nicht die Gültigkeit des be-reitgestellten Wissens, sondern seine Entstehung und Plausibilisierung stehen im Fokus des Interesses. Kritik bedeutet in diesem Fall, einen Möglichkeitsraum für ein anderes Denken zu schaffen. Die Offenbarung des „Gewordenseins" eines Phänomens mobilisiert Zweifel am Gegebenen und schärft den Blick dafür, dass die Dinge auch anders sein könnten (Saar 2013: 270a). Durch dieses Vorgehen wird weder die Bedeutung der Thematik Demenz relativiert noch ihre bedrü-ckende Realität negiert; ihre Präsentation als Chance oder Schicksal, als physio-logische Alterserscheinung oder als heilbare Krankheit, wird aber als Ausdruck kontingenter Deutungsmuster in den Blick genommen.

Eine solche Perspektive kann als eine Ergänzung der aktuellen pflegewissen-schaftlichen Auseinandersetzung mit dem Phänomen Demenz gelten. Die Mehr-zahl der pflegewissenschaftlichen Beiträge zum Thema befassen sich mit Fragen der Organisation von Diensten, der Qualität von Leistungen oder mit dem Effekt von pflegerischen Interventionen[1]. Derlei Versorgungsfragen sind angesichts der anstehenden Aufgaben zwar von hoher Relevanz, grundsätzliche Fragen nach den normativen Rahmungen, in denen Versorgung organisiert wird, bleiben aber unterbelichtet.

Theoretische Fundierungen und forschungsleitende Fragen

Theoretischer Ausgangspunkt der Studie ist die Annahme einer grundsätzlichen Formbarkeit und Kontingenz der Gegenstände der sozialen Welt. Sie schließt an Foucaults Verständnis von Macht, Wissen und Wahrheit im Medium des Diskur-

---

[1] Diese Aussage beruht auf einem nichtrepräsentativen Review der letzten vier Jahrgänge der Zeit-schriften Pflege, Pflegewissenschaft und Pflege & Gesellschaft. Mit wenigen Ausnahmen (z. B. Panke-Kochinke 2015) lassen sich die dort publizierten Beiträge zur Demenz dem Bereich der Ver-sorgungsforschung zuordnen.

ses an (z. B. 2012). Wahrheit existiert demnach nicht unabhängig von den Kontextbedingungen des gesellschaftlichen Feldes, in dem Aussagen mit Wahrheitsanspruch ausgestattet werden. Wissen und Wahrheit korrespondieren vielmehr mit den Organisationsformen der Macht in einer gegebenen Gesellschaft. Im Medium des Diskurses geben Machtstrukturen den Deutungsmustern und Praktiken zur Demenz Form und Richtung. Die Beiträge zur Debatte, sofern sie Wissen mit Gültigkeitsanspruch transportieren, werden deshalb als Ausdruck von Machtstrukturen verstanden, die Gefolgschaft hinter neues Wissen und neue Verbindlichkeiten herzustellen bemüht sind. Die Frage nach dem Wesen der Demenz (Krankheit oder Alterserscheinung) tritt zurück hinter die Analyse der Rationalitätsordnungen, denen sich ihre Interpretationen verdanken.

Damit zusammenhängend wird angenommen, dass die Strukturen der Ordnung bzw. Neuordnung sozialer Tatbestände den Intentionen und Handlungen der involvierten Akteure vorausgehen. Anders formuliert sind die Versuche einer Neuinterpretation der Demenz, wie so oben kurz angesprochen wurden, ebenso wie das Beharren auf etablierten Deutungsmustern keine (ausschließlich) von den Sprechern der Debatte verantworteten Bestrebungen, sondern (auch) Ausdruck von etablierten Praktiken des Einordnens und Unterscheidens. Die Sprecher bringen diese Muster weder hervor noch können sie sie beherrschen. Hier stellt sich die erste forschungsleitende Frage. Eine Machtanalyse der Demenzdebatte hat zunächst zu klären, ob sich die angesprochenen Beiträge und die darin vertretenen Positionen überhaupt als akteurs- und positionsübergreifende Muster, also als „Diskurse" lesen lassen. Zu diesem Zweck muss sie textübergreifende Strukturen im Vorkommen und der Funktion der verwendeten Begriffe, Interpretationsmuster und Zusammenhangsbehauptungen nachweisen.

Die aktuelle Neuverhandlung der Demenz ist ein konfliktgeladener Prozess. Während auf der einen Seite Forderungen nach intensivierter medizinischer Forschung oder einem Ausbau von Diagnostik und Therapie nach wie vor mit Autorität vorgetragen werden, gilt anderen Akteuren das biomedizinische Modell längst als gescheitert. Während auf der einen Seite biowissenschaftliches Expertenwissen und Expertenstandards ungebrochen die Praxis dominieren, werden an anderer Stelle dezidiert auf Distanz zur Dominanz der Experten gehende Projekte erprobt. Hier werden Alternativen nicht nur angeboten, sondern durch kritische Abgrenzung gegenüber anderen Positionen als alternativlos in Szene gesetzt.

Eine Machtanalyse der Demenzdebatte muss folglich nicht nur differente Positionen, sondern auch deren hegemoniale Bestrebungen herausarbeiten. Neben einer Explikation diskursiver Muster ist daher zweitens zu untersuchen, auf welche Weise in den vorgefundenen Diskursen Machtwirkungen realisiert werden. Die Beiträge zur Demenzdebatte werden deshalb auf Spuren eines konflikthaften Politikprozesses durchsucht, auf Argumente und Strategien zur Durchsetzung bestimmter Ideen und Positionen zum Umgang mit Demenz.

Foucault zufolge manifestiert sich Macht in der Moderne über das Medium der Subjektivierung (2005a: 269). Eingebunden in soziale Machtbeziehungen erfährt der Mensch, wer er ist und was er tun sollte. Er hat die Freiheit, sich innerhalb gegebener Rahmungen selbst zu regieren. Subjektivierung bedeutet hier, den Menschen zum Objekt eines gültigen Wissens zu machen. Wissen zu seiner Natur, Wissen zur Ordnung der Welt und Wissen zu den erforderlichen Praktiken, um sich selbst in diesem Sinne führen zu können, konstituieren ihn als Subjekt (ebd.: 270). Somit ist dem „Subjekt" in einer Machtanalyse eine besondere Aufmerksamkeit zu zollen. Der Kampf um die Deutung der Demenz ist folglich als Kampf um Formen der Subjektivierung zu betrachten. Die Analyse hat deshalb drittens zu klären, ob und auf welche Weise Adressaten wie Betroffene, Angehörige, Fachkräfte, politisch Verantwortliche etc. in der Debatte jeweils in Szene gesetzt und mit Attributen und Verhaltenserwartungen ausgestattet werden. Weil Macht nach Foucault aber auch Freiheit benötigt, ist auch der gegen die vorgeschlagenen Subjektpositionierungen gerichtete Widerstand von analytischem Interesse. Die Analyse von Machtstrukturen ist folglich eine Analyse des Wechselspiels zwischen Zuschreibung und Abwehr von Subjektpositionierungen.

Forschungsdesign und Forschungsprozess

Als Mittel der Wahl für eine Untersuchung wie die hier vorgestellte kann das Format der Diskursanalyse gelten. Diskursanalysen fokussieren die formalen Regeln der Sinnproduktion in einem gesellschaftlichen Areal und fassen damit den sinnhaften Aufbau der sozialen Welt vor allem als ein Phänomen der Struktur. Deshalb sind sie sensitiv für Machtprozesse. Als problematisch beim Rückgriff auf die Diskursanalyse muss allerdings gelten, dass sich diese Form der Sozialforschung zwar einerseits einer wachsenden Beliebtheit erfreut, sie ande-

rerseits aber als uneinheitlich in ihrer methodologischen Fundierung und als
inkohärent in ihrer methodischen Umsetzung gelten muss (Feustel 2010: 81;
Gebhardt/ Schröter 2007: 37). Das Vorhaben, die Debatte diskursanalytisch zu
durchleuchten, hat deshalb eine Auseinandersetzung mit den damit verbundenen
methodologischen Fragen erfordert sowie methodische Anpassungen und Erweiterungen notwendig gemacht. Statt einer der etablierten Methoden zu folgen,
wurde schließlich ein bis dato unerprobter Methoden-Mix zur Entschlüsselung
von Machtstrukturen entwickelt. Bei der Analyse der in der Debatte wirksamen
Machtwirkungen greift die Studie zunächst auf die Hegemonietheorie von
Laclau/Mouffe und ihre forschungsheuristische Adaption durch Martin Nonhoff
zurück. Zur Erhöhung der analytischen Reichweite wurden ergänzend Elemente
der Grounded Theory eingesetzt. Das Unerprobte dieser Kombination hat Konsequenzen für den Ertrag dieser Arbeit. Er liegt weniger in der Präsentation einer
umfassenden Studie, als in der Exploration eines methodischen Zugriffs auf das
Phänomen der Macht.

Mit ihrem Interesse für die Positionierung von Subjekten im Rahmen von
machtgenerierten Strukturen bewegt sich die Studie im Einzugsgebiet poststrukturalistischer Theorien. Sie bedient sich der forschungsleitenden Begriffe Macht,
Subjekt und Diskurs im Anschluss an Foucault und Laclau/Mouffe. Diese theoretischen Prämissen erfordern ein im weitesten Sinne strukturales Vorgehen.
Nicht individuelle Entäußerungen, sondern sinnstiftende und handlungsleitende
Strukturen „unterhalb" der getroffenen Aussagen sind zu ermitteln. Das Erkenntnisinteresse gilt der Konstitution eines Abschnitts der sozialen Wirklichkeit
im Diskurs. Die Art und Weise, wie sozialer Sinn in regelhaften Prozessen der
Sprachverwendung erzeugt wird, ist zu entschlüsseln. Letztlich geht es somit
darum, den sinnhaften Aufbau der sozialen Welt unter den theoretisch gesetzten
Prämissen und am Beispiel des Demenzdiskurses zu verstehen. Das Forschungs-
projekt versteht sich deshalb, trotz seiner im Kern auf die Identifizierung von
Strukturen abzielende Methodik, als qualitative Studie. Es strebt keine Quantifizierung der in den Texten entdeckten Muster an, sondern nimmt die aktuelle
Debatte zum Anlass, Aufschluss über sinnstiftende soziale Prozesse zu gewinnen. Folgt man Gabriele Rosenthals Klassifikation qualitativer Methoden (2011:
13), lässt sich die Studie als ein auf Verallgemeinerung häufiger Funde abzielen-
des Vorhaben beschreiben (im Gegensatz zu einem am Einzelfall orientierten
Vorgehen). Als solches steht es zwar dem Forschungsinteresse der quantitativen

Forschung nahe; wegen seines offenen, auf die Rekonstruktion diskursiver Formationen aus den Daten heraus abzielender Methoden ist es aber dem qualitativen Paradigma zuzuordnen (vgl. ebd.: 232).

Mit dem Forschungsinteresse und der Wahl des Forschungsdesigns ist zugleich eine Begrenzung verbunden. Was die Untersuchung nicht leisten kann, ist eine Quantifizierung der Bedeutungsverschiebung zwischen einer zivilgesellschaftlichen Sichtweise und der etablierten strikt biomedizinischen Perspektive. Somit ist auch keine Aussage zur gesamtgesellschaftlichen Relevanz der aktuellen Kritik und keine Prognose zu ihren Chancen möglich.

Aufbau der Arbeit

Zunächst werden Stärken und inhärente Schwächen der biomedizinischen Perspektive auf die Demenz sowie die dagegen gerichtete Kritik referiert. Eine machtanalytische Interpretation der aktuellen Debatte wird angeboten. Die anschließenden Kapitel dienen der Explikation der theoretischen Grundlage der Arbeit. Die Konzepte Subjekt, Macht und Diskurs und ihre poststrukturalistische Interpretation werden vorgestellt. Besonderen Raum nehmen dabei die Konzepte Michel Foucaults und Ernesto Laclaus ein. Methodologische Probleme der Diskursanalyse werden diskutiert, die Wahl der Methode wird begründet. Die Relevanz diskursanalytischer Ansätze für die Pflegewissenschaft wird herausgearbeitet. Anschließend wird der Forschungsprozess erläutert. Abschließend werden die Ergebnisse vorgestellt und diskutiert.

1. Zum Gegenstand: Dimensionen der Demenz

Wenn im Folgenden ohne nähere Spezifizierung von Demenz die Rede ist, dann ist damit stets die senile Demenz oder - übersetzt in der Sprache der ICD 10 - die Alzheimer Demenz mit spätem Beginn gemeint. Diese Vereinfachung erscheint aus mehreren Gründen funktional: Zunächst einmal ist es die Prävalenz der Altersdemenz, die derzeit als Problem diskutiert wird und die den Hintergrund dieser Untersuchung bildet. Der symbolisch hochgradig aufgeladene Begriff „Alzheimer" steht wie kaum ein anderer für die aktuellen Krisendiskurse in Politik, Wissenschaft und Gesellschaft. Zweitens gilt die Alzheimer Erkrankung als die mit Abstand häufigste Form der neuronalen Degeneration im Alter. Für die Medizin ist sie der Prototyp einer kortikalen Demenz, sie dient ihr als Orientierungspunkt für die Diagnostik und Therapie geistiger Leistungsstörungen (Schmidtke/ Otto 2012: 203f.). Drittens schließlich sind die Übergänge zwischen den verschiedenen medizinisch klassifizierten Demenzformen ohnehin fließend und in ihrer Trennschärfe umstritten. Man findet typische Alzheimer-Pathologien auch bei anderen neurodegenerativen Erkrankungen und umgekehrt. Es ist deshalb umstritten, ob die Alzheimer-Krankheit überhaupt als eigenständige Erkrankung zu betrachten ist (ebd.; Förstl et al. 2011: 62). Ob der kognitive Abbau im Alter überhaupt mit dem Begriff der Krankheit angemessen zu bezeichnen ist, ist freilich eine ganz andere Frage. Die aktuelle Kontroverse dazu wird am Ende des Kapitels kurz angesprochen.

1.1 Morbus Alzheimer – Wissen und Widersprüche

Jahrzehnte der Forschung haben das biopathologische Bild der Alzheimer-Krankheit komplexer werden lassen. Neben den schon von Alois Alzheimer beschriebenen und bis heute diagnostisch wegweisenden lokalen Nervenzellverlusten, intrazellulären Amyloid-Plaques und interzellulären Tau-Fibrillen werden heute eine Reihe weiterer Krankheitszeichen mit ihr assoziiert. Dazu gehören z. B. eine gestörte Neurotransmission in bestimmten Hirnarealen, pathologische Veränderungen zerebraler Gefäße oder spezifische Entzündungszeichen im Randbereich der Plaques (Schmidtke/Otto 2012: 203f.). Auch werden neben dem Hauptrisikofaktor Lebensalter mittlerweile eine Reihe weiterer Einflussfaktoren auf die Alzheimer-Krankheit mit spätem Beginn diskutiert, von verschiedenen

© Springer Fachmedien Wiesbaden GmbH, ein Teil von Springer Nature 2018
M. Schnabel, *Macht und Subjektivierung*, Vallendarer Schriften der Pflegewissenschaft, https://doi.org/10.1007/978-3-658-23325-9_2

Varianten genetischer Dispositionen über Schädelverletzungen bis hin zu Fragen des Lebensstils und des Bildungsniveaus (Fellgiebel 2013: 319). Gegenüber dieser Fülle an mehr oder weniger konkreten Hinweisen und Einzelbefunden erweist sich indes deren Integration in eine einheitliche, alle Phänomene erklärende Krankheitshypothese als nach wie vor schwierig. Eine geschlossene Hypothese zur Alzheimer-Demenz konnte allen Ergebnissen zum Trotz bislang nicht formuliert werden (Schmidtke/Otto 2012: 204).

Die Schwierigkeiten bei der konzeptionellen Einhegung einer als Krankheit gefassten Altersdemenz durch histologische oder neurochemische Befunde werden im Folgenden exemplarisch anhand zweier einflussreicher Konzepte des biomedizinischen Diskurses aufgezeigt. Besprochen wird das über viele Jahre dominante Modell einer Amyloid-Kaskade als Auslöser der Alzheimer-*Demenz* und das daran anschließende moderne Krankheitskonzept einer über Biomarker definierten präklinischen Alzheimer-*Krankheit*. Beide basieren auf den mit der Alzheimer-Demenz assoziierten organischen Befunden und stehen deshalb exemplarisch für den biomedizinischen Zugriff auf die Demenz.

1.1.1 Die Amyloid-Hypothese

Zu Ätiologie und Pathogenese der mit der Alzheimer-Demenz assoziierten neurochemischen und histologischen Befunde wurden in den letzten Jahrzehnten eine ganze Reihe von Vorschlägen unterbreitet (Übersicht und kritische Besprechung bei Whitehouse/George 2009: 89ff.). Sie behaupten z. B. eine Verbindung zwischen der im Alter zunehmenden zellschädigenden Wirkung freier Radikaler, einen schädlichen Einfluss entzündlicher Prozesse, verursacht durch Traumata oder Infektionen oder auch einen Zusammenhang zwischen der Alzheimer-Krankheit und dem gestörten Glukosestoffwechsel bei Diabetes mellitus. Zu besonderer Prominenz hat es, wie schon eingangs erwähnt, die bis heute einflussreiche Amyloid-Kaskaden-Hypothese gebracht. Ihre wissenschaftliche Erfolgsgeschichte beginnt in den 1980er Jahren mit der molekularbiologischen Entschlüsselung der Amyloid-Plaques, eines der seit Alzheimers Erstbeschreibung als wesentlich geltenden Krankheitszeichen der Alzheimer-Demenz. Aus den Einsichten in die Beschaffenheit der Plaques ließen sich Rückschlüsse auf ihre Entstehung ableiten und somit erstmals eine schlüssige biologische Hypothese zur Pathogenese der Alzheimer-Krankheit formulieren (Kehl 2008: 89). Die

Leistung der Amyloid-Kaskaden-Hypothese besteht weiterhin darin, alle gemeinhin mit der Alzheimer-Demenz in Verbindung gebrachten Krankheitszeichen als aufeinanderfolgende Stufen einer dynamischen Kausalkette zu verknüpfen und in das Konzept einer Amyloidose zu integrieren. An ihrem Beginn steht
die langsame Aggregation von β-Amyloid, an ihrem Ende das Vollbild einer
Demenz (Gasser/ Maetzler 2012: 42). Für sich genommen bleiben die Einzelbe-
funde bezüglich ihrer pathogenen Funktion unklar. Erst das Amyloid-Modell
bindet sie konzeptionell aneinander und ermöglicht die Beschreibung eines
Krankheitsbildes. Diese Syntheseleistung ist zweifellos ein Grund für die Funktionalität des Konzeptes im medizinisch-naturwissenschaftlichen Diskurs (s. u.).

Das vermutete Zusammenspiel von Amyloid-Kreislauf und Demenz wird durch
eine Reihe von Anhaltspunkten gestützt. So findet man z. B. Amyloid-Plaques
bei über 80% der von Demenz betroffenen alten Menschen (Förstl 2011: 273).
Eine Verbindung mit der Demenz ist angesichts dieser Präsenz kaum zu bestrei-
ten. Ein Zusammenhang zwischen neuronaler Dysfunktion und β-Amyloid konnte außerdem zumindest in Laborversuchen nachgewiesen werden. Damit wird
auch eine Korrelation zwischen den alzheimertypischen neuronalen Degenerati-
onen, dem cholinergen Defizit demenzbetroffener Menschen und ihrer demenziellen Symptomatik nahegelegt (Gasser/Maetzler 2012: 43). Für das Zusammenspiel von β-Amyloid und Demenz spricht außerdem das hohe Krankheitsrisiko
von Menschen mit einer genetisch bedingten Überproduktion des Amyloidvor-
läuferproteins APP (z. B. autosomale Mutation auf Chromosom 21, Trisomie
21). Plaques entstehen als Folge der Verklumpung von β-Amyloid, einem Spalt-
produkt von APP. Ein Zusammenhang zwischen dessen Produktion, der Bildung
von Plaques und der späteren Manifestation einer Demenz scheint naheliegend.
Für Schmidtke und Otto (2012: 220) ist der diagnostische Nachweis einer entsprechenden Genmutation sogar der einzige zuverlässige Biomarker der Alzheimer-Demenz. Wegen einer Reihe von Besonderheiten im Krankheitsbild dieser
genetisch disponierten Gruppe, z. B. früher Krankheitsbeginn, rasche Progredi-
enz und Unterschiede in der Symptomatik, wird diese Form aber mitunter auch
als eigenständige Krankheit und nicht als Variante der Alzheimer-Demenz betrachtet. Außerdem verfügt nur ein Bruchteil der Alzheimer-Patienten über ein
entsprechendes genetisches Profil (Natale et al. 2011).

Deutlich häufiger lassen sich bei Menschen mit einer sporadischen Altersdemenz
dagegen Veränderungen auf dem ApoE-Gen auf Chromosom 19 diagnostizieren
(ebd., Gasser/Maetzler 2012: 40). Je nach Variante erhöhen diese Veränderungen
das Krankheitsrisiko bis auf das 12fache. Da das Protein u. a. für den Transport
von β-Amyloid zuständig ist, lässt sich bei einer angenommenen Minderfunktion
aufgrund der genetischen Abweichung zumindest hypothetisch auf einen Zusammenhang mit der Entwicklung von Amyloid-Plaques und einer Alzheimer-
Demenz in Folge schließen. Ob dies tatsächlich zutrifft und wie der Mechanismus im Einzelnen funktioniert, ist allerdings nicht bekannt (ebd.).

1.1.2   Einwände gegen die Amyloid-Modelle zur Alzheimer-Demenz

Auch wenn die Krankheitstheorie, wie dargestellt, auf eine Reihe plausibler
Zusammenhangsvermutungen aufbauen kann, gibt es Zweifel an der Erklärungs-
kraft der Amyloid-Hypothese und an dem angenommenen kausalen Zusammenhang zwischen den die Alzheimer-Krankheit konstituierenden histologischen
Befunden und dem demenziellen Syndrom. Ob die wesentlich auf Zellkulturstu-
dien beruhenden Erkenntnisse zur Amyloid-Kaskaden-Hypothese, z. B. die erwähnte schädliche Wirkung von β-Amyloid auf die Neurotransmission, tatsächlich auf den Menschen übertragbar sind, ist z. B. höchst umstritten (Riederer/
Hoyer 2012: 58). Angriffsfläche bietet außerdem die unscharfe Korrelation zwischen einer manifesten Alzheimerpathologie und einem empirisch manifesten
demenziellen Syndrom. Plaques und Neurofibrillen z. B. lassen sich auch in den
Gehirnen klinisch gesunder Menschen nachweisen, oft in einer Konzentration,
die eine Alzheimerdiagnose rechtfertigen würde. Eindrucksvolle Belege dazu
lieferte z. B. die vielzitierte „Nonnenstudie" des amerikanischen Neurologiepro-
fessors David Snowdon[2] (Snowdon et al. 1996). Umgekehrt findet man Plaques
bei Menschen mit einer zu Lebzeiten ausgeprägten Alzheimer-Symptomatik
manchmal nur in geringer Zahl. Ihr Vorkommen muss demnach als zumindest

---

[2] Im Rahmen einer Längsschnittstudie wurden die älteren Angehörigen eines amerikanischen Non-
nenordens von Snowdons Team über viele Jahre begleitet und immer wieder auf ihre kognitiven
Funktionen getestet. Die während dieser Zeit verstorbenen Schwestern wurden zudem auf neuropa-
thologische Alzheimerzeichen untersucht. Dabei zeigte sich, dass Schwestern mit zum Teil ausge-
dehnten pathologischen Gehirnveränderungen zu Lebzeiten über eine wache Intelligenz und eine
hohe Funktionalität bei ihren Aufgaben verfügten. Nicht nur der histologische Befund, sondern
auch die kognitiven Reserven der Probandinnen werden deshalb als Einflussfaktoren auf das De-
menzrisiko interpretiert (Snowdon 1996: 531f.).

höchst unspezifisches Krankheitszeichen gewertet werden. Innerhalb des kritischen Diskurses wird ihnen mitunter sogar eine schützende Funktion zugesprochen (Whitehouse et al. 2014). Auch der unbestreitbare Zusammenhang von Lebensalter und Demenz wird häufig als Argument gegen ein pathologisches Geschehen verwendet. Angesichts eines Demenzrisikos von mehr als 30% für die über 90jährigen und von mehr als 50% für die über 100jährigen (Bickel 2012) ist es schwer, der neuronalen Degeneration eine gewisse „Natürlichkeit" abzusprechen (vgl. auch Förstl 2015). Wenn ein immer längeres Leben letztendlich in Demenz mündet, müsste ansonsten im Alter selbst ein Krankheitsprozess vermutet werden (Lock 2008: 62f.). Die Demenz erscheint deshalb vielen der involvierten Analysten als der Ausdruck der unvermeidbaren Begrenztheit der menschlichen Existenz (Gronemeyer 2013: 255; Kruse 2011: 6).

Gegen den vordergründig klaren Zusammenhang von Demenz und genetischer Disposition wiederum lässt sich der überraschende Befund ins Feld führen, dass die als problematisch geltende ApoE-Variante bei einigen nichteuropäischen Volksgruppen eher eine vor Demenz schützenden Einfluss zu haben scheint (Lock 2008: 72; Schmidtke/Otto 2012: 206)[3]. Auch die Tatsache, dass das Krankheitsrisiko bei eineiigen Zwillingen trotz identischer Erbanlagen durchaus unterschiedlich ist, spricht gegen eine lineare genetische Determination (Whitehouse et al. 2014: 28). Offensichtlich wirken neben genetischen Faktoren noch andere Einflüsse auf den Erhalt oder den Verlust von kognitiver Kompetenz im Alter. Dass sich das Interesse der Forschung auf die Beschreibung von Krankheitszeichen und die Identifikation und Biomarkern konzentriert, deren schädliche Wirkung sie stillschweigend vorrausetzt, während Hinweise auf Wechselwirkungen zwischen genetischer Disposition und Umwelt nahezu unbeachtet bleiben, ist ein weiterer Kritikpunkt (ebd.).

Anlass zu kritischen Reflexionen gibt außerdem der Umstand, dass aus dem Amyloid-Modell bis heute keine erfolgreichen Behandlungsstrategien abgeleitet werden konnten. Das lange Festhalten an den Plaques als Ansatzpunkt ist angesichts des Scheiterns aller gegen sie gerichteten Interventionen zumindest merkwürdig. Kritiker sehen darin eine forschungspolitisch motivierte Vereinfachung,

---

[3] Dies ist bei den San und den Pygmäen der Fall. Insgesamt ist der Zusammenhang zwischen Erkrankungsrisiko und ApoE-Mutationen bei Afrikanern zwar vorhanden, aber gegenüber Europäern und Nordamerikanern deutlich schwächer ausgeprägt (Lock 2008: 72).

ein Ausblenden alternativer Deutungsmöglichkeiten zugunsten eines zwar mehr-
deutigen, dafür aber gut sichtbaren Befundes (Whitehouse/George 2009: 100f).
Schließlich sind es die erheblichen Wissenslücken im Kern des Amyloid-
Modells selbst, die es für Kritik anfällig machen. Weder der Auslöser der Kas-
kade noch ihr Mechanismus noch die eigentliche Art und Weise der neuronalen
Schädigung sind bekannt (Förstl et al. 2011, S. 61; Whitehouse et al. 2014). In
kritischer Perspektive ist es daher kaum mehr als ein forschungsleitendes Konstrukt.

1.1.3   Die präklinische Alzheimer-Krankheit – Biomarker-Diagnostik

Große Hoffnungen werden von Anhängern des amyloidbasierten Krankheitsmodells derzeit mit der Biomarkerforschung verbunden. Die Messung von β-
Amyloid und Tau-Proteinen im Liquor oder die Dokumentation von Amyloid-
Akkumulationen und Anzeichen für neurodegenerative Prozesse im Gehirn mittels fortgeschrittener bildgebender Verfahren soll es ermöglichen, die Bildung
von Plaques und Fibrillen bereits bei vergleichsweise jungen und klinisch gesunden Personen zu bestimmen (Hampel/Pantel 2008). Dies erlaubt eine diagnostische Markierung der Alzheimer-Erkrankung unabhängig von demenziellen Zeichen und damit ihre Abkopplung vom demenziellen Syndrom. Sie wird zu einer
„Kontinuum-Erkrankung", die mit einer nur über Biomarker zu bestimmenden
präklinischen Phase beginnt, in das Vorstadium des "Mild Cognitive Impairments" übergeht und sich schließlich in der Demenz vollendet (Fiedler et al.
2012: 663f.). Heilen lässt sie sich freilich in keinem der genannten Stadien. Zumindest aber will dieses neue Krankheitsverständnis dazu beitragen, eine der
genannten Schwachstellen des älteren biomedizinischen Modells zu beseitigen:
Wenn eine Diagnosestellung über Biomarker die Bestimmung der Alzheimer-
Krankheit unabhängig von klinischen Symptomen ermöglicht, stellt das Auftreten neuropathologischer Zeichen bei symptomfreien alten Menschen nicht mehr
notwendigerweise einen Widerspruch dar. Auch sie können nun als krank gelten.
Die eigentliche Demenz ist nicht länger obligatorisch, sondern nur noch die
extreme Ausprägung eines individuell variablen Krankheitsgeschehens. Ob sich
ihr Vollbild einstellt, wird als abhängig von individuell unterschiedlich ausgeprägten Risiko- oder Schutzfaktoren betrachtet. Diskutiert wird in diesem Zusammenhang z. B. der Einfluss einer „kognitiven Reserve" auf das Krankheitsrisiko. Gemeint ist ein von Lebensalter, Gesundheitszustand und biographischen

Faktoren (Bildungsgrad, Lebenswandel etc.) abhängiges Reservoir an neuronaler Kapazität zur Kompensation der demenzbedingten Verluste an intakten Nervenzellen (Schröder/Pantel: 2011: 63f.). Auch Unterschiede im körpereigenen Umgang mit potentiell schädlichen Eiweißen, bzgl. ihrer Entstehung, Aggregation oder ihres Abbaus, werden als ein Grund für die großen Divergenzen zwischen pathologischem Befund und klinischem Bild angenommen (Gasser/Maetzler 2012: 37f.). Jeder menschliche Organismus sei unterschiedlich effizient bei der Entsorgung seiner schädlichen Abbauprodukte. Damit ist freilich indirekt das Bild eines lebenslangen „Abwehrkampfes" gegen die Demenz verbunden. Konsequenterweise muss ihr letztlich jeder Mensch erliegen, wenn er nur lange genug lebt, um seine Schutzfaktoren zu verbrauchen [4].

Die Abkehr von den Unschärfen des demenziellen Syndroms hin zu der technisch erzeugten Klarheit der Biomarker-Diagnostik in den medizinischen Diskursen zur Demenz markiert einen aktuellen Trend in der psychiatrischen Theoriebildung. Als Reaktion auf die oft kritisierte Vagheit psychiatrischer Diagnosen und den großen Ermessensspielräumen der Diagnostizierenden bei ihrer Interpretation setzt die Profession vermehrt auf streng „naturwissenschaftlich" gewonnene Erkenntnisse bei der Interpretation und Beschreibung psychiatrischer Erscheinungen (Szlezák 2012: 198). So verliert auch der unscharfe Überbegriff Begriff „Demenz" seinen exklusiven Platz in den medizinischen Klassifikationskatalogen und wird als Demenz bei Alzheimer-Krankheit präzisiert (ICD-10 F00-F09). Auch die gemeinsamen Konsensuskriterien des US-amerikanischen National Institution On Aging und der Alzheimer's Association (NIA/AA–Kriterien) votieren klar für eine von sichtbaren klinischen Zeichen unabhängige „Krankheitsentität Alzheimer" (Schaub/Freyberger 2012: 94). Für den frühen Nachweis wird auch hier die Messung pathophysiologischer Biomarkerveränderungen, also mittels naturwissenschaftlicher Messverfahren gewonnener Befunde, empfohlen. Selbst die Störung des episodischen Gedächtnisses verliert demgegenüber seine prominente Stellung als Leitsymptom und früher Marker der Demenz (ebd.).

---

[4] Im Grunde spielt dieses Modell den Kritikern des biomedizinischen Paradigmas in die Hände. Ob das unverkennbare Zusammenspiel von Lebensalter und Demenz als Folge eines „natürlichen" Alterungsprozesses oder als Nachlassen der Widerstandskräfte gegen „pathologische" Veränderungen im Alter betrachtet wird, erscheint letztlich als gleichbedeutend.

Diese verstärkte Operationalisierung biologischer Parameter dient freilich nicht nur der Umgehung des oben genannten Widerspruchs zwischen klinischer Symptomatik und organischen Befunden; sie soll außerdem zu größerer Präzision bei der konzeptionellen Erfassung unterschiedlicher Krankheitsformen mit demenzieller Symptomatik beitragen. Die Formenvielfalt und Variationsbreite neurodegenerativer Erkrankungen mit demenziellen Veränderungen nimmt im Laufe ihrer Erforschung nämlich stetig zu. Durch den ständigen Zugewinn an Detailwissen zu den bekannten Demenzerkrankungen kommen immer neue Varianten ihrer Erscheinungsbilder, Verlaufsformen und Interdependenzen ans Licht, die es zu interpretieren und einzuordnen gilt (vgl. dazu Förstl/Lang 2011: 7; Lock 2008: 66).

Die Interessenverlagerung vom manifesten demenziellen Syndrom zur präklinischen Phase trägt außerdem dem aktuellen Missverhältnis zwischen neuen Entdeckungen und Entwicklungen in der Diagnostik und Therapie und der hartnäckigen Behandlungsresistenz der Alzheimer-Demenz Rechnung. So ist es zwar in Studien mit Menschen und Mäusen gelungen, durch experimentelle Präparate manifeste Amyloid-Plaques signifikant zu reduzieren – die demenzielle Symptomatik konnte dadurch indes nicht behoben werden (Gasser/Maetzler 2012: 51). Als Grund für das wiederholte Scheitern aller chemotherapeutischen Revisionsversuche vermuten die Befürworter einer Amyloidose die fortgeschrittenen und deshalb irreversiblen neuronalen Schäden in der späten Krankheitsphase. Einer früh einsetzenden Therapie werden dagegen größere Erfolgsaussichten zugesprochen. In dieser Argumentationslinie kommt der Frühdiagnostik der Alzheimer-Krankheit durch elaborierte Verfahren eine entsprechend zentrale Bedeutung zu (Fellgiebel 2013: 319)[5].

---

[5] Das besondere Interesse der Medizin an der für sie ergiebigen frühen Phase der Demenz ist freilich weder ein neues noch ein überraschendes Phänomen. Diagnosen zu stellen um körperliche Phänomene für eine gesellschaftliche Bearbeitung zu operationalisieren ist wesentlicher Teil des ärztlichen Auftrags (Paul 2006 a+b). Die Schwerpunktsetzung auf Diagnostik und Therapie durch die Medizin kann deshalb Wetzstein zufolge nur vor dem Hintergrund ihres Status als Leitwissenschaft für die Demenz sinnvoll problematisiert werden, als ein Grund für deren fortschreitende Pathologisierung und Medikalisierung im gesellschaftlichen Diskurs (2005: 160f.).

1.1.4   Diagnostische Schärfe oder Pathologisierung? Einwände gegen die
         Biomarker-Forschung

Natürlich gibt es auch Einwände gegen die Biomarker-Diagnostik und das Konzept einer auch unbeeinträchtigte Lebensphasen einschließenden Kontinuums-Erkrankung. Sie betreffen auch hier zunächst die fehlende Eindeutigkeit der Erkenntnislage. Verschiedene Studien liefern zwar Hinweise auf Zusammenhänge zwischen dem als mittleres Krankheitsstadium gefassten Mild Cognitive Impairments (MCI) und dem späteren Auftreten einer Demenz; die Ergebnisse sind aber keinesfalls selbsterklärend und vor allem extrem schwankend (vgl. die Übersicht bei Schröder/Pantel 2011: 30f.). So steht eine errechnete jährliche Konversionsrate zur Demenz von 25% der Untersuchten in der einen Studie dem Verschwinden der „frühdemenziellen" Symptomatik im Studienverlauf bei mehr als 40% der Probanden in anderen Untersuchungen gegenüber (Schaub/ Freyberger 2012: 112; Zaudig 2011: 38). Die Prävalenzrate wird recht ungenau auf 3 Prozent bis 19 Prozent der über 65-Jährigen geschätzt (Wallesch/Förstl 2012: 201). Förstl und Lang zufolge bezeichnet das MCI keine klare nosologische Krankheitseinheit, sondern den *„gegenwärtigen Stand der Unkenntnis"* (2011: 7). Als Grund für diese Inkonsistenz wird die begriffliche und inhaltliche Unschärfe des MCI als Krankheitseinheit und die Heterogenität der Studien bzgl. der Laufzeit und vor allem der Zusammenstellung der Probanden angegeben. Deren individuelle Merkmale wie Biographie, Lebensalter oder soziale Situation beeinflussen die Konversionsrate offensichtlich erheblich (Wallesch/Förstl 2012: 202).

Die Pathologisierung von klinisch noch weitgehend unauffälligen Menschen auf der schwachen empirischen Basis des MCI ist auch im Feld der Biomedizin hoch umstritten (Fiedler et al. 2012: 667). Dies gilt vor allem in Anbetracht des Fehlens einer Therapie für die solcherart diagnostisch markierten Personen. Von außerhalb der biomedizinischen Perspektive wird die Biomarker-Forschung grundsätzlicher als „zerebraler Reduktionismus" kritisiert (Lock 2008: 70f.). Eine solche Forschungsperspektive verorte, so die Kritik, das angenommene Krankheitsgeschehen ausschließlich in den Neuronen der als betroffen geltenden Individuen. Von der Entstehung von Plaques bis zum Konzept der kognitiven Reserve sei das Krankheitsrisiko bei den Biowissenschaften eine reine Angelegenheit der „Nerven". Der zerebrale Reduktionismus fördere deshalb ein hermetisches Bild der Demenz. Geforscht wird nach den Mechanismen der Pathophysiologie vornehmlich im Gehirn. „Außerneuronale" Einflussgrößen wie Umweltgifte, für deren möglichen Einfluss auf die Entstehung von Demenz es durchaus Hinweise gibt, finden dagegen wenig Berücksichtigung. Bzgl. des Konzeptes der kognitiven Reserve wird kritisch gefragt, ob die Hinweise auf ein höheres Krankheitsrisiko bei Personen mit geringem Bildungsniveau wirklich zwingend mit deren ungenügend trainierten zerebralen Kompetenzen begründet werden müsse. Vergessen wird nach Ansicht der Kritiker, dass ein niedriges Bildungsniveau eine Entsprechung in einem niedrigem Sozialstatus hat. Das höhere Risiko lässt sich somit ebenso plausibel mit lebenslagebedingten Ungleichheiten bei der Risikobelastung durch Umweltgifte oder andere Stressoren erklären. Die Idee, eine kognitive Reserve am formellen Bildungsgrad festzumachen, wird deshalb auch als mittelständische Vereinfachung kritisiert (ebd.). Außerdem konnte ein valider wissenschaftlicher Nachweis für den angenommenen Zusammenhang bislang nicht erbracht werden (Schmidtke/Otto 2012: 207).

Die Neufassung der Alzheimer-Demenz als Kontinuum-Erkrankung erinnert an das von dem Arzt und Wissenschaftstheoretiker Ludwik Fleck schon 1927 als konstitutiv für die medizinische Wissenschaft beschriebene Prinzip der temporären Fassung von Krankheitsphänomenen (Fleck 1983: 43). Eine Vielzahl an Einzelbefunden ohne schlüssige Hypothese zu ihrem kausalen Zusammenwirken auf der einen Seite und die schwierige Vereinbarkeit von statistisch gewonnenen Generalisierungen mit der Variantenvielfalt der individuellen Fälle auf der anderen wird aufgelöst in der Idee eines dynamischen Krankheitsprozesses. Nicht der Status Quo definiert eine Krankheitseinheit, sondern die sich jeweils anders präsentierenden Erscheinungsformen im Verlauf ihrer Geschichte. In Bezug auf das Biomarker basierte Kontinuum-Modell der Alzheimer-Krankheit stellt sich insofern die Frage, ob das Problem der fehlenden Korrelation zwischen Neuropathologie und Demenz tatsächlich beseitigt oder lediglich durch die Annahme eines dynamischen Prozesses umgangen wird. Letztlich gründet auch das Kontinuum-Modell auf der Annahme eines schädlichen Einflusses von β-Amyloid, ohne diesen beweisen, geschweige denn beheben zu können. Dass von Befürwortern häufig gebrauchte Argument, über eine biomarkergestützte Frühdiagnostik auch früh intervenieren zu können, bleibt angesichts des Fehlens von erwiesenermaßen wirksamen Interventionsmöglichkeiten fragwürdig (Kehl 2008: 91).

1.2 Alzheimer-Demenz als normatives Konzept

Ein wenig vereinfachend kann das geschilderte Dilemma als Problem der Grenzziehung zwischen pathologischen und physiologischen Abbauprozessen im Alter beschrieben werden. Einerseits kann an den schädlichen Effekten neurodegenerativer Prozesse im Alter, zu deren Erscheinungsformen die Forschung beständig neues Detailwissen generiert, kaum gezweifelt werden. Ein eindeutiges pathologisches Agens ließ sich indes bis heute nicht identifizieren. Allen Zugewinnen an apparativ und laborchemisch hergestellten Kenntnissen zum Trotz bleibt die Diagnose der Alzheimer-Krankheit eine Ausschlussdiagnose. Wegen ihrer unscharfen Grenzen zu anderen degenerativen Erscheinungen wird mitunter sogar die gemeinhin als sicher geltende post mortem Bestimmung anhand histologischer Krankheitszeichen in Frage gestellt (Förstl et al. 2011: 62). Gleichzeitig mehren sich die Hinweise auf nichtbiologische Einflüsse auf den kognitiven Alterungsprozess, vom Bildungsniveau über die Lebensweise bis hin zu Umweltfaktoren. Dass manche nichteuropäischen Populationen bei gleicher genetischer Disposition seltener eine Demenz entwickeln, kann anders als durch bislang noch unbekannte Kontextfaktoren kaum erklärt werden (Lock 2008: 73). Offensichtlich ist die Genese der Demenz ein komplexes multifaktorielles Geschehen, dass nur mithilfe starker Vereinfachungen in eine binär codierte Differenzierung von gesund und krank einsortiert werden kann.

Wissenschaftstheoretisch erfüllen das Amyloid-Modell und andere Krankheitshypothesen zur Demenz einen wichtigen Zweck. Sie schaffen ein Zeichensystem, das von dem diffusen und fluktuierenden Erscheinungsbild des demenziellen Syndroms auf messbare und somit objektivierbare organische Befunde abstrahiert. Das subjektive Krankheitserleben wird an ein biologisches Substrat gebunden und somit naturwissenschaftlich greifbar. Die Präsentationen der Patienten werden in die universelle Sprache der Wissenschaft übersetzt und transsubjektiv kommunizierbar (vgl. Schmidt-Wilke 2003; Paul 2006a). Diese Abstraktionen vom Einzelnen auf generalisierte wissenschaftliche Allgemeinsätze sind in mehrfacher Weise konstituierend für den medizinischen Zugriff auf die Demenz. Zum einen lassen sie sich zu einem naturwissenschaftliches Krankheitsmodell verdichten, auf dessen Grundlage eine Unterscheidung zwischen „gesunden" und „pathologischen" Alterungsprozessen erst möglich wird. Dadurch wird ärztliches Handeln legitimiert, die Relevanz biomedizinischer Forschung plausibilisiert und eine allgemeine Stoßrichtung für Investitionen vorgeben. Zweitens liefern Vorstellungen über Ätiologie und Pathogenese wichtige Ansatzpunkte für diagnostische oder therapeutische Verfahren. Sie ermöglichen es, neue Fälle mit anderen vergleichbar zu machen, unter die geschaffene Ordnungsstruktur zu subsumieren und bei ihrer Therapie auf allgemein akzeptierte Behandlungsprinzipien zu rekurrieren. Damit ist auch der Anschluss an institutionalisierte Versorgungssysteme verbunden. Drittens schließlich ordnet ein Krankheitsmodell die medizinische Wahrnehmung eines Problems. Es lenkt den ärztlichen Blick weg von der Fülle individueller Phänomene und fokussiert ihn auf die innerdisziplinär als relevant erachteten Kriterien (Paul 2006a: 136; 2006b: 144f.). So verstanden ist es die Syntheseleistung der Amyloid-Kaskaden-Hypothese, die das Krankheitsbild Alzheimer-Demenz konstituiert und nicht umgekehrt.

Ob Krankheiten lediglich als wissenschaftliche Modellvorstellungen zur Erklärung lebensweltlicher Phänomene zu bezeichnen sind, denen darüber hinaus kein eigenes Sein zukommt (Schmidt-Wilke 2003) oder ob ihnen bei aller Vagheit ihrer Erscheinungsformen dennoch ein eigenes Wesen, ein empirisch nachzuweisender Kern zugesprochen werden kann, der sie vom „Gesunden" deutlich unterscheidbar macht (Hucklenbroich 2012), soll hier nicht weiter diskutiert werden[6]. Als unstrittig kann gelten, dass den Begriffen Gesundheit und Krankheit ein normativer Gehalt zukommt, ob man diesen nun an der Bestimmung der Krankheitsidentität selbst festmacht oder nur auf die damit verbundene gesellschaftliche Operationalisierung bezieht (ebd.: 56; Paul 2006a: 136). Die gesellschaftliche Anrufung des Kranken folgt einem eigenen, differenzierten Muster. Es kann organisierte Solidarität und Unterstützung beinhalten und die Inklusion in spezifische Versorgungssettings bedeuten. Es kann aber auch mit Stigmatisierung einhergehen und zur Exklusion aus anderen sozialen Feldern führen (vgl. Lanzerath 2000: 170ff.). Die oben angesprochenen Probleme bei der Operationalisierung der Demenz als Krankheit sind deshalb kein innermedizinisches Dilemma. Sie werfen elementare Fragen nach der gesellschaftlichen Wahrnehmung und Wertung der Demenz und nach dem Umgang mit den betroffenen Menschen auf. Die Frage nach dem Wesen der Demenz ist letztlich nicht eine Frage nach

---

[6] Vgl. hierzu auch die Diskussion bei Lanzerath 2008 und Szlezák 2012 sowie in anderen Texten der zugehörigen Sammelbände.

dem wissenschaftlichen Gehalt des Krankheitsbildes, sondern auch nach seinen gesellschaftlichen Konsequenzen.

Eine etwas zurückhaltendere Standortbestimmung der Demenz ist mittlerweile auch anschlussfähig an die innermedizinischen Diskurse. Reichweite und Potenz biomedizinischer Modelle und Interventionen zur Demenz werden nicht nur außerhalb der medizinischen Hegemonie kritisch gewichtet, sondern auch innerhalb der Biowissenschaften differenziert und kontrovers diskutiert (z. B. Beyreuther 2012). Gewiss hat das auch viel mit dem hartnäckigen Ausbleiben eines Heilungserfolges und den mittlerweile deutlich vorsichtigeren Prognosen der forschenden Wissenschaftler zu tun. Das in den 1970er Jahren plausible Versprechen einer bald verfügbaren biologischen Strategie hat nach mehr als 40 Jahren ergebnisreicher, aber letztlich nicht zielführender Forschung an Überzeugungskraft verloren. Hinzu kommt ein deutlich gedämpfteres Interesse der pharmazeutischen Industrie infolge ihrer wiederholten Rückschläge bei der Entwicklung eines Heilmittels (Haass 2013; Spiegel online 2012). Dieser neuen Nachdenklichkeit zum Trotz kann an der anhaltenden Wirkmacht biomedizinischer Perspektiven kaum gezweifelt werden. Auch bleibt die Attraktivität des Krankheitskonzepts, seinen schon zu Alzheimers Lebzeiten diskutierten Widersprüchen zum Trotz, erklärungsbedürftig. Eine Reihe von Erklärungsangeboten für diese hartnäckige Plausibilität werden nun vorgestellt.

1.3 Ansätze der Kritik am Krankheitskonzept der Demenz

Angesichts der geschilderten Wissenslücken und Misserfolge der biomedizinischen Forschung kann die Durchsetzung ihrer Perspektive auf die Senilität nicht widerspruchsfrei auf die Güte der von ihr zusammengetragenen Erkenntnisse zurückgeführt werden. Somit stellt sich die Frage nach anderen Gründen für die Überzeugungskraft des Krankheitsmodells und für seinen langen Atem bei der Anleitung demenzspezifischer Forschung und Praxis. Dazu werden von Kritikern des Krankheitsparadigmas unterschiedliche Erklärungen angeboten. Einige der wichtigsten werden im Folgenden kurz vorgestellt:

Der renommierte Alzheimerforscher und mittlerweile prominente Medikallisierungskritiker Peter J. Whitehouse präferiert z. B. eine an Lévi-Strauss angelehnte kulturanthropologische Erklärung (Whitehouse/George 2009: 33f). In der Deutung der senilen Demenz als Alzheimer-Krankheit sieht er einen zwar in Wissenschaft gekleideten, aber dennoch alten Mustern folgenden Mythos. Selbst wissenschaftlich argumentierende Disziplinen wie die Medizin neigen nach Whitehouse dazu, das Unerklärliche und Unkontrollierbare eines menschlichen Phänomens durch quasi-mythologische Erklärungsmuster zu deuten und so die darin liegenden Irritationen zu bannen. Aspekte der menschlichen Existenz außerhalb des rationalen Zugriffs der Medizin werden in Begriffe gefasst, die ihre Einordnung und damit ihre vermeintliche Kontrolle ermöglichen. Das Unerklärliche wird vergegenständlicht. Für Whitehouse ist das Konzept der Alzheimer-Krankheit eine Schimäre, eine spukhafte Personifizierung des verzweifelten Kampfes gegen die Begleiterscheinungen des demografischen Wandels (ebd.: 34).

Demgegenüber bietet Christoph Kehl (2008) eine wissenschaftsphilosophische Deutung an. Auf Theorien von Hackings, Fleck und Foucault rekurrierend interpretiert er die Deutung der Demenz als abhängig von wirkmächtigen wissenschaftsinhärenten Denkregimen. Gemeint sind soziokulturell geprägte und historisch divergierende Regel- und Beziehungssysteme, die den wissenschaftlichen Erkenntnisprozess strukturieren und Wahrheitskriterien zur Beurteilung der Funde vorgeben. So orientiere sich die bis heute etablierte Unterscheidung zwischen somatischen und psychiatrischen Erkrankungen an einer im 19. Jahrhundert erstmals auftauchenden, binär codierten Grunddifferenz zwischen organischen und funktionalen Störungen (ebd.: 2008: 88f, vgl. auch Lock 2013: 18f.). Erstere äußern sich durch organische Symptome, letztere als Störung des Sozialverhaltens. Das jeweilige Grundmuster produziere durch spezifische wissenschaftliche Plausibilisierungsstrategien seine jeweils eigenen Befunde und liefert die spezifischen Gütekriterien zu ihrer Bewertung gleich mit. Die Deutungsmuster der organischen Perspektive sind denen der psychiatrischen äußerlich und umgekehrt. Kehl zufolge verorten die biologischen Funde der 1970er Jahre (vgl. Kap 1.4.3) die Alzheimer Demenz im Bereich der biologischen Störungen. Die ungebrochene Plausibilität des Krankheitskonzeptes erklärt sich damit, dass als biologisch definierte Krankheiten auch mittels biologischer, sprich laborchemischer und psychometrischer Verfahren, validiert werden. Wenn keine alternativen Deutungen zulässig sind, wird das Bild der Demenz als biologische Krankheit letztlich durch jeden solcherart gewonnenen biologischen Befund gestützt, auch wenn er im Widerspruch zu anderen Funden steht und ein Gesamtkonzept fehlt (Kehl 2008: 92). So verstanden sind die bekannten biologischen Krankheitszeichen nicht ursächlich für die Demenz im Sinne eines pathologischen Auslösers; vielmehr konstituiert die Suche nach den Ursachen der Demenz das Krankheitsbild, indem sie seine „typischen" Krankheitszeichen im Labor produziert (ebd.: 93).

Verena Wetzstein zufolge zeichnen sich vor allem soziokulturelle Wertungen für die Pathologisierung der Demenz verantwortlich (2005: 118f.; 2010). Die Autorin sieht in der Überbetonung von Rationalität und Selbstverantwortlichkeit im vorherrschenden Menschenbild der aufgeklärten Gesellschaft den Grund für die Marginalisierung von Personen jenseits dieses Ideals. Neben Menschen mit Demenz betrifft dies auch andere kognitiv beeinträchtigte Personengruppen, z. B. geistig behinderte oder komatöse Menschen. Weil Wetzstein zufolge medizinische Theorien und Handlungsbefugnisse stets in Wechselwirkung mit gesellschaftlichen Wertmustern formuliert werden (vgl. dazu auch Paul 2006a+b), ist auch das pathologische Demenzmodell der Medizin letztlich zuerst als eine Reproduktion eines bereits manifesten gesellschaftlichen Defizitmodells zu betrachten. Allerdings erfährt dieses gesellschaftliche Bild der Demenz durch die exklusive Bevollmächtigung der Medizin zur Lösung der damit einhergehenden Herausforderungen eine naturwissenschaftliche „Aufwertung". Diese strahlt nach Wetzstein in problematischer Weise in die Gesellschaft zurück. Der defizitorientierte Blickwinkel wird gewissermaßen naturwissenschaftlich „geadelt" und kann sich in Folge im gesellschaftlichen Diskurs bis zur scheinbaren Alternativlosigkeit verfestigen (Wetzstein 2005: 119).

Der von Wetzstein monierte „Hyperkognitivismus" (Post 2000) moderner Gesellschaften und sein Einfluss auf die Pathologisierung der Demenz ist ein Kernelement vieler kritischer Beiträge zur Debatte. Die Stigmatisierung geistiger Abbauprozesse im Alter, in Verbindung mit einer besonderen neuzeitlichen Emphase für „Gesundheit" als Synonym für das intakte und autonome Individuum, wird in vielen Texten als wesentliches Agens der Furcht vor und der Ausgrenzung von demenzbetroffenen Menschen erachtet (z. B. Dammann/ Gronemeyer 2009: 29ff.; Körtner 2012: 4; Kruse 2011: 9; Wißmann/Gronemeyer 2008: 52ff.). Die später folgende empirische Analyse des Demenzdiskurses bestätigt die zentrale Rolle dieses Motivs. Andere kritische Beobachter sehen die Pathologisierung der Demenz dagegen deutlich weniger abstrakt als schlichten Ausdruck der Interessenpolitik und des Machtstrebens handlungsmächtiger Akteure. Zu diesen werden im Feld der Demenz gemeinhin die Medizin und die pharmazeutische Industrie gerechnet. Damit wird eine eher traditionelle Form der Medikalisierungskritik prolongiert. Cornelia Stolze z. B. schließt in ihrer vieldiskutierten wissenschaftsjournalistischen Aufarbeitung des Themas (2012) an ältere Konzepte im Geiste Ivan Illichs (1995) an. Während die Medizin für Wetzstein letztlich nur der Vollstrecker gesellschaftlicher Leitideen zu Krankheit und Gesundheit ist, wird bei Stolze die medizinische Deutungsmacht im Verbund mit den wirtschaftlichen Interessen der hinter ihr stehenden Pharmaindustrie als die eigentliche Triebfeder einer fortschreitenden Medikalisierung der Altersdemenz diskutiert. Demenz ist hier weniger eine Krankheit als ein Markt, der konsequent erschlossen wird (Stolze 2012; insbesondere 82ff.; 155ff.; vgl. auch Nehls 2014). Das Vergessen ist ein Geschäft (ebd.: 7), an dem vor allem Geschäftemacher partizipieren. Um dies zu belegen, dokumentiert die Autorin die vielfältigen wirtschaftlichen und organisatorischen Verbindungen zwischen medizinischen Expertennetzwerken, etablierten Selbsthilfebewegungen und der pharmazeutischen Industrie (Stolze 2012; 155ff.).

Ob das Interesse an einer medizinischen Vermarktung der Demenz, wie von Stolze nahegelegt, zur Erklärung der fortdauernden Dominanz des medizinischen Modells wirklich ausreichend ist, lässt sich gewiss kritisch diskutieren. Es stellt sich z. B. die Frage, warum das biomedizinische Deutungsangebot, trotz seiner von Stolze und anderen Kritikern herausgearbeiteten Schwächen, überhaupt Gefolgschaft generieren kann. Woher seine Überzeugungsfähigkeit und somit auch seine Macht eigentlich kommen, wird nicht reflektiert. Auch wird im Grunde nicht die Macht der Medizin infrage gestellt, sondern nur ihre fehlgeleitete Anwendung in einen konkreten Bereich. Damit bleibt der spezifische Blick der Medizin bei der Betrachtung menschlicher Phänomene als solcher außerhalb der Kritik. Die Kritik Stolzes unterliegt deshalb denselben Beschränkungen, die Foucault schon an der Medizinkritik Ivan Illichs moniert hatte (2003a: 61f.). Kritische Einwände ließen sich auch zu den anderen vorgestellten Positionen formulieren. Auf eine Diskussion wird an dieser Stelle aber verzichtet. In naher Anlehnung an das von Kehl vorgeschlagene, bereits an poststrukturalistische Prämissen anknüpfende wissenschaftsphilosophische Modell wird nun stattdessen ein eigener, genealogischer Zugang vorgestellt. Dabei wird die Perspektive der Denkregime zu einer Machtanalyse erweitert. Es wird angenommen, dass Denkregime nicht nur wissenschaftsintern ausgehandelt werden, sondern dass sich ihre Durchsetzungsfähigkeit oder ihr Scheitern vor allem gesamtgesellschaftlichen Entwicklungen und den Konjunkturen gesellschaftlicher Machtstrukturen verdankt[7].

1.4 Die Alzheimer-Demenz in genealogischer Perspektive

Genealogische Studien versuchen, die (scheinbare) Gegebenheit von Tatbeständen zu erschüttern, in dem sie die Geschichte ihres „Gewordenseins" erzählen. Sie historisieren Phänomene, die zuvor keine Geschichte hatten (Saar 2003: 162). Was als festgefügt und unveränderlich erscheint, z. B. eine bestimmte Sicht auf die Demenz, wird als Endprodukt eines Entwicklungsprozesses offenbart, der seinerseits spezifischen historischen Strukturbedingungen unterliegt. Sicher geglaubtes Wissen, festgefügte Institutionen oder kulturelle Leitlinien werden als kontextabhängig und somit als grundsätzlich kontingent dargestellt (Honneth 2003b: 117; Saar 2003: 163). Genealogische Studien sind Machtanalysen. Sie fragen nach den historischen Konstellationen und Dynamiken der Machtstrukturen, die eine bestimmte Perspektive auf ein Phänomen wie Demenz hervorbringen, andere Sichtweisen dagegen unterdrücken (Detel 2003: 187). „Machtstruktur" wird dabei im Sinne Foucaults als wissensbasiertes und wirklichkeitskonstituierendes Netz aus Beziehungen zwischen Menschen und Dingen begriffen (vgl. Kap. 2.3.2).

Auch die Demenz hat eine Geschichte. Als vertraute Begleiter der Menschheit wurden kognitive Abbauprozesse im Alter zu allen Zeiten beschrieben und den vorherrschenden Wissensordnungen und Glaubenssystemen gemäß gedeutet (Schäfer/Karenberg: 2005). Das Konzept einer „Krankheit Demenz" ist dagegen vergleichsweise neu. Es beginnt mit Alois Alzheimers Erstbeschreibung im Jahr 1906. Die Entwicklungen, die es seitdem genommen hat, werden gemeinhin anhand von drei Wegmarken beschrieben: Alzheimers Entdeckung und Erstbeschreibung, das wachsende Interesse an seiner Diagnose ab den 1920er Jahren und schließlich die vergleichsweise späte Gleichsetzung von seniler Demenz und

---

[7] Die folgenden Ausführungen beruhen in Teilen auf meinen Aufsätzen „Macht und Wissen im Demenz-Diskurs" (2014) und „Reduktionistischer Blick auf Alter und Demenz: Medikalisierung" (2015.).

Alzheimer-Demenz Ende der 1970er Jahre (Ballenger 2008). Angesichts der noch immer offenen Fragen und ungelösten Widersprüche des Krankheitskonzeptes kann diese Entwicklung nun nicht als Ertrag eines gradlinigen Forschungsprozesses mit immer valideren Einsichten gewertet werden. In einer machtanalytischen Perspektive stehen diese Wegmarken vielmehr für Veränderungen der Kontextbedingungen, unter denen neues Wissen generiert und ältere Gewissheiten verworfen werden. Sie können als Anzeichen für eine Neuordnung der Machtstrukturen interpretiert werden, die einer bestimmten Sichtweise jeweils Form geben. Als Auslöser dieser Veränderungen werden in der folgenden Darstellung krisenhafte Entwicklungen wie der demografische Wandel oder das Ende des Wirtschaftsbooms in den 1970er Jahren angenommen. Das destabilisierende Element solcher Entwicklungen setzt bestehende Ordnungen unter Druck, fordert neue Programme, neues Wissen und neue Organisationsformen der Macht.

1.4.1 Die Entdeckung

Alois Alzheimer gilt als Entdecker der nach ihm benannten Demenz[8]. Obwohl er selbst eher skeptisch bzgl. der Reichweite seines eigenen Befundes blieb, wird seine Erstbeschreibung von vielen seiner Nachfolger als Startpunkt der medizinischen Auseinandersetzung mit der Demenz gewürdigt (z. B. Maurer/Mauer 2000). Bemerkenswert ist nun zunächst, dass Alzheimers Entdeckung zu seinen Lebzeiten kaum Aufmerksamkeit erregte (ebd.: 271f.). Auch wurde der früh verstorben Alzheimer zwar von seinen Zeitgenossen als berühmter Forscher geehrt, interessanterweise aber nicht für die Entdeckung der nach ihm benannten Erkrankung (ebd.). Ein Grund für das Desinteresse mag die histologische und klinische Ähnlichkeit der Alzheimer Krankheit mit der seit jeher wohlbekannten, damals aber noch nicht als pathologisch geltenden senilen Demenz gewesen sein (Dillmann 2000: 136). Sie geriet dadurch in die Nähe altersbedingter Beeinträchtigungen, für die zu interessieren die Medizin noch keinen Anlass hatte. Sie galten als schicksalshaft, therapieresistent und wegen ihrer schwierigen Abgrenzbarkeit gegenüber dem „natürlichen" Alter zudem als wissenschaftlich

---

[8] Tatsächlich waren die von Alzheimer beschriebenen Amyloid-Plaques bereits einige Jahre, die beschriebenen Neurofibrillen einige Monate vor seiner ersten Veröffentlichung entdeckt und beschrieben worden. Auch das Vorkommen demenzieller Veränderungen bei vergleichsweise jungen Menschen war bereits bekannt (Berrios 1994: 32).

unergiebig (Irmak 2002: 240). Auch sprach das schon früh diskutierte Missverhältnis zwischen klinischer Symptomatik und histologischem Befund oder anders, das oft beobachtete Fehlen von Alzheimer-Zeichen trotz ausgeprägter demenzieller Symptomatik und umgekehrt gegen ein eindeutig über die Befundlage definiertes Krankheitsbild (ebd.: 243). Alzheimers Demenz war schwer zu klassifizieren und daher kaum anschlussfähig an die fachinternen Diskurse seiner Zeit. Diese zielten vor allem darauf ab, die psychiatrische Medizin durch den eindeutigen Nachweis biologischer Defekte naturwissenschaftlich zu etablieren (Porter 2007: 509f).

Alzheimers Befund wird erst Jahre später vom Mainstream der psychiatrischen Forschung wiederentdeckt. Der Grund liegt allerdings nicht in der späten Einsicht in die Güte seiner Beobachtung; diese bleibt bis heute widersprüchlich. Vielmehr sind es, wie nun gezeigt werden soll, gesamtgesellschaftliche Entwicklungen, die das medizinische Konzept der Demenz anschlussfähig an politische Programme machen und ihm damit zur Durchsetzung verhelfen.

1.4.2 Die Pathologisierung des Alters

Als wichtigster Grund für das wachsende Interesse an der senilen Demenz kann wohl der fortschreitende demografische Wandel gelten. Bereits in den 1920er Jahren beginnen Bevölkerungswissenschaftler damit, rückläufige Geburtenzahlen und einen langsamen Anstieg des Altenanteils an der Gesamtbevölkerung als drohende Überalterung der Gesellschaft zu interpretieren (Irmak 2002: 33). Neben Fragen der finanziellen Ausstattung waren es vor allem die mit dem Alter assoziierten gesundheitlichen Beeinträchtigungen, die mit Sorge betrachtet wurden. Der schon bekannte „epidemiologische Übergang", der Rückgang infektiöser bei gleichzeitigem Anstieg chronischer Erkrankungen, wurde nun mit der Erfahrung einer alternden Bevölkerung verknüpft und als drohende „geriatrische Katastrophe" gedeutet. In den Augen der Sozialpolitik verband sich Alter mit Krankheit und wurde zunehmend als gesellschaftliche Last thematisiert (Conrad 1994: 288; von Kondratowitz 2012: 300).

Als Folge dieses Perspektivwechsels stieg das Interesse an der Demenz. Der vormals vorherrschende therapeutische Nihilismus gegenüber dem Alter weicht der Hoffnung auf eine wirksame Therapie. Hilfreich war dabei die zur gleichen Zeit stattfindende Abkehr der Psychiatrie von einem einseitig biologischen Para-

digma. Nicht zuletzt wegen geringer Erfolge bei der Suche nach der Biopatholo-
gie psychischer Störungen öffnete sie sich im Verlauf der ersten Hälfte des 20.
Jahrhunderts einer psychosozial orientierten Sichtweise auf ihren Gegenstand
(Irmak 2002: 253; Shorter 2003: 261). Das zu Alzheimers Lebzeiten geltende,
strikt biologische Bild psychischer Erkrankungen wurde durch die Annahme
einer multikausalen, auch soziale Faktoren berücksichtigenden Ätiologie ersetzt.
Nicht nur pathologische Gewebsveränderungen, sondern auch Rollenverlust,
Ausgrenzung und Stigmatisierung wurden nun als mögliche Auslöser der Demenz und anderer psychischer Erkrankungen angenommen. In Opposition zum
stoischen Defizitmodell früherer Zeiten beginnen Psychologen, Sozialwissenschaftler und Mediziner damit, die prinzipielle Formbarkeit des alternden Gehirns und seine natürliche Widerstandskraft zu betonen (Ballenger 2008: 497f.).
Diese optimistische Sicht auf die Gestaltbarkeit des Alters war außerdem anschlussfähig an eine angesichts der prognostizierten Zunahme demenzbetroffener
Menschen unter Handlungsdruck geratenden Politik. Sie bot Ansatzpunkte für
sozialpolitische Maßnahmen in Form von Freizeit- und Kulturangeboten für die
ältere Bevölkerung. Ziel war die Demenzprävention durch die Schaffung sinnstiftender Angebote[9] (ebd.: 500).

Erste Transformation: Vom Altersschicksal zum gesellschaftlichen Problem
Die unscharfe Korrelation zwischen organischen Befunden und manifesten
Symptomen, ein zu Alzheimers Lebzeiten als Schwachstelle des biologischen
Demenz-Konzeptes erachtetes Phänomen, wird nun als positiver Hinweis auf die
Multikausalität psychischer Störungen und für die prinzipielle Plastizität des
menschlichen Gehirns genommen. War die Unschärfe des Krankheitsbildes für
eine biologisch orientierte und nach eindeutiger Klassifizierung krankhafter
Prozesse strebende Medizin ein Ausschlusskriterium, gilt sie unter veränderten
gesellschaftlichen Rahmenbedingungen als Ansporn für eine intensivierte Erforschung. Unter dem Einfluss eines steigenden Bedarfs an altersspezifischen For-

---

[9] Die geschilderten Entwicklungen beziehen sich die USA. Das Konzept des formbaren Alters findet
zwar auch bei Alterswissenschaftlern in Deutschland Anklang, konnte hier aber erst nach dem
zweiten Weltkrieg in praktische Ansätze überführt werden. Während der NS-Zeit und dem for-
schungspolitischen Primat der Rassenhygiene waren vor allem genetische Dispositionen der Demenz von Interesse. Darüber hinaus diente die Klassifizierung psychischer Alterserkrankungen vor
allem dazu, eine wissenschaftlich begründete Unterscheidung zwischen lebenswerten und lebens-
unwerten alten Menschen treffen zu können (Irmak 2002: 252).

schungsergebnissen und daran anschließenden politischen Programmen beginnt sich die Perspektive auf die Demenz zu verändern. Der ehemals rein fachspezifische Diskurs verbindet sich mit der drohenden Realität des demografischen Umbruchs und wird zum Bestandteil pessimistischer Krisenszenarien und daran anschließender politischer Programme. Dieser Prozess lässt sich als eine Veränderung von Machtstrukturen lesen, aus der eine neue Wissensordnung hervorgeht. Die zu Alzheimers Lebzeiten noch stoisch als Altersschicksal betrachtete senile Demenz etabliert sich als Aufmerksamkeit forderndes gesellschaftliches Problem.

In einer machtanalytischen Perspektive wird angenommen, dass nicht die Qualität einer wissenschaftlichen Arbeit für ihre Wirkung ausschlaggebend ist; vielmehr erweisen sich Forschungsergebnisse als durchsetzungsfähig, wenn sie zur Information politischer Programme geeignet sind. Etablierte politische Strategien, z. B. sozialstaatliche Investitionen in die Lebenslagen alter Menschen, verlangen nach einem wissenschaftlichen Konzept der Demenz, durch das derlei Anstrengungen als möglicherweise wirksam legitimiert werden. Diese angenommene Wechselwirkung zwischen Politik und Wissenschaft vollzieht sich allerdings nicht als simpler Determinismus. Weder bringen biologische Befunde Politik hervor noch könnte Wissenschaft als bloßer Agent der Politik funktionieren (zu Wissen und Macht vgl. Foucault 1994: 39). Plausibilität und Akzeptanz politischer Strategien und wissenschaftlicher Wahrheiten und das dazwischen bestehende Wechselverhältnis beruhen vielmehr auf kontextspezifischen Ordnungsmustern, an deren Ausgestaltung sie zwar beteiligt sind, in denen sie aber nicht gänzlich aufgehen. Gleiches lässt sich auch für die im Folgenden behandelten „Karriereschritte" der Alzheimer-Demenz behaupten.

1.4.3　Die Medikalisierung der senilen Demenz

Während die 1920er Jahre als Beginn der Problematisierung des Alters gelten, können die 1970er Jahre als Schlüsselepoche für das heutige biopathologische Bild der Demenz betrachtet werden. Die 1970er Jahre sind eine Zeit wirtschaftlicher und sozialpolitischer Umbrüche. Sie markieren das Ende einer langen und stabilen Phase des Wirtschaftswachstums und den Beginn einer bis heute anhaltenden Legitimationskrise des Wohlfahrtsstaates (Gottweis et. al 2004). Der lang anhaltende Boom der Nachkriegsjahre im Westen schwächt sich allmählich ab, die bis dahin mehr oder weniger sicher finanzierten Sozial- und Gesundheitssysteme werden erstmals unter Kostenaspekten beurteilt. Neoliberale Forderungen nach mehr Markt und Selbstverantwortung werden gegenüber älteren Modellen einer sozialstaatlichen Vollversorgung konsensfähig (Fox 2000: 221ff.). Damit musste auch das Problem der Demenz unter veränderten sozialpolitischen Vorzeichen verhandelt werden. Klassische sozialstaatliche Lösungen jenseits des Marktes waren keine Option mehr. Andererseits konnte die etablierte Deutung des demografischen Wandels als steter Erzeuger alter und demenzbetroffener Menschen auch nicht gänzlich ignoriert werden. Die Lösung dieses Problems waren Fox zufolge massive Investitionen in die biomedizinische Erforschung der Demenz (ebd.: 220). Plausibilisiert wurde diese Entscheidung durch das wachsende Vertrauen in die Machbarkeit einer medizinischen Lösung. Eine Reihe von Innovationen, z. B. die Entdeckung des cholinergen Defizits im Hirnstoffwechsel der Betroffenen, nährten diesen Optimismus. Nach der vorangegangenen Vorherrschaft psychosozialer Modelle unterstützten sie wieder ein biologisches Bild psychischer Erkrankungen. Sie weckten damit auch Hoffnungen auf eine kurative biologische Strategie (Ballenger 2008: 501; Dillmann 2000: 146). Das cholinerge Defizit und die dadurch geschaffenen Ansatzpunkte für chemotherapeutische Interventionen riefen außerdem die pharmazeutische Industrie auf den Plan. Nachdem das anfängliche Desinteresse der Unternehmen die Forschung lange blockiert hatte, tragen die nun folgenden Investitionen wesentlich zu einer Institutionalisierung des Demenz-Diskurses unter biologischem Vorzeichen bei. Andere, einer Heilungsmöglichkeit widersprechende Aspekte, wie die ebenfalls schon in den 1970er Jahren bekannte genetische Disposition der Demenz, blieben dagegen lange unbeachtet (Dillmann 2000: 147).

Zweite Transformation: Vom kollektiven zum individuellen Schicksal
Ein erwartbarer Anstieg an Betroffenen und eine wachsende gesellschaftliche Problematisierung der Demenz verlangten nach einer weiteren politischen Intervention. Angesichts der Sozialstaatskrise und dem Erstarken neoliberaler Positionen waren klassische Versorgungslösungen aber nicht länger eine Option. Anschlussfähig waren dagegen marktförmige Strategien. Legitimiert durch das biologische Bild der Demenz und das Versprechen einer machbaren medizinischen Lösung wurden die Weichen in Richtung biologischer Forschung und pharmazeutischer Entwicklungen gestellt. Die zwar umstrittene, zu dieser Zeit

aber noch gültige Unterscheidung zwischen einer nichtpathologischen Altersdemenz und dem etablierten Konzept der Alzheimer-Krankheit wurde konsequenterweise am Ende der 1970er Jahre aufgegeben. Eine als Altersschicksal verstandene Demenz war kaum anschlussfähig an ein optimistisches Heilsversprechen und die darauf gegründeten Forschungsprogramme (Ballenger 2008: 501). Durch die Ausweitung des Krankheitskonzeptes wurde die Diagnose Alzheimer auf die wachsende Zahl der Altersdemenzen anwendbar. Mit der endgültigen Überführung der senilen Demenz in die offiziellen Klassifikationskataloge und somit in den Wirkungskreis der Medizin vollendet sich die Medikalisierung der senilen Demenz. Jeder von Senilität betroffene alte Mensch konnte nun als krank gelten und jeder mit Demenz Verstorbene als Opfer. Ein zuvor vor allem in Fachkreisen diskutiertes Krankheitsbild wurde über Nacht zu einer der häufigsten Todesursachen der westlichen Welt. Die Wissensordnung der Demenz ändert sich erneut. Erst Altersschicksal, dann gesellschaftliches Problem, gilt sie nun als möglicherweise heilbare Krankheit. Sie wird damit zum individuellen Schicksal und zu einem legitimen Ziel für biomedizinische Interventionen und wirtschaftliche Investitionen (Fox 2000: 227f.).

1.4.4 Die Demenz als individuelles und bürgerschaftliches Projekt

Die meisten historischen Analysen zur jüngeren Geschichte der Alzheimer-Demenz enden mit der Etablierung des biomedizinischen Modells der senilen Demenz in den späten 1970er Jahren (Ballenger 2008; Patrick. J. Fox 2000). Geht man aber von einer grundsätzlichen Formbarkeit des Deutungsmusters aus, lassen sich auch die aktuell erstarkende Kritik am biomedizinischen Paradigma und die hektische Suche nach alternativen Versorgungskonzepten als Vorboten einer erneuten Veränderung in der Ordnung der Demenz betrachten. Nach der jahrzehntelangen Vorherrschaft eines kompromisslosen biomedizinischen Modells werden multikausale, auch gesellschaftliche Aspekte integrierende Krankheitsmodelle wieder anschlussfähig an die Debatten, auch innerhalb der biomedizinischen Forschergemeinde. Kritikern des medizinische Modells gelten die medizinischen Lösungskonzepte dagegen als gescheitert, eine gesamtgesellschaftliche Verantwortung für das Wohlergehen der Betroffenen wird entsprechend eingefordert (z. B. Gronemeyer 2015: 31f.). Auch diese erneute Transformation lässt sich mit gesellschaftspolitischen Verwerfungen und den daran anschließenden Veränderungen in der Architektur von Machtstrukturen in Verbindung bringen. Nach den Demografie- und Sozialstaatsdebatten kann diesmal der Globalisierungsdiskurs als treibende Kraft hinter der erneuten Veränderung etablierter Sichtweisen und Strategien angenommen werden. Unter dem Primat der Wettbewerbsfähigkeit im Zeichen globalisierter Märkte werden Sozial- und Gesundheitssysteme mittlerweile vor allem unter Standortaspekten beurteilt. Gleichzeitig öffnen sich nationale Gesundheitsmärkte dem internationalen Wettbewerb (Gottweis et al. 2004: 232). Das System staatlicher Vollversorgung verändert sich unter diesen Rahmenbedingungen in Richtung einer staatlicherseits geschaffenen Ermöglichungsstruktur für bürgerliche Selbstsorge (Lessenich 2003: 88). Als zeitgemäße Antwort auf den freien und globalen Markt etabliert sich seit dem späten 20. Jahrhundert das Modell eines freien Bürgers, dessen Markt- und Lebenschancen selbstverantwortlich zu realisieren sind – gefordert und gefördert durch einen „aktivierenden" Sozialstaat (Lessenich 2008: 77). Vom alten Modell des paternalistischen Versorgungsstaates unterscheidet sich der aktivierende Staat durch die Betonung der produktiven Selbstheilungskräfte der Bevölkerung. Nicht die Reparatur sozialer Beeinträchtigung durch staatliche Investitionen, sondern deren Behebung und bestenfalls Vermeidung durch die zeitige Mobilisierung des Human- und Sozialkapitals der Bürger ist Programm (Olk 2011: 490).

Den prominenten Konzepten der Selbstverantwortung für die Vermeidung und der Eigeninitiative für die Behebung privater und sozialer Risiken lassen sich zeitgenössische Ansätze zur Demenz problemlos zuordnen. Das Diktat der Selbstverantwortung verlangt z. B. nach einem spezifischen Körperwissen, auf dessen Grundlage das individuelle Krankheitsrisiko beurteilt und geeignete Maßnahmen ergriffen werden können. Bezüglich des Risikos einer Demenz liefert hier die eingangs besprochene Biomarker-Forschung die nötige Grundlage. Die genannten Verfahren markieren die Gesunden als potentiell Kranke. Sie transferieren damit ein schicksalhaftes Altersleiden in ein erwartbares und damit auch kalkulierbares Risiko. Seine Bewältigung, z. B. durch ein gesundes Leben oder andere geeignete Vorsorgemaßnahmen, liegt in der Verantwortung des Trägers (vgl. dazu Lemke 2008: 138f.). Dagegen vollziehen die derzeit erprobten zivilgesellschaftlichen Programme eine Rückkehr zu einer psychosozialen Sichtweise. Prominente internationale Projekte wie die „demenzfreundlichen Kommunen" (Kreutzner et al. 2013) oder „Hearing the Voice" (Radzey 2009) finden ihren Ausgangspunkt häufig in einer kritischen Distanz zum Biologismus des etablierten Demenz-Diskurses und verstehen sich als notwendige Ergänzung seiner Programme. Ähnlich wie in den psychosozialen Strömungen in der ersten Hälfte des 20. Jahrhunderts werden Exklusion und Stigmatisierung als Hauptproblem der Demenz gewertet, zwar weniger bezüglich ihrer Ätiologie, wohl aber mit Blick auf ihre Wertung und konstruktive Bearbeitung. Die Gemeinschaft steht hier in der Verantwortung für die Betroffenen. Die Arbeit für ihr Wohlergehen wird daher als gemeinschaftliche Aufgabe postuliert, die innerhalb des Gemeinwesens anzunehmen ist (Wißmann/Gronemeyer 2008: 73ff.).

Dritte Transformation: Die Liberalisierung der Diskurse
Der Diskurs der demenzfreundlichen Kommunen konstituiert die Betroffenen als Bürger, die Rechte einfordern können, die aber auch zu Teilhabe und Mitverantwortung aufzufordern sind. Durch ihr beabsichtigtes „Coming Out" (Parsons 2009: 26) werden sie sichtbar innerhalb der Beziehungsmuster eines bürgerschaftlichen Kontextes und anschlussfähig an seine Unterstützungspotentiale. Die Biomarker-Forschung individualisiert dagegen das Risiko und seine Bewältigung. Beide Ansätze lassen sich, ihrer scheinbar gegensätzlichen Betriebslogik zum Trotz, mit dem Konzept des aktivierenden Sozialstaates in Verbindung bringen. Letztlich ist alles konsensfähig, solange es die Annahme sozialer Probleme in Eigeninitiative in Aussicht stellt und politische Richtungsentscheidungen mit möglicherweise standortschädlichen Konsequenzen zu vermeiden hilft. Abseits ideologisch fundierter und zumindest vom Anspruch her auf Dauer gestellter politischer Strategien werden soziale Herausforderungen zum Projekt für den Einzelnen oder für gesellschaftliche Gruppen (Lessenich 2008: 76).

Erstes Fazit

Auch wenn die hier getroffene Auswahl an Einflussfaktoren auf den Demenz-Diskurs zweifellos eine starke Vereinfachung darstellt und zudem makropoltische Ereignisse wie Weltkriege oder Wirtschaftskrisen ebenso unberücksichtigt lässt wie den Einfluss der involvierten kollektiven und individuellen Akteure, lässt sich doch zeigen, dass auffällige Korrespondenzen zwischen den Interpretationsmustern der Demenz und gesamtgesellschaftlichen bzw. globalen Risikodiskursen existieren. Interpretationen der Demenz sind das Produkt der Problematisierung des demografischen Wandels, des Alters, des Sozialstaates und zuletzt der Globalisierung, jeweils in Wechselwirkung mit zeitspezifischen wirtschaftlichen und politischen Interessen. Zu Alzheimers Lebzeiten fanden weder senile noch präsenile Demenzformen besondere Beachtung. Erst der demografische Umbruch und später die sozialpolitische Neuorientierung machen sie sichtbar als gesellschaftliches Problem und fordern ihre politische und wissenschaftliche Bearbeitung. In der hier gewählten, an Foucault anschließenden Perspektive sind die genannten Einflussfaktoren als diskursive Ereignisse zu betrachten, die neue Verbindungslinien zwischen bestehenden Ordnungen herstellen und das Bild der Demenz in jeweils angepasster Form neu hervorbringen. Die Erkenntnisse der wissenschaftlichen Forschung fließen in diesen Prozess zwar ein, zeichnen sich aber weder für seine Entstehung noch für sein Fortbestehen maßgeblich verantwortlich.

Wie eingangs geschildert wurde, hat das biopathologische Konzept der Alzheimer-Demenz einige seiner inhärenten Schwächen bis heute nicht abschütteln können. Zwar haben Jahrzehnte der Forschung eine Reihe bemerkenswerter Befunde geniert, deren Ursache und Zusammenwirken aber bislang nicht ergründen können. Ätiologie und Pathogenese der Alzheimer-Demenz bleiben ungeklärt. Hinzu kommt das stete Scheitern der Forschung bei der Entwicklung eines Heilmittels (Whitehouse et al. 2014). Die heutige Dominanz des medizinischen Konzeptes der Demenz kann angesichts der angesprochenen Unklarheiten nicht widerspruchsfrei naturwissenschaftlich legitimiert werden. Sie stattdessen als kontingentes Produkt einer historischen Verschiebung von Machtstrukturen zu sehen, ist eine naheliegende Alternative. Dadurch wird nicht nur der Blick frei für alternative Deutungen; auch Fragen nach den Prozessen hinter der Durchsetzung neuer Deutungsfiguren lassen sich nun stellen. Wie gelingt es, immer neue Sichtweisen öffentlichkeitswirksam zu lancieren und politisch durchzusetzen? Auf welche Plausibilisierungsstrategien wird dabei zurückgegriffen? Diese Fragen zu beantworten ist das Vorhaben dieser Studie. Zunächst sind aber die forschungsleitenden Begriffe Macht, Subjekt und Diskurs theoretisch zu fundieren.

2. Theoretische Grundlegung: Subjekt, Macht, Diskurs

Die Untersuchung beschäftigt sich mit der Situierung von Individuen in den Diskursen zur Demenz. Sie interessiert sich für die Herstellung und Legitimierung von Subjektpositionen in spezifischen Wissensordnungen sowie für die Prozesse der Subjektivierung, mittels derer Individuen zu Subjekten eines spezifischen Wissens und zu Trägern spezifischer Merkmale und Rollen werden. Dem liegen bestimmte Grundannahmen und Vorentscheidungen zugrunde. Einmal wird die Demenz und damit auch die Position des „Kranken" samt der damit verbundenen Verhaltenserwartungen nicht auf einen objektivierbaren Krankheitszustand zurückgeführt. Sie gilt vielmehr als Produkt einer spezifischen Rationalitätsordnung und der darin gründenden Wahrheitsproduktion. Zweitens gilt das Interesse nicht Individuen, sondern stets dem Subjekt, hier verstanden als eine überindividuelle und kontextabhängige Reflexionsform des Menschen. Nicht Menschen, sondern ihre Ansprache durch und die ihnen zugedachte Position in Strukturen stehen im Fokus. Das Interesse an der Herstellung von Subjektpositionen impliziert drittens, dass Subjekte formbar und Subjektpositionen grundsätzlich kontingent sind. Das, was der Mensch in einem bestimmten Kontext sein kann, hängt auch von den Bedingungen ab, die dieser Kontext vorgibt.

Mit der Annahme einer Kontextabhängigkeit von Wahrheit und Subjekt schließt der Text an poststrukturalistische Positionen an. Diese werden im Folgenden knapp skizziert. Weil poststrukturalistische Theoretiker und speziell die Machtanalytik Foucaults ihre Positionen u. a. in kritischer Abgrenzung zum „transzendentalen Subjekt" der Bewusstseinsphilosophie entwickeln, wird zunächst auf die Entstehung dieses Konzeptes im Zeitalter der Aufklärung und auf seine wesentlichen Implikationen kurz eingegangen. Eine ausführliche Besprechung der komplexen und uneinheitlich verwendeten Konzeptes „Subjekt", oder korrespondierender Begriffe wie „Individuum", „Person" oder „Mensch" muss dabei ebenso unterbleiben wie eine Aufarbeitung der geisteswissenschaftlichen Debatten um die Stellung des Subjekts in der Moderne[10].

---

[10] Vgl. zum Subjekt-Diskurs der Philosophie die Sammelbände von Dybel/Sandkühler 2004; Frank et al. (1988) oder Nagl-Docekal (1987). Zum sozialwissenschaftlichen Subjektdiskurs vgl. den Sammelband von Keupp/Hohl (2006) sowie die Studien von Nassehi (2009) und Zima (2010). Interdisziplinäre Perspektiven behandeln die Beiträge in Grundmann/Beer (2004).

© Springer Fachmedien Wiesbaden GmbH, ein Teil von Springer Nature 2018
M. Schnabel, *Macht und Subjektivierung*, Vallendarer Schriften der
Pflegewissenschaft, https://doi.org/10.1007/978-3-658-23325-9_3

2.1 Das rationale Subjekt

Das Subjekt als autonome Instanz in der Gruppe ist eine geschichtlich junge und auf „moderne", westliche Gesellschaften begrenzte Erscheinung. In archaischen Gesellschaften, gegenwärtigen wie vergangenen, bedeutet der Einzelne dagegen meist wenig. Er geht auf im Kollektiv, spricht und handelt im Namen und im Geiste seiner Sippe, Gilde oder religiösen Gemeinschaft. Nicht die Differenz, sondern die Ähnlichkeit macht ihn erkennbar (Zima 2010: 4).

Die Anfangsgründe des modernen Subjektverständnisses[11] werden gemeinhin in die Epochen der Renaissance und der Aufklärung verortet (Keupp/Hohl 2006: 11, ausführlich Bürger 1998; Riedel 1989). In der Renaissance beginnt die philosophische Kultivierung der kreativen menschlichen Schaffenskraft und Erkenntnisfähigkeit als Möglichkeit, die Welt zu gestalten und zu reflektieren. Zwar von Gott geschaffen, spricht sich der Mensch am Vorabend der Moderne doch Anteil an der Gestaltung der Natur zu und sieht sich als das Medium ihrer Erkenntnis. Damit gewinnt er auch, in Überwindung der restriktiven mittelalterlichen Engführung auf Gott, einen eigenen Anteil an seiner Bestimmung als Person (Riedel 1989: 54f). Diese Entwicklung korrespondiert mit der Emanzipation des Bürgertums als politisch und wirtschaftlich eigenständiger Stand gegenüber der göttlich sanktionierten Ständeordnung des Mittelalters (Beer 2004: 79).

Grundgedanken der Renaissance aufgreifend, aber vom Gedanken der kreativen menschlichen Schaffenskraft abstrahierend, reflektieren die Philosophen der Aufklärung schließlich grundsätzlicher die Bedeutung der Vernunft für die Erkenntnis der Welt und damit zusammenhängend die Frage nach den Bedingungen und Grenzen der Vernunft- und Erkenntnisfähigkeit des Menschen. Neben dem anhaltenden Bedeutungszuwachs des Bürgertums gilt die Entstehung der empirischen Wissenschaften zu Beginn der Neuzeit und der exponentielle Zuwachs an naturwissenschaftlichen Erkenntnissen in Folge als wesentlicher Anlass für diesen philosophischen Diskurs (zur poststrukturalistischen Deutung siehe Kap. 2.1.2 und 2.2.3). Die wissenschaftliche Methode produzierte auf ihrem Siegeszug nicht nur Daten, sondern auch Fragen nach deren Bewertung und Klassifizierung sowie nach der Güte der Methoden, mit denen sie gewonnen wurden. Die Datenflut sinnvoll zu strukturieren und in rationale Systeme zu

---

[11] Vgl. zur antiken Subjektphilosophie Riedel (1989: 8ff.).

integrieren war zu Beginn der modernen Wissenschaft ein virulentes Problem (Beer 2004: 80). Erkennen, Sortieren und Bewerten wurden als Operationen eines vernunftfähigen Geistes problematisiert, dessen Natur bei der Beurteilung der Erkenntnis notwendig mitbedacht werden muss. So rückt zwangsläufig das erkennende und klassifizierende Individuum als „Subjekt des Wissens" in den Mittelpunkt der philosophischen Reflexion des Erkenntnisprozesses. Seine vermuteten Freiheitsgrade bei der Interpretation neuen Wissens werden ebenso bedeutsam wie das Wissen selbst (Riedel 1989: 5f, Vetter 1987: 27). Die Frage nach der Güte der Erkenntnis kann nur noch in Relation zum menschlichen Faktor im Erkenntnisprozess beantwortet werden.

Der Begriff Subjekt im Verständnis der Aufklärung bezeichnet somit im weitesten Sinne einen in zweifacher Weise zur Reflexion fähigen Menschen. Seine Reflexionsfähigkeit bezieht sich zum einen auf die Fähigkeit zur Erkenntnis der Welt, zum anderen auf sein Vermögen, diese Erkenntnis als Operation eines erkennenden Subjekts zu begreifen (Frank 1988: 10, Riedel 1998: 90). Diese Dichotomie birgt freilich ein logisches Problem, das noch ausführlicher zu behandeln sein wird (s. u.).

Die Welterkenntnis als kognitive Operation eines vernünftigen Subjektes zu interpretieren hat Einfluss auf das Verhältnis zwischen dem erkennenden Subjekt und den Objekten seiner Erkenntnis. Wenn die Welt letztlich abhängig von ihrer Interpretation durch das Bewusstsein des Menschen ist, kann auch die Realität ihre Phänomene nicht mehr unabhängig vom Menschen gedacht werden (Nassehi 2009: 80). Überspitzt formuliert kann es Objekte nur geben, wenn ein Subjekt sie zu erkennen vermag. Wenn es bewusste Entscheidungen eines sich selbst bewussten Menschen sind, die seine Wahl zwischen alternativen Aspekten der dinglichen Welt anleiten, dann unterliegt im Umkehrschluss die wahrnehmbare Welt den Unterscheidungskriterien des Menschen (Vetter 1987: 26f.). Ob die „richtigen" Entscheidungen getroffenen werden, diejenigen z. B., die moralisch unzweifelhaft sind und den Prozess der Welterschließung voranbringen, liegt nicht in einer der Welt eigenen Wahrheit begründet, sondern in der Operationalisierung von Wahrheitsfragen durch den Menschen.

Mit dieser, vor allem durch die Philosophie Immanuel Kants grundgelegten Dichotomie von Bewusstsein und Natur, wird eine scharfe Grenze zwischen der dinglichen Welt und den Bewusstseinsleistungen des Menschen gezogen. Gernot

Böhme zufolge verläuft sie mitten durch den Menschen hindurch (1997: 104). Dem Bewusstsein wird eine bis dahin nicht gekannte zentrale Stellung im Verständnis der Welt zugewiesen. Es ist nicht nur das Instrument der Erkenntnis, sondern auch der transzendentale Bezugspunkt für eine Bestimmung von Güte und Wahrheit der gewonnenen Erkenntnisse (Kuhlmann 1987: 129). Wenn das Bewusstsein als Medium der Erkenntnis jeder Erfahrung und jeder Bewertung vorausgehen muss, kann es konsequenterweise nicht mehr als Teil der empirischen Welt betrachtet werden. Die körperliche Existenz des Menschen bleibt dagegen der empirischen Welt verhaftet. Als zur Objektwelt gehörend, wird sie eines eigenen, höheren Wahrhaftigkeitsanspruches beraubt. Diese Unterscheidung begründet auch die Autonomie und die Souveränität, die dem Subjekt nach Ansicht der Bewusstseinsphilosophie innewohnt: Zwar ist der körperliche Mensch der Natur unterworfen und bleibt unfrei, sein Bewusstsein aber kann die Welt der Dinge als Produkt seiner eigenen Wahrnehmung erkennen und sich über sie erheben. Als der dinglichen Welt vorgelagerte Instanz Apriori bleibt es frei von ihren Zwängen (Beer 2004: 85; Bolz 1988: 169f; Riedel 1998: 94).

Neben erkenntnistheoretischen Aspekten ist damit auch ein moralischer Anspruch verbunden. Die vernunftgeleitete Erkenntnisfähigkeit ist in der Vorstellung der Aufklärung zwar ein zum Menschen gehörendes, aber keinesfalls voraussetzungsloses oder selbstverständliches Attribut. Mit der Bestimmung des Individuums als über Willensfreiheit verfügendes und *prinzipiell* vernunftfähiges Subjekt ist vielmehr eine Vorstellung vom Werden seiner Vernunft und damit von der individuellen Verantwortung des Einzelnen für ihre Entwicklung verbunden (Riedel 1989: 61). Das Vernunftsubjekt ist somit zwar als allgemeines Prinzip allen Individuen immanent, gleichzeitig aber mit dem konkreten Individuum nicht identisch. Nur durch Erziehung des animalischen Menschen zu innerer Disziplin und äußerer Kontrolle ist ihm eine Annäherung an das Ideal der transzendentalen Vernunft möglich (Böhme 1997: 105). Das Vernunftsubjekt reflektiert somit die normative Vorstellung dessen, was der Mensch in der aufgeklärten Bürgergesellschaft sein sollte (Nassehi 2009: 81ff.).

Die hier freilich nur äußerst bruchstückhaft angesprochene bewusstseins- und erkenntnisphilosophische Bestimmung des Subjekts ist kennzeichnend für die Bewusstseinsphilosophie in Deutschland und Frankreich und mit den Namen Immanuel Kant und René Descartes verbunden (Reckwitz 2008a: 11f.; 2008b).

Reckwitz nennt mit der britischen Sozialphilosophie (z. B. Locke und Hobbes), den schottischen Moralphilosophen (z. B. Hume und Smith) und den Denkern der Romantik (z. B. Rousseau) weitere Stränge der neuzeitlichen Subjektphilosophie. Allen gemeinsam ist die Inthronisierung des Subjekts als selbstinteressierte und autonome Instanz der Reflexion menschlicher Zustände und Vergemeinschaftungsformen (Reckwitz 2008b: 75f.; Beer 2004: 79f.; vgl. auch Saar 2004: 333).

Noch weiter reduzierend, lassen sich die genannten Ausführungen unter zwei Punkten zusammenfassen: Erstens lässt sich das Subjekt als selbstreflexives Individuum beschreiben, das potentiell zur Wahrheit fähig ist, dessen Potential aber in Eigenverantwortung entwickelt werden muss. Hier stehen Fragen der Möglichkeiten und Grenzen der Erkenntnisfähigkeit des Vernunftsubjektes sowie normative Vorstellungen zu seinem Wesen im Vordergrund. Damit ist der Machteffekt von Subjektivierung bereits angedeutet. Der Begriff Subjekt bezeichnet zweitens das Konstrukt eines transzendentalen, der Erfahrung notwendig vorgelagerten Bewusstseins. Hier ist das Subjekt vom konkreten Individuum abstrahierend der deduktiv gesetzte Ankerpunkt für die Wahrnehmung und Wertung der Welt (Kuhlmann 1987: 122f.). Beide Aspekte liefern Angriffspunkte für Kritik.

2.1.1 Subjektkritik

Die Kritik am Subjektbegriff der Aufklärung ist so alt wie das Konzept selbst. Auf einer erkenntnistheoretischen Ebene wird zunächst die Unterscheidung zwischen dem empirischen Menschen und seiner transzendentalen Erkenntnisfähigkeit als widersprüchliches Konstrukt problematisiert. Dass Dilemma liegt darin, das der Mensch weder ganz transzendentale Vernunft sein kann, weil er dann ohne Bezug zur empirischen Wirklichkeit wäre und folglich auch keine wahren Aussagen über sie machen könnte; noch kann er vollständig über die Empirie begriffen werden, weil deren sichere Erkenntnis wiederum nur auf dem Weg über die Transzendenz des Bewusstseins zu erreichen ist (Beer 2004: 92; Dreyfus/Rabinow 1994: 66). Anders formuliert verstrickt sich der Mensch spätestens dann in Widersprüche, wenn er wahre Aussagen kraft seines transzendentalen, der Empirie vorausgehenden Bewusstseins formulieren will, diese Aussagen aber ihn selbst oder seine Welt als empirische Entität beschreiben sollen.

Wenn transzendentales Subjekt und empirisches Objekt in eins fallen, kann weder das eine noch das andere mehr als wahr behauptet werden (Kocyba 2003: 74).

Eine historisch-gesellschaftskritisch operierende Kritiklinie sieht weitere Aporien in der engen Korrespondenz von Aufklärung und Bürgergesellschaft begründet: Wie oben kurz angesprochen, ist die Philosophie der Aufklärung eng verbunden mit dem Siegeszug des Bürgertums und der Etablierung der kapitalistischen Wirtschaftsordnung (Nassehi 2009: 83; Keupp/Hohl 2006: 12). Das Subjekt als autonome Entscheidungsinstanz ist die ideale Figur für ein auf individuelle Leistung und selbstverantwortliche Entscheidungskompetenz setzendes Wirtschaftssystem. Nicht zuletzt deshalb wird in der kapitalistisch-bürgerlichen Gesellschaft das Konzept des souveränen und rationalen Subjekts zum Sinnbild des idealtypischen bürgerlichen Seins (Keupp/Hohl 2006: 12f.). Widersprüchlich ist nun, dass das Programm der Aufklärung eigentlich die Selbstbefreiung des Einzelnen aus vormodernen Abhängigkeiten fordert. Jenseits ständischer oder religiöser Zuschreibung gilt es, den eigenen, zur Wahrheit fähigen Kern zu finden und zu entwickeln. Gleichzeitig kultiviert das Bürgertum aber eine strikt patriarchale Gesellschaftsordnung, in der weder Frauen noch randständige Gruppen wesentlich an individuellen Freiheitsrechten partizipieren können (ebd.). So wird das bürgerliche Subjekt zu einem Analyseobjekt feministischer Theorien. Das autonome, frei und nur nach eigenen Relevanzsystemen entscheidende Subjekt wird entlarvt als die *„phantasmatische Figur"* (Meißner 2010: 9) des bürgerlichen Mannes.

Berühmt sind auch die gegen das Vernunftsubjekt gerichteten Einwände der Kritischen Theorie (z. B. Horkheimer/Adorno 2013). Ihre Vertreter problematisieren die erkenntnistheoretische Trennung von Subjekt und Objekt als Inaugurierung einer weltbeherrschenden instrumentellen Vernunft. Die Definitionsmacht des erkennenden Subjekts über seine Erkenntnisobjekte wird hier als fatale Asymmetrie gegenüber der stofflichen Welt inklusive ihrer menschlichen Bewohner betrachtet. Nach Horkheimer und Adornos pessimistischer Prognose geht die so zementierte Herrschaft des Menschen über die Natur einher mit seiner Entfremdung von der eigenen Herkunft und der Zerstörung seiner zivilisatorischen Errungenschaften. Das Fehlen eines anderen Reflexionsinstrumentes neben dem der instrumentellen Vernunft hat die rein technokratische Verwaltung der Welt zur Folge. Die Instrumentalisierung und Rationalisierung der dinglichen Welt als Konsequenz der Aufklärung ist deshalb gefährlich. Unter dem *„eisigen Strahlen"* einer *„Sonne der kalkulierenden Vernunft"* (ebd.: 38) erblüht eine neue Barbarei. Die uneingeschränkte Beherrschung der Natur und des Menschen im Zeichen der kalkulierenden Vernunft birgt die Gefahr der Selbstvernichtung des Herrschenden (Zima 2010: 153).

Erwähnt sei abschließend noch Sigmund Freuds Theorie des Unbewussten als eine weitere einflussreiche Kritik am autonomen Subjekt der Moderne. Positionen der Subjektphilosophie werden hier durch die Infragestellung der hoheitlichen Befugnisse des selbstbewussten Subjekts selbst konterkariert. Der unwillkürlichen und unbewussten Beeinflussung seines eigenen Untergeschosses unterworfen, kommt ihm nach Freud die Funktion des „Hausherren" nicht mehr zu (Keupp/Hohl: 2006: 14).

Vertreter des Poststrukturalismus teilen viele der hier genannten Einwände. Sie begründen ihre Subjektkritik aber, ganz im Zeichen des linguistic turns, mit dem Verhältnis der Subjekte zu den ihnen stets vorausgehenden symbolischen Formen der sozialen Welt. Am Beispiel von Michel Foucaults berühmter Studie zur Ordnung der Dinge wird dies im Folgenden expliziert. Im Anschluss werden Grundelemente poststrukturalistischer Theorien kurz vorgestellt.

2.1.2 Michel Foucault und die Erfindung des Menschen

Michel Foucault steht in der kritischen Tradition linker französischer Intellektueller, die angesichts der gerade überstandenen Gräuel des Krieges und der Nazidiktatur die altehrwürdigen politischen und geisteswissenschaftlichen Konzepte ihrer Zeit für überholt hielten und Veränderungen einklagten (Foucault 2005a: 60f.). Die zu Beginn seines Schaffens angebotenen philosophischen und geschichtswissenschaftlichen Erklärungen lehnt er wie viele seiner Zeitgenossen als überholt und von den Ereignissen usurpiert ab. Seine Kritik wendet sich zum einen gegen die Erkenntnisphilosophie und ihr Konstrukt eines transzendentalen Vernunftsubjekts. Die Zentriertheit der Philosophie auf Erkenntnisfragen erscheint ihm unpolitisch, ihr Festhalten an einer universellen Wahrheit angesichts der konkreten politischen Verwerfungen durch Nationalsozialismus und Kommunismus als fragwürdig (ebd.). Kritisch sieht er weiterhin den Anspruch von Philosophie und Wissenschaft, als Instanzen der Erforschung und Beschreibung der Strukturen des Daseins über eine eigene Wahrheit, Konsistenz und Dauer jenseits historischer Transformationen zu verfügen (Keller 2008: 41; Lemke 2003: 43). Beides, generalisierende Subjektphilosophien und die Vorstellung einer frei schwebenden Wissenschaft, weist er als unterkomplex, ahistorisch und unpolitisch zurück. Als historisch arbeitender Philosoph misstraut Foucault aus ähnlichen Gründen den Methoden der traditionellen Geschichtswissenschaft und ihrer beharrlichen Suche nach Kausalketten und Strukturen am Ursprung der Ereignisse. Auch diese Form der Geschichtsschreibung dient seiner Ansicht nach dazu, die Geschichte als eine Geschichte des rationalen Subjekts zu schreiben. Jedes vergangene Ereignis wird vom modernen Menschen her gedacht, jede Entwicklung nachträglich durch das Vernunftsubjekt kolonisiert (Foucault 1981: 23). Angeregt durch Heidegger und vor allem Nietzsche entwickelt er demgegenüber Modelle, die dem historischen Kontext der Subjekte und der sie umgebenden Wissensordnungen Rechnung tragen.

Foucault unternimmt seine ersten publizistischen Schritte in gleichen intellektuellen Klima, dem auch der Strukturalismus seine Popularität verdankt (s. u.). Gegen eine Zuordnung zu dieser philosophischen Strömung hat er sich allerdings stets gewehrt (z. B. Foucault 2003b: 192, 2005b: 65)[12]. Gleiches gilt für den Poststrukturalismus, den er nicht einmal als erkennbare geisteswissenschaftliche Bewegung anerkennen wollte (Foucault 2005c: 542). Dessen ungeachtet gilt er als einer der prominentesten (und deshalb berüchtigtsten) Protagonisten des poststrukturalistischen Programms zur „Auflösung des Subjekts". Umso erstaunlicher erscheint vielen mit seinem Werk Beschäftigten, dass einer späten Selbstauskunft zufolge stets das Subjekt und nicht etwa die Macht, als deren Theoretiker er gemeinhin gilt, das Thema seiner Arbeit war (Foucault 2005a: 269). Hier einen der vielen Brüche sehen zu wollen, die seinem Werk mitunter attestiert werden (z. B. Wehler 1998: 46) oder eine unscharfe Begriffsverwendung, wie sie ebenfalls als typisch für ihn gilt (z. B. Ferry/Renaut 1987: 119 f.), ist eine mögliche Deutung. Wohlmeinendere Rezensenten betonen dagegen, dass Subjekt sei in Foucaults Denken stets präsent gewesen, lediglich der Fokus seines Interesses habe sich von den Formen der Objektivierung des Menschen zu Selbsttechnolo-

---

[12] Zum Verhältnis von Foucaults Arbeiten zum Strukturalismus vgl. Dauk (1989: 7 f.), Kolf-van Melis (2003: 100 ff.), Sarasin (2010: 70 ff.) oder Veyne (2003: 38).

gien der Subjektivierung innerhalb objektivierender Rahmenbedingungen verlagert (Kocyba 2003: 71; Saar 2003: 159; Veyne 2003: 41).

Foucaults Kritik gilt den Schattenseiten von Vernunft und Rationalität im Verständnis der Aufklärung. Er kritisiert die inneren Widersprüche und den normativen Gehalt des Subjektbegriffs sowie seine Instrumentalisierung durch Politik, Wissenschaft und Philosophie. Das Vernunftsubjekt wird von ihm als Zurichtung des Menschen auf ein naturwissenschaftliches Rationalitätsverständnis mit bedenklichen Implikationen aufgefasst (Dauk 1989: 4f.; ausführlich s. u.). Mit dieser Kritik steht er freilich nicht alleine. Seine Analysen fallen in eine Zeit, in der das Wechselverhältnisses von Macht und Subjekt und Wissenschaft neu entdeckt und breit diskutiert wird (Schölzel 2010). Foucaults Kritik steht somit in einer Linie mit der Fortschritts- und Vernunftkritik der Frankfurter Schule oder der feministischen Kritik an der patriarchalen Wurzel des aufgeklärten Vernunftsubjekts (s. o.; Meyer 2008).

Foucault kritisiert die modernen Spielarten der Subjektphilosophie, allen voran Phänomenologie und Existenzphilosophie, als zum Scheitern verurteilte Versuche, die Widersprüche der Bewusstseinsphilosophie und ihre Machtwirkungen zu verschleiern (1974: 412, 2012: 30f.). Unfähig, sich von ihrer Zentriertheit auf das Konzept des selbstreferenziellen Subjekts zu lösen, könnten sie, so Foucault, seinen Aporien nicht nur nicht entkommen; sie seien zudem dazu verdammt, sie beständig zu reproduzieren. Sie stellen für Foucault keine Lösungsversuche dar, sondern Symptome der Widersprüchlichkeit und Beschränktheit des modernen Denkens (Saar 2007a: 177). Für ihn sind sie Ausdruck einer dem „*anthropologischen Schlaf*" (Foucault 1974: 410) verfallenen Philosophie, deren Dogmatismus nicht mehr in unkritischen Setzungen von Wahrheit und Erkenntnis besteht, sondern in der Engführung aller Fragen auf die Frage nach der Erkenntnis- und Wahrheitsfähigkeit des Menschen (ebd.: 411). Die Rede von der Erfindung des Menschen und seinem bevorstehenden Verschwinden (ebd.: 462) ist somit bei aller Polemik kein Angriff auf das Individuum und seine Stellung in der Gesellschaft, sondern eine Absage an eine bestimmte Form des Anthropozentrismus in der Philosophie und in den Humanwissenschaften.

Demgegenüber versucht Foucault zu zeigen, dass die Perspektive des Menschen auf sich und die Welt wandelbar ist und somit auch das philosophische Konstrukt eines transzendentalen Erkenntnissubjekts keinen Endpunkt eines notwendig zur Vernunft und Freiheit führenden Entwicklungsprozesses darstellt. Statt die Geschichte nach Art der Historiker stets an das Subjekt zu binden, formuliert er eine radikale Kritik des Subjekts *durch* die Geschichte. Er konzipiert es als eine im zeitspezifischen Kontext stets aufs Neue konstituierte Instanz (Foucault 2002: 672; 2003b: 195). Die in der Subjektphilosophie verbreitete Vorstellung vom Menschen als ein ahistorisches, von historischen Veränderungen weitgehend unbeeindrucktes Geschöpf wird damit verabschiedet. Die provokante Ankündigung vom Verschwinden des Menschen „*wie am Meeresufer ein Gesicht im Sand*" (Foucault 1974: 462) zielt auf die grundsätzliche Veränderlichkeit in den Reflexionsmustern des „Menschen" auf sich selbst. Das, was heute als der Mensch gilt, mag sich in Zukunft anders darstellen. Um dies zu belegen, analysiert Foucault die Geschichte der Moderne als Abfolge unterschiedlicher Wissensordnungen und daraus abgeleiteter Reflexionsformen des Menschen (Kolf-van Melis 2003: 76). Er will zeigen, dass in der Geschichte weder ein gradliniger Pfad zum modernen Menschen angelegt ist, noch dass der Mensch selbst an prominenter Stelle an den historischen Abläufen beteiligt ist. Welche Position er jeweils einnehmen kann ist vielmehr abhängig von den in historischen Wissens- und Rationalitätsordnungen grundgelegten Deutungsregeln.

2.1.2.1 Der Mensch in der Ordnung der Dinge

Foucault beschreibt in seiner 1966 erschienen Studie *Die Ordnung der Dinge* drei Hauptepochen des abendländischen Denkens, die er jeweils durch historische Brüche in den Wissensordnungen und Weltperspektiven voneinander abgrenzt und deren letzte den „Menschen" hervorbringt. Noch ganz im Zeichen des linguistic turns stehend, ist der Referenzpunkt seines frühen Werkes das in Sprache gefasste System der Zuordnungsketten zwischen Zeichen und Gegenständen (Dauk 1989: 19f.). Den ersten Bruch identifiziert er als Übergang vom Zeitalter der Renaissance zum „klassischen Zeitalter", dass er einer eigenen Zeiteinteilung folgend zwischen 1650 und 1800 verortet. Die Renaissance steht für Foucault trotz des erwachenden Interesses an den Wissenschaften und der Kunst noch ganz im Zeichen der mittelalterlichen Engführung des Menschen auf die göttliche Ordnung und ihr Erlösungsversprechen. Der Mensch dieser Epoche kultiviert seine von Gott gegebene Erkenntnisfähigkeit nur, um dessen Schöpfung zu erfassen und zu ehren (Dreyfus/Rabinow 1994: 45f.). Die Suche nach Erkenntnis ist der Versuch einer Rekonstruktion der ursprünglichen, auf Gott zurückgehen-

den Schöpfung. Die Zeichen und die bezeichneten Dinge werden als gleichursprünglich betrachtet. Weil sie gottgegeben sind, fallen Signifikant und Signifikat ineinander. Deshalb bildet das Erkennen von Ähnlichkeiten, nicht die Entschlüsselung und Aufgliederung des Unbekannten den Fokus des Erkenntnisinteresses. Einen Anlass, über sich selbst, die Grenzen der Erkenntnisfähigkeit oder
die bestehende Ordnung der Dinge zu reflektieren, gibt es in einem solcherart auf
Gott zentrierten Weltbild noch nicht. Der Mensch hat als Teil des von Gott ge-
stifteten Ganzen kein „Außen". Er kann sich nicht als reflektierender Beobachter
außerhalb der Ordnung positionieren (Dauk 1989: 20f.).

Im klassischen Zeitalter beginnt nach Foucaults historischer Analyse die Gleichsetzung von Zeichen und Gegenständen, die in der Suche nach Ähnlichkeiten
ihren Ausdruck fand, zu erodieren. Jenseits davon beginnen die sich etablieren-
den empirischen Wissenschaften damit, eigene Referenzsysteme und Sprachord-
nungen für ihren jeweiligen Blick auf die Welt zu generieren. Es entsteht eine
binär codierte Sprachordnung, in der die vage Ganzheitlichkeit der Renaissance
zugunsten klarer Zuordnungsregeln verdrängt wird. Das Grundmotiv ist nun die
Suche nach Identität und Unterschiedlichkeit (ebd.: 21). Die Ordnung der Dinge
entspricht nun der Ordnung der Begriffe, in der sie benannt werden. Eine Vorstellung vom zeitlichen Werden und Vergehen der Dinge benötigt dieses Differenzsystem noch immer nicht. Damit verändert sich zwar die naive Sicht auf die
Welt; ein Platz für den sich selbst reflektierenden Menschen der Moderne entsteht aber noch nicht. Die zeitlose Struktur der Dinge entbindet auch den Menschen des klassischen Zeitalters vom Reflektieren seiner Herkunft. Er bleibt Teil
eines gegebenen Tableaus an Phänomenen und Gegenständen, aus denen ihn
seine Erkenntnisfähigkeit zwar heraushebt, die aber gemeinsam mit ihm die
Ordnung der Dinge bildet. Als Teil des Systems findet er seinen Platz in der
Differenz zu anderen Aspekten der belebten Natur. Eine aus der Logik des Systems entstehende Struktur sieht einen Platz für einen selbstreflexiven Beobachter
ebenso wenig vor, wie der vorangegangene Rekurs der Renaissance auf die göttliche Ordnung (Dreyfus/Rabinow 1989: 51; vgl. Foucault 1974: 385).

Mit der Infragestellung der Ordnung zwischen den Dingen und den Zeichen im
neuen wissenschaftlichen Diskurs kündigt sich der Bruch zwischen Klassik und
Moderne aber bereits an. Der Mensch ist ohne den steten Rekurs auf einen göttlichen Plan vom Betrachter der Natur zu ihrem Interpreten geworden. Er wird als

erkennendes Subjekt nichtidentisch mit den Objekten seines Interesses. Damit verliert er auch sein unreflektiertes Verhältnis zu sich selbst. Vor allem die mit dem menschlichen Sein befassten wissenschaftlichen Disziplinen, die Biologie (Leben), Ökonomie (Wirtschaften) und Philologie (Sprache) führen ihm das eigene Verwobensein mit der nun dynamisch gewordenen Welt der Dinge vor Augen. Der Mensch entdeckt die eigene „Endlichkeit", verstanden als Einsicht in die Zeitlichkeit der eigenen Existenz (Foucault 1974: 377). Er sieht sich erstmals dazu aufgefordert, seine Position in der Welt nicht von Gott, sondern empirisch abzuleiten. Ironischerweise wird der Blick dadurch nicht klarer; die Objekte der Erkenntnis erscheinen dem Menschen, der nun selbst Erkenntnisobjekt ist, vielmehr in einer neuen Undurchsichtigkeit. Weil er sich selbst im Weg steht, ist ihm der Blick auf ihr eigentliches Wesen verstellt (Dreyfus/Rabinow 1994: 51).

Ohne Rekurs auf Gott werden alle Instrumente des Verstehens, vom Verstand bis zur Sprache, in der er sich ausdrückt, als vom Makel der Endlichkeit imprägniert erkannt. Der Mensch an der Schwelle zur Moderne erkennt, dass seine Sprache, seine Kultur und seine Geschichte ihm stets vorausgehen, dass sein Blick auf die Welt über keinen in ihm selbst liegenden Fixpunkt verfügt. Das cartesianische „Ich denke also bin ich" wird angesichts der grundlegenden Geschichtlichkeit dessen, was gedacht werden kann, in Kontingenz aufgelöst. Die umfassenden Seinsbezüge einer von Gott oder den Regeln der Sprache gesetzten Welt tragen nicht länger. Kann der Mensch, so die Frage, über sich selbst und die Welt Zeugnis ablegen, wenn die Grundfesten seines Verstandes in Sprache, Geschichte und Kultur und somit außerhalb von ihm gründen? Kann der erkenntnisfähige Mensch der Schnittpunkt zwischen Gott und der Welt sein, wenn in Anbetracht seines begrenzten Wahrnehmungsvermögens den Phänomenen seines Interesses eine Eigenwirklichkeit jenseits des erkennenden Subjekts zugesprochen werden muss? Gegenüber dem Entschlüsseln der Wahrheit im göttlichen Diskurs oder in der binären Ordnung der Zeichen erhalten Fragen nach den grundlegenden Bedingungen der Wahrheit eine enorme Dringlichkeit. Wenn alle Möglichkeiten der Erkenntnis auf das beschränkte Sein des Menschen verweisen, wäre in letzter Konsequenz keine Metaphysik, keine Reflexion auf Gott und die Wahrheit mehr möglich (vgl. Dauk 1989: 28f.).

Die Lösung der Philosophie besteht Foucault zufolge nun darin, die Erkenntnislehre zu anthropologisieren. Die Kenntnis der menschlichen Begrenztheit wird als Grundlage für jedes als sicher geltende Wissen gesetzt (Veyne 2003: 35). Die reine Betrachtung der Dinge in Form einer Reflexion auf das ewige Ganze wird ersetzt durch die Frage, wann Aussagen als legitim gelten können, wann im Eingedenken der fehlerbehafteten menschlichen Natur die „Wahrheit" behauptet werden kann. Anstatt das mangelbehaftete menschliche Wesen als schicksalhafte und natürliche Grenze der Erkenntnis zu akzeptieren, wird es zum Ausgangspunkt für die Generierung positiven Wissens. Die Suche nach Erkenntnis wird an Verfahrensfragen gekoppelt und die Wahrheit einer bestimmten Form wissenschaftlicher Rationalität unterworfen (Meißner 2010: 102). So geht die Herstellung der Wahrheit von Gott an den Menschen über. Damit wird alles Unbekannte und Dunkle außerhalb des beschränkten menschlichen Zugriffs zum Bestandteil einer empirischen Welt, die zumindest potentiell der Erkenntnis mittels rationaler Instrumente offen steht (Dreyfus/Rabinow 1994: 52f.). Zwar bleibt das „Außen" dunkel, es wird aber als Objekt des Wissens zum integralen Bestandteil des „Innen"[13]. Übersetzt in poststrukturalistische Begriffe wird das Außen konstitutiv für das Innen. Es liegt nicht mehr in einer drohenden oder verheißungsvollen Materialität jenseits der irdischen Existenz, sondern wird vom Menschen her gedacht und dadurch Teil seiner Welt. So wird zugleich das Bewusstsein als transzendentale, der Empirie vorangehende und gegenüber ihren Fallstricken souveräne Instanz inthronisiert. Nachdem der Mensch als empirisches Wesen seiner Geschichte überantwortet werden musste, wird das transzendentale Subjekt seiner Geschichte enthoben (Dauk 1989: 22). Damit wird es für die Wahrheit gerettet. Das Subjekt als „empirisch-transzendentale Dublette" ist Foucaults Bezeichnung für diese Figur der modernen Subjektphilosophie (Foucault 1974: 385).

Nach Foucault markiert der fundamentale Wechsel in der Perspektive auf das Endliche und Unendliche den Beginn der Moderne und die Geburtsstunde des „Menschen" (1974: 382). Auch die Renaissance und die Klassik reflektierten zwar die Begrenztheit des Wissens – beide sahen darin aber die unausweichliche Begleiterscheinung einer unendlichen Schöpfung. Weil der Mensch nicht Gott ist, kann er niemals über das Ganze verfügen. Erst die Moderne mit ihrem empirischen Zugang zur Welt macht das Endliche zu einem Wesenselement der Din-

---

[13] Ein ähnliches, differenztheoretisches Muster findet sich auch bei Laclaus Begriff des Diskurses als antagonistische Zweiteilung eines diskursiven Feldes (vgl. Kap. 4.2).

ge selbst und verlegt das „Ganze" in den Bereich zukünftiger Erkenntnis. Die Wahrheit findet ihr Maß und ihre Zukunft in der Endlichkeit des menschlichen Erkenntnisapparates. Damit werden alle Wahrheitsfragen auf das Subjekt kurzgeschlossen und es beginnt die Reflexion des Menschen in seiner irdischen Gestalt. Die Humanwissenschaften entstehen in Foucaults Geschichtsinterpretation als eine Praxis, um die Seinsgebundenheit des Menschen, die Geschichte seiner Sprache, seines Wirtschaftens und seiner biologischen Herkunft rational zu ergründen und so den empirischen Teil der menschlichen Existenz der Transzendenz des Bewusstseins zu öffnen (Dauk 1989: 53). Ihr Zweck ist es, das dem menschlichen Denken stets vorauslaufende, sein Gewordensein begründende und seinem Verstand doch unzugängliche „Ungedachte" in die Figur des Subjekts zu integrieren und zu bannen. Auch das Ungedachte ist nun

> „… stets auf eine bestimmte Weise von einem Cogito bewohnt, und man muss jenes in dem, was nicht gedacht wird, schlummernde Denken erneut beleben und in die Souveränität des ‚Ich denke' spannen." (Foucault 1974: 405)

So wird kraft der erkenntnisleitenden Figur der Endlichkeit aus dem Fremden etwas Gleiches, zum Menschen Gehörendes. Das Empirische des Menschen kehrt im Transzendenten wieder (Dauk 1989: 40ff.). Nach „Ähnlichkeit" in der Renaissance und „Identität und Unterschied" in der Klassik ist die „Wiederholung des Gleichen" nach Foucaults Analyse das Grundmotiv der modernen Rationalitätsordnung.

Die oben angesprochene Kluft zwischen Empirie und Transzendenz wird damit freilich nicht überwunden. Foucault verweist vielmehr auf einen der Moderne inhärenten Widerspruch (Sarasin 2005: 87): Einerseits verdanken sich die moderne Erkenntnisphilosophie und die Humanwissenschaften der Erkenntnis der Endlichkeit und Geschichtlichkeit des Menschen, andererseits wurden sie geschaffen, um diese in Transzendenz aufzulösen. Dass damit außerdem eine Machtwirkung verbunden ist, wird im folgenden Kapitel besprochen.

2.1.2.2 Das Verschwinden des Menschen

Foucaults Darstellung weist Ähnlichkeiten mit den etablierten Narrativen der Subjektgeschichte auf, wie sie einleitend kurz referiert wurden. Seine Pointe ist freilich eine andere. Er versucht zunächst zu zeigen, dass die Frage nach dem, was der Mensch ist, sich in unterschiedlichen Wissensordnungen je anders stellt und aus deren Logik heraus auch anders beantwortet wird. Solange die Ordnung der Zeichen die Welt ausreichend erklären konnte und auch dem Menschen seinen Platz zuwies, bedurfte es keines autonomen, die Ordnung reflektierenden Subjekts. Der Mensch hatte seinen Platz in der Ordnung der Dinge. Erst ihre Infragestellung ruft das Subjekt als erkenntnistheoretischen Umweg um die mit Kants Erkenntniskritik sichtbar gewordene Kluft zwischen Verstand und Empirie auf den Plan. In Foucaults eigenwilliger Lesart ist das keine Emanzipationsbewegung, kein Freistrampeln des Subjekts auf dem Weg zur Mündigkeit – das Subjekt ist vielmehr eine Funktion. Nicht die Ratio des Menschen bringt ein Vernunftsubjekt hervor, sondern das Vernunftsubjekt ist die Lösung eines erkenntnistheoretischen Problems der wahrheitsgenerierenden Diskurse der Moderne (Sarasin 2010a: 84). Das Subjekt ist ein Effekt der Neuordnung und Neubewertung des Wissens. Es wurde notwendig unter bestimmten Bedingungen. Das bedeutet freilich im Umkehrschluss, dass es unter anderen Bedingungen auch wieder verschwinden kann. Jenseits des ahistorischen Vernunftsubjekts der Aufklärung unterwirft Foucault das Subjekt somit zeitspezifischen Mustern.

Damit ist weiterhin ein verändertes Verständnis von Wahrheit verbunden. Foucault dreht er ein altes Problem der Philosophie um – statt die Wahrheit absolut zu setzten und Wege zu beschreiben, wie das Erkenntnissubjekt kraft seiner Rationaliät zu ihr vorstoßen kann, sprich das Problem im Zugang zur Wahrheit zu sehen, wird die Wahrheit selbst problematisiert. Die Frage ist nun, auf welche Weise und entlang welcher Regeln die Wahrheit im Zeitenlauf immer wieder in neuer Form hergestellt wird. Mit der Historisierung der Wissensordnungen löst sich die universelle Wahrheit auf in historisch kontingenten Praktiken und Diskursen des Erkennens und des Wissens (Meißner 2010: 98). Auch dies hat Konsequenzen für das Vernunftsubjekt. Die Bedingungen von Erkenntnis liegen jetzt nicht mehr in ihm, sondern in den Wissensordnungen und Diskursen seiner Zeit begründet. Sie werden durch die „Episteme", die zeitspezifischen, das Denken strukturierenden Gesamtheiten des Denk- und Sagbaren festgelegt (Angermüller 2007a: 111). Wahre oder falsche Aussagen sind durch die herrschenden Strukturen immer schon präformiert und bedürfen eines reflektierenden Menschen bestenfalls zu ihrer Aktualisierung. Nach seiner Historisierung wird das Vernunftsubjekt nun auch noch von der Frage nach der Wahrheit weitgehend abgekoppelt und stattdessen den wahrheitsgenerierenden Diskursen unterstellt (Kolf-van Melis 2003: 33).

Die Inthronisierung eines Vernunftsubjektes ist für Foucault also kein konsequenter Fortschritt angesichts einer im Zuge des Vormarsches empirischer Wissenschaften brüchig gewordenen spirituellen Weltordnung. Eine solche Sichtweise entspräche einer Selbstrechtfertigung des aufgeklärten Subjekts und wäre daher nicht geeignet, seine Grundfesten in Frage zu stellen. Stattdessen wird umgekehrt der Verlust einer ganzheitlichen Weltgewissheit inklusive eines festen Ortes für den Menschen als Bruch gedeutet, der die Idee eines selbstbewussten Subjekts als Kompensation hervorbringt. Die modernen Wissenschaften sind kein Produkt einer sich Raum verschaffenden Rationalität, sondern bringen Rationalität als Effekt einer veränderten Strukturierung des Wissens hervor. Der Mensch als empirisch-transzendente Dublette wird erfunden, als Agens eines Erkenntnisprozesses ohne extern gesetzte Gewissheiten, als Substitution einer Transzendenz, die in den Dingen selbst nicht mehr gefunden werden kann.

> „Nicht um ihn [den Menschen, M.S.] und um seine Geschichte herum hat das Wissen lange Zeit im Dunkeln getappt. Tatsächlich hat unter den Veränderungen, die das Wissen von den Dingen und ihrer Ordnung […] berührt haben […], eine einzige, die vor anderthalb Jahrhunderten begonnen hat und sich vielleicht jetzt abschließt, die Gestalt des Menschen erscheinen lassen. Es ist nicht […] der Übergang einer Jahrtausende alten Sorge zu einem lichtvollen Bewusstsein […]: es war die Wirkung einer Veränderung in den fundamentalen Dispositionen des Wissens." (Foucault 1974: 462)

Foucaults Subjektkritik erschöpft sich freilich weder in einer zeitgeistspezifischen Rebellion gegen die grauen Eminenzen der Subjektphilosophie noch im Aufzeigen von Widersprüchen und Brüchen in ihren Konzepten. Sein in *Die Ordnung der Dinge* formulierter Anspruch ist es vielmehr, den anthropologischen Schlaf der Philosophie und damit ihren Dogmatismus bei der Bewertung von Wahrheitsfragen zu unterbrechen. Die Wahrheit gleichzusetzen mit dem, was der endliche Mensch kraft seiner Erkenntnisapparaturen maximal als Wahrheit erkennen kann, bedeutet nämlich letztlich, auch die ihn selbst betreffenden Fragen unter das Joch einer bestimmten Form der Rationalität zu stellen. Die philosophische Frage, was der Mensch in seiner Essenz ist, wird zur erkenntnistheoretischen Frage, was er über sich selbst eigentlich wissen kann (Foucault

1974: 411). Die Verbindung von Transzendenz und Empirie in der Figur des modernen Subjekts führt unter dem Primat der Erkenntnislehre letztlich zu einem Verständnis von Transzendenz als bloßem Instrument der Erkenntnis. So werden auch die Freiheitsgrade, die dem transzendentalen Bewusstseins gegenüber der empirischen Welt eigentlich zugesprochen werden, letztlich ontologischen Fragestellungen unterworfen (Dauk 1989: 8). In diesem Muster gefangen, werden alle Versuche, die Grenzen des Denkens auszuloten und „neu zu denken" zur Reduplizierung der aufklärerischen Vernunftkritik. Damit ist auch eine Machtwirkung verbunden: Wenn der Mensch für sich selbst ein Erkenntnisobjekt ist, führt der Weg zur Erkenntnis des Menschen stets zu seiner Objektivierung. Die Wissenschaften vom Menschen sind deshalb für Foucault auch veritable Machtinstrumente. Die Humanwissenschaften generieren ihm zufolge eine Verbindung zwischen objektivierten empirischen Erkenntnissen zur Biologie, Sprache oder Ökonomie des Menschen und normativen Vorstellungen dazu, was das Wesen des Menschen jenseits dieser empirischen Erkenntnisse sein soll (Kocyba 2010: 104). Im Gewand der Naturwissenschaft stellen sie Fragen nach dem menschlichen Sein, die sich einer naturwissenschaftlichen Betrachtung eigentlich entziehen (Foucault 2005e: 955). Reduziert auf die bloße Reflexion der empirischen Form des menschlichen Daseins werden sie zu Instrumenten, eben diese zu gestalten. Die Humanwissenschaften schaffen ein Wissen, das Machtsysteme informiert und sich als Teil von biopolitischen Programmen instrumentalisiert.

> „Der erkennbare Mensch (Seele, Individualität, Bewusstsein, Gewissen, Verhalten …) ist Effekt/Objekt dieser analytischen Erfassung, dieser Beherrschung/Beobachtung." (Foucault 1994: 394)

Erst die Befreiung vom Menschen von dieser Art der Vernunft eröffnet einen Raum, um anders zu denken (Foucault 1974: 412). In gewisser Weise ist dieser Gedanke selbst aufklärerisch. In der Offenlegung des geschichtlichen Gewordenseins der Strukturen, die dem Menschen sagen, was er ist, liegt Foucault zufolge ein Akt der Befreiung. Dies den Menschen zu offenbaren, sieht er, zumindest in seiner späten Schaffensphase, als seine wesentliche Aufgabe an (Foucault 2005f: 960). Somit zielt auch die Rede vom „Tod des Menschen" lediglich auf ein Ende der Programme, die die Erzeugung des Menschen durch den Menschen einer festen Regel und einem bestimmten Ziel unterwerfen möchten (Foucault 2005b: 93; 2005f: 965).

2.1.3 Antihumanismus oder Erkenntniskritik?

Die Rede vom „*Menschen als Erfindung*" (Foucault 1974 [1966]: 462) oder vom „*Verschwinden des Subjekts*" (Barthes 2000 [1968]: 192) hat in den 1960er Jahren heftige Debatten ausgelöst und den dafür verantwortlich zeichnenden Vertretern (post)strukturalistischer Ideen den bis heute wirkmächtigen Makel des „Antihumanismus" eingetragen (Dauk 1989: 63). Eine Reduktion ihrer Subjektkritik auf den Abgesang des Menschen verkennt indes, wie gezeigt wurde, ihre eigentliche Stoßrichtung. Nicht der Mensch wird verabschiedet, sondern das Konzept des Vernunftsubjekts als alleiniger Ankerpunkt für die Erkenntnis der Welt[14]. Kritisiert wird die in der Zeit der Aufklärung grundgelegte Engführung von Erkenntnis und Wahrheit auf die menschliche Kognitionsfähigkeit und Vorstellungskraft. Es ist die Vorrangstellung der Vernunft vor aller Erkenntnis und damit des vernunftfähigen Menschen als Quelle der Wahrheit, die von Foucault und anderen Kritikern abgelehnt wird (Kuhlmann 1987: 120). Ihre Angriffe richten sich somit nicht gegen konkrete Aspekte des menschlichen Daseins, sondern viel abstrakter gegen einen philosophischen Reflexionsstil, der alle Wahrheitsfragen nur über die zentrale Instanz des menschlichen Bewusstseins zu behandeln weiß (Gehring 2012: 21; Reckwitz 2008b: 77f.). Anders ausgedrückt legen poststrukturalistische Theorien einen Perspektivenwechsel bei der Analyse von Erkenntnisprozessen und Erkenntnissubjekten nahe.

In Foucaults früher Werkphase ist diese Kritik bereits angelegt. Was noch fehlt, ist eine klare Perspektive auf die Macht. Stattdessen konzipiert er in *Die Ordnung der Dinge* eher implizit und in dem drei Jahre später folgenden methodologischen Buch *Archäologie des Wissens* sehr deutlich die Formationsregeln des Wissens als inhärenten Teil des Diskurses selbst, als Effekt der Regelhaftigkeit seiner Elemente. Er verzichtet auf eine externe, die Ordnungen stabilisierende oder umstoßende Instanz ebenso wie auf ein konstituierendes Subjekt oder eine immanente Struktur. Mit der Konstruktion eines sich selbst tragenden Diskurses entstehen aber Unschärfen und Widersprüche. Ohne eine dem Diskurs vorangehende und ihn formierende Entität muss Foucault in seiner Regelhaftigkeit zu-

---

[14] Martin Saar zufolge kann poststrukturalistischen Theoretiker sogar ein besonderes Interesse und besondere Kreativität bei der Bearbeitung des Spannungsverhältnisses zwischen Subjekt und Struktur zugesprochen werden (Saar 2004: 335). Der Vorwurf der Subjektfeindlichkeit, der gerade in der beschriebenen methodologischen Auseinandersetzung noch immer virulent ist (z. B. Keller 2012), erscheint daher überholt.

gleich die Regeln sehen, die ihn produzieren, sprich Regel und Geregeltes gleichsetzen (Dreyfus/Rabinow 1994: 110). Durch die Ineinssetzung von Regel und Diskurs bleibt aber kein Raum mehr für einen Einfluss der diskursiven Praktiken des Sprechens und Schreibens auf die Formierung des Wissens. Die Bedeutung der sprachverwendenden Praxis betont Foucault aber in kritischer Abgrenzung zum Strukturalismus an vielen Stellen ausdrücklich (z. B. 1981: 291).

Foucault hat einige Jahre nach Erscheinen von *Die Ordnung der Dinge* ein Übergewicht systematisierender Betrachtungen von Wissensordnungen und Diskursen in seinen frühen Schriften und das nicht explizit angesprochene Machtproblem selbstkritisch als Schwäche erkannt (2003b: 191). Auch die zeitliche Festlegung der „Erfindung des Menschen" und sein sich abzeichnender „Tod" auf den Beginn und das baldige Ende der Moderne betrachtet er an anderer Stelle als Irrtum (Foucault 2005b: 93). Demgegenüber nimmt er nun an, dass die Menschen im Laufe ihrer Geschichte niemals damit aufhören werden, sich selbst zu konstituieren und immer neue Subjektivierungsweisen aufeinander folgen zu lassen (ebd.: 94). Damit sind zwei Aspekte in Foucaults Denken angesprochen, auf die im Folgenden näher einzugehen sein wird: Einmal die Frage nach der Macht, zweitens die Frage nach der Rolle der Subjekte bei der Ausgestaltung dessen, was der Mensch jeweils ist. Zunächst sind aber einige Eckpunkte strukturalistische und poststrukturalistischer Theorien kurz zu erläutern.

2.2 Strukturalismus und Poststrukturalismus

Unter dem Begriff Poststrukturalismus werden Theorieangebote subsumiert, die einerseits differenztheoretische Grundideen des französischen Strukturalismus aufgreifen, diese aber in kritischer Abgrenzung zu einigen seiner spezifischen Grundannahmen eigenständig weiterentwickeln (Diaz-Bone 2006, Abs. 2; Moebius/Reckwitz 2008: 10). Seine im Frankreich der 1960er Jahre beginnende Ideengeschichte beschreibt somit keine vollständige Abkehr vom Strukturalismus, sondern kann eher als Fortsetzung strukturalistischen Denkens in einer radikalisierten Form beschrieben werden. Unter der Bezeichnung Poststrukturalismus ist dabei allerdings keine geschlossene und institutionalisierte Theorienschule zu verstehen. Die ihm zugerechneten Theoretiker zeichnen sich im Gegenteil eher durch offensive Abgrenzung gegeneinander aus (Schöttler 1997: 143). Nicht einmal die Bezeichnung „Poststrukturalismus" ist, wie Johannes

Angermüller betont, in seinem Mutterland Frankreich geläufig (2007a: 9). Seine
wichtigen Vertreter, z. B. Gille Deleuze, Jacques Derrida, Michel Foucault oder
Jacques Lacan, würden sich selbst nicht widerspruchslos dem Poststrukturalismus zuordnen (Stäheli 2000: 6). Auch verfolgt der Poststrukturalismus kein klar
differenzierbares geistes- oder sozialwissenschaftliches Programm, sondern lässt
sich eher als eine gemeinsame *„deontologische Perspektive"* (Schrage 2008:
4120) in den sprach- und literaturwissenschaftlichen, philosophischen oder psychologischen Studien der genannten „Poststrukturalisten" beschreiben. Wenn im
Folgenden dennoch verallgemeinernd von „den" Poststrukturalisten[15] gesprochen wird und die Prämissen und Positionen unterschiedlicher Denker dem Label „Poststrukturalismus" zugeordnet werden, ist dies dem allgemeinen Sprach-
gebrauch und der Lesbarkeit geschuldet.

Die wichtigste Ideenquelle des (Post)Strukturalismus ist die 1916 posthum veröffentlichte *Strukturale Linguistik* des Genfer Sprachwissenschaftlers Ferdinand de
Saussure[16]. Saussures Innovation liegt in der Feststellung, dass ein sprachliches
Zeichen keine ihm eigene Bedeutung besitzt, sondern seinen Sinn aus seiner
Relation zu anderen Zeichen bezieht. Dem geht die These voraus, dass das Verhältnis zwischen einem Wort/Zeichen (Signifikant) und dem bezeichneten Gegenstand (Signifikat) beliebig ist und sich lediglich der gesellschaftlichen Konvention verdankt. Dass das Wort für Baum einen Baum bezeichnet, liegt demzufolge nicht in einer vorsprachlichen Wirklichkeit begründet, sondern in einer
tradierten Festlegung. Sinnzusammenhänge zwischen Signifikant und Signifikat
können entsprechend nicht mehr auf angenommene, originäre Eigenschaften der
einzelnen Elemente zurückgeführt werden. Stattdessen werden sie in Saussures
Linguistik als Produkte ihrer Beziehung untereinander betrachtet (Stäheli 2000:
18). Wenn Bedeutung einem Zeichen nicht vorbestimmt ist, erschließt sich seine
Bedeutung folglich nur aus dem, was es in einer gegebenen Formation von ande-

---

[15] Viele der hier als „Poststrukturalisten" bezeichneten Autoren werden in anderen Kontexten der
„Postmoderne" zugeordnet. Das Adjektiv „postmodern" betont Saar zufolge die Kritik am Subjektverständnis der Moderne (2004: 333). Die Bezeichnung „poststrukturalistisch" verweist dagegen
auf das strukturalistische Erbe der Konzepte.

[16] Wichtige Bezugspunkte des poststrukturalistischen Denkens bilden zudem die kulturkritischen
Schriften Friedrich Nietzsches. Seine genealogische Perspektive auf die Macht und das Subjekt
nehmen viele poststrukturalistische Positionen vorweg. Auch die Philosophien Hegels und Heideg-
gers gelten als Impulsgeber, wenn auch zum Teil in Form einer kritischer Abgrenzung (vgl. ausführlich Dauk 1989: 18, Münker/Roesler XIf.).

ren Elementen unterscheidet. Einfach gesprochen ist ein Baum ein Baum, weil er weder als Busch noch als Hecke bezeichnet wird (Moebius 2009: 420f.). Bedeutung wird zu einem Produkt der Differenz. Damit verschiebt sich der Blickwinkel von den Eigenarten der Gegenstände auf das sie verbindende System (Joas/Knöbl 2004: 420; ausführlich Brügger/Visgø 2008; Deleuze 1992).

Die breite Rezeption strukturalistischer Konzepte über die Sprachwissenschaft hinaus verdankt sich zum einen dem „linguistic turn" in den Geisteswissenschaften (Münker/Roesler 2012: 19). Der Begriff zielt auf einen von der analytischen Philosophie inspirierten und spätestens ab den 1950er Jahren auf die Sozial- und Kulturwissenschaft ausstrahlenden Perspektivenwechsel in der Erkenntnislehre. Weil jede Erkenntnis in Sprache gefasst werden muss, so die Grundidee, muss Sprache als die unhintergehbare Vorbedingung von Erkenntnis begriffen werden. Zur Beschreibung der Welt bedarf es entsprechend einer Analyse der dabei verwendeten Zeichen (ebd.; Sandbothe 2000). Für den Strukturalismus war dies ein fruchtbarer Boden. Als sprachwissenschaftlich fundierte philosophische Schule passte er nicht nur zur neuen Leitidee; seine differenztheoretischen Prämissen erwiesen sich zudem als geeignet für eine Adaption durch die nun linguistisch informierten Sozialwissenschaften. Grundlage für diese Verbindung ist die hohe Bedeutung des Symbolischen für soziale und kulturelle Systeme (Moebius 2009: 421). Institutionalisierte Beziehungsmuster und soziale Normen können ähnlich wie Zeichensysteme als symbolische Ordnungen aufgefasst werden. Ein prominentes Beispiel für eine so verfahrende Adaption strukturalistischen Denkens ist der Versuch des Sozialanthropologen Claude Lévi-Strauss, die Positionen innerhalb einer Familie oder eines Clans analog zu den Positionen von Zeichen in einem Sprachsystem zu deuten. Die Regeln zur Ordnung der Verhältnisse zwischen den Elementen einer Sprache werden auf die Regeln zur Organisation von Gruppen übertragen. Subjektpositionen gleichen Zeichenpositionen, ihr Verhältnis zueinander ist Ausdruck eines Codes. Nicht ihr Wesen, sondern ihre Stellung in einem Differenzsystem verleiht ihnen Identität (Belsey 2013: 61; Stäheli 2000: 20). Ein Beispiel für diese Denkfigur sind Lévi-Strauss Arbeiten zu dem in vielen Kulturkreisen verbreitete Inzestverbot. Strukturalistisch betrachtet bringt es weder eine moralische Haltung noch die Einsicht in die Notwendigkeit genetischer Vielfalt zum Ausdruck; vielmehr basiert es auf der simplen Differenzierung zwischen nahen und fernen Partnern. Das Verbot von Ehen in der eigenen Familie erzwingt eine Versippung und macht damit größere soziale Gebilde erst möglich. So verstanden ist das Inzestverbot eine Möglichkeitsbedingung für die Entstehung eines Kulturkreises über die Grenzen der Familie hinaus. Will man menschliche Gesellschaften verstehen, muss folglich das Musterhafte in ihnen zutage gefördert werden (Joas/Knöbl 2004: 491f.; Münker/Roesler 2012: 8f.).

Münker und Roesler zufolge wurde die Operationalisierung von Sinn als Effekt von Differenz in den Sozialwissenschaften außerdem als Versachlichung gegenüber interpretativen Verfahren aus dem Formenkreis der Hermeneutik begrüßt (2012: 19f.). Die Analyse sinnstiftender Strukturen schien mehr Objektivität und größeren Anspruch auf wissenschaftliche Exaktheit zu versprechen als die vom Makel der Kunstlehre behaftete hermeneutische Spurensuche in Texten (ebd.; Joas/Knöbl 2004: 484). Der „methodologische Objektivismus" (Moebius 2009: 424) des Strukturalismus erlaubt es, die Tätigkeit des menschlichen Geistes auf einer den Naturwissenschaften ähnlichen Abstraktionsebene zu beschreiben. Das Interesse verlagert sich in den 1950er Jahren folglich weg von den sprechenden und sinngenerierenden Individuen und hin zu den sie umschließenden Differenzsystemen und ihren performativen Effekten.

Der aber wohl wichtigste Grund für die Popularität des Strukturalismus in den 1950er Jahren ist seine Verabschiedung des Subjektverständnisses der idealistischen Bewusstseinsphilosophie samt ihrer zeitgenössischen Adaptionen (Foucault 2005b: 77; Vetter 1987: 39). Der Vorrang des Systems vor dem Zeichen ist nämlich gleichbedeutend mit einem Vorrang der Sprache vor dem sprechenden Subjekt. Wenn Sinn in der Struktur der Zeichen generiert wird, bleibt Sprache als sinngenerierender Regelzusammenhang dem sinndeutenden Subjekt stets vorgelagert. So konnte die Zeichenlehre des Strukturalismus von kritischen Denkern zur Abgrenzung gegenüber den stets auf das Subjekt rekurrierenden Großtheorien der Zeit samt ihrer Protagonisten verwendet werden (Saar 2007a: 184). Konkret galt die Zurückweisung dem phänomenologischen Postulat eines transzendentalen, jenseits weltlicher Bezüge existierenden Subjekts, dem existentialistischen Manifest der freien Wahl und der Selbstbestimmung des Menschen und dem hegelianischen Glauben an eine kontinuierlich verlaufende, von Sinn imprägnierte und zur Vernunft führenden Geschichte. Angesichts der Exzesse des Stalinismus und der noch sehr präsenten Greul der Nazi-Diktatur und des zweiten Weltkrieges hatte das Konzept einer sich im Subjekt oder dem zivilisatorischen Fortschritt entfaltenden Vernunft deutlich an Plausibilität verloren

(Keller 2008: 43f.; Dreyfus/Rabinow 1987: 16; Lemke 2003: 44). Allerdings blieb der Strukturalismus trotz seiner bilderstürmenden Annahmen seinerseits starr und den von ihm postulierten Regelsystemen verhaftet. So wurde er selbst zu einem Angriffsziel.

2.2.1 Nach dem Strukturalismus - Derridas Radikalisierung der Differenz

Die Poststrukturalisten greifen das Konzept von Sprache als strukturiertes System von Differenzen zwar auf, kritisieren aber das hermetische Moment in den Konzepten Saussures und seiner Nachfolger. Der Strukturalismus fasst Sprache im Grunde als geschlossenes und unveränderliches System, dass zwar keine externen Bedeutungen kennt, wohl aber auf gegebenen, den Bedeutungsketten immanenten Strukturen aufbaut. Damit kann jede sprachliche Äußerung auf denselben Fundus an Regeln und Deutungszuweisungen reduziert werden, unabhängig von ihrem historischen Kontext oder der sozialen Position des Sprechers (Münker/Roesler 2012: 37). Jeder Sprechakt stellt lediglich eine Aktualisierung des Systems dar, dass ihn ermöglicht hat. Historische Veränderungen von Bedeutungssystemen werden zu bloßen Variationen auf der Basis ahistorischer Konstruktionsregeln. Eine Veränderung dieser Strukturen selbst wird nicht mitgedacht (Keller 2011a: 103; Lemke 2003: 43f.).

Poststrukturalistische Ansätze radikalisieren diese Vorstellung, indem sie den Dingen nicht nur jede vorsprachliche Bedeutung absprechen, sondern auch die Idee von stabilen und ahistorischen Sinnzusammenhängen zwischen Signifikanten und Signifikaten ablehnen. Tatsächlich wäre ein geschlossenes System von in Sprache gefassten, „sinnvollen" Verweisen logisch gar nicht möglich, wenn gleichzeitig vorgängige Bedeutungen negiert und Sinn als Produkt von Differenz begriffen wird (vgl. dazu Derrida 1990a: 116). Die Arbitrarität von Verweisen, von denen der Strukturalismus ja ausgeht, ist mit der Idee einer sie dauerhaft ordnenden Struktur nicht vereinbar. Eine solche wäre schlicht nichts anderes als ein den Dingen vorgängiger Sinn und somit das Gegenteil von Beliebigkeit. Ohne vorgängige Ordnung müssen die Möglichkeiten zu sinnhaften Verbindungen aber gegen unendlich tendieren. Ein geschlossenes System kann es folglich gar nicht geben (Möbius/Reckwitz 2008: 14). Nach Derrida könne deshalb jeder ein Zentrum bezeichnende Begriff (Bewusstsein, Subjekt, Mensch, Gott) lediglich als ein beliebiges, der Kontingenz unterworfenes Substitut für ein Zentrum betrachtet werden (1990a: 116). Das Zentrum wird im Poststrukturalismus dynamisch und damit produktiv, denn die

„… Abwesenheit eines transzendentalen Signifikats erweitert das Feld und das Spiel des Bezeichnens ins Unendliche." (ebd.: 117)

Mit der Entdeckung der Beweglichkeit von sprachlich codierten Sinnzusammenhängen ersetzt der Poststrukturalismus das geschlossene System der Strukturalisten durch eine offene Struktur wechselnder Sinnverhältnisse und Bedeutungszuschreibungen (Münker/Roesler 2012: 30). Die Absage an ein präempirisches Reservoir an Bedeutung wirft nun natürlich die Frage auf, woraus der für eine sinnvolle Verständigung benötigte Sinn alternativ geschöpft werden kann. Derrida beantwortet sie, indem er zunächst die Signifikate aus der Gleichung nimmt. Mit der Verabschiedung eines den Dingen immanenten Sinns müsse man nämlich, so Derrida, konsequenterweise auch den Begriff des Signifikats in Abgrenzung zum Signifikanten aufgeben. Wenn der Sinn eines Dings nicht in ihm selbst liegt, sondern stets mit dem Begriff verbunden ist, der es bezeichnet, ist letztlich auch das Ding nur Begriff. Anders formuliert haben Signifikate im Differenzgefüge die gleiche Funktion wie Signifikanten. Sie sind Bezeichnungen für eine Sache, die über kein eigenes Wesen verfügt und deshalb niemals „wirklich" anwesend sein kann (Belsey 2013: 121f.; Glaze 2007: Abs. 8). Saussure radikalisierend kann daher für Derrida nicht die im unterschiedlichen Wesen der Dinge liegende Differenz bedeutungstragend sein; diese Sichtweise verharrt im Grunde im Glauben an einen transzendentalen Sinn hinter den Dingen. Wenn Sinn aber nicht durch Bezugnahme auf etwas „Wirkliches" generiert werden kann, lässt er sich nur als Bezugnahme auf etwas Abwesendes fassen. Es ist nach Derrida die „Spur" einer erlöschenden Anwesenheit, die den Dingen Bedeutung verleiht (Derrida 1990b: 107). Derrida entwirft hier das Grundmuster des im Poststrukturalismus bedeutsamen und bei seinen Vertretern in verschiedenen Variationen auftauchenden Modells des „konstitutiven Außen".

Das Konzept lässt sich am Beispiel von Begriffspaaren wie Mensch/Tier, Mann/Frau oder Natur/Kultur verdeutlichen (Bonacker 2009: 190): „Natur" z. B. ist nicht nur in schlichter strukturalistischer Lesart in Opposition zu „Kultur" zu fassen. Demnach würde sie existieren, weil sie von Kultur unterschieden werden kann. Zwar haben beide Begriffe keine ihnen vorausgehende Bedeutung, sondern benötigen den jeweils anderen, um sinnhaft zu sein – ihr Verhältnis zueinander wird vom Strukturalismus aber als stabil und ihre Positionen als gesetzt betrachtet. Hier dominiert das Signifikat über den Signifikanten. Nach Derrida kann Natur stattdessen aber nur von einem „kulturimprägnierten" Standpunkt aus sinnvoll als solche bezeichnet werden. Natur ist nicht das Gegenteil, sondern die Abwesenheit von Kultur. Es ist der Begriff der Kultur, der in negativer Abgrenzung dem Konzept Natur erst Sinn verleiht (ebd.). Hier wird das verschobene Verhältnis von Signifikanten und Signifikaten deutlich: Natur gibt es erst ab dem Moment, in dem sie als Nicht-Kultur bezeichnet wird. Sinn weilt also nicht im Signifikat, sondern ist Teil des Aktes des Bezeichnens. Signifikanten tragen ihn als Negativ des zu Bezeichnenden immer schon in sich. Derrida prägt für diesen bedeutungsstiftenden Akt der Bezeichnung den Neologismus „différance[17]". Er verweist neben der offensichtlichen Bedeutung „Differenz" außerdem auf das Verb différer, womit im Französischen die Tätigkeit des Aufschiebens bezeichnet wird (Derrida 1990b: 81). Aufgeschoben wird „Sinn", von einem Signifikanten zum anderen. Er ist nicht dauerhaft in einem Signifikat anwesend, sondern existiert nur als etwas, das Signifikaten zugewiesen wird. Das Signifikat existiert im Grunde nicht. Der es bezeichnende Begriff verweist auf keinen realen Gegenstand, sondern ist Teil einer funktionalen Verweisstruktur (ebd.: 107).

Über den Grundgedanken Saussures hinausgehend, ist Bedeutung also kein Produkt einer realen, sondern einer symbolisch vollzogenen Differenzbildung. Keine „natürliche" Differenz generiert Sinn, sondern die aktive Ausgrenzung von Nicht-Sinn im Akt des Bezeichnens. Symbolische Ordnungen lassen sich so als Netz von sich abgrenzenden Signifikanten denken, die keines Signifikats mehr bedürfen. Sinn ist nirgends immanent, sondern wird beständig durch Ausschluss von Nicht-Sinn, odermit Derrida gesprochen – als Spur einer abwesenden Anwesenheit, generiert (Belsey 2013: 115; Münker/Roesler 2012: 43ff.). Derridas Methode der Dekonstruktion will genau das zeigen: das Ausgeschlossene als Existenzbedingung des Eingeschlossenen. Wenn Bedeutung aber nicht gegeben ist, sondern gemacht wird, werden Praxis und Kontext der Zeichenverwendung relevant. Das Erkenntnisinteresse des Poststrukturalismus verweilt folglich nicht

---

[17] Mit der absichtlich falschen Schreibweise des Begriffs (différance statt différence) will Derrida die Bedeutung der geschriebenen gegenüber der gesprochenen Sprache verdeutlichen. Der Fehler kann nicht gehört, nur gelesen werden (Derrida 1990b: 77). Damit wird in kritischer Abgrenzung zu Saussure und den Strukturalisten die Bedeutung der Signifikanten (Schrift) gegenüber dem Signifikat (Sprache) hervorgehoben (ausführlich Belsey 2013: 122).

bei der bloßen Beschreibung der Zeichensysteme, sondern fragt nach deren Existenzbedingungen in einem gegebenen sozialen Kontext.

2.2.2 Prämissen des Poststrukturalismus

Auch die „Nicht-Theorie" des Poststrukturalismus beruht auf einer anwesenden Abwesenheit. Als Konzept ohne klare Richtung, Programm oder bekennende Protagonisten lässt er sich am sinnvollsten in seiner Abgrenzung zum Strukturalismus beschreiben. Die folgende Zusammenfassung orientiert sich deshalb an wichtigen poststrukturalistischen Weiterentwicklungen strukturalistischer Positionen.

2.2.2.1 Sprache und Praxis

Mit ihrem Interesse an der Praxis der Sprach- und Symbolverwendung vollziehen poststrukturalistische Theoretiker nach Angermüller eine „*pragmatische Wende*" (2010: 80). Damit gewinnen sie zunächst eine über die linguistische Philosophie hinausgehende Perspektive auf die Dynamik von Sprache und anderer symbolischer Systeme. Während der Strukturalismus von unveränderlichen Strukturen ausgehend die Verwendung von Signifikanten als bloße Reproduktion von festgelegten Codes marginalisiert, betrachten Poststrukturalisten umgekehrt eine lebendige und deshalb zu Unschärfen und Verschiebungen fähige Sprache als Medium der Hervorbringung immer neuer Codes. In Derridas Sprachphilosophie z. B. wird dies mittels des Konzeptes der „Iterabilität" gedacht. Er beschreibt den Zusammenhang zwischen der Tradierung von Zeichensystemen und ihren Veränderungen im Zuge ihrer wiederholten Benutzung. Stabilisierte Konstellationen von Zeichen sind einmal die Voraussetzung für sinnvolle Kommunikation, gleichzeitig führt gerade die Nutzung von Symbolen in unterschiedlichen zeitlichen und sozialen Kontexten zu Bedeutungsverschiebungen und bringt immer neue Muster hervor (Stäheli 2000: 24). Ein anderes Beispiel für die Bedeutung der praktischen Sprachverwendung im Poststrukturalismus ist Foucaults vielzierte Aussage, Diskurse müssten als Praxis behandelt werden, die nicht nur von ihren Gegenständen sprechen, sondern sie dabei auch konstituieren (1981: 74). Hermetische strukturalistische Vorstellungen überwindend, kann der Poststrukturalismus Veränderungen der Sprache und der darauf gebauten Symbolsysteme konzeptionell integrieren. Versteht man menschliche Gemeinschaften als wesentlich auf den Austausch von Symbolen begründet, gewinnt man folglich auch eine Perspektive auf gesellschaftliche Dynamiken.

2.2.2.2 Macht und Historizität

Die Absage an ein transzendentales Zentrum hinter den Zeichenregimen ermöglicht den poststrukturalistischen Theoretikern noch einen anderen Fokuswechsel: Weg von der Immanenz der Struktur und hin zu den Momenten, in denen sie scheitert. Wenn in Sprache aufgehobene Bedeutungssysteme als prinzipiell instabil und kontingent betrachtet werden müssen, können Fragen nach den Mechanismen gestellt werden, die ihre jeweiligen Ordnungen herzustellen oder umzustoßen vermögen (Münker/Roesler 2012: 30). Poststrukturalistische Analysen zeichnen sich deshalb durch ein Interesse an den Rissen und Brüchen in gegebenen Bedeutungsregimen aus (Moebius 2009: 426). An ihnen lässt sich die Verdrängung eines Systems an ordnungsstiftenden Begriffen und Relationen durch ein anderes ablesen. Die Verdrängung eines Deutungsmusters durch ein anderes wird wiederum als Effekt eines Machtgefälles interpretiert. Viele dem Poststrukturalismus zugerechnete Denker sind sensibel für das Wirken der „Macht" hinter den Formationsregeln der Sprache. Wie kaum ein anderer steht hierfür der Begriff des „Diskurses". Bei der Besprechung der Theorien von Foucault und Laclau wird dies noch Thema sein.

Mit seinem Interesse für Brüche und Verschiebungen führt der Poststrukturalismus außerdem eine historische Perspektive in das strukturalistische Denken ein. Das Interesse an der (De)Stabilisierung von Bedeutungssystemen ist mit dem Interesse an ihren historisch kontingenten Ordnungen eng verbunden. Als Beispiel können hier Foucaults historische Analysen zu den wissenschaftlichen Diskursen der Neuzeit gelten (z. B. 1974; 2011). Wo die strukturalistischen Ansätze im Anschluss an Saussure Ordnungsstrukturen als universell betrachten und gegenüber deren Werden und Vergehen notwendig blind bleiben müssen, gehen die Poststrukturalisten von einem Herstellungsprozess aus, der die Transformationsfähigkeit von Strukturen immer schon voraussetzt. Wenn die Gegenstände der sozialen Welt nicht wesenhaft über Sinn und Bedeutung verfügen, können sie auch nicht außerhalb ihrer Hervorbringung in kulturellen Prozessen existieren. Die mitunter als naturgegeben erscheinende Universalität etablierter

Bedeutungsregime wird als Teil eines machtvollen Herstellungsprozesses erkannt, den es zu rekonstruieren gilt (Moebius/Reckwitz 2008: 16f.).

2.2.2.3 Sinn und Nicht-Sinn

Eine weitere Differenz zwischen strukturalistischem und poststrukturalistischem Denken liegt in der konzeptionellen Funktion des „Sinns" in den jeweiligen Theoriearchitekturen. Gemeinsam ist beiden noch die Absage an den Sinnbegriff der hermeneutischen Tradition. Sinn gilt weder als das Produkt eines souveränen, die Welt deutenden Subjekts noch als die Frucht intersubjektiver Austauschprozesse. Stattdessen fassen beide Ansätze Sinn im weitesten Sinne als das Produkt von Differenz. Unterschiede gibt es in der Omnipräsenz sinnhafter Strukturen. Im Strukturalismus kann es eine „sinnfreie" Zone im ewigen Reigen der Differenzen nicht geben. Unter dem Primat einer universellen und somit den konkreten Differenzsystemen stets vorausgehenden Struktur ist eine Zone ohne Sinn undenkbar. Jede neue Verweiskette, die auf ein hypothetisches Zentrum rekurriert, muss immer schon als von Sinn imprägniert gedacht werden. Im Strukturalismus gibt es deshalb immer ein „Zuviel" an Sinn, wie Gilles Deleuze ein wenig spöttisch betont (1992: 18). Der Poststrukturalismus versucht dagegen, den Sinn nicht strukturimmanent zu setzen, sondern als Produkt des Nicht-Sinnhaften zu fassen (Münker/Roesler 2012: 31). Derrida z. B. begreift Sinn als Produkt des ausgeschlossenen Anderen (s. o.). Ein anders Beispiel ist Foucaults Betonung von Verwerfungen und Brüchen für die Beschreibung historischer Phänomene (1981: 12). Geschichtliche Ereignisse werden nicht als Echo gegebener Strukturen erklärt und somit als folgerichtige, eben „sinnvolle" Abfolgen eingeordnet. Identifiziert werden sie stattdessen anhand der Unvereinbarkeit ihrer Wissensordnungen und Praktiken (vgl. auch Dauk 1989: 15). Der Gewinn einer solchen Perspektive liegt in der gewonnenen Distanz zu präformierenden Ursprungsvermutungen und kausalen Zusammenhängen.

Schließlich wird das strukturalistische Kernelement eines aus Differenzen gebauten Systems von Sinnzusammenhängen durch die Frage nach der Hierarchie in diesem Beziehungsgeflecht und nach der strategischen Bedeutung von Differenz pointiert. Poststrukturalisten fassen das System nicht als ausbalanciertes Gefüge von neutralen Positionen, sondern thematisieren Differenz als strategische Ausgrenzung anderer Positionen oder Diskurse. In Derridas oben kurz behandeltem

Konzept des konstitutiven Außen klingt dies bereits an. Bei Laclau beruht jede soziale Aggregation auf der antagonistischen Ausgrenzung des jeweils Anderen (2007: 30f.) Für Foucault ist die Unterscheidung zwischen Vernunft und Unvernunft keine Frage der psychiatrischen Wissenschaft, sondern konstitutive Voraussetzung für das Konzept der Vernunft (Foucault 1973: 7f.). Die Poststrukturalisten interessieren sich für das nicht-sinnhafte, nicht-erlaubte Andere, durch dessen Ausschluss der Sinn des Erlaubten erst ermöglicht wird. Damit gewinnen sie eine Perspektive auf Grenzziehungen als konstitutives Element für die Etablierung symbolischer Ordnungen (Moebius/Reckwitz 2008: 16).

Neben der geschilderten Dezentrierung von Sinnstrukturen stellt die Dezentrierung des Subjekts eine weitere Radikalisierung strukturalistischer Konzepte dar. Dazu mehr im folgenden Kapitel.

2.2.2.4 Die Dezentrierung des Subjekts

Schon der Strukturalismus hatte sich durch die Transferierung von Sinn in die Struktur vom Subjektverständnis der klassischen Philosophie verabschiedet. Nicht mehr das Subjekt verleiht den Dingen Sinn, sondern die Sprache als dem Denken des Einzelnen stets vorausgehendes Reservoir an Bedeutungszusammenhängen. In seiner Engführung von Denken und Handeln auf universelle Strukturen wird der Strukturalismus für seine Kritiker indes selbst metaphysisch (Moebius/Reckwitz 2008: 29; Lemke 2003: 43). Durch die Destabilisierung sprachlicher Verweisungsketten kann der Poststrukturalismus das Subjekt demgegenüber nicht nur der Sprache, sondern gemeinsam mit ihr einer historischen Abfolge von Sprachmustern und Bedeutungsverschiebungen unterordnen. Subjektivierungsformen werden im Rahmen ihrer kulturellen Situiertheit untersucht und damit als prinzipiell wandelbar gesetzt. Gegenüber dem von weltlichen Einflüssen unbeeindruckten Subjekt der klassischen Subjektphilosophie wird die Repräsentation eines rationalen Subjekts als abhängig von dem betrachtet, was in einem gegebenen Kontext als rational zu gelten hat. Das Vernunftsubjekt steht in Wechselwirkung mit den Anforderungen, die in einer spezifischen Gesellschaft an seine Rationalität und Souveränität gestellt werden. Vernunftfähigkeit ist in dieser Vorstellung nicht als transzendentaler Ankerpunkt rationalen Handelns immer schon gegeben. Nicht das konkrete Individuum muss sie durch einen Reifungsprozess in sich erschließen; die Vernunft selbst ist Teil eines kulturellen

Herstellungsprozesses. Sie wird in Abhängigkeit zu ihrer Definition und Funktion in einem spezifischen kulturellen Kontext produziert. Was die Aufklärung als Apriori des Bewusstseins postuliert, als den Objekten stets vorausgehende und daher zu Autonomie und Freiheit befähigende Instanz, wird im poststrukturalistischen Denken historisiert. So wird z. B. dass die Moderne prägende Subjektverständnis zu einer kontingenten Erscheinung, die von anderen Formen der Selbstbeschreibung des Menschen unterschieden werden kann. Foucaults Analysen zur Ordnung der Dinge (1974) sind das Referenzbeispiel für diese Perspektive. Subjekte sind somit weder transzendental noch autonom, sondern Ausdruck der Machtverhältnisse und Wissensordnungen ihre Zeit (Reckwitz 2008a: 10; Recwitz 2008b: 78f.; ausführlich Zima 2010: 193ff.).

Ein weiteres Kernelement poststrukturalistischer Subjekttheorien ist die Rolle der Praxis bei der Ausgestaltung von Subjektpositionen. Subjekte werden durch Techniken ganz konkret „hergestellt" und für ihre Position innerhalb einer Struktur sozialer Beziehungen passend gemacht. Bei Butler ist es die Praxis einer geschlechtsspezifischen Körper- und Zeichensprache (*doing gender*), mittels derer die Geschlechterordnung der Subjekte permanent redupliziert wird (Moebius 2008a: 68; Villa 2010a). Bei Foucault werden Subjekte gleichermaßen durch disziplinierende Fremdtechnologien (z. B. Drill, Gehorsamspflichten) wie durch subjektivierende Selbsttechnologien konstituiert (z. B. Foucault 2005a: 277). Dabei gelten auch die Selbsttechnologien, z. B. der freiwillige Anschluss an eine als gesund, aktiv oder verantwortungsbewusst geltende Lebensweise, als machtinduziert. Verbunden ist dieses Interesse an Körpertechniken mit der generellen Hervorhebung des Physischen gegenüber der Psyche. Subjektivierung ist nicht bloß ein Prozess auf der Ebene des Mentalen, sondern wirkt durch den Körper. Für die „Herstellung" von Soldaten, Schülern oder Gefangenen ist weniger die psychische Indoktrination als die Angleichung von Verhaltensweisen, Körperhaltungen, Aufmerksamkeitsgewohnheiten wirkungsvoll. Auch Selbsttechnologien beruhen auf der Selbstbeobachtung körperlicher Prozesse, auf selbstauferlegten körperbezogenen Optimierungsstrategien. Machtprozesse werden als inkorporiert begriffen, Subjektivierung als eine affektive Aneignung verstanden (Moebius 2008b: 160; Reckwitz 2008b: 79).

Die Unterwerfung des Einzelnen unter ein System akzeptabler Subjektordnungen ist in poststrukturalistischer Perspektive zudem Ausdruck des Ausschlusses nichtakzeptabler Subjektivität. Subjekte konstituieren sich durch eine Grenzzie-hung zu dem, was in einem gegebenen Kontext *nicht* als rational gelten kann. In Laclaus Hegemonietheorie ist es der Aufbau eines Feindes der rechten Ordnung, wenn auch eines imaginären, der einem hegemonialen Diskurs Form verleiht (vgl. Kap. 4.2.4). Bei Foucault benötigt das Vernunftsubjekt den Wahnsinn oder die Delinquenz, um sich in positiver Abgrenzung der eigenen Vernunftfähigkeit zu versichern (Foucault 1973: 7f.). Subjektivierung hat deshalb in der Disqualifi-zierung nicht subjektfähiger Zustände eine dunkle Kehrseite.

2.2.3 Kritik des Poststrukturalismus

Dort, wo strukturalistische Theorien vom Einzelnen abstrahierend die Sinnpro-duktion in die Struktur verlegen, abstrahieren poststrukturalistische Ansätze auch noch von der Struktur und fassen Sinnstrukturen als fluide Konstrukte. Gegen-über theoretischen Konzepten zur Sinnproduktion in gesellschaftlichen Prozes-sen nehmen sie die Kontingenz von Sinnzusammenhängen in den Blick (vgl. Stäheli 2000: 7/15). Nicht die systematische Produktion, sondern die Destabili-sierung von Strukturen und das Scheitern von Sinnprozessen wird fokussiert (Moebius/Reckwitz 2008: 14; Stäheli 2000: 5). Der Poststrukturalismus fasst Sinn nicht als immanentes Element von Struktur, sondern thematisiert die Sinn-losigkeit als seinen Ausgangspunkt und das willkürliche Element in der Abfolge von Sinnregimen. Positiv gesprochen werden dadurch monolithische, auf spezi-fischen Annahmen beruhende Großtheorien mit umfassendem Erklärungsan-spruch herausgefordert. Anstatt die Rolle der Ökonomie, des Klassenkampfes, der Geschlechterdifferenz etc. für die gesellschaftliche Dynamik zu überhöhen, fassen poststrukturalistische Konzepte Gesellschaft als das instabile Produkt von konflikthaften Differenzbeziehungen, die nur aus sich selbst heraus zu einer vorübergehenden Ordnung finden können (Stäheli 2000: 9; Kritik s. u.). Gegen-über der klassisch-soziologischen Idee von Gesellschaft als Spannungsfeld zwi-schen Akteur und Struktur oder auch zwischen Kultur und Natur werden in post-strukturalistischer Perspektive nicht nur Akteure und Strukturen als wandelbar betrachtet; es wird außerdem die Idee einer bipolar organisierten sozialen Welt als diskursives Produkt identifiziert (Angermüller 2010: 81; Moebius 2009: 429). Der Blick richtet sich auf den Herstellungsprozess von vorübergehenden Zentren in einer prinzipiell offenen Struktur. Dabei geraten die schöpferischen Momente der Sprachverwendung und die von ihrer strukturellen Form ausgehenden

Machteffekte in den Fokus. In der Sprache aufgehobene Machtwirkungen, z. B.
ihr patriarchaler Wortschatz und Aufbau, aber auch die wirklichkeitsgenerieren-
de Kraft metaphysischer Konzepte wie „Autonomie", „Ganzheitlichkeit" etc.
können problematisiert werden (ebd.; Vetter 1987: 42).

Negativ gesprochen wird der Poststrukturalismus somit letztlich durch eine fundamentale Verneinung charakterisiert, durch eine rigorose *„Abkehr vom Prinzipiellen"* (Vetter 1897: 24). Dieser Nihilismus ist zudem ein doppelter, denn die
Absage an das Gegebene kann nicht durch die Aufstellung neuer Prinzipien
kompensiert werden. Die poststrukturalistische Sicht auf etablierte Konzepte als
immer nur auf Zeit stabilisierte Verweise verbietet notwendigerweise die Bildung neuer Prinzipien als Alternative zu den gestürzten Gewissheiten. Dies ist
laut Urs Stäheli einer der Gründe, warum Poststrukturalisten sich einerseits keiner Denkschule zuordnen, andererseits aber, zumindest im Falle der poststrukturalistischen Soziologie, bei ihren Dekonstruktionen auf deren etablierten Konzepten aufbauen müssen (2000: 6). Außerdem müssen Destabilisierungen und
Irritationen als konstitutive Momente in poststrukturalistischen Analysen notwendigerweise innere Widersprüche produzieren, wenn gleichzeitig der Anspruch auf die Stringenz der eigenen Aussagen erhoben wird (ebd.; Vetter 1987:
23). So können zwar die Vernunft oder das Subjekt dekonstruiert und als Schi-
mären der Moderne entlarvt werden; der Dekonstrukteur selbst bleibt indes als
vernunftgebrauchendes Subjekt einer vernunftbasierten Argumentation verhaftet
(Kuhlmann 1987: 144). Aus diesem Dilemma resultiert auch der häufig fremde,
auf Wortspiele und Metaphern setzende Stil poststrukturalistischer Arbeiten und
ihr ambivalentes Verhältnis zur eigenen Autorenschaft. Um den eigenen Prinzipien treu zu bleiben, können sie bei der Offenlegung instabiler Sinnsysteme
weder ihrerseits auf klare, sinnvermittelte Positionen und daraus abgeleitete
Argumentationslinien rekurrieren noch sich selbst als verantwortliche Autoren
und somit als autonome Subjekte positionieren (Münker/Roesler 2012: 39). Die
Folge sind schwer lesbare, Kritikern zufolge unverständliche und zudem von den
Regeln orthodoxer Wissenschaft abweichende Texte[18] (ebd.: 155). Nach Reiner
Keller sind viele Annahmen des Poststrukturalismus zudem nicht gänzlich neu,

---

[18] In ihrem bewusst nichtwissenschaftlichen Duktus ähneln die Poststrukturalisten manchen Vertretern der Kritischen Theorie. Auch dieser wurde wegen ihres Verzichts auf eine klassifizierende
zugunsten einer bildhaften, Aphorismen gebrauchenden Sprache oft der Rang einer echten Wissenschaft abgesprochen (Schwandt 2010: 43, 47f.).

sondern in den frühen Konzepten der interpretativen Soziologie und des Pragmatismus bereits angelegt (2010: 51f.; 2012: 83f.; vgl. auch Joas 1994). Die poststrukturalistische Fokussierung auf das Scheitern von Sinnzusammenhängen sei in der soziologischen Fassung von Gesellschaft als sinnhaft konstituiertes und deshalb notwendig auch veränderliches und zum Scheitern fähiges Gebilde schon enthalten[19].

2.2.4 Das verfügbare Subjekt?

Eine ausführliche Besprechung der kritischen Einwände gegen poststrukturalistische Konzepte und ihre Vertreter findet sich bei Münker und Roesler (2012: 155ff.). Auf einzelne Punkte werden außerdem an anderer Stelle, vor allem bei der Besprechung methodologischer Probleme diskursanalytischer Verfahren, noch angesprochen. Was an dieser Stelle noch zu diskutieren bleibt, ist die Kritik am poststrukturalistischen „Antihumanismus" oder genauer, an seiner scheinbaren Verabschiedung des Subjekts.

Einwände gegen eine Schwächung des autonomen Subjekts formulieren z. B. Wolfgang Kuhlmann. Ihm zufolge ist der Schritt der klassischen Subjektphilosophie, die Vernunft an ein zur Reflexion der eigenen Vernunft- und Erkenntnisfähigkeit fähiges Subjekt zu binden, denkgeschichtlich unhintergehbar und somit letztlich auch nicht angreifbar (Kuhlmann 1987: 123). Die Einsicht, dass Erkenntnis stets durch den Menschen verwirklicht wird und somit einen menschlichen Faktor notwendig in sich trägt, kann ihm zufolge nicht rückgängig gemacht werden. Eine Dezentrierung des vernunftfähigen Subjekts würde demnach die Welterkenntnis ihres kritischen Korrektivs berauben und einen Rückfall und in

---

[19] Dem ließe sich allerdings entgegenhalten, dass poststrukturalistische Konzepte auch hier einen Perspektivenwechsel gegenüber klassischen soziologischen Konzepten einführen. Nicht der sinnhafte Aufbau und Umbau der Welt kraft ihrer handelnden Individuen wird thematisiert – der Poststrukturalismus interessiert sich für den von den Individuen vollzogenen Umbau an sich selbst, um zur Bestätigung oder Infragestellung der Welt überhaupt erst befähigt zu werden (vgl. Reckwitz 2008a: 14f.). Eine auf klassischen Positionen der Soziologie gestützte Argumentation übersieht möglicherweise, das die Soziologie als Teil der modernen Humanwissenschaften in ihrem Bild vom Menschen selbst vom Bild des autonomen und freien Subjekt der Aufklärung geprägt ist; sie muss ein autarkes Subjekt voraussetzen, um dessen Status durch die Beschreibung sozialer Determinationen zu relativieren (Angermüller 2010: 81; Nassehi 2009: 78). Hier sind es die Modernisierungsprozesse, die das freie Subjekt verunmöglichen und als romantisches Konstrukt entlarven. Der Poststrukturalismus versucht dagegen umgekehrt, bereits das freie Subjekt als eine Erfindung von Modernisierungsprozessen zu fassen (vgl. Lemke 2008: 37).

die Zeiten des unkritischen Dogmatismus bedeuten. Die Kritik am reflektierenden Subjekt müsse außerdem immer von ihrerseits reflektierenden Subjekten
geäußert werden und sei daher schon in ihrer Anlage problematisch (ebd.: 144,
Vetter 1987: 38). Nach Helmuth Vetter stellt sich weiterhin die Frage, wie die
Angemessenheit von Handlungen ohne die Anwesenheit eines reflektierenden
Subjekts beurteilt werden kann (1987: 42). Mit dem reflektierenden Subjekt
werde auch das zur Verantwortung fähige Subjekt verabschiedet und verantwort-
liches Handeln durch das Zufällige der Struktur ersetzt. Kritisch wird weiterhin
die Ausblendung der Innenperspektive der Akteure in poststrukturalistischen
Theorien betrachtet. Die Überweisung des Subjekts an die Struktur übergehe den
Bereich der subjektiven Erfahrung und widerspräche der Selbstwahrnehmung
der Subjekte als sowohl handlungs- als auch entscheidungsfähig erheblich. Damit würde außerdem die Idee eines politisch agierenden Akteurs und damit jede
politische Theorie sinnlos (Alkenmeyer/Villa 2010: 317f.; vgl. auch die Übersicht bei Saar 2004: 337).

An der Vernunft und damit auch an einem zur Vernunft fähigen Subjekt als Medium einer kritischen Weltsicht festzuhalten steht m. E. allerding nicht im Widerspruch zu den Annahmen Foucaults und anderer poststrukturalistischer Theoretiker. Unterschiede gibt es vielmehr in der Perspektive. In der oben genannten
Kritik schwingt ein *„kantisches"* (Geuss 2003: 149) Vernunftverständnis mit.
Vernunft kennt hier kein Außen, sie ist der unhintergehbare Fixpunkt menschlicher Erkenntnis. Darum lässt sie sich auch nicht sinnvoll kritisieren. Dies bedeutet nun aber freilich nicht, dass auch die verschiedenen Wege, auf Vernunft zu
rekurrieren, außerhalb der Kritik stünden. Das Augenmerk von Foucault und
anderen poststrukturalistischen Vernunftkritikern liegt auf den kontingenten
Formen der *„Rechtfertigungssprachspiele"* (ebd.: 151), mittels derer vernünftiges
Handeln legitimiert wird. Sie postulieren keine absolute und zeitlose Vernunft,
um dann danach zu fragen, wie der Mensch ihr durch kritisches Denken nahe-
kommen kann; stattdessen nimmt die Kritik ihren Weg über das Subjekt. Die
Reflexion des eigenen Denkens und Urteilens mag eine wesentliche Voraussetzung für Kritik darstellen; sie vollzieht sich aber notgedrungen unter dem Rückgriff auf Sprachregeln, Begriffe und Denkmuster, die dem Subjekt vorausgehen.
Identitäten und damit auch ihre Perspektiven auf die Vernunft sind konstruiert
(ebd.). Nimmt man dagegen eine transzendentale Vernunft als Maßstab der Kritik, wie es in den oben zitierten Kritikern angelegt zu sein scheint, wird die Frage

nach der Vernünftigkeit des eigenen Handelns ahistorisch. Sie verliert ihre Verankerung in der empirischen Welt und wird damit selbst transzendental.

Foucault hat es wohl deshalb als fruchtlos bezeichnet, „der Vernunft" den Prozess zu machen (2005a: 272). Auch ist es seiner Ansicht nach sinnlos und zudem gefährlich, von einem einheitlichen Prozess der „Rationalisierung" zu sprechen (ebd.). Universalien dieser Art hätten selbst transzendentalen Charakter und seien daher gegen Kritik immunisiert. Stattdessen schlägt er vor, differente Rationalitätsordnungen zu untersuchen (ebd.). In poststrukturalistischer Perspektive interessiert die Frage, warum eine spezifische Perspektive auf die Vernunft in einem gegebenen Kontext anschlussfähig ist und welche alternativen Deutungen damit ausgeschlossen werden. Kritisches Denken ist somit nicht nur der rechte Gebrauch von Vernunft, sondern auch die Frage nach den Bedingungen, „*unter denen der Gebrauch von Vernunft rechtmäßig ist*" (Foucault 2005f: 693). Es ist immer noch der Mensch, der denkt und sein eigenes Denken kritisch reflektiert. Diese Selbstreflexion wird aber bei Foucault genealogisch. Kritik bedeutet nicht, das eigene Urteilen zu hinterfragen, sondern – einfach gesprochen – die Notwendigkeit zu Urteilen überhaupt in Frage zu stellen (Saar 2013: 257). Die Bezugnahme der Subjekte auf sich selbst wird als abhängig von epistemischen Rahmungen und den sie strukturierenden Machtfaktoren gedacht (Detel 2003: 184; Saar 2003: 164).

Trotz seiner Behauptung einer Verwobenheit des Subjekts mit den historischen Rahmungen der Subjektivität formuliert der Poststrukturalismus aber keine völlig deterministische Subjekttheorie. Vielmehr birgt die Unterwerfung des Subjekts unter die Struktur auch den Keim seiner Freiheit. Nur weil das Vernunftsubjekt gemacht und nicht gegeben ist, kann es sich auch verändern. Der scheinbare Antihumanismus des Poststrukturalismus birgt also eine ganz eigene Idee menschlicher Schöpfungskraft. Bei der folgenden Besprechung des Wechselspiels von Macht und Subjektivierung in der Machtanalyse Foucaults wird dies expliziert.

2.3 Macht

Ideengeschichtlich lassen sich im Wesentlichen zwei philosophische Reflektionsformen von Macht unterscheiden (Saar 2009a: 571f.; vgl. auch Detel 2007: 65ff.; Moebius 2008b; Saar 2007a: 234ff.). Die eine fasst Macht handlungstheoretisch, die andere ontologisch. Beide Traditionen können wiederum in ihren Grundideen bis zur Philosophie Aristoteles zurückverfolgt werden (Saar 2009a: 571). Für den neuzeitlichen Diskurs zur Macht hat sich vor allem die erstgenannte als einflussreich erwiesen. Macht wird hier verstanden als das Vermögen des einen zur verändernden Einwirkung auf den anderen. Andere zu einer bestimmten Handlung zu veranlassen, welche zu vollziehen sie einerseits imstande sind, aber ohne diese Einflussnahme eben nicht vollzogen hätten, ist Macht. Sie hat in diesem Verständnis eine akteurs- und handlungstheoretische Note. Machtausübung geschieht nicht zufällig oder spontan, sondern ist Ausdruck einer intendierten Aktivität (Detel 2007: 66). Umgekehrt ist auch Gehorsam als Reaktion auf Macht kein alternativloses Verhalten, sondern eine Form der „aktiven" Gefolgschaft. Wäre der Adressat von Macht zu keiner eigenständigen Reaktion fähig und somit zum Gehorchen verdammt, könnte Macht auch nicht als Einflussnahme verstanden werden (Saar 2007a: 239). Macht in diesem Verständnis ist somit bilateral organisiert. Machtbeziehungen sind stets aufgespannt zwischen den „Mächtigen" und den „Ohnmächtigen". Die Intentionen der einen begrenzen die Räume der anderen. Als Motiv für das Streben nach Macht wird in dieser Tradition meist das Streben nach begehrten Gütern gesehen (Saar 2009a: 571). Nach Saar ist dieses Grundmuster prägend für Thomas Hobbes Staatstheorie, für Karl Marx Arbeiten zur politischen Ökonomie oder für Max Webers Schriften zur Bürokratie als Herrschaftsinstrument. Auch wenn moderne Machttheoretiker auf die Person des Souveräns zugunsten komplexerer und anonymerer Institutionen verzichten, bleibt das Grundprinzip von Macht als asymmetrische Willensdurchsetzung in dieser philosophischen Tradition erhalten (Saar 2009a: 573). Die Macht, die der eine besitzt, muss dem anderen notwendigerweise fehlen.

Dem „asymmetrischen" Machtverhältnissen bei Hobbes, Marx oder Weber steht eine ebenso traditionsreiche und vor allem mit der Philosophie Baruch de Spinozas verbundene „symmetrische" Machttheorie gegenüber[20] (Moebius 2008b: 158). Statt Macht als Besitz Einzelner oder Gruppen zu verstehen, wird sie als überindividuelle und universelle Potenz menschlicher Gemeinschaften aufgefasst (Saar 2009a: 574). In dieser Linie ist Macht kein individuelles Vermögen, sondern eine ontologische Qualität. Sie gehört zum naturmäßigen Wesen der Dinge

---

[20] Der Unterteilung in asymmetrische und symmetrische Formen der Macht entspricht weitgehend einer anderen populäre Einteilung von Machtbeziehungen, nämlich die Unterscheidung von „Macht über" und „Macht zu" (vgl. dazu Göhler 2004).

und Menschen. Macht ist eine in sich selbst ruhende Kraft. Sie ist die grundsätzliche Potenz individueller Kraftquellen, durch Addition zu etwas Größerem zu verschmelzen (Saar 2007a: 242). Ihr Antrieb ist nicht das kompetitive Streben nach Gütern, sondern das kollektive Bedürfnis nach Selbsterhaltung (Saar 2009a: 573). Wirkungen erzielt die Macht durch die Verbindung singulärer Kräfte. Entsprechend braucht Macht die Menge, um sich zu entfalten. Auch Herrschaftsverhältnisse beruhen in diesem Verständnis nicht auf der Macht einzelner, sondern sind letztendlich ein Produkt der Vergemeinschaftung vieler. Macht entsteht einfach gesprochen aus Kooperation und Konsens. Umgekehrt gilt in dieser Tradition auch nur auf Kooperation beruhende Macht als legitim. Spuren dieses Machtverständnisses finden sich in so unterschiedlichen Entwürfen wie Talcott Parsons Systemtheorie oder Hanna Arendts politischer Philosophie (ebd.; Moebius 2008b: 158).

2.3.1 Machtkritik

Nach Saar ist die Frage nach der Macht in der Moderne gleichzusetzen mit der Frage nach den Kosten der Gesellschaftsbildung für das Individuum (2009: 568f.). Erst das Aufkommen moderner Ideen zu Freiheit, Gleichheit und Selbstverantwortlichkeit der Individuen lässt Fragen nach den strukturellen Einschränkungen dieser Freiheiten philosophisch gehaltvoll werden. Macht wird zur Chiffre für ein Missverhältnis zwischen individuellen Bedürfnissen oder Rechten und den sie überschreibenden Ordnungsstrukturen des Staates oder der Gesellschaft (ebd.: 570; Reckwitz 2008b: 76). Kritik der Macht in der Moderne ist deshalb stets eine Problematisierung des Wechselverhältnisses von Macht und Subjekt.

Während Göhler zufolge in den 1960er und 1970er Jahren die Kritik noch vergleichsweise eindimensional auf die kondensierten und gut sichtbaren Formen der Macht in Staat und Gesellschaft und ihre deformierende Wirkung auf den Einzelnen konzentriert war, verschiebt sich das Interesse spätestens seit den 1980er Jahren auf das unsichtbare Wirken der Machtbeziehungen hinter den großen Apparaten (2004: 244). Anders ausgedrückt wechselt die Perspektive von der alleinigen Betrachtung asymmetrischer Machtverhältnisse zu einer stärkeren Berücksichtigung ihrer symmetrischen Komponente. Nicht nur die Beschreibung manifester Macht, sondern auch die Frage, wie Macht eigentlich zustande kommt, gilt nun als bedeutsam für ihr Verständnis (ebd.: 250). Ein Beispiel für dieses Interesse ist die postmarxistische Hegemonietheorie von Laclau/Mouffe (2000). Manifeste Macht besitzt hier kein Wesen an sich, sondern wird als flüchtiger Fixpunkt in einem beständigen Ausdifferenzierungsprozess betrachtet (vgl. Kap. 4.2). Ein anderes Beispiel sind feministische Theorien, die eine hierarchische Geschlechterordnung nicht nur als Produkt der Vormacht des Mannes, sondern als beständig durch beide Geschlechter reproduziertes Herrschaftsverhältnis betrachten (kritisch dazu Villa 2010b).

Auch Foucault, auf dessen Machtkritik im Verlauf eingegangen wird, lässt sich dieser Hauptlinie spätmoderner westlicher Gesellschaftskritik zuordnen. Sein Machtbegriff steht dem Konzept einer symmetrischen Machtverteilung nahe, ohne allerdings ganz darin aufzugehen. Dies gilt für andere poststrukturalistische Entwürfe wie die an anderer Stelle noch zu behandelnde Theorie von Ernesto Laclau gleichermaßen. Unterschiede liegen u. a. in der Radikalität der Verbindung von Macht und Subjektivierung. Macht ist im Poststrukturalismus nicht nur konstitutiv für die Dinge und das Soziale; sie ist vielmehr produktiv, weil sie die „Menschen" und ihre Welten erst hervorbringt. Die Unterscheidung zwischen individuellen und kollektiven Subjekten als Inhaber, Träger oder Medien von Macht und der Macht selbst wird aufgehoben. Dazu im Folgenden mehr.

2.3.2 Macht bei Foucault

Wie bereits an anderer Stelle erwähnt, hat sich Foucault einer späten Selbstauskunft zufolge vor allem für die Geschichte der Subjektivierungsformen in der westlichen Kultur interessiert (Foucault 2005a: 269). Die Frage nach der Macht ergab sich für ihn nach eigener Auskunft erst auf dem Umweg über das Subjekt. Für dessen Konstituierung sieht Foucault neben den Produktionsverhältnissen (Arbeit) und den Sinnbeziehungen (Sprache) vor allem die Machtbeziehungen, in die der Mensch eingebunden ist, als bedeutsam an. Damit spricht er Machtbeziehungen neben ökonomischen Zwängen oder sprachlichen Bedeutungsreglements eine eigene Entität zu (Foucault 2003c: 789). Für eine Analyse dieser Beziehungsnetze schienen ihm etablierte, meist an der Verfügungsgewalt über Produktionsmittel ansetzende Konzepte folglich nicht ausreichend. In den von Links wie von Rechts angebotenen Entwürfen werde Foucault zufolge außerdem die Frage nach den konkreten Mechaniken der Macht stets ausgespart. Von konservativer Seite werde Macht stattdessen aufgelöst in Begriffen des Rechts, von marxistischer Seite in der Begrifflichkeit des Staatsapparates. Die Legitimation von Macht oder der Staat als Institution seien, so Foucaults Kritik, die zentralen Ansatzpunkte des Denkens (Foucault 2003b: 194). Er wendet sich damit gegen ein „juridisches" Verständnis von Macht, wie es symmetrischen wie asymmetrischen Konzepten gleichermaßen zu eigen ist (Moebius 2008b: 159). Unabhängig davon, ob Macht als Vereinbarung oder als Repression verstanden wird, steht in juridischer Perspektive letztlich immer ihre Legitimität im Fokus (s. o.). Das Konkrete der Macht, ihre Feinstrukturen auf der Beziehungsebene, bleiben Foucault zufolge dagegen stets außerhalb der politischen Analyse (2003b: 194; 2003d: 407). Um die Frage nach der Macht in eine „mikrosoziologische" Untersuchung von historischen Subjektivierungsprozessen einfließen lassen zu können, bedurfte es deshalb einer Konkretisierung ihrer Dimensionen abseits der etablierten Macht- oder Staatstheorien.

Um sein Forschungsinteresse realisieren zu können, musste Foucault die Definitionen der Macht entsprechend erweitern bzw. gänzlich neu fassen. Eine eigene Machttheorie wollte er indes nicht entwickeln. Seine Studien stellen nach eigener Aussage „nur" eine Analytik der Macht dar[21] (Foucault 1983: 91). Sie zielen auf die Explikation konkreter, historischer Konfigurationen von Machtbeziehungen, ohne auf ein allgemeines Prinzip dahinter rekurrieren zu wollen (Saar 2007a: 205). Die Gründe für diese Zurückhaltung sind zum einen methodologischer Natur. Foucault plädiert dafür, die Kontingenz jeder analytischen Begriffsbildung zu reflektieren. Schon die Wahl der Begriffe und somit die darauf gründende Theorie sei notwendig historisch präformiert und daher eher ein Ziel denn eine Grundlage für die Analyse (Foucault 2005a: 271). Zum anderen ist es die Eigenwilligkeit seines Machbegriffs und seines Forschungsinteresses, die seine Zurückhaltung gegenüber machttheoretischen Generalisierungen begründen. Foucault fasst Macht vor allem relational, als Gesamtheit aller dynamischen Beziehungsmuster in einer komplexen sozialen Situation (s. u.). Staatsapparate oder andere Institutionen, die klassischen Ziele konventioneller Machttheorien, sind für ihn nur Folgen der Macht, nicht aber die Macht selbst. Für eine Erläuterung der Macht bedürfe es daher keiner Analyse ihrer Institutionen, sondern der spezifischen und historisch kontingenten Muster, in denen sie sich vollzieht und

---

[21] Martin Saar zufolge ist Foucaults Analytik der Macht aufgrund ihrer konzeptionellen Tiefe von einer Theorie der Macht allerdings nicht zu unterscheiden (2007a: 205; vgl. auch Saar 2003: 169).

denen sie sich verdankt (Saar 2007a: 207). Eine Theorie „der Macht" kann es in dieser Perspektive nicht geben. Lediglich ihre wechselnden Erscheinungsformen können beschrieben werden.

Macht wie Foucault in Begriffen sozialer Gegenseitigkeit zu fassen hat Vorbilder. Seine Machtanalytik schließt bei aller Originalität an verschiedene Positionen der eingangs geschilderten machttheoretischen Reflexionsformen an. Häufig wird z. B. auf die Nähe von Foucaults Machtanalytik zum ebenfalls relationalen Machtbegriff Max Webers hingewiesen[22]. Ein gewichtiger Unterschied zwischen beiden Konzepten liegt allerdings in Webers akteursbezogener und handlungstheoretischer Fassung von Macht. Zwar ist auch für Weber Macht wirksam in sozialen Beziehungen; er konzipiert Macht aber ganz im Sinne hierarchischer Machttheorien als Durchsetzungsvermögen (s. o.). Notwendiger Bestandteil einer Machtbeziehung ist ein machtwilliges Subjekt auf der einen und ein zum Gehorsam bereites Subjekt auf der anderen Seite. Weber bindet die Akzeptanz von Herrschaft an die Bereitschaft des Subjekts, zu herrschen oder sich beherrschen zu lassen. Macht ausüben bedeutet also, individuelle Absichten umzusetzen (Kocyba 2010: 106; Renn 2012: 40; Saar 2007a: 239). Weber lässt sich damit, wie oben schon dargestellt, der Tradition asymmetrischen Machttheorien zuordnen. Im Gegensatz dazu ist Foucaults Machtkonzept deutlich abstrakter. Machteffekte sind hier weder intendiert noch abhängig von konkreten Akteuren. Sie wirken nicht in Herrschaft, sondern in Herrschaftstechniken. Macht entfaltet sich in Diskursen und sedimentiert in Dispositiven (Saar 2007a: 244). Bei der Besprechung seiner Machtanalytik wird dies noch deutlicher werden[23].

Foucault hat sich weniger für die imponierenden Formen und prominenten Vertreter der Macht interessiert, sondern versucht, ihre soziale „Tiefenschicht" zu ergründen (Honneth 2003a: 20). Nicht eine bestimmte Manifestation der Macht,

---

[22] Vgl. zu den konzeptionellen Ähnlichkeiten und Unterschieden zwischen Foucault und Weber Lemke 2008: 39ff.; Keller 2015; Saar 2007a: 234ff.

[23] Foucault selbst hat sich verschiedentlich zum Verhältnis seines Ansatzes zu den Schriften Max Webers geäußert. Unterschiede macht er in der Fassung von Rationalität, dem Verständnis von Wahrheit und der Stellung des Subjekts fest. Im Gegensatz zu Weber setzt Foucault nach eigener Aussage weder Rationalität oder Wahrheit als absolute Konstanten, noch fragt er danach, wie das Subjekt beiden nahe kommen kann. Stattdessen gelte sein Interesse dem Wissen, das das Subjekt über sich selbst haben muss, um sich als anpassungsfähig an eine bestimmte, vom Kontext abhängige Rationalität und Wahrheit begreifen zu können (Foucault 2005g: 33, 2005h: 967). Hier wird deutlich von der Idee eines autonomen Akteurs abstrahiert und ein im weitesten Sinne poststrukturalistisches Subjektverständnis formuliert.

sondern ihrer konkrete Hervorbringung durch die in gesellschaftliche Beziehungsmuster eingebundenen Individuen bilden den Mittelpunkt seiner Analysen. Deshalb kann er auch eine grundsätzliche Historizität von Machtphänomenen voraussetzen und seine Analysen auf deren jeweilige Muster und Mechanismen konzentrieren. Martin Saar zufolge ist die Machtanalytik Foucaults entsprechend neben einer systematischen Dimension vor allem durch einen historischen Aspekt gekennzeichnet[24] (2007a: 206). Letzterer ist für die kommende Untersuchung allerdings von geringer Bedeutung. Die folgende Darstellung legt ihren Schwerpunkt auf eine – freilich nicht erschöpfende – Übersicht über wichtige Begriffe und Zusammenhänge zur Erklärung der Mechaniken von Macht und Subjektivierung. Werksgeschichtliche Veränderungen werden gestreift, soweit sie für die Erläuterung von Bedeutung sind (ausführlich dazu z. B. Lemke 2003; Saar 2007a+b).

2.3.2.1 Die Macht in Beziehungen

In seiner vielzitierten Beschreibung in *Der Wille zum Wissen* charakterisiert Foucault Macht zunächst als eine Vielfalt von Kräfteverhältnissen, die unablässig und abseits fester Zentren in den gesellschaftlichen Lebensformen und Lebensbereichen generiert werden (1983: 93). Der Begriff bezeichnet in dieser frühen Schaffensphase eine geradezu physikalisch anmutende Kraft, eine aus dem Spannungsgefälle zwischen unterschiedlichen Positionen innerhalb einer gegebenen Gesellschaftsstruktur entstehende Dynamik. Damit ist noch keine Aussage über die Qualität dieses Wechselverhältnisses gemacht. Macht ist lediglich der Überbegriff für die möglichen Interdependenzen zwischen den Dingen, Personen, Institutionen in einem sozialen Feld. Sie entsteht als basales Verhältnis zwischen mindestens zwei Punkten, die sich in einer gegebenen sozialen Situation wechselseitig beeinflussen, verstärken oder behindern (Saar 2007a: 208). Macht ist ein Produkt der Differenz. Sie bezeichnet die Verlagerung von Kräften im Gefälle zwischen ungleichen Positionen. Man kann Macht entsprechend nicht erwerben, bewahren oder verlieren. Sie kann nicht als der Besitz eines Einzelnen

---

[24] Foucault unterscheidet zwischen den Machttechniken des Rechts, der Disziplin und der Sicherheit, die er durch jeweils spezifische Praktiken voneinander abgrenzt und deren jeweilige Vorherrschaft er historisch verortet (Foucault 2006: 19ff.; vgl. auch Lemke 2003: 134f.; Saar 2007a: 226). Ihnen lassen sich die Machtdispositive Souveränität, Verwaltung und Regierung zuordnen (Lessenich 2003: 83).

oder einer Gruppe betrachtet werden. Vielmehr ergibt sie sich aus dem Spiel der beweglichen Beziehungen in ihren sozialen Produktionsapparaten, zu denen Foucault die Familien, Betriebe und Institutionen rechnet (1983: 93). Mit Macht wird somit etwas zur menschlichen Gesellschaft gehörendes beschrieben, eine „*Grundsubstanz des Sozialen*" (Meißner 2010: 106). Deshalb sind Machtbeziehungen den verschiedenen Formen gesellschaftlicher Prozesse, von der Ökonomie bis zu Partnerbeziehungen, nicht äußerlich, sondern immanent (Foucault 1983: 94). Sie bilden keine zusätzliche Struktur oberhalb der Gesellschaft, sondern sind in ihre soziale Tiefenstruktur eingeschrieben. Eine Gesellschaft ohne Machtbeziehungen wäre Foucault zufolge eine Abstraktion (2005a: 289).

Weil Macht ein Wesenselement des Sozialen ist, lässt sie sich nicht in einem einfachen Zweierverhältnis von Herrscher und Beherrschten auflösen (Foucault 1983: 95). Die Dichotomie zwischen Macht und Ohnmacht wird in Foucaults Konzept vielmehr übersetzt in eine Grundfigur sozialer Asymmetrie unterhalb der Formen institutionalisierter Machtstrukturen. Macht ist somit nicht identisch mit dem Verhältnis zwischen Despot und Untergebenen, Staat und Bürger. Sie geht nicht auf in Regierungen, Regelwerken oder Ideologien. Foucault verneint die Existenz der Herrschaft freilich nicht. Er sieht darin aber lediglich einen möglichen Kristallisationspunkt der Macht, keinen Ursprungsort, an dem sie produziert und in die Gesellschaft projiziert wird. Die vielfältigen, aus Ungleichheit geborenen Kräfteverhältnisse bilden umgekehrt eine Kraftlinie, die zu lokalen Kumulationen von Macht oder zu deren Auflösung führen kann. Basale Machtbeziehungen stellen die Basismatrix, der sich z. B. eine kondensierte Form der Macht wie die Staatsgewalt verdankt und derer sie sich in einer Umkehrbewegung bedient, um sich zu konsolidieren (vgl. Foucault 2003e: 303; 2003f: 524). Machtstrukturen kommen von unten und wirken von oben. In diesem Wechselspiel erfahren sie Transformationen, Ausweitungen oder auch eine Umkehr der Kräfteverhältnisse. Zur Macht gehört deshalb auch die Auseinandersetzung, das Spiel der Kräfte und Gegenkräfte, aus dem sich ihre dauerhaften Formen ergeben (Foucault 2003d: 398). Deshalb definiert Foucault die Macht auch als ein strategisches Kräfteverhältnis. Sie ist der einzelne Spannungsbogen und zugleich die Summe der Taktiken, die aus einzelnen Machtbeziehungen große Machtdispositive entstehen lassen (Foucault 1983: 93).

Die Begriffe „Strategie" oder „Taktik" verweisen dabei keineswegs auf einen menschlichen Strategen hinter dem komplexen Spiel der Kräfte. Foucault zufolge ist Macht intentional und nicht-subjektiv zugleich (ebd.: 95). Das Strategische der Macht liegt allein in ihrer Selbstorganisation begründet, in der Art und Weise, wie Machtverhältnisse miteinander reagieren, sich verstärken oder behindern (Saar 2007a: 212). Als Beispiel nennt Foucault die Entstehung einer auf das Industrieproletariat gerichteten Machtstrategie des frühen 19. Jahrhunderts. Die Versuche einzelner Industrieller, ihre Arbeiter durch Zwangsmaßnahmen an den Produktionsstätten festzuhalten, sieht er als Ausgangspunkt einer dynamischen Entwicklung, die über anschließende Programme zur Versorgung der Arbeitersiedlungen mit Alltagsgütern, zur Kinderbetreuung, zur Regulierung der Frauenarbeit und zur moralischen Erziehung der Arbeiterschaft schließlich zur Gründung von unterstützenden Organisationen und zur Verabschiedung politischer Programme führt. Das Ergebnis ist ein komplexes Machtdispositiv, dessen Entstehung letztlich nicht mehr die ursprünglichen Intention der Akteure spiegelt, sondern sich einer selbstlaufenden Verknüpfung von Strategien und Techniken verdankt (Foucault 2003d: 401f.). Die Rationalität dieser Taktik steht der Erkenntnis eines menschlichen Beobachters offen. Sie wurzelt aber dennoch nicht notwendig in der Figur eines einzelnen menschlichen Strategen[25] (Foucault 1983: 95). Indem er auf die Figur des Herrschers verzichtet und Macht als immanente Strategie von Kräfteverhältnissen analysiert (1983: 97), bleibt Foucault seinem „antihumanistischen" Programm treu.

Weil Macht überall produziert wird, ist sie auch überall präsent. Einen sozialen Raum außerhalb der Macht kann es in dieser frühen Machtkonzeption Foucaults nicht geben. Macht schließt deshalb auch den Widerstand mit ein. Versteht man Macht als ein dynamisches Kräfteverhältnis, dass sich einer spannungsgeladenen sozialen Ausgangssituation verdankt, kann sie streng genommen ohne Widerstand gar nicht funktionieren (ebd.: 96). Grund ist, dass Macht, wie oben ausgeführt, keine einseitige Weisungsbefugnis der Mächtigen über die Unterworfenen ist, sondern das Spannungsverhältnis zwischen den an Machtbeziehungen Betei-

---

[25] Nach Saar wird das Konzept einer selbstreferentiellen Strategie als Mittler zwischen den Mikrostrukturen der Macht und ihren dauerhaften Manifestationen von Kritikern nicht unbegründet in die Nähe funktionalistischer und systemtheoretischer Erklärungsmustern gerückt (2007a: 212; vgl. auch die Kritik bei Lemke 2003: 124). Durch den in der späten Werkphase eingeführten Begriff der „Regierung" erfährt das Wechselverhältnis zwischen Subjekten und Strukturen allerdings eine subjektsensible Präzisierung innerhalb der Machtanalytik Foucaults (vgl. Kap. 2.3.2.6).

ligten beschreibt. Von Macht zu sprechen bedeutet deshalb, von mindestens zwei Positionen auszugehen, zwischen denen sich Spannung aufbauen kann. Kraft und Gegen-Kraft begründen gemeinsam das Kräfteverhältnis, dass sich in Foucaults Analytik als „Macht" beschreiben lässt (Saar 2007a: 209). Somit ist auch er Begriff Widerstand zunächst an keine Qualität gebunden. Selbst in der Unterwerfung liegt in diesem physikalischen Verständnis von Machtverhältnissen noch etwas Widerständiges, wenn auch nur in Gestalt eines negativen Pols innerhalb eines zweipoligen Spannungsbogens. Widerstand ist somit nicht per se identisch mit den gegen die Herrschaft gerichteten Bewegungen. Kleine und große Revolutionen sind vielmehr Kumulationspunkte von Widerstand, so wie Herrschaft ein Kumulationspunkt von Macht ist (Foucault 1983: 97). Streng genommen kann es somit weder „den Widerstand" als solchen noch „die Macht" geben (vgl. Foucault 2003d: 396). Eine Analyse komplexer gesellschaftlicher Situationen und der zu ihrer Herbeiführung oder Ablösung eingesetzten Strategien kann lediglich eine Analyse der konkreten Machtbeziehungen als dynamisches Spiel anbieten. So verstanden ist die Macht nicht mehr als der vielzierte *„Name, den man einer komplexen strategischen Situation in einer Gesellschaft gibt"* (Foucault 1983: 94).

Trotz der Allgegenwart der Macht besteht Foucault darauf, keinen ontologischen Zirkel geschaffen zu haben (wie Kritiker es ihm vorwarfen), der letztlich Macht mit Macht erklärt (Foucault 2003c: 790). Dass die Macht allen gesellschaftlichen Prozessen immanent ist, heiße nicht, dass Macht der Ausgangspunkt jedweden gesellschaftlichen Geschehens wäre. Es lassen sich vielmehr die Dynamiken, die sich z. B. aus ökonomischen oder demografischen Entwicklungen ergeben, als Ausgangspunkt neuer Machtbeziehungen lesen. Macht liegt den Dingen also nicht zugrunde, sondern entsteht stets aus etwas anderem (ebd.: 791). Allgegenwärtig ist sie nur in dem Sinne, dass Erschütterungen der gesellschaftlichen Beziehungssysteme immer auch als Neuordnung der Machtbeziehungen gelesen werden können. Die Macht ist ein *„mitlaufender Aspekt der Bewegtheit der Welt"* (Gehring 2004: 114). Sie ist keine omnipotente Erklärung für jedwede Form gesellschaftlicher Prozesse. Die Macht selbst ist es, die durch eine Offenlegung ihrer basalen Netze erklärt werden muss (Foucault 2005b: 103).

Macht ist also kein Besitz, sondern ein immanenter Teil gesellschaftlicher Prozesse. Sie ist Teil des Bewegungsmomentes des Sozialen. Oberflächlich betrachtet weist Foucaults Machtbegriff damit Ähnlichkeiten zum eingangs geschilderten symmetrischen Modell der Macht auf. Ein deutliches Unterscheidungskriterium liegt allerdings in der geschilderten Bedeutung des Widerstandes für die Architektur der Macht. Foucaults Konzept sieht nicht Konsens oder Kooperation als Basis der Macht, wie dies in symmetrische Machtkonzepten der Fall ist, sondern im Gegenteil ein Spannungsverhältnis zwischen Macht und Widerstand. Damit baut er ein agonales Element in Machtstrukturen ein (Moebius 2008b: 158). In seiner späten Werkphase wird dies noch deutlicher herausgearbeitet (s. u.). Widerstand wird zweitens nicht als subjektives Aufbegehren verstanden, sondern als quasi physikalische Gegenkraft der Macht aufgefasst. Foucaults Machtanalytik lässt sich somit weder den handlungstheoretischen noch den ontologischen Tradition zurechnen, auch wenn sie Anklänge an beide aufweist (Saar 2007a: 244f.).

2.3.2.2 Erträge und Aporien einer Analytik der Macht

Der Gewinn von Foucaults „mikrophysikalischer" Machtanalytik gegenüber den von ihm kritisierten Machttheorien liegt zum einen in der Forschungsperspektive. Konzepte ohne Rekurs auf die sozialen Wurzeln von Machtbeziehungen implizieren ihm zufolge einen metaphysischen Machtbegriff, der die Thematisierung von Macht unweigerlich einschränke. Ohne die Idee einer Mikroebene der Macht müssten sich traditionelle Machttheorien auf die großen Kumulationspunkte eines Herrschaftsverhältnisses kaprizieren, z. B. den Staat oder die soziale Klasse. Nach Foucault verfehlten sie dabei die soziale Produktionsebene, die die genannten Strukturen erst ermöglicht (Gehring 2004: 112). Stattdessen erhält „die Macht" den Status eines Phänomens eigenen Rechts. Sie bleibt etwas den Subjekten Äußerliches, ein Zwang, der ihrer zuvor machtfreien Existenz aufoktroyiert wurde. Machtanalyse erschöpft sich dann in der Reflexion ihrer Legitimität oder in der Beschreibung ihrer Unterdrückungsformen (vgl. Foucault 2003d: 397). Solcherart konzipiert bleiben althergebrachte Machttheorien außerdem der klassischen Subjektphilosophie und deren logischen Inkonsistenzen verhaftet. Die Macht in marxistischen und anderen Theorien benötigt ein autonomes Subjekt, um als dessen Beschränkung begriffen werden zu können. Damit wird Freiheit als ein paradoxer Urzustand postuliert, der mit Beginn der Analyse immer schon beendet ist (Lemke 2003: 116; Veyne 2003: 39). Foucault versucht stattdessen

„... die Macht an ihren äußersten Punkten, in ihren letzten Andeutungen, dort, wo sie kapillarisch wird, zu erfassen." (Foucault 2003g: 236)

Abseits der Beurteilung legaler oder angemaßter Techniken der Repression wird die Analyse ausgedehnt bis auf den Punkt, an dem die Macht aus den vielfältigen asymmetrischen Beziehungsmustern im Bodensatz der Gesellschaft hervorgeht, sich institutionalisiert und in das System der Beziehungen zurückwirkt (ebd.; Foucault 2003e: 303). Foucault möchte zeigen, auf welche Weise im Netz der Machtbeziehungen unterschiedlichste Entäußerungen gesellschaftlichen Lebens miteinander verbunden sind, von Körperzuständen und Verhaltensweisen über sexuelle Begierden bis hin zu wissenschaftlichen Diskursen (Foucault 2003h: 600). Durch die Offenlegung der sozialen Tiefenstruktur der Macht werden letztlich auch ihre imposanten Strukturen erklärbar. So finden sich Foucault zufolge selbst in den Strukturen historisch einmaliger „*Krankheiten der Macht*" (2005a: 271) wie Faschismus und Stalinismus noch gewöhnliche gesellschaftliche Mechanismen und erprobte Rationalitäten. Letztlich könnte auch das menschenfeindlichste Regime nicht existieren, wenn seine gewalttätigen Techniken nicht durch die vielen kleinen Taktiken alltäglicher Machtbeziehungen gedeckt und gestützt würden (vgl. Foucault 2003f: 524).

Mit dem Konzept einer im Bodensatz des Sozialen verankerten Macht gewinnt Foucault zweitens ein Machtverständnis mit einem inhärent produktiven Element. Während klassische Ansätze Macht nur als negative Kraft, als Repression oder Beschneidung aufzufassen vermögen, ist sie bei Foucault im Gegenteil eine Dinge hervorbringende Kraft. Durch die Etablierung von Positionen, die der Mensch in Beziehungssystemen einnehmen kann, durch die Implementierung der subjektformenden Techniken des Unterscheidens, z. B. zwischen Vernunft und Unvernunft, der Normierung oder der Selbstsorge und schließlich durch die Stiftung eines spezifischen Wissens zur Ordnung der Dinge werden letztlich die Spielräume erzeugt, in denen soziales Handeln möglich wird. Die Macht als Einfluss in sozialen Beziehungen ist somit nicht nur verantwortlich für die Symmetrien der sozialen Felder; ihre nichtintendierten Taktiken bringen diese genau genommen erst hervor (Honneth 2003a: 21; Saar 2007a: 214). Im Geflecht strategischer Machtbeziehungen entstehen Handlungsmuster und Handlungserwartungen für die involvierten Menschen und damit Möglichkeiten, etwas zu tun, etwas zu glauben oder etwas zu sein (vgl. Foucault 2005a: 285).

Foucaults Machtbegriff gilt vielen aber auch als unpolitisch und abstrakt, weil er die realen Figuren der „Mächtigen" außen vor lässt und sie als bloße Kumulationspunkte der Macht scheinbar entschuldet[26]. Auch stellt sich die Frage, wie Widerstand gegen die Macht überhaupt gedacht werden kann, wenn Macht und Widerstand bloß Bestandteile des gleichen Spannungsverhältnisses sind. Aus welchem Antrieb heraus sollte gegen die Macht opponiert werden, wenn innerhalb eines rein relationalen Machtgefüges normativ begründete Positionierungen für die eine oder andere Seite notwendig fehlen (vgl. Lemke 2003: 117ff.; Sarasin 2005: 172)? Schließlich bleibt die Frage, wie Subjektivierung durch Machtbeziehungen gedacht werden kann, wenn noch der Widerstand zur Macht gehört und somit jede Position des Subjekts innerhalb einer Machtbeziehung als vollständig determiniert erscheinen muss. Wenn letztlich Macht und Subjekt eins sind, wie kann dann aus Macht etwas anderes entstehen als immer nur wieder Macht (ebd.; Dreyfus/Rabinow 1994: 239f.)? Kann eine sich lediglich selbst reproduzierenden Macht mit Recht als produktive Kraft beschrieben werden? Wohl um diese Engpässe zu überwinden, aber auch als Ausdruck eines wachsenden Interesses an den sich im modernen Staatswesen manifestierenden, „Freiheit" operationalisierenden Machtstrukturen, führt Foucault in seinen späteren Arbeiten eine Reihe von Präzisierungen und Erweiterungen in seine Machtanalytik ein. Hatte er Macht in seinen frühen Studien zur Psychiatrie, zum Krankenhaus oder zum Gefängnis unter den Aspekten der Normierung und Disziplinierung gefasst und Subjektivierung vor allem als Zurichtung begriffen, befassen sich spätere Schriften mit modernen Formen der Führung, die neben den „Fremdtechniken" der Machtinstanzen auch auf die „Selbsttechniken" der Individuen abzielen. Zuvor eher ein Anhängsel, werden die Subjekte als funktioneller Bestandteil in die Architektur der Macht integriert.

2.3.2.3 Freiheit und Herrschaft

Etwas weniger abstrakt als in dem oben zumeist zitierten Text aus *Der Wille zum Wissen* beschreibt Foucault in einer späteren Schrift die Macht als eine Bezie-

---

[26] Prominente Vertreter der kritischen deutschen Auseinandersetzung mit Foucault sind Jürgen Habermas (1985), Axel Honneth (1989), Manfred Frank (1983) oder Hans Ulrich Wehler (1998). Eine Übersicht und kritische Besprechung zu vielen ihrer Einwände findet sich bei Bürger (1998: 12ff.), Lemke (2003: 18 f.), Janicaud (1991), Kolf-van Melis (2003: 143), Schäfer (1995: 103ff.) oder bei Waldenfels (1991).

hung unter „Partnern" (Foucault 2005a: 282). Nicht mehr das Verhältnis zwischen zwei nicht näher bezeichneten Punkten, sondern das zwischen „echten" Akteuren, individuellen oder kollektiven, ist nun ihr Träger. Auch werden Machtbeziehungen nicht mehr als anonymes Kräfteverhältnis bezeichnet, sondern konkret als auf Handeln gerichtetes Handeln (ebd.: 285 f.)[27]. Macht existiert nur als Handlung, sie vollzieht sich ausschließlich in einem Feld, das Handlungsmöglichkeiten bereit hält. Sie strukturiert das Feld der Optionen, um bestimmte Verhaltensweisen wahrscheinlicher zu machen. Diese Konkretisierung bedeutet keine Neufassung der Machtanalytik als Handlungstheorie[28]. Mit der ausdrücklichen Betonung von Macht als das Einwirken auf das *Handeln* (ebd.) und nicht etwa die Person, bleibt die Subjektperspektive weiterhin schwach. Auch wenn es „Akteure" sind, deren Handeln Einfluss auf das Handeln ihrer Adressaten nimmt, bezeichnet Macht nach wie vor ein Beziehungsmuster, dem weder Akteur noch Adressat entkommen können (Saar 2007a: 281). Das Bild vom Feld der Handlungsmöglichkeiten als Arena der Macht rekurriert weder auf einen Akteur noch auf eine Intention. Es beschreibt ein abstraktes Gebiet an

---

[27] Zu den Ähnlichkeiten zum Machtbegriff Max Webers vgl. Kap. 2.3.2.1.

[28] Für handlungstheoretische Ansätze soziologischer Provenienz sind Keller zufolge die Kreativität und Intentionalität der Akteure eine notwendige Voraussetzung (2011a: 212, 219). Ohne die Annahme eines autonomen Handlungsvermögens würde es keinen Sinn machen, nach der Konstitution von Wirklichkeit durch die Interpretationsleistungen der Akteure zu fragen. Keller sieht hier einen wichtigen Unterschied zwischen den Annahmen der interpretativen Soziologie und denen Foucaults und anderer (post)strukturalistischer Theoretiker. Weil aber auch der kreative Akteur der interaktionistischen Soziologie als eingebettet in präformierende Wissensbestände und Handlungsmuster gedacht wird, gibt es für Keller dennoch Anknüpfungspunkte zwischen beiden Positionen. Kritisch betrachtet prolongiert Keller allerdings mit dem Insistieren auf ein (wenn auch eingeschränkt) autonomes Subjekts das erkenntnistheoretische Dilemma der doppelten Setzung des Menschen als Subjekt und Objekt der Erkenntnis (vgl. dazu Kap. 2.1.2.1). Nach Hannelore Bublitz treten im Beharren auf einem unverfügbaren Subjekt die Aporien in Erscheinung, die die Humanwissenschaften von Beginn an charakterisieren und von denen sich Foucault in seinen Analysen gerade kritisch absetzen wollte (2011: 275). Das alte Dilemma der Humanwissenschaft wiederholend, werden einerseits die Präsentationen des Subjekts zum Gegenstand und Ausgangspunkt der empirischen Forschung, mit allen damit verbundenen Konsequenzen der Rationalisierung und Verdinglichung (vgl. Kap. 2.1.2); zugleich wird ihm aber eine den Strukturen übergeordnete Essenz zugesprochen, die sich dem Zugriff einer empirischen Sozialforschung notwendig entziehen muss. Anders formuliert kann das Subjekt nur dann als Sinnstifter auftreten, wenn ihm als der Empirie vorgängige Instanz Sinn immer schon innewohnt. Erst diese Qualität verleiht ihm die Macht, die Welt aus eigener Sicht zu interpretieren, ihr also seinerseits einen Sinn zuzuweisen (Allolio-Näcke 2010: Abs. 13). Hier betritt der Mensch als empirisch-transzendentale Dublette erneut die Bühne. Unklar bleibt außerdem, auf welche Weise die Subjekte ihre bei Keller und anderen Fürsprechern immer wieder beschworene, eigenwillige Deutungs- und Handlungspraxis in Szene setzen und auf welche außerdiskursiven Wissensbestände und Kompetenzen sie dabei zurückgreifen (vgl. die Diskussion in Kap. 4.1.1).

Potenzen, in dem in Machtbeziehungen die Verhältnisse zwischen Regierenden und Regierten ständig neu generiert werden (Lemke 2008: 39).

Die Fassung von Macht als Einwirkung auf Handeln setzt die Handlungsfähigkeit der Partner in einer Machtbeziehung voraus. Damit grenzt der späte Foucault Machtbeziehungen deutlich von reinen Zwangs- oder Gewaltbeziehungen ab. Dort, wo Zwang dem Unterworfenen eigenes Handeln unmöglich macht, kommen Machtbeziehungen im Gegenteil an ihr Ende (Foucault 2005a: 285). Die Macht benötigt den jeweils anderen als ein zum Handeln fähiges und somit über Freiheitsgrade verfügendes Subjekt. Wenn das Handlungsvermögen vollständig determiniert würde, könnte sie sich nicht mehr als Einfluss in Beziehungen entfalten und wäre als relationale Macht im Sinne Foucaults am Ende. Freiheit und Macht sind somit in einem Wechselverhältnis untrennbar miteinander verbunden. Die Freiheit ist darin sogar in zweifacher Weise eine Grundbedingung für die Macht: Einmal weil Machtausübung ohne eine sich widersetzende Freiheit keinen Angriffspunkt hätte und folglich nicht existent wäre, zweitens weil Machtbeziehungen als handlungsinduzierende Kraft sofort in reinen Zwang umschlagen würden, wenn auf Seiten der Beherrschten alle Freiheitsgrade und damit auch alle Handlungsoptionen erlöschen würden (ebd.: 287). Das schließt die Anwendung von Gewalt und Zwang im Rahmen eines Machtverhältnisses nicht aus. Gewalt kann ein Mittel oder ein Resultat von Macht sein, sie ist aber eben nicht ihr wesentliches Prinzip.

Der Begriff der widerständigen Freiheit als Gegenpart der Macht verleiht Foucaults Machtbegriff eine etwas andere Qualität. Anders als in früheren Texten beschreibt er Macht nicht länger als bloße Spannung zwischen unterschiedlichen Positionen in einem sozialen Feld, sondern als agonalen, von gegenseitigen Provokationen geprägten Kampf zwischen Freiheit und Macht (ebd.: 288). Er vollzieht damit Tobias Klass zufolge eine Annäherung an den Machtbegriff Nietzsches und entfernt sich zugleich von seiner streng relationalen Fassung der Macht (2008: 152). Agonale Macht kennt ein Moment des Kämpfen-Wollens, das dem Verständnis eines nur aus Differenz gespeisten Kräfteverhältnisses fremd ist. Durch diese Präzisierung gewinnt Foucault die Möglichkeit zu einer klaren Unterscheidung zwischen Macht- und Zwangsbeziehungen und zwischen Macht und Herrschaft (Lemke 2008: 42). Herrschaft ist nicht länger ein einfacher Kumulationspunkt von Macht und somit ein ihr inhärentes Phänomen; sie wird

jetzt verstanden als Zustand, der durch die vollständige Unterdrückung von Freiheitsgraden alle auf Gegenseitigkeit beruhende Beziehungen unmöglich macht
und damit gewissermaßen die Macht selbst beendet (Foucault 2005i: 878). Herrschaft kann aus Macht hervorgehen und ist doch etwas Eigenes. Damit wird auch
der Widerstand zu etwas Neuem: Einst nur Teil von Machtbeziehungen, wird er
zum Korrektiv der Herrschaft mit dem Ziel, Machtbeziehungen wieder zu ermöglichen[29] (ebd.: 899; Foucault 2005a: 280; Klass 2008: 163).

Damit ist eine weitere Präzisierung verbunden. Die Freiheit etwas zu tun oder zu
lassen erfordert eine Begründung für die jeweils vollzogene Handlung. Handlungsoptionen zu haben verlangt von den Subjekten notwendigerweise, ihr Handeln zu reflektieren und an einem ethischen Relevanzsystem auszurichten
(Lemke 2003: 310). Ohne ein solches gebe es auch keinen Anlass für widerständige Handlungen und Macht müsste als reine, alle Bestrebungen nivellierende
Omnipotenz betrachtet werden. Das Problem der Freiheit ist daher mit der Frage
nach dem richtigen Handeln verbunden (Foucault 2005i: 879). Um Macht als
Bewegungselement des Sozialen fassen zu können, braucht es also ein freies *und*
selbstbezügliches Subjekt. Auch hier wird keine späte Annäherung an das souveräne Subjekt der Aufklärung vollzogen. Quelle des Selbstbezugs und der Reflexion ist bei Foucault nicht das transzendentale Bewusstsein, sondern eine kontextspezifische, in den christlichen Traditionen des Abendlandes fußende Technik der Subjektivierung.

2.3.2.4 Die Macht des Pastorats und die Sorge um sich

Ausgehend von seinen historischen und kulturvergleichenden Studien sieht
Foucault die neuzeitlichen Manifestationen der Macht, allen voran den modernen, westlichen Staat, als säkulare Erben einer von ihm als „Pastoralmacht"
bezeichneten Form der christlichen Lebensführung (2005a: 277)[30]. Der Begriff

---

[29] Nach Klass liegt in dem „Pathos des Widerstands", das er dem Spätwerk Foucaults attestiert, ein
widersprüchliches Element. Einerseits entgeht Foucault damit dem drohenden Fatalismus angesichts einer omnipräsenten Macht, andererseits kann es gerade wegen der nach wie vor angenommenen Omnipräsenz von Macht so etwas wie Widerstand außerhalb von ihr nicht geben (2008:
165; vgl. auch Janicaud 1991: 259). Allerdings haben weder der Widerstand noch eine sich dabei
Raum schaffende Freiheit bei Foucault einen universellen, ahistorischen Geltungsanspruch. Sie
bleiben Teil zeitspezifischer Verhältnisse (vgl. Kap. 2.3.2.7).
[30] Auch hier gibt es Parallelen zum Werk Max Webers, insbesondere zu seinen Schriften zu Calvi-
nismus und Wirtschaft (Veyne 2003: 44f.).

zielt auf ein Ensemble von im christlichen Kulturkreis gewachsenen Machttechniken zur Lenkung der Menschen. Zu den Charakteristika pastoraler Macht gehört zunächst die Strategie, die Sicherstellung des Gemeinwohls auf dem Weg über das Individuum zu garantieren. Der einzelne Mensch steht im Fokus ihrer Strategien, nicht das Volk oder das Staatsgebiet. Die Pastoralmacht bindet ihn an ein bestimmtes Ziel und begleitet seinen Weg dorthin ein Leben lang. Sie plausibilisiert sich durch das Versprechen eines Heils, als dessen Vermittler sie auftritt und dessen Erlangung sie nur nach lebenslanger Pflichterfüllung in Aussicht stellt (Dauk 1989: 109). Sie kontrolliert die Seelen, indem sie den Menschen die Pflicht zur Wahrhaftigkeit gegenüber der eigenen Person und den Autoritäten auferlegt und sie zum Gehorsam anhält. Verlangt wird die stete Reflexion des eigenen Selbst und dessen Offenbarung zum Zweck der Prüfung. Sie bedient sich dazu der Techniken der Beichte und der Gewissensprüfung. Weil ihre Techniken am Bewusstsein der Menschen ansetzen, bemüht sie sich um die Gewinnung einer spezifischen Kenntnis ihrer Leidenschaften, Fähigkeiten und Ängste. Sie gründet nicht nur auf Gewalt, sondern auch auf Wissen (Foucault 2005a: 277; 2006: 187ff.).

Ein weiteres Charakteristikum pastoraler Macht ist das Prinzip der Sorge. Sie erschöpft sich nicht in der vollzogenen Unterdrückung der Individuen, sondern manifestiert sich als beständige Sorge um das Wohlergehen der „Herde". Sie ist nicht nur an der Unterwerfung, sondern auch am Heil der Menschen interessiert. Damit ist eine Verpflichtung der Mächtigen gegenüber dem Wohl der Gemeinschaft verbunden. Weil Führungspositionen in „pastoral" organisierten Machtsystemen an das Gedeihen der Herde geknüpft sind, bleiben sie ethischen Richtlinien unterworfen. Das Wohl der Gemeinschaft fordert von den Herrschenden die Reflexion ihrer Praxis und Wahrhaftigkeit gegenüber ihren Intentionen (Foucault 2006: 189f.). Die Sorge um die Gemeinschaft beinhaltet deshalb immer auch die Sorge um sich. Die christliche Pastoralmacht bringt ein Subjekt hervor, das sich selbst erforscht, um andere zu beherrschen und dass sich selbst beherrscht, um von anderen als Herrscher anerkannt zu werden. Sie ist eine machtvolle Anleitung zur Selbstvergewisserung mit dem Ziel, sich selbst im Sinne des Pastorats zu lenken und sich zur Führung von anderen zu qualifizieren (Foucault 2005a: 277).

Das die alten Mechanismen christlicher Pastoralmacht in weltlichen Machtsystemen wirksam bleiben ist freilich kein Ergebnis einer bewussten, von menschlichen Strategen herbeigeführten Adaption. Macht kommt weiterhin von unten. Die strategischen Beziehungsmuster und Unterwerfungstechniken der Pastoralmacht erweisen sich schlicht als funktional in gesellschaftlichen Prozessen und deshalb als stimulierend für die Entstehung verschiedener Manifestationen von Macht.

Die politische Adaption des pastoralen Machtsystems findet ihren Ausdruck im Machtdispositiv der „Regierung", einer weiteren Neuerung in Foucaults späterer Schaffensphase[31] (Lemke 2003: 307f.) Gemeint ist keine souveräne Institution, sondern eine Gesamtheit an Diskursen, Prozeduren und Techniken, mittels derer sich die Menschen selbst und untereinander führen (Foucault 2005a: 286). Regierung setzt ganz im Sinne pastoraler Macht auf die „Führung von Führung", auf eine machtbesetzte Anleitung zur Selbstführung. Sie setzt deshalb immer an den Menschen an, nicht an den Strukturen, in denen sie organisiert sind (Foucault 2006: 183). Regierung „führt" mittels eines säkularen Heilsversprechen, z. B. Gesundheit und Wohlstand und plausibilisiert dieses durch die Bereitstellung einer spezifischen, auf Wissenschaft gegründeten Wahrheit (Foucault 2005a: 278). Sie bedient sich der Praxis des Geständnisses, des säkularen Pendants der Beichte und der wissensgenerierenden Praktiken der Humanwissenschaften, um Kenntnis über die Menschen zu erlangen. Umgekehrt gibt sie den Menschen ein Bild von sich selbst ein, das den Glauben an die eigene Stellung in der Welt mit dem Willen zur Wahrheit verknüpft und an den humanwissenschaftlichen Diskurs bindet. Man muss die Wahrheit über sich selbst entdecken, um als biologisches, sprechendes, oder arbeitendes Subjekt erkannt zu werden (Dreyfus/Rabinow 1994: 206). Macht ist in der Moderne folglich die Macht zur Subjektivierung. So verbinden sich im weltlichen Pastorat die individualisierenden Selbsttechniken der Reflexion, Selbstprüfung oder Selbstdisziplinierung mit der Totalität eines modernen Staates (Foucault 2005a: 277). Auf der Basis gültigen Wissens über sich selbst und die Welt führen die Menschen sich Foucault zufolge im Einklang mit den Machtstrukturen, die ihren sozialen Arenen Form geben.

---

[31] Lemke zufolge trennt Foucault in seinen Schriften allerdings nicht immer sauber zwischen den Begriffen Macht, Herrschaft und Regierung (2003: 310).

2.3.2.5 Macht und Wissen

Wahrheit und Wissen werden hier freilich als Produkte historisch kontingenter Wissensformationen im Zusammenspiel mit sprachlichen, technischen und sozialen Praktiken verstanden (Kocyba 2006: 140f.; Veyne 2003: 37). Wissen ist nicht wahr aufgrund seiner Nähe zu einer transempirischen Wahrheit, sondern wegen seines in gegebenen Machtbeziehungen legitimierten Anspruchs, wahr zu sein. Es ist in diesem Sinne auch nicht neutral, sondern wirkt normalisierend. Das von den Humanwissenschaften bereitgestellte Wissen zu Frauen, Homosexuellen, Pflegepersonen, Demenzbetroffenen etc. ist die Voraussetzung für eine Unterscheidung von gesund und krank, guter und schlechter Praxis, von richtigem oder falschem Denken. Es stiftet Orientierungen (Lemke 2003: 96). Wissen ist somit auch eine Voraussetzung für Macht. Als gesichtsloser Spannungsbogen in sozialen Beziehungsmustern verfügt Macht über keinen eigenen Kompass, der ihr eine Ausrichtung ermöglichen könnte. Sie kann sich folglich nicht ohne ein Wissensfeld, das ihr einen Ausgangspunkt für eine strategische Ausrichtung bereitstellt, konstituieren. Die Macht selbst unterscheidet nicht zwischen Männern und Frauen oder zwischen normalem und pathologischem Altern. Eine etablierte Unterscheidung ist aber geeignet, Machtwirkungen zu generieren. Erst die Hervorbringung eines Gegenstandes durch Wissensprozesse öffnet ihn für eine Klassifizierung und Beurteilung. Seine Benennung macht es möglich, ihn als Objekt einer Erkenntnis dem erkennenden Subjekt zu unterstellen (Keller 2008: 88). Macht benötigt also Wissen, Wissen wiederum kann nicht ohne die Unterstützung durch Machtstrukturen, z. B. in Form wissenschaftlicher Institutionen und garantierter Verbreitungswege, Gültigkeit und Dauerhaftigkeit beanspruchen (Foucault 1992: 33; 1994: 39). Macht und Wissen werden deshalb von Foucault stets in einem Atemzug benannt. Dennoch fallen sie nicht ineinander. Wissen bleibt eine Leistung des Geistes, Macht ein Bestandteil menschlicher Gesellschaften.

2.3.2.6 Die Regierung des Menschen

Weil auf der Grundlage der etablierten Machtstrukturen des christlichen Pastorats Führung immer auch Selbstführung ist, beruhen Foucault zufolge die Führung der eigenen Person, des Haushaltes oder der Familie auf den gleichen Prinzipien wie die Führung eines Staates und seiner Institutionen (2006: 183). Mit diesem Postulat der Gleichursprünglichkeit von alltäglichen und herrschaftlichen Machtfiguren präzisiert und erweitert er sein Konzept eines wechselseitigen Hervorbringungsverhältnisses von sozialen Machtbeziehungen und manifesten Machtstrukturen. Stabilisierte Formen der Macht wurzeln in den alltäglichen Praktiken des Wahrnehmens, Wertens und Unterscheidens, wie sie die christlich geprägten Kultur eigen sind. Die Grundmuster von Strategien und Taktiken, in den basalen Sozialbeziehungen auf der Ebene der gesellschaftlichen Produktionsapparate ebenso wie in institutionalisierten, machtvollen Gebilden, lassen sich somit auf einen gemeinsamen kulturellen Ursprung zurückführen.

Mit der Erweiterung seines begrifflichen Instrumentariums gelingt es Foucault außerdem, das Verhältnis von Macht und Herrschaft zu konkretisieren und das Konzept eines über Freiheitsgrade verfügenden Subjekts zu integrieren. Im Modus der Regierung wird der Weg der Macht aus der Basismatrix des Sozialen zu dauerhaften Institutionen und zurück als ein Austarieren subjektiver Freiheitsgrade und unterdrückender Herrschaftsansprüche gefasst. Die Regierung als Machtdispositiv prozessiert ein fließendes Gleichgewicht zwischen dem Zwang von Herrschaftsverhältnissen und dem Freiheitsstreben der Subjekte. Es zielt auf die dynamische Synchronisation der Ansprüche der Freiheit mit den Herrschaftsansprüchen einer politischen Führung. Herrschaft und Freiheit können als Antipoden betrachtet werden, zwischen denen sich ein Kontinuum von Machtbeziehungen entfaltet, ohne das Macht jemals ganz das eine oder das andere sein könnte. Die Neigung zu herrschen ist der Macht zwar notwendigerweise inhärent (vgl. Foucault 2005a: 293), sie kann Freiheit aber nicht gänzlich terminieren, ohne zugleich die eigenen Wirkprinzipien und damit ihre Produktivität zu beschädigen. Andererseits kann sie ihren Gestaltungsanspruch aber auch nicht aufgeben, weil sie dann nicht mehr als Einwirkung auf das Handeln anderer begriffen werden könnte. Macht im Dispositiv der Regierung konstituiert sich deshalb über die Gestaltung der Möglichkeiten von Freiheit. In Machtbeziehungen werden die Rahmenbedingungen festgelegt, in denen Handlungsfreiheit möglich ist bzw. in der sie in legitimer Weise begrenzt werden kann (Lemke u.a. 2012: 29f.; Lessenich 2003: 82). Freiheit erfährt keine Einschränkung, sondern eine Ausrichtung. Freisein bedeutet die Freiheit, richtige oder falsche Entscheidungen auf der Basis dessen treffen zu können, was in einem gegebenen Wissensregime zur Auswahl steht.

Das postulierte Wechselverhältnis von Macht und Freiheit verschafft „Sicherheitsdispositiven" eine zentrale Bedeutung in Foucaults überarbeitetem Machtkonzept[32] (Foucault 2003i: 820). Sie ermöglichen es, das für die Produktivität der Macht unerlässliche Maß an Handlungsfreiheit legitim zu modellieren. Sie funktionieren, indem ein Netz von Sicherheitstechnologien spinnen, das die Menschen einerseits in ihrem Bewegungsspielraum einschränkt, sie dabei aber gleichzeitig an den für ihre Sicherheit arbeitenden Staat bindet. Sicherheitstechnologien postulieren einen Zustand permanenter Bedrohung, sei es durch Epidemien, Hungersnöte, Wirtschaftskrisen oder Umweltzerstörung (Lentzos/Rose 2007). Sie etablieren eine Form kontrollierter Freiheit, eine Praxis selbstverantwortlicher Lebensführung entlang etablierter Sicherheitsparameter. Sie lassen den Individuen genügend Raum, um sich ihren Bedürfnissen gemäß und unter Vermeidung aufwendigen Regierungshandelns produktiv zu entfalten. Gleichzeitig beschränken sie den Aktionsraum durch den legitimen Rekurs auf die Risiken der Freiheit, seien es Krankheit, Armut, Arbeitslosigkeit etc. (Foucault 2006: 101).

Wegen seiner Nähe zur Macht ist Wissen kein positives Wissen, kein Abbild der Realität, sondern Grundbedingung und strategisches Element von Regierung. Menschen regieren sich durch die Produktion von Wahrheit. Regierung funktioniert über die Einrichtung von Feldern, in denen sich die Regierten zwischen wahren und falschen Optionen zu entscheiden haben (Foucault 2005g: 34). Sie thematisiert einen Gegenstand als Problem und verortet ihn dadurch im Feld einer politischen Intervention. Regierungsprogramme schaffen dadurch erst den Rahmen, in dem Phänomene wahrgenommen und beurteilt werden können. In den Vollzügen der Praxis mögen sich diese Vorschläge verändern oder gänzlich scheitern. In jedem Fall aber ermöglichen sie Aushandlungsprozesse, Widerstand und Neuorientierungen, aus denen neue Programme, neue Formen von Praxis und neue Subjektpositionen entstehen (Lessenich 2003: 82).

Trotz ihrer Funktionalität in Machtbeziehungen ist die Freiheit kein bloßes Instrument, sondern bleibt der Macht vorrangig. Sie ist das Nadelöhr, durch das die Macht in der Moderne gehen muss, auch wenn sie dessen Größe dabei beständig

---

[32] Die Arbeitsweise eines Sicherheitsdispositivs im Unterschied zu traditionelleren Machttechniken beschreibt Foucault am Beispiel des veränderten Umgangs mit Epidemien im Verlauf der letzten Jahrhunderte (Foucault 2006: 93ff.).

modelliert. Gerade weil die liberale Macht der Regierung auf die Reflexions- und Handlungsfähigkeit des Menschen setzt (die er notwendig braucht, um sich selbst zu regieren), schafft sie die Möglichkeit, durch dessen Handeln korrigiert zu werden. Über ihre Freiheitsgrade sind die Subjekte zugleich Gradmesser und Taktgeber des Verhältnisses zwischen Freiheit und Herrschaft. Sie sind das Feld, in dem Freiheit und Herrschaft in Konkurrenz treten und ihrerseits eine Ausrichtung erfahren. Das seine Verhältnisse reflektierende Subjekt ist der Ankerpunkt der Herrschaftskritik (Foucault 1992: 12).

„Wenn es sich bei der Regierungsintensivierung darum handelt, in einer sozialen Praxis die Individuen zu unterwerfen – und zwar durch Machtmechanismen, die sich auf Wahrheit berufen, dann [...] ist die Kritik die Bewegung, in welcher sich das Subjekt das Recht herausnimmt, die Wahrheit auf ihre Machteffekte hin zu befragen und die Macht auf ihre Wahrheitsdiskurse hin." (Foucault 1992: 15)

2.3.2.7 Subjektivierung und die Praktiken der Freiheit

Das Zusammenspiel von Herrschaft und Freiheit im Modus der Regierung verweist auf eine grundsätzliche Dualität des Subjektbegriffs im Spätwerk Foucaults. Der Begriff beschreibt das der Herrschaft eines anderen unterworfene ebenso wie das durch Bewusstsein und Selbsterkenntnis an seine eigene Identität gebundene Subjekt (Foucault 2005a: 275). Im ersten Fall rekurriert es auf das Subjekt als Adressat und Produkt von Machttechnologien. Pastorale Macht offenbart sich hier als Zurichtung, als rigider Verhaltenscodex. Hierfür stehen Foucaults historische Analysen zu den Machttechniken der Disziplin und der Bio-Politik, deren Auftreten er auf das 17. bzw. 18. Jahrhundert datiert (Foucault 1983: 134f.)[33]. Beide bringen den Menschen in einer bestimmten Form hervor: Die Disziplinartechniken kreieren ihn als mangelhaftes oder gefährliches Subjekt und machen ihn zu einem Objekt von Überwachungs- und Kontrolltechniken. Bio-politische Strategien entwerfen das kollektive Subjekt als einen Träger von Eigenschaften, an denen die Staatsmacht durch gesundheits- oder sozialpoliti-

---

[33] Die Disziplin dient der Zurichtung des individuellen Körpers mit dem Ziel, ihn nach Art einer Maschine in seinen produktiven Funktionen zu optimieren. Sie bedient sich der Techniken des Sichtbarmachens, der Normierung, der Prüfung oder des Drills. Bio-Politik fokussiert dagegen die Bevölkerung als Gattungskörper und trachtet nach der Regulierung ihrer biologischen Prozesse. Sie bedient sich der Statistik, der Ressourcenabschätzung, der Prognose etc. (vgl. Ewald 1991: 165; Lemke 2003: 71f.).

sche Programme ansetzen kann (ebd.; Lemke 2003: 134ff.; Meißner 2010: 112). Demgegenüber sind Selbsttechnologien vom Subjekt angewandte Technologien der Selbstreflexion und der Selbstoptimierung. Sie dienen ihm dazu, sich aus eigener Kraft einem als ideal erachteten Existenzweise anzunähern, sich z. B. durch den Vollzug entsprechender Praktiken als selbstverantwortliche und rational agierende Person zu konstituieren (Lessenich 2003: 86). Wegen der Einhegung dieser „Sorge um sich" durch wissenschaftlich generiertes Wissen unterhält freilich auch diese Form der Subjektivierung eine Beziehung zur Herrschaft[34] (Foucault 2005h: 969).

Die Betonung des Selbstbezugs des Subjekts innerhalb einer Machtbeziehung stellt gegenüber dem älteren Konzept des Widerstandes als neutrales Widerlager eine wesentliche Erweiterung dar. Wo es Macht gibt, gibt es nun nicht mehr nur Widerstand, sondern außerdem auch Freiheit (Saar 2007a: 283). Die Stellung der Subjekte im allumfassenden Zugriff der Macht wird gestärkt, ohne den Grundsatz von Macht als unhintergehbares Wesenselement des Sozialen aufgeben zu müssen. Subjektivierung ist einmal Unterwerfung unter die Disziplinierungstechniken der Macht, z. B. in Form einer Inkorporation spezifischer Anforderungen an das, was der Mensch können muss oder sein soll. Wegen des relationalen Charakters von Machtbeziehungen entsteht mit der Formierung solcher Tatbestände aber zugleich eine Arena, in der um ihre Wahrheit gestritten werden kann. Subjekte formieren sich deshalb zweitens aktiv durch Praktiken der Gegenwehr (vgl. Foucault 2005j: 906). Ein Beispiel für eine so verstandene Subjektivierung ist die „Entstehung" der Homosexualität aus dem wissenschaftlichen Diskurs zur Sexualität im 19. Jahrhundert. Foucault zufolge führt er als Teil eines auf den Sex gerichteten Machtdispositivs einerseits eine Unterscheidung zwischen richtiger und falscher Sexualität ein und besiegelt damit die Ausgrenzung der Homosexuellen aus dem Feld der „Normalen". Andererseits gibt die diskursive Festlegung dessen, was normal ist, den „Anormalen" erst Anlass, sich als solche zu erkennen und sich zu ihrem neuen Status zu verhalten. Eine Folge ist die Kultivierung der Homosexualität, eine offensive Akzeptanz des Außenseiterstatus bei gleichzeitiger Bekämpfung seiner negativen Sanktionierung (Foucault 2003j: 342). In dieser Perspektive kann auch die Marginalisierung der Frau in den Dis-

---

[34] Lemke u.a. kritisieren die Definition von Macht- und Selbsttechnologien als Herrschaftsprodukte als tautologisch (2012: 28/Fußnote).

kursen des Bürgertums als Vorbedingung für die Entstehung einer bürgerlichen Frauenbewegung betrachtet werden. Erst das Bekanntwerden der „Wahrheit" über die Frau generiert die Idee, die zugewiesene Rolle produktiv zu gestalten (Seier 1999: 82). Die im Diskurs verhandelten Geschlechtspositionierungen entstehen im Grunde erst als Folge ihrer wissenschaftlichen und politischen Thematisierung. Ihre diskursive Adressierung bildet die Grundlage für die Ausformung eines eigenständigen und ggf. widerständigen kulturellen Lebensstils mit Einfluss auf etablierte Machtbeziehungen und Subjektpositionen.

Die Freiheit hat in diesem Konstrukt freilich keine normative Qualität. Foucault spricht nicht von einem metaphysischen Prinzip oberhalb der sozialen Wirklichkeit, sondern von Freiheitspraktiken. Freiheit ist weder ein Zustand noch ein Anrecht, sondern existiert nur in der Form aktiver Gegenwehr. Sie vollzieht sich als ein Abarbeiten an Herrschaftszuständen (Allolio-Näcke 2010: Abs. 20; Lemke 2003: 311). Foucaults Begriff der Freiheit ist Saar zufolge entweder leer oder offen, je nachdem, ob man ihn negativ oder positiv fassen will[35] (2007a: 286). Auch die dem Subjekt in Foucaults Spätwerk zugestandenen Freiheitsgrade machen es somit keineswegs zu einem autonomen Wächter seiner Handlungen. Es wird mit Wahlmöglichkeiten konfrontiert, die sein Handeln fordern, es aber zugleich auch präformieren. Herr über sich selbst ist das Subjekt in dem Sinne, dass es sein Handlungsvermögen als Selbstsorge in den Dienst produktiver Machtbeziehungen stellen und an der Architektur des pastoralen Machtsystems partizipieren kann (Renn 2012: 50).

2.3.3 Macht und freier Wille – Ein Resümee

In *Die Ordnung der Dinge* hatte Foucault die Abhängigkeit des Bildes vom Menschen (oder des Fehlens eines solchen) von den historisch spezifischen Ordnungsmustern des Denkens aufgezeigt. In späteren Schriften thematisiert er die Abhängigkeit des freien Willens von ebenfalls zeitspezifischen Wahrheitsregimen. Dem poststrukturalistischen Programm folgend erscheint das Subjekt weiterhin nicht als Angelegenheit des Geistes, sondern als Endprodukt von Selbst- und Fremdtechniken (Reckwitz 2008a: 24). Es ist keine für sich stehende Ein-

---

[35] Ob der Begriff der Freiheit hier noch angebracht ist, sei dahingestellt. Freiheit bleibt in der Foucaults Konzept ein ambivalenter Begriff (vgl. dazu die Besprechung bei Gehring 2004: 136f., Sarasin 2005: 176).

heit, keine Substanz, sondern existiert nur in Gestalt einer *„historischen Form der Organisation des Selbst"* (Lemke 2008: 38). Foucault formuliert in seinen späten Schriften aber auch kein eingleisiges Dominanzverhältnis zwischen Struktur und Subjekt. Er behauptet z. B. nicht, dass die Einführung von Disziplinierungstechniken in den Schulen, Fabriken oder Kasernen die „echten Menschen" tatsächlich gehorsamer und ihre Gesellschaften stereotyper gemacht hätten. Die auf die Disziplinierung der Subjekte gerichteten Techniken werden vielmehr als Ausdruck einer bestimmten Form der Rationalität bei der Organisation der produktiven Kräfte einer Gesellschaft gelesen (Foucault 2005a: 284). Sie sind der Versuch, zu den institutionalisierten Formen der Macht die passenden Individuen zu produzieren (vgl. Gehring 2004: 134). Diesem Anliegen stehen die adressierten Personen allerdings nicht nur passiv, sondern kraft ihrer Freiheitsgrade ggf. auch ablehnend gegenüber. Ihrem Handeln liegt die Potenz inne, dem entgehen zu können, was sie einschränken will (Allolio-Näcke 2010: Abs. 20). Selbst die Unterwerfung unter gegebene Verhältnisse ist nicht nur ein passiver Akt, weil sie zumindest den Verzicht auf Widerstand beinhaltet (Renn 2012: 37). Die Relationalität von Machtbeziehungen und die dem Subjekt deshalb zukommenden Freiheitsgrade werden durch die Zumutungen der Macht also nicht konterkariert, sie machen den Menschen andererseits aber auch nicht unabhängig von der Ordnung der Dinge. Er ist nur frei zu tun, was in einem bestimmten geschichtlichen Kontext getan werden kann. Er kann nur gegen die Zumutungen einer subjektivierenden Macht rebellieren, die ihm von dieser offeriert werden. Oder, mit Judith Butler gesprochen:

> „Die Macht orchestriert [...] die Art und Weise, in der wir uns affektiv unserer Identität versichern oder sie aufgeben." (2003: 66)

Foucault negiert den Willen nicht, er entzieht ihm aber die letztgültige Entscheidungsgewalt über die Frage, was der Mensch ist. Vielmehr ist umgekehrt der Wille, eine bestimmte Subjektposition einnehmen zu wollen oder nicht, abhängig von dem, was in spezifischen Wissen- und Rationalitätsordnungen an Möglichkeiten dazu angeboten wird (vgl. Lemke 2008: 38). Auch die im Spätwerk betonten Techniken der Selbstgestaltung schaffen kein transzendentales Subjekt, sondern betonen nur den Eigenanteil des Menschen an einer ansonsten historischen Mustern folgenden Form der Subjektivierung (Gehring 2004: 137; Kolf-van Melis 2003: 174). Wo die klassische Subjektphilosophie das transzendentale

Bewusstsein als gegeben annimmt und der Welt voranstellt, betont Foucault weiterhin den Einfluss der Welt auf die Stellung des Subjekts. Seine Frage richtet sich nicht an einen transzendentalen Geist als Agens hinter den Entscheidungen des Menschen; ihn interessieren die Fremd- und Selbsttechnologien, kraft derer Menschen bestimmte Entscheidungen, Verhaltensweisen oder Überzeugungen für notwendig und plausibel halten.

Zweites Fazit

Foucault hat ein Konzept von Subjektivierung geschaffen, dass weder auf die widersprüchliche Figur eines autonomen Subjekts rekurrieren muss noch das Subjekt als bloßes Anhängsel einer Machtstruktur begreift. Es gelingt ihm, indem er Subjektivierung als Effekt von Macht und von Freiheit zugleich konzipiert. Macht wird dabei nicht als hierarchisch, sondern als relational organisiert gedacht. Sie manifestiert sich als Einfluss in sozialen Beziehungssystemen. Damit Macht funktioniert, muss es einerseits Freiheitsgrade auf beiden Seiten einer Machtbeziehung geben, andererseits muss Einflussnahme trotzdem möglich bleiben. Moderne Macht operiert daher durch die Modellierung von Freiheit. Durch die Bereitstellung plausibler Wissensbestände zum Wesen des Menschen gibt sie vor, auf welche Weise der Mensch frei sein kann. Sie organisiert das Streben der Individuen, indem sie Erstrebenswertes vorschlägt. In der Moderne regieren die Menschen sich selbst, weil ihnen innerhalb der sie umgebenden Machtbeziehungen klar vermittelt wird, wer sie sind und was sie tun sollten. Macht manifestiert sich als Subjektivierung durch Fremd- und Selbsttechnologien (Foucault 2005a: 270). Sie hält die Menschen dazu an, Rechenschaft abzulegen, Risiken zu meiden und nach Optimierung zu streben. Weil Freiheit trotzdem unverzichtbar ist, wird Widerstand zum Korrektiv der Macht. Wegen dieses Verhältnisses sind Foucault zufolge gesellschaftliche Auseinandersetzungen in modernen Gesellschaften auch in erster Linie Kämpfe gegen die Subjektivierungsversuche durch die Institutionen der Macht und für das Recht, demgegenüber man selbst sein zu können (ebd.: 276). Eine Machtanalyse kann deshalb auch über die Analyse des Widerstandes, der bestimmten Subjektivierungszumutungen entgegenschlägt, vorgenommen werden.

Dem folgend, kann auch eine Untersuchung der aktuellen Demenzdebatte unter Machtaspekten ihren Ansatzpunkt an den in der aktuellen Auseinandersetzung prozessierten Subjektivierungsformen nehmen. Von Interesse ist dabei einmal, auf welche Weise Subjektpositionierungen in den Beiträgen vorgenommen werden und zweitens, welche Widerstände diesen Setzungen ggf. entgegenschlagen. Die Auseinandersetzung um die richtige Deutung der Demenz ist somit kein Streit um den wissenschaftlichen Status einer Erkrankung, sondern um die Idee, was der Mensch ist bzw. sein sollte.

Bevor dieser Gedanke aufgegriffen wird, ist zunächst der letzte der zentralen Begriffe, der Begriff des Diskurses, zu explizieren.

2.4 Diskurs

Die Begriffe „Diskurs" und „Diskursanalyse" bezeichnen schillernde und uneinheitlich verwendete Konzepte. Sie finden sich in unterschiedlichen ideengeschichtlichen Traditionen, z. B. bei den Vertretern der Hermeneutik, des amerikanischen Pragmatismus oder den französischen Linguisten und sprachwissenschaftlich informierten Sozialwissenschaftlern im Zeichen des linguistic turns (Angermüller 2010: 72f.). Als gemeinsamer Nenner kann gelten, dass die Verwendung des Konzepts „Diskurs" in sozial- und geisteswissenschaftlichen Kontexten stets auf die soziale Produktion von Sinnzusammenhängen in Wort und Schrift abzielt (Angermüller 2014a: 75). Unterschiede zwischen den Ansätzen gibt es in der Verortung und dem Modus der Sinnproduktion. In der vom Pragmatismus gespeisten, angloamerikanischen Tradition der Diskursforschung wird sie in der intersubjektiven Kommunikationen angesiedelt. Diskurs meint hier die Organisation symbolischen Handelns im Prozess der kommunikativen Herstellung symbolischer Ordnungen in der Interkation. In den strukturalistisch geprägten Theorieschulen Europas steht Diskurs dagegen häufiger für die Organisation von verschriftlichten Symbolsystemen in Texten. Diskurs ist hier ein Kommunikationsmedium innerhalb größerer gesellschaftlicher Kontexte (Angermüller 2007a: 107; 2010: 73)[36].

Grund für die Anschlussfähigkeit des Konzeptes „Diskurs" ist laut Angermüller der Umstand, dass die soziale Produktion von Sinn durch Sprache auf geteilte

---

[36] Eine kurze Zusammenfassung der Bedeutungen und Verwendungszusammenhänge des Diskursbegriffs findet sich bei Waldenfels (1991: 283). Eine Übersicht über die Begriffsgeschichte bei Angermüller/Nonhoff (2014) oder Keller (2011a: 99ff.).

Prämissen in den genannten Theorieschulen verweist (2010: 73f.). Nicht anders als der Strukturalismus muss z. B. auch die Hermeneutik davon ausgehen, dass die Verbindung zwischen den Wörter und den durch sie bezeichneten sozialen Phänomenen nicht festgefügt, sondern offen und daher interpretationsbedürftig ist. Anders ließe sich die soziale Welt nicht durch Deutung sinnhaft konstruieren. Mit Pragmatismus und Interaktionismus teilen poststrukturalistische Diskurstheorien wiederum die Idee einer auf instabilen Sinnzusammenhängen beruhenden Gesellschaftsstruktur. Auch interaktionistische Handlungstheorien müssen, um Gesellschaft als Produkt eines Aushandlungsprozesses begreifen zu können, von einer prinzipiellen Offenheit und Kontingenz gesellschaftlicher Strukturen ausgehen (ebd.; Wedl et al. 2014: 541). Bei der folgenden methodologischen Diskussion wird dies noch ausführlicher besprochen. Obwohl sich die Vertreter unterschiedlicher diskursanalytischer Schulen mitunter offensiv voneinander abgrenzen, gibt es im Diskursbegriff somit im Grunde ein verbindendes Element.

2.4.1 Diskursanalyse

Wenn „Diskurs" für die soziale Produktion von Sinn im Medium der Sprache steht, kann als gemeinsames Ziel aller Diskursanalysen das Aufdecken der formalen Bedingungen, unter denen sich diese Sinnproduktion vollzieht, verstanden werden (Sarasin 2011: 62). Anders ausgedrückt beschäftigen sich Diskursanalysen mit dem tatsächlichen Gebrauch von Sprache und andere Symbolsystemen bei der Konstituierung des Bedeutungsgehalt eines sozialen Phänomens (Keller 2011b: 9). Aus einer als konstruktivistisch im weitesten Sinne zu betrachtenden Perspektive heraus interessieren sie sich dafür, wie soziale Wirklichkeit im Medium des Diskurses entsteht. Darüber hinaus fokussieren Diskursanalysen die historischen Veränderungen, denen die entstandenen Deutungssysteme unterworfen sind (Viehöver 2011a: 194). Dabei wird angenommen, dass sich die Konstitution von Wirklichkeit im Diskurs innerhalb einer institutionalisierten Diskursstruktur vollzieht, die einer empirischen Analyse zugänglich ist (Keller 2011b: 9).

Es gibt eine Reihe von Vorschlägen, die unterschiedlichen Ansätze der Diskursanalyse zeitlich, theoretisch oder geografisch zu systematisieren[37]. Sarasin z. B. differenziert zwischen drei durch ihre jeweiliges Erkenntnisinteresse und ihr Verhältnis zur Sprache unterscheidbare Formen (2011: 62). Unterscheiden lassen sich demnach zunächst einmal der Linguistik nahestehende Ansätze von solchen, die auf poststrukturalistische Zeichentheorien im Stile Derridas oder Lacans rekurrieren. Erstere interessieren sich für die Sprache in ihrer Form und Geschichte, letztere mehr für ihre Formveränderungen und ihre Polysemie. Beiden gemeinsam sei aber noch die Nähe zum gesprochenen oder geschriebenen Wort. Demgegenüber vertrete Foucault eine dritte, weder an den Worten noch ihren Verschiebungen interessierte Variante der Diskursforschung. Hier spielt die Materialität der Spracherzeugung eine Rolle. Der Diskurs steht nicht nur für das Wort, sondern auch für den Ort, von dem aus Worte mit Wahrheitsanspruch gesprochen werden und für die Praktiken, mittels derer sie Verbreitung finden (ebd.: 62f.). Andere Systematiken differenzieren diskursanalytische Ansätze demgegenüber entlang ihrer forschungsleitenden Paradigmen und ihrer daraus abgeleiteten Forschungsmethoden. So dienen Diskursanalysen nach Angermüller in handlungstheoretischer Tradition der Beschreibung interaktiver Aushandlungsprozesse und werden in Form von Konversations- oder Gesprächsanalysen betrieben (2011: 73. Wenn stattdessen strukturalistische Prämissen gelten und der Diskurs als übersubjektive Organisationsform von Symbolsystemen verstanden wird, kommen auch quantifizierende Instrumente wie die Korpuslinguistik zum Einsatz (ebd.; Angermüller 2007a: 107; vgl. auch Keller 2011b: 13ff.).

Weitgehende Einigkeit besteht darin, dass sich die anhaltende Konjunktur des Diskursbegriffs vor allem seiner Operationalisierung durch Michel Foucaults in den 1960er und 70er Jahren verdankt (Angermüller 2010: 73; Keller 2011a: 122; Messerschmidt/Saar 2014: 48). Foucaults Diskurskonzept soll deshalb, auch wenn die folgende Analyse der Demenzdebatte sich am Diskursbegriffs Laclau/ Mouffes orientiert, kurz vorgestellt werden.

---

[37] Ausführliche Übersichten über die verschiedenen diskursanalytischen Ansätze findet man u. a. bei Allolio-Näcke (2010: Abs. 4), Angermüller (2007a: 106f.; 2014a), Diaz-Bone et al. (2008), Keller (2011a: 109ff.), Jäger (2012: 17ff.) oder Mills (2007: 11ff.).

2.4.2   Der Diskurs bei Foucault

Nach eigener Aussage bedient sich Foucault des Konzeptes des Diskurses, um eine Geschichte der Subjektivierungsformen ohne Rekurs auf ein konstituierendes Subjekt oder eine universelle Struktur schreiben zu können (Foucault 2003b: 195).[38] Gemäß seiner subjektkritischen Grundhaltung werden Diskurse weder als Manifestationen denkender Subjekte aufgefasst, noch werden sie als symbolische Ordnungen verstanden, deren tieferer Sinn hermeneutisch zu entschlüsseln wäre (Foucault 1981: 43, 82, 289ff.). Stattdessen gelten Diskurse als regelgeleitete Systeme von Aussagen, die durch eine jeweils spezifische Struktur erkennbar sind und sich als Teile einer kulturellen Wissens- und Rationalitätsordnung ausweisen lassen. Sie stellen eine tatsächlich vollzogene Praxis der Zeichenverwendung in Rede und Schrift dar, in der sich die diskurskonstitutiven Regeln einer historisch gegebenen Struktur aktualisieren (Bublitz 2001: 30; Keller 2008: 75). Analytisch lassen sie sich als Differenz zwischen dem fassen, was in einer gegebenen Epoche hätte gesagt werden können – auf der Basis bestehender Wissensbestände und Sprachregelungen – und dem, was tatsächlich gesagt wurde (Lemke 2003: 46). Nicht das Verstehen eines tieferen Sinns hinter den Aussagen eines Textes, sondern das Ereignis der Aussage als solches steht im Fokus. Die Aussagen können heterogen und sogar widersprüchlich sein; ihre Konstitutionsregeln, die Muster des Ein- und Ausschließens, der Differenzierung und Klassifizierung, sind die Gleichen (Foucault 1981: 67). Als Alternative zu den Grundannahmen der subjektzentrierten Denkschulen und ihrer Abhängigkeit vom konstituierenden Subjekt gilt Foucaults Interesse der „Oberfläche" der geschichtlichen Ereignisse. Die Analyse versucht aus der historischen Tatsache des Erscheinens von Subjektformen, politischen Strukturen und ökonomischen Modellen zu einer bestimmten Zeit und in einer bestimmten Form Schlüsse zu ziehen, ohne auf verborgene Ordnungsmuster dahinter rekurrieren zu müssen (ebd.: 39). Sie versucht, Muster und Regelmäßigkeiten innerhalb einer Gesamtheit von historischen Aussagen zu reflektieren und daraus auf die Formationsregeln eines spezifischen Diskurses zu schließen.

---

[38] Foucault bezeichnet seine frühen Studien als eine „Archäologie" des Wissens. Das Interesse gilt primär den historischen Abfolgen von Diskursregimen. Später erweitert er das Konzept um den Aspekt der „Genealogie". Hier werden die Abfolgen historischer Diskursformationen als Ausdruck sich verändernder Machtstrukturen in den Blick genommen (Bublitz 2001).

Wegen der engen Verbindung von Wahrheit und Macht ist der Begriff des Diskurses eng mit dem Konzept der Macht verbunden. Diskurse sind Produzenten und Transporteure gültigen Wissens (Foucault 2012: 11f.). Sie stellen die epistemologischen Regeln für gültige Aussagen ebenso wie ein Set an Praktiken und Institutionen (Pädagogik, Wissenschaft, Publikationen, Universitäten) zu ihrer Validierung und Verbreitung. Diskurse sind Ausdruck einer Grenzziehung zwischen dem Wahren und dem Falschen. Sie prozessieren einen „Willens zur Wahrheit", einen Modus zur Einordnung, Bewertung und Zuordnung des Wissens in einer Gesellschaft (ebd.: 15). Weil sich moderne Macht als Wahrheitspolitik konstituiert (vgl. Kap. 2.3.2), sind Diskurse ein Medium der Macht. Der Diskurs ist allerdings nicht mit Macht gleichzusetzen; er kann sowohl zur Etablierung wie auch zur Untergrabung von Machtstrukturen genutzt werden (Seier 2001: 92f.). Deshalb ist Foucault zufolge jede Gesellschaft darum bemüht, die Gefahren des Diskurses zu bändigen und seine produktive Kraft zu kanalisieren (Foucault 2012: 10f.). Als sprachlicher Ausdruck von Macht ist der Diskurs umkämpftes Ziel von Macht und Machtmittel zugleich. Seier zufolge stellt er eine Ebene dar, auf der Machtstrategien und Wissensproduktion ineinanderfließen (1999: 77f.). Die Analyse von Diskursen verfolgt entsprechend das Ziel, diesen Prozess zu entschlüsseln und die diskursive Herstellung von Wahrheiten ans Licht zu bringen (Seier 2001: 93).

Foucaults Diskursbegriff kann gewiss als eines seiner bekanntesten und einflussreichsten Konzepte bezeichnet werden (Keller 2008: 74). Dennoch ist er in seinen eigenen Werken unterbestimmt und zudem werksgeschichtlichen Schwankungen unterworfen geblieben[39]. Als Teil seines „strukturalistischen Erbes" ist es zu Beginn seiner Schaffensphase bedeutsam, verliert aber an Prominenz in den späteren Schriften (Quadflieg 2008: 98; Sarasin 2006. 116). Foucault hat zudem, obwohl er für seine Analysen zu den Diskursen der Medizin oder des Strafsystems berühmt ist, selbst keine ausformulierte Analysemethode hinterlassen. Er konnte wohl, so vermuten Gebhard/Schröter, als Kritiker der Wissenschaft und ihres rationalen Zugriffs auf den Menschen auch kaum selbst ein geschlossenes Konzept einer wissenschaftlichen Diskursanalyse vorlegen (2007: 39, vgl. auch Bublitz et al. 1999: 15). Selbst das gemeinhin als methodologische

---

[39] Vgl. Geisenhanslüke (2001) zur Werksgeschichte des Diskursbegriffs bei Foucault.

Ausarbeitung[40] verstandene Buch *Archäologie des Wissens* definiert die Analyse von Diskursen letztlich nur negativ. Präzise ist es nur in der Beschreibung dessen, was die Untersuchung vermeiden sollte (vgl. Foucault 1981: 33ff.).

Die im Folgenden beschriebene Untersuchung von Machtstrukturen in den Debatten zur Demenz bedient sich deshalb anderer Konzepte zur empirischen Prüfung ihres Gegenstandes. Sie benutzt die im Anschluss an die Hegemonietheorie von Ernesto Laclau und Chantal Mouffe (2000) entwickelte diskursanalytische Methode von Martin Nonhoff (2006; 2007; 2014). Wegen der geteilten poststrukturalistischen Prämissen bei Laclau/Mouffe und Foucault erscheint eine solche Verbindung plausibel. Dies wird an anderer Stelle noch expliziert (vgl. Kap. 4.2.9). Es geht somit darum, die diskursive Adressierung der Demenz mittels der Foucaultschen Begriffe von Macht und Subjekt inklusive der damit korrespondierenden Konzepte theoretisch zu fassen und sie vermittelt durch die von Martin Nonhoff im Anschluss an Laclau/Mouffe entwickelte Methode empirisch zu erschließen.

Um die Wahl der Methode zu begründen, sind allgemeine Probleme bei der Methodologisierung von Diskursanalysen im Anschluss an poststrukturalistische Konzepte anzusprechen. Zuvor soll aber die Fruchtbarkeit der hier referierten poststrukturalistischen Perspektive für die Fragestellungen der Pflegewissenschaft kurz dargestellt werden.

---

[40] Foucaults eigene Aussagen zur „Archäologie des Wissens" sind ambivalent. Einmal bezeichnet er es als methodologisches Buch (2005b: 53), einmal lehnt er diese Deutung brüsk ab (2003f: 521).

3. Poststrukturalistische Perspektiven in den Pflegewissenschaften

Neben ihrer Rezeption in den Kultur- und Sozialwissenschaften erweisen sich die Ideen der Poststrukturalisten auch für die Pflegewissenschaften immer häufiger als anschlussfähig an fachspezifische Forschungsfragen. Friesacher zufolge geht das Interesse bis in ihre Gründerzeit zurück (2008: 104). Die deontologische Perspektive poststrukturalistischer Theorien diente der noch jungen Disziplin demnach zunächst der kritischen Auseinandersetzung mit den einseitig positivistischen und monoparadigmatischen Strömungen ihrer Anfangszeit. Seit den 1980er Jahren geraten schließlich auch die Themen Macht, Wissen und Unterdrückung in den Fokus pflegewissenschaftlicher Analysen (ebd.: 105). Die Pflegewissenschaft scheint damit dem allgemeinen Trend der 1980er Jahre, das Zusammenspiel von Macht und Wissenschaft neu zu entdecken und einer kritischen Analyse zu unterziehen, zu folgen (vgl. Kap. 3.4).

Heute sind es häufig die Wissensbestände und Realitätsordnungen innerhalb spezifischer, von Machtstrukturen geformter sozialer Arenen, die einer kritischen Pflegewissenschaft Anlass zu Analysen bieten. Die Auswirkungen von Ökonomisierung, Technisierung, Bürokratisierung und anderer neuzeitlicher Verwerfungen auf die Arbeitsfelder und das Selbstverständnis der Pflege sind ihre Themen (s. u.). Die Thematisierung des Zusammenspiels von Macht und Wissen kann für eine Profession, die um Emanzipation in den Strukturen medizinischer und betriebswirtschaftlicher Deutungsmacht und Weisungsbefugnis bemüht ist, sicher als fruchtbar gelten. Das dies für Deutschland mit seiner vergleichsweise jungen und noch immer um Anerkennung bemühten akademischen Pflege in besonderem Maße gilt, hat nicht zuletzt Eva-Maria Krampes Analyse zur Akademisierung der Pflege deutlich gemacht (s. u.). Umgekehrt ist die Pflege als Interventionsinstanz an der Schnittstelle zwischen der Lebenswelt ihrer Kunden und den Systemen sozialer Unterstützung selbst ein Vehikel machtvoller Diskurse. Als versorgungsorientierte Wissenschaft hat sie die Befindlichkeiten und Zustände ihrer Klienten zu vermessen und in rationale Versorgungsprozesse einzupassen (z. B. Krampe 2014: 187; Moers et al. 2011). Die Pflege als Praxis wiederum macht im Zeichen der Ökonomisierung die Prämissen der Vermarktlichung für ihre Klientel unmittelbar erfahrbar. Selbst den gültigen Leistungskata-

© Springer Fachmedien Wiesbaden GmbH, ein Teil von Springer Nature 2018
M. Schnabel, *Macht und Subjektivierung*, Vallendarer Schriften der
Pflegewissenschaft, https://doi.org/10.1007/978-3-658-23325-9_4

logen, Verfahrensweisen und Qualitätsrichtlinien verpflichtet, bestätigt sie, bewusst oder nicht, deren inhärente Betriebslogik[41]. Hinzu kommt, dass die Beziehungsmuster zwischen den Pflegenden und ihren Adressaten häufig durch eine ausgeprägte Asymmetrie zulasten der Letztgenannten gekennzeichnet sind (Friesacher 2015: 50). Als gesunde, über Expertenwissen verfügende und mit institutionalisierter Handlungsmacht ausgestatte Akteure sind sie den gebrechlichen, alten oder kranken Personen in ihrer Obhut i. d. R. deutlich überlegen. Pflegende sind deshalb, mit Doris Arnold gesprochen, *„Subjekte und Objekte der Disziplinierung zugleich"* (1996: 73; vgl. auch die macht- und diskursanalytischen Studien von Amrhein 2005 und Schroeter 2005).

Eine Übersicht über die Verwendung poststrukturalistischer Konzepte in den Pflegewissenschaften findet man z. B. bei Gastaldo/Holmes (1999), Friesacher (2008: 104ff.; 2015: 52f.) oder Powers (1999: 47ff.). Auf einen weiteren Überblick mit Vollständigkeitsanspruch wird hier verzichtet. Die folgenden Ausführungen wollen stattdessen die Relevanz einer an den Poststrukturalismus und die Diskursforschung angelehnten Forschungsperspektive für die Pflegewissenschaft zunächst theoretisch entwickeln um dann ihre Erträge und ihr Potential exemplarisch an einer Reihe pflegewissenschaftlicher Diskursanalysen aufzuzeigen. Als Referenzbeispiele dienen dabei zwei aktuelle Entwicklungen von pflegewissenschaftlichem Interesse, die Ökonomisierung im Gesundheitswesen und die Akademisierung der Pflege.

3.1 Macht, Wissen und Diskurs – Beispiel Ökonomisierung

Die berufsmäßige Betreuung alter und kranker Menschen ist Teil einer gesamtgesellschaftlichen Verständigung darüber, welche Bedarfslagen kompensationsbedürftig sind und welche Unterstützungsleistungen dafür als angemessen gelten können. Dieser Aushandlungsprozess vollzieht sich in einer wesentlich durch Politik und Ökonomie geformten und normativ unterfütterten Rahmung

---

[41] Zu den negativen Effekten der Ökonomisierung auf das Krankheitserleben der Patienten, das Berufsverständnis der Beschäftigten und auf die wirtschaftliche Effizienz betriebswirtschaftlicher Steuerungsimpulse im Gesundheitswesen liegen zahlreiche Studien vor (z. B. Bauer 2007, Braun 2014; Hielscher et al. 2013; Manzei 2014; Manzeschke 2008; Slotala 2014). Viele davon finden sich in den Sammelbänden von Bauer et. al. (2008); Bauer et al. (2013); Bonde (2008); Brandenburg et al. (2015); Braun et al. (2010) oder Manzei/Schmiede (2014) sowie in den jährlich erscheinenden Aufsatzsammlungen des Jahrbuchs für kritische Medizin und Gesundheitswissenschaften.

(Brandenburg/Güther 2015: 24). In poststrukturalistische Vokabeln übersetzt ist sie Ausdruck von machtgeformten und machttransportierenden Diskursen. Wissen wird bereitgestellt, mit Plausibilität ausgestattet, mit Verhaltenserwartungen verknüpft und schließlich durch die berufliche Praxis reproduziert. So präformieren Kenntnisse zu leistungsrechtlich angemessenen und unangemessenen Ansprüchen der Versicherten das Leistungsangebot der Pflegedienstleister, die „Einsicht" in die Überlegenheit betriebswirtschaftlicher Modelle die Organisationsform ihrer Dienste und das Wissen um die Finanzierungszwänge des Gesundheitswesens die Bereitschaft, das eigene Handeln neben beruflichen Standards auch ökonomischen Effizienzkriterien zu unterwerfen (Slotala 2014; Schnabel/ Manzei 2016). Die normativen Grundlagen von Pflege sind ihr folglich nicht oder zumindest nicht ausschließlich inhärent. Vielmehr müssen sie als diskursimmanent und den dynamischen Veränderungen der Diskurse unterworfen betrachtet werden.

Als Referenzbeispiel für einen solchen Veränderungsprozess kann die seit den 1990er Jahren forcierte Ökonomisierung des Gesundheitswesens gelten. Die im Zeichen der Globalisierung erfolgte Neubewertung des Sozial- und Gesundheitswesens unter Marktaspekten hat neben vielen anderen Effekten auch erheblichen Einfluss auf die Finanzierung, die Organisation und das Selbstverständnis professioneller Pflege (z. B. Braun 2014; Gerlinger 2014). Als intrinsisch geltende Motive des Pflegeberufs, z. B. eine bedingungslose Patientenorientierung, geraten in hinsichtlich Zeit, Leistungsspektrum und Vergütung extrem verknappten Versorgungssettings unter Druck (Blüher 2004; Slotala 2014). Diese Entwicklung korrespondiert mit anderen Modernisierungsprozessen, z. B. mit einer fortschreitenden Technisierung der Pflege (z. B. Hülsken-Giesler 2010; Manzei 2009) und mit der Standardisierung und bürokratischen Disziplinierung ihrer Prozesse (z. B. Bode 2014; Brandenburg 2010). Berufliche Pflege vollzieht sich nach Ansicht kritischer Beobachter derzeit unter Rahmenbedingungen, die neben ihren Arbeitsprozessen auch den Kern ihrer beruflichen Identität zu deformieren geeignet sind (Friesacher 2011: 374; vgl. auch Braun 2014: 104; Hülsken-Giesler 2015: 163).

Das Fruchtbare einer poststrukturalistischen Perspektive bei der Betrachtung dieser Phänomene, insbesondere wenn dabei die Machtanalytik Foucaults bemüht wird, liegt zum einen in der Sensibilisierung für das Zusammenspiel von

Macht, Wissen und Diskurs und den damit verbundenen Implikationen. Macht funktioniert in dieser Gleichung über die Hervorbringung von Wissensformen, Praktiken und Subjektpositionen. Macht ist produktiv. Von dieser Prämisse ausgehend, können die oben angedeuteten Verwerfungen auf ihren produktiven Gehalt, sprich auf das von ihnen bereitgestellte gültige Wissen und die damit verbundenen Auswahl- und Unterscheidungspraktiken befragt werden. In dieser Perspektive stellen die Diskurse der Vermarktlichung der professionellen Pflege Begriffe und Zusammenhänge zur Verfügung und verbinden diese mit ihren Gegenständen, Wissensbeständen und Sichtweisen. Ihre Machtwirkung beruht auf der Konstitution einer Welt inklusive eines Platzes für die Pflege darin. Dadurch bringen sie die Pflege in einer neuen Form hervor. Handlungsleitende Orientierungspunkte in der aktuellen pflegerischen Praxis, z. B. an ökonomische Forderungen anschließende Evidenzkriterien und Qualitätsmaßstäbe, sind so verstanden kein Ausdruck von Fachlichkeit pflegewissenschaftlicher Provenienz, sondern ein Abdruck von wirklichkeitsgenerierenden Machtstrukturen ökonomischer Diskurse (Powers 1999: 164). Sie sind weder Zumutung noch Selbstbeschreibung der Pflege; sie machen sie vielmehr im Licht eines spezifischen Wissens erst sichtbar. Dies gilt insbesondere dann, wenn die angebotenen Wirklichkeitsordnungen auf wissenschaftlich oder ethisch legitimiertes Wissen zurückgreifen (ebd.: 125). Das bereitgestellte Wissen kann in dieser Perspektive nicht als wert- und zweckfrei angesehen werden, sondern als ein normierendes Echo des Ökonomisierungsdiskurses. Dem Professionalisierungsbestrebungen der Pflege, ihrer Forschung und letztlich auch ihrem Selbstverständnis dient es als Ermöglichungsstruktur; Diskurse gehen der Pflege also voraus, verleihen ihr eine bestimmte Form und Zielrichtung.

Damit werden eine Reihe von Forschungsfragen eröffnet. Der Fokus wechselt von der Analyse des richtigen Tuns zur Frage, innerhalb welcher Machtstrukturen eine Unterscheidung zwischen richtig und falsch in einem spezifischen Modus überhaupt möglich und notwendig ist und Kraft welcher Autorität sie eingefordert wird. Es stellt sich weiterhin die Frage, warum die angebotenen Unterscheidungskriterien plausibel erscheinen und welcher normativen Unterfütterung sie sich ggf. zur Plausibilisierung der empfohlenen Sichtweisen und Praktiken bedienen. Die aktuellen Entwicklungen werden entsprechend nicht anhand eines imaginären Urzustandes „richtiger" Pflege beurteilt, sondern in genealogischer Perspektive mit alternativen Deutungsmustern verglichen. Nicht die zweifellos ebenfalls notwendige Bewertung von Wirtschaftlichkeit, Evidenz oder Patientenorientierung in der beruflichen Praxis, sondern die Frage nach der Operationalisierung der genannten Konzepte innerhalb historischer Machtverhältnisse steht im Mittelpunkt der Forschung.

3.2 Macht, Widerstand und Subjektivierung – Beispiel Ökonomisierung 2

Nach Foucault entstehen Machtstrukturen aus dem beweglichen Spiel der Beziehungsmuster in den gesellschaftlichen Produktionsapparaten (1983: 93). Die solcherart hervorgebrachten sozialen Arenen sind kein Ausdruck repressiver Großprozesse, sondern das Produkt eines wechselseitigen Konstitutionszusammenhangs zwischen alltäglichen Praktiken und ihren sedimentierten Formen (vgl. Kap. 2.3.2). Macht kommt von unten. So betrachtet sitzt auch der Prozess der Ökonomisierung basalen Machtstrukturen auf und wird durch sie beständig erneuert (vgl. dazu Bode 2013). Den Prämissen der foucaultschen Machtanalyse folgend, muss seine Untersuchung folglich zunächst die alltäglichen Praktiken in den ökonomisierten Einrichtungen in den Blick nehmen. Die Frage ist erstens, inwieweit Herrschaftstechniken aus dem Repertoire pflegeferner Systeme wie der Betriebswirtschaft anschlussfähig an die Handlungs- und Deutungsroutinen der Pflegenden sind und ob sich zweitens durchsetzungsfähige Machtstrukturen letztlich ihrer Reproduktion durch eben diese Praxis verdanken. Ein Beispiel für eine solche Forschungsperspektive ist Arnolds Diskursanalyse zur Operationalisierung des Ideals der Mütterlichkeit zur Tätigkeitsbeschreibung der weiblichen Krankenpflege und ihrer Einordung unter die Vorherrschaft der männlichen Medizin (ausführlich s. u.). Die Kritik an den aktuellen Verhältnissen muss sich folglich nicht in der Beschreibung großer Strukturen und Prozesse wie Wirtschaftsordnung oder Globalisierung erschöpfen; sie kann bei der Beschreibung von Machtstrukturen die Produktionsebene der Macht auf der Interaktionsebene einschließen.

Nun stehen Macht und Subjekt aber in keinem einfachen hierarchischen Verhältnis. Das Feld der Pflege lässt sich vielmehr als Arena begreifen, in der das Verhältnis von Macht, Herrschaft und Subjekt beständig neu ausgependelt wird. Macht braucht freie Subjekte, um produktiv sein zu können (vgl. Kap. 2.3.2). Für die Analyse der Auswirkungen von Ökonomisierungsprozessen mag deshalb und vielleicht gerade der Blick auf den Widerstand gegen eine ökonomische Überformung des Pflegehandelns fruchtbar sein. Die widerständigen Beharrungskräfte der Pflegepraktiker, soweit vorhanden, werden als Teil einer Machtarchitektur verstanden, die den involvierten Subjekten Freiheitsgrade zubilligen muss. Der Widerstand ist produktiv, weil er einen Bremseffekt auf allzu invasive Eingriffe in das traditionelle Professionsverständnis ausübt. Er konserviert ein anderen normativen Idealen folgendes Antlitz von Pflege in den durchökonomisierten Feldern (man könnte auch sagen, der Widerstand gegen die Entfremdung durch Ökonomisierung bringt das Idealbild einer menschenwürdigen Pflege erst hervor). Als Korrekturinstanz hilft er, Machtprozesse auszutarieren und starre und unproduktive Herrschaftsverhältnisse zu verhindern. Würden Pflegende und andere Akteure im Gesundheitswesen dessen effizienz- und gewinnorientierte Leitlinien nicht beständig unterlaufen, wäre die Ökonomisierung eines vom Anspruch her immer noch bedarfsdeckenden Systems vielleicht gar nicht möglich (Schnabel/Manzei 2016: 106f.). Dies ist nun keine Zweckentfremdung des Widerstandes durch eine omnipotente, ihn vereinnahmende Macht. Vielmehr bringen, zumindest in der Machtanalytik Foucaults, widerständige Praktiken im Verbund mit Herrschaftstechnologien eine neue Ordnung des Sozialen hervor. Die Untersuchung dieses Entstehungsprozesses stellt eine weitere Forschungsperspektive für eine poststrukturalistisch informierte Pflegewissenschaft dar. Eine Frage könnte sein, ob sich als Folge eines wechselseitigen Konstitutionsprozesses in den ökonomisierten Arenen des Gesundheitswesens Praktiken der Pflege und neue Organisationsformen sozialer Sorgearbeit gegenseitig Profil verleihen und das Pflegesystem in neuer Form hervorbringen.

Eine dritte, freilich eng mit den bereits benannten korrespondierende Perspektive soll noch angesprochen werden: Poststrukturalistischen Prämissen folgend wird angenommen, dass sich Machtstrukturen nicht als Aushandlungsprodukt autonomer Individuen etablieren, sondern durch die Bereitstellung von Subjektpositionen und den mitunter krisenhaften Prozess ihrer Adaption. Dass Pflegende z. B. eine nach eigenen Maßstäben als angemessen und notwendig empfundene pflegerische Maßnahme nicht mit pflegefachlichen, sondern mit betriebswirtschaftlichen Argumenten verteidigen (Slotala 2014: 211) oder ihre eigenen Ansprüche an eine umfassende Patientenversorgung widerspruchsfrei mit ökonomischen Zielvorgaben verbinden können (ebd.: 209; Manzei 2014: 236), kann als Teil eines Subjektivierungsprozesses betrachtet werden. Mit Laclau/Mouffe gesprochen lässt sich dies als eine Form der Überdetermination des Subjekts beschreiben (vgl. Kap. 4.2.6). Das Pflegesubjekt konstituiert sich an der Schnittstelle divergierender, ihm unterschiedliche Positionen offerierender Diskurse. Es sind in dieser Perspektive also weder die aktuellen Zumutungen des Gesundheitsmarktes, die die Akteure dominieren, noch schöpfen diese ihre Beharrungskräfte ausschließlich aus einem außerdiskursiven Reservoir an ursprünglichen Subjekteigenschaften. Vielmehr konstituieren sie sich als Pflegesubjekte erst an der Schnittstelle unterschiedlicher und zum Teil widersprüchlicher diskursiv vermittelter Subjektpositionen. Die Pflegenden werden durch die Prozesse der Ökonomisierung nicht „umprogrammiert", müssen aber dennoch die Position des wirtschaftlich handelnden mit der des zugewandten und fachlichen Standards verpflichteten Akteurs in Einklang bringen. Das sich die Einstellungen der Pflegenden zu ihren Patienten und ihrem Beruf seit Einführung des Gesundheitsmarktes tatsächlich verändert haben, lässt sich mit Studien nachweisen (Braun 2014). Dies unter dem Aspekt der Subjektivierung zu behandeln, rückt den Beitrag des Subjekts an diesem Veränderungsprozess in den Fokus.

3.3 Die Logik der Differenz und die Spur des Selben im Anderen

Auch die differenztheoretische Sicht poststrukturalistischer Theorien, konkret die Prämisse des ausgeschlossenen Anderen als konstitutiv für die Einheit eines Diskurses ist m. E. geeignet, neue Perspektiven für die Pflegewissenschaft beim Blick auf sich selbst und ihre Gegenstände zu generieren. Mit ihrer Hilfe kann z. B., alternativ zu anderen Professionalisierungsmodellen, das „Außen" der Pflege als konstitutiv für ihre Existenz als eigenständige Profession begriffen werden. Am Beispiel der Emanzipierung und Akademisierung der Pflege lässt sich dies gut darstellen. Voraussetzung für die Pflege als eigenständige Profession ist in differenztheoretischer Perspektive weder ihre Emanzipation von der Medizin, z. B. durch die Generierung eigenen Wissens oder eines eigenen Gegenstandsbereichs, noch ihr Vorsprung vor der Laienpflege, z. B. durch evidenzbasierte und kontrollierte Arbeitsprozesse. Auch vereinheitlichende Konzepte wie die oft zitierten, von Fawcett (1999: 18) vorgeschlagenen Schlüsselkategorien pflegewissenschaftlicher Theorien – Person, Gesundheit, Umwelt und Pflege – können kaum als ausreichend gelten, um Pflege als unterscheidbaren Diskurs neben anderen zu etablieren. Einmal sind alle vier Schlüsselkategorien in sich unbestimmt und selbst nur in Differenz zu einem ausgeschlossenen Anderen begrifflich zu fassen. Vor allem aber bleibt immer noch herauszuarbeiten, was den Zugriff der Pflege auf Gesundheit von dem der Medizin unterscheidet, warum ihre Perspektive auf Person und Umwelt eine andere ist als die der Sozial- und Verhaltenswissenschaften etc. Auch kann eine Unterscheidung zwischen Pflege und Medizin oder auch zwischen Pflegepraxis und Pflegewissenschaft nicht als hinreichend gelten, solange die verglichenen Elemente als gegeben angenommen und nur in ein einfaches Differenzverhältnis gesetzt werden. Eine solche Betrachtungsweise unterstellt, dass es *die* Pflege oder *die* Medizin als Institutionen tatsächlich gibt. Sie unterstellt, dass ein Unterschied zwischen dem Gesundheitsbegriff der Pflege und dem der Medizin tatsächlich existiert. Den genannten Konzepten wird eine Realität sui generis zugesprochen, die ihnen in poststrukturalistischer Perspektive nicht zukommt. Damit soll nicht behauptet werden, dass ein Unterschied zwischen Pflege und Medizin nicht beschrieben werden könnte. Er existiert aber nicht aus sich heraus, sondern entsteht erst durch die Praxis der Unterscheidung. Differenztheoretisch gewendet existiert Pflege nur deshalb, weil sie sich in Abgrenzung zu anderen Perspektiven definiert[42] (vgl. dazu van Dyk 2015: 137).

Nimmt man eine solche Perspektive ein, konstituiert sich Pflege durch das, was sie im positiven Sinne nicht ist. Nicht, was sie von anderen Professionen unterscheidet, sondern das Prozessieren eines Unterschieds an sich etabliert sie als eigenständigen Geltungsbereich. Dass die akademische Pflege sich ab den späten 1980er Jahren vor allem durch die Suspendierung der emotionalen und empathischen Qualitäten des althergebrachten Pflegehandelns zu etablieren trachtet, wie von Krampe behauptet (s. u.), markiert aus diesem Blickwinkel betrachtet also keinen Fortschritt im Sinne einer Abkehr von unwissenschaftlichen Altlasten pflegerischen Handelns; es ist vielmehr Ausweis einer Grenzziehung zwischen dem richtigen und dem falschen Verständnis von Pflege, ausgeführt durch den sich herausbildenden Diskurs der akademischen Pflege. Der Diskurs definiert sein Innen durch die Konstitution eines Außen jenseits einer von ihm gezogenen Grenze (vgl. Kap. 4.2). Auch damit kann ein Fokuswechsel bei der pflegewissenschaftlichen Analyse ihrer Gegenstände verbunden werden. So lässt sich z. B. der seit dem Aufkommen der akademischen Pflege in Deutschland schwelende

---

[42] Diese Argumentation orientiert sich an dem von Silke van Dyk für die soziologische Gerontologie vorgeschlagenen poststrukturalistischen Perspektivwechsel zur Überwindung klassischer Engführungen bei der Analyse von Altersfragen (2015: 135ff.).

Konflikt zwischen Theorie und Praxis gänzlich anders beurteilen. Er ist keine Konsequenz unterschiedlicher Betriebslogiken, sondern eine Möglichkeitsbedingung der Pflegewissenschaft. Der Dissens ist konstitutiv und deshalb nicht grundsätzlich lösbar. Andererseits lässt sich der Konflikt aber auch positiv begreifen, als Profilierung sowohl der akademischen als auch der nichtakademischen Pflege. Denn auch die Letztgenannte erleidet in dieser Perspektive keinen „Heimatverlust", sondern eine Neugründung in Relation zum ausgeschlossenen Anderen. Sowohl die akademische wie auch die praktische Pflege erfinden sich neu. Nicht die Frage, wie sich Praxis und Wissenschaft gegenseitig befruchten, sondern was sie einander verdanken, kann gestellt werden. Welche Veränderungen sich in der Praxis nicht etwa durch den Input pflegewissenschaftlicher Erkenntnisse, sondern alleine durch die Existenz einer akademischen Pflege ergeben, wäre ein Forschungsfeld.

In poststrukturalistischer Perspektive rückt somit das Verhältnis von Macht, Diskurs und Subjektivierung in den Fokus der Aufmerksamkeit. Sie thematisiert die Genese neuer Ordnungen als Effekt der dynamischen Verschiebung von Machtstrukturen. Eine daran anschließende kritische Pflegewissenschaft thematisiert folglich nicht die Qualität oder das Wesen ihrer Gegenstände, sondern fragt nach der sie konstituierenden Ordnung und ihrer kulturellen Basis. Einige Beispiel für die Anwendung dieser Forschungsperspektive werden nun anhand pflegewissenschaftlicher Diskursanalysen dargestellt.

3.4 Macht und Pflege im Diskurs – pflegewissenschaftliche Diskursanalyen

Das erste Beispiel kann gewiss nur bedingt als Diskursanalyse im engeren Sinne einer empirischen Untersuchung verstanden werden. Unter Rekurs auf zwei historische Arbeiten zur Entstehung der modernen Krankenpflege und einer Studie zur Konstruktion des Konzeptes „Mütterlichkeit" in der frühen bürgerlichen Gesellschaft versucht Doris Arnold, das Bild der Pflege als Frauenberuf machtanalytisch zu dekonstruieren (1996). Zur Erklärung der mit Einschränkung bis heute wirkmächtigen hierarchischen Geschlechterordnung im Gesundheitswesen reicht Arnold zufolge eine Rückführung auf das etablierte Herrschaftsverhältnis zwischen männlicher Medizin und weiblicher Pflege nicht aus. Entscheidend für die Stabilität dieser Machtstruktur sei vielmehr ihre ständige Erneuerung durch die Praxis der meist weiblichen Pflegenden selbst (ebd.: 75). Der

Grund für diese unbewusste Gefolgschaft liegt in der Geschichte. Arnold zufolge basiert sie auf von bürgerlichen Diskursen produzierten, ins kulturelle Erbe eingegangenen und durch die adressierten Frauen inkorporierten „weiblichen" Attributen. Die Motive der Mütterlichkeit, Bedürfnislosigkeit und Aufopferungsbereitschaft sind mehr als nur ideelle und romantische Zuschreibungen einer männlich dominierten bürgerlichen Gesellschaft; nach Arnold sind sie für die bürgerliche Frau konstitutiv. Als diskursive Produkte zwar historisch kontingent, üben sie als inhärenter Bestandteil eines kulturellen (Selbst)Bildes der angesprochenen Frauen Macht aus. Das „moderne" Pflegekräfte heute die empathischen, fürsorgenden Anteile ihrer Tätigkeit geringschätzen und nicht als „echte", medizinisch-pflegerische Facharbeit betrachten, ist nach Arnold ein Versuch, sich von dieser noch immer wirksamen Fremd- und Selbstbeschreibung abzugrenzen (ebd.: 77). Umgekehrt würden mit dem Konzept der ganzheitlichen Pflege alte, Aufopferung verlangende Muster nach wie vor reproduziert (ebd.: 75). Die gegenwärtigen Haltungen und Handlungsmuster sind somit zumindest teilweise als Produkt einer aktiven Hervorbringung durch die „Unterdrückten" zu begreifen. Die Hierarchie im Gesundheitswesen würde nach Arnold nicht funktionieren, könnte sie nicht an diese inkorporierten Machtstrukturen an ihrer Basis anschließen (ebd.: 74.). Damit ist gleichzeitig eine kritische Perspektive verbunden: Die Akademisierung der Pflege könne dazu führen, die diskursiven Muster zu durchbrechen und einen Gegendiskurs zu etablieren. Hellsichtig sieht Arnold hier aber auch eine Gefahr: Statt Ausbeutung mit dem Deckmantel weiblicher Attribute zu verschleiern, könne sie nun mit modern-professionellen Rationalitäten legitimiert werden (ebd.: 78).

Gegenstand der diskursanalytischen Studie von Penny Powers (1999) sind die pflegewissenschaftlichen Fachdebatten um die Einführung von Pflegediagnosen in den USA. Unter Rückgriff auf einen umfassenden Korpus an schriftlichen Materialien zum Thema gelingt es Powers, den Einfluss externer Wissensbestände und Deutungsmustern auf den pflegeeigenen Diskurs nachweisen (ebd.: 109ff.). Die Diskurse der Medizin, der Naturwissenschaften und der Professionalisierungsforschung stellen die Begriffe samt ihrer inhärenten Bedeutungsmuster, mittels derer die Pflegewissenschaft ihren Gegenstand zu fassen versucht. Es ist Powers zufolge die breit akzeptierte und kaum hinterfragte Plausibilität der angebotenen Weltsichten, die ihnen die Gefolgschaft der Pflegewissenschaften sichert (ebd.: 125). Die Folge ist, dass die eigenen Konzepte zur Pflegediagnostik durch fachfremde Diskurse präformiert und damit auch deren Machtwirkungen prolongiert werden (ebd.: 126). Dazu zählt z. B. ein streng hierarchisches Verhältnis zwischen Fachkraft und Patient. Dieses asymmetrische Machtverhältnis bleibt erhalten, das es produzierende Herrschaftssystem wird dagegen nicht reflektiert. Powers zufolge schlägt deshalb der Versuch, sich durch Aneignung machtbesetzter Zugriffsmodi auf den Gegenstand von den Sachverwaltern dieser Macht zu emanzipieren, in sein Gegenteil um. Statt Eigenständigkeit zu gewinnen, wird der Assimilation Vorschub geleistet (vgl. ebd.: 141f.).

Eine ähnliche Stoßrichtung verfolgt Eva-Maria Krampes (2009; 2014) Untersuchung der Akademisierungsdiskurse der frühen Pflegewissenschaft in Deutschland. Krampe weist auf einen zeitlichen und inhaltlichen Zusammenhang zwischen der Akademisierung der Pflege und dem Starkwerden neoliberaler Diskurse in der Gesundheitspolitik hin. Pflege akademisiert sich in einer Zeit, in der der marktförmige Umbau des Gesundheitswesens auf verschiedenen Ebenen mit Macht vorangetrieben wird (Krampe 2014: 181). Diese Entwicklung wird Krampe zufolge von der Gründergeneration der deutschen Pflegewissenschaft als Chance gewertet und als Instrument genutzt. Ökonomisierung und Privatisierung werden als Möglichkeit betrachtet, betriebliche Steuerungskompetenz zu erwerben und so an Einfluss jenseits der etablierten Deutungshoheit der Medizin zu gewinnen. Die Emanzipation der Pflege als Wissenschaft vollzieht sich folgerichtig in Form einer Adaption der Prämissen und Anforderungen des neoliberalen Diskurses (ebd.: 182). Damit muss die junge deutsche Pflegewissenschaft aber auch das Primat der Wirtschaftlichkeit und das Dogma der Kostenreduktion übernehmen. Unter Verwendung Foucaultscher Begrifflichkeiten macht Krampe deutlich, dass der neoliberale Diskurs von Politik und Gesundheitsökonomie kein bloßes Instrument ist, sondern selbst Machtwirkungen ausstrahlt. Als eine machtvolle Wirklichkeitsordnung lässt er sich nicht ohne die ihm eigenen Handlungserwartungen und normativ unterlegte Entscheidungskriterien adaptieren. Mit dem Anschluss an wirtschaftliche Prämissen schließt die Pflegewissenschaft an Machtverhältnisse an, die sie nicht ändern, sondern nur reproduzieren kann (ebd.: 184). Krampe zufolge wird die Pflegewissenschaft so selbst zum Instrument des betriebswirtschaftlichen Umbaus im Gesundheitswesen und zum Agenten seiner normativen Grundlagen. Sie fördert ihn durch eigene Beiträge zur Vermessung und Rationalisierung von Pflegeprozessen (ebd.: 187). Pflegeforschung ist somit nicht wertneutral, sondern zweckgebunden. Ihre Rationalität liegt nicht in ihr selbst begründet, sondern erschließt sich aus den Rahmenbedingungen, unter denen sie anschlussfähig ist. Die Sicht der Pflege auf ihren Gegenstand ist nicht nur ihre eigene, sondern auch Produkt einer ihr vorausgehenden Perspektive auf die Welt.

Jörg Kleinhenn geht in seiner Diskursanalyse der Frage nach, wie sich am Schnittpunkt pflegewissenschaftlicher Grundannahmen und altenpflegerischer Praktiken ein spezifisches „Pflegesubjekt" als Gegenstand der gerontologischen Pflege konstituiert (2012: 4). Bei seiner Operationalisierung von Macht, Diskurs und Subjektivierung schließt er an Foucault, Laclau/Mouffe und Butler an (ebd.: 7f.). Die Formung des Pflegesubjektes wird anhand von Texten aus drei exemplarischen Diskursfeldern analysiert: dem von Kleinhenn als „pflege-juridisch" bezeichneten Feld der Pflegeversicherung (2012: 80ff.), der Altenpflegepraxis (ebd.: 111ff.) und dem Feld der Pflegepädagogik (ebd.: 140ff.). In Anlehnung an forschungsheuritische Vorschläge von Andreas Reckwitz wird die diskursive Produktion des Pflegesubjekts dann in den Dimensionen „Kulturalisierung", „Historisierung", „Technisierung" etc. beschrieben[43]. Kulturalisierung zielt auf die Verflechtung etablierter, normativ gerahmter Wissensordnungen und Praktiken mit den fachinternen Diskursen der gerontologischen Pflege. Von zentraler Bedeutung ist hier nach Kleinhenn die Übernahme des in der Tradition der Aufklärung stehenden Motivs des zu Autonomie und Selbstbefreiung fähigen Subjekts und die gleichzeitige Aufgabe älterer, in christlichen Traditionen wurzelnder Vorstellungen vom Menschen als Teil einer göttlichen Ordnung (ebd.: 75). Durch diesen Wechsel wird die gerontologische Pflege anschlussfähig an die Idee des Pfleglings als autonomen Kunden und damit auch kompatibel mit modernen Versorgungsinstitutionen, sofern sie, wie die Pflegeversicherung, einen autonomen Kunden als Mitproduzenten von Sorgearbeit konstruieren. Bedeutsam ist weiterhin der Einfluss der Pflegeversicherung auf die Pflegepraxis und die Nachfrage der Praxis nach unterstützender pflegewissenschaftlicher und pflegepädagogischer Expertise als dessen Folge. So wirkt eine an einem autonomiezentrierten Menschenbild orientierte Form institutionalisierter Sorgearbeit einerseits prägend auf den sich ausformenden Diskurs der Altenpflege; zugleich werden die normativen Annahmen institutionalisierter Sorge durch die Konstitu-

---

[43] Weitere von Reckwitz vorgeschlagene und von Kleinhenn aufgegriffene Dimensionen diskursiver Subjektivierung sind „Körper und Psyche", „Identität als sekundärer Begriff", „Hegemonie und Ausschluss" sowie „Destabilisierung" (Reckwitz 2008b: 79ff.).

tion eines dazu passenden Pflegesubjekts in den Diskursen der Altenpflege reproduziert (ebd.: 161). Mit der Kategorie Historisierung werden die Subjektkonstitution in einer zeitlichen Dimension erfasst. Hier stehen Wegmarken des Auftauchens neuer Subjektivierungsformen, ihre Etablierung und die Verdrängung älterer Perspektiven im Fokus. Technisierung zielt dagegen auf die konkreten Praktiken der Subjektproduktion. Ein Beispiel für eine solche Technik ist nach Kleinhenn die Biographiearbeit. Als fester Bestandteil altenpflegerischer Praxis automatisiert sie die Selbstreflexion und Selbstoffenbarung der Klienten und damit auch ihre Selbstanpassung an das Pflegesetting (ebd.: 163f.). Auch mit dieser Analyse ist ein kritisches Anliegen verbunden: Durch das Aufdecken des Gewordenseins einer spezifischen Sichtweise und ihrer Subjektivierungsformen soll der Blick frei für Alternativen werden (ebd.: 2012: 4). Kleinhenns Annahme ist, dass der rationale Zugriff auf das pflegebedürftige Subjekt weder automatisch zu einer guten Pflege noch zur Emanzipation der Pflegeprofession beitragen wird. Vielmehr wird sowohl die Anerkennung eines Pflegebedürftigen als auch die Anerkennung der ihn pflegenden Profession als abhängig von diskursiv vermittelten Machtstrukturen gesehen. Etablierte, in modernen Rationalitätsmodellen fußende Diskurse stabilisieren den daran anknüpfenden Pflegediskurs und geben ihm und seinen Gegenständen Form und Richtung. Alternative Formen der Lebensgestaltung pflegebedürftiger alter Menschen werden dagegen ausgeschlossen (ebd.: 6).

Sabine Weißflogs Diskursanalyse untersucht die Implementierung des Konzeptes der Pflegeplanung in der psychiatrischen Pflege, einem traditionell eher auf ein „behütendes Zusammenleben" denn auf Prozesssteuerung orientierten Pflegefeld (2014: 14). Dabei interessiert sie sich vor allem für den Beitrag der Fachzeitschrift „Psych. Pflege Heute" an der Konstituierung eines spezifischen Bildes pflegerischer Wirklichkeit (ebd.: 25). Sie rekonstruiert zunächst die Entstehungsgeschichte und die ursprünglichen Zielrichtung des Konzeptes. Demnach sollte die Pflegeplanung nach den Intentionen ihrer Entwickler dazu dienen, der Pflege einen eigenständigen und selbstverantworteten Beitrag im therapeutischen Prozess ihrer Patienten zuzuweisen. Sie war dazu gedacht, die Pflege gegenüber der Definitionsmacht und Weisungsbefugnis der Medizin zu emanzipieren (ebd.: 225). Mit der Aufnahme der Pflegeplanung in ein neues Krankenpflegegesetz erfuhr das Konzept eine Institutionalisierung, die von vielen Akteuren als Anerkennung des Professionalisierungsstrebens der Pflege interpretiert wurde – zu-

gleich wurde das Konzept damit aber auch für pflegefremde Intentionen instru-
mentalisierbar. Letztlich, so Weißflog, verdankt sich der Erfolg des Konzeptes
seiner Verwertbarkeit in den Strukturen eines zunehmend betriebswirtschaftlich
dominierten und unter Kostendruck stehenden Gesundheitswesens (ebd.: 235).
Als Instrument zur Standardisierung der Pflegepraxis ermöglicht es eine transpa-
rente und damit steuerbare Mittelverteilung in zweifacher Hinsicht: Einmal wird
die Arbeit der Pflegenden am Patienten einem auf wissenschaftlichen Kriterien
beruhenden Ablaufschema und damit einer etablierten Rationalitätsordnung
unterstellt. Zum anderen ermöglicht die Pflegeplanung eine optimale Kontrolle
der Wirtschaftlichkeit pflegerischen Handelns (ebd.: 236). Ihre besondere Wirksamkeit als Machtinstrument beruht dabei darauf, dass sie ein Kernelement pflegerischer Professionalität *und* ein Mittel zur Kontrolle pflegerischer Aktivität
darstellt. So kann sie zum Instrument der Selbst- und Fremdkontrolle werden. An
den Machtverhältnissen in der Psychiatrie ändert sich dadurch nichts. Weißflog
zufolge hat die Pflege dort nach wie vor die Rolle eines Zuarbeiters für die Medizin. Noch immer ist es ihre Aufgabe, Krankheitsphänomene durch ihre systematische Kontrolle und Dokumentation für die Medizin operationalisierbar zu
machen (ebd.: 241f.). Geändert haben sich lediglich die hierfür eingesetzten
Instrumente. Darüber hinaus macht die Pflegeplanung die Pflege psychiatrischer
Patienten sichtbar für betriebswirtschaftliche Instrumente. So wird das Emanzipationsstreben der Pflege in zweifacher Hinsicht konterkariert. Einmal durch
eine Fortschreibung etablierter Machtverhältnisse, zum anderen, weil die Einführung eines an medizinischen Kriterien orientierten und standardisierten Erfas-
sungs- und Interventionssystems anderen pflegefachlichen Diskursen, z. B. solchen, die Pflegeziele als Aushandlungsprodukt zwischen Patient und Pflegekraft
definieren, die Basis entzieht (ebd.: 239). Weißflog stützt sich bei diesen
Schlussfolgerungen auf eine Strukturanalyse des Referenzrahmens der pflegewissenschaftlichen Debatte in der analysierten Fachzeitschrift. Dieser wird ihrer
Untersuchung zufolge wesentlich von politischen Zielsetzungen, gültigen
Rechtsnormen, dem Zusammenspiel von Standardisierung und Qualitätskontrolle, der Medizin und dem pflegerischen Emanzipationsstreben bestimmt (ebd.:
137). Die Relevanz der Pflegeplanung wird ausschließlich mit ihrem Beitrag zur
rationalen Prozesssteuerung begründet. Ihr Nutzen für die eigentliche Betreu-
ungsarbeit mit den Betroffenen wird dagegen nicht diskutiert. Die Menschen
hinter den Krankheitsbildern kommen in der Debatte nicht vor (ebd.: 244).

Carolin Baczkiewicz' (2014) im Rahmen ihrer Masterthesis durchgeführte Analyse zur gesellschaftlichen Konstruktion eines spezifischen Bildes demenzbetroffener Menschen in den Medien ist eine Diskursanalyse im Kontext der Pflege- und Gesundheitsforschung, die das Thema Demenz fokussiert. Ihre Analyse versucht zu klären, auf welche Weise bestimmte Aspekte eines Phänomens wie Demenz entweder öffentlichkeitswirksam produziert oder systematisch ausgeblendet werden (ebd.: 416f.). Anhand von Presseartikel zu dem „Demenzdorf" im niederländischen De Hogeweyk und einem davon inspirierten Projekt in der Stadt Alzey wird dargelegt, wie mit den Mitteln der Sprache (Demenz als bedrückendes Leiden) und unreflektierten Klassifizierungen (Demenz als Krankheit) ein bestimmtes Bild der Demenz erzeugt und eine daran anschließende Lösungsstrategie als alternativlos in Szene gesetzt wird. Die Demenz erscheint, so das Ergebnis, in der Debatte ausschließlich als drängendes Versorgungsproblem. Handlungsbefugnis und -kompetenz werden der Politik und der Ökonomie zugesprochen. Entsprechend werden positive Effekte der geplanten Einrichtung auch nur anhand ihrer möglichen politischen und wirtschaftlichen Effekte diskutiert. Die Betroffenen selbst erscheinen im Grunde nicht. Sie werden als Träger von Krankheitszeichen und als Adressaten von Versorgungsangeboten objektiviert und in die etablierten Versorgungsmodelle integriert (ebd.: 423).

Als letztes sei noch auf die ebenfalls die Demenz thematisierende Studie von Birgit Panke-Kochinke et al. hingewiesen (2015). Für ihre Analyse wurden Veröffentlichungen aus pflegewissenschaftlichen und anderen Fachzeitschriften sowie Dissertationen herangezogen. Ziel war es, Aufschluss über sich widerholende, diskursive Muster bei der Behandlung des Themas Demenz zu gewinnen (ebd.: 221f). Es zeigt sich, dass die Demenz meist entweder auf der individuellen oder der gesellschaftlichen Ebene verhandelt und dort jeweils unter den Kategorien Belastung, Bewältigung und Stress diskutiert wird (ebd.: 224). Zentrales Motiv ist dabei die Demenz als Herausforderung. Deutlich wird auch, dass in erster Linie demenzbedingte Verhaltensauffälligkeiten als problematisch betrachtet werden und dass vor allem die Angehörigen als Leidtragende gelten. Folglich werden sie auch als wichtigste Adresse für organisierte Unterstützungsangebote gehandelt. Die Bewältigung der Demenz wird damit in erster Linie den Angehörigen als Aufgabe zugewiesen. Ihnen kommt eine Mittlerrolle zwischen den Menschen mit Demenz und der Gesellschaft zu (ebd.: 229). Die Betroffenen als eigenständiger Teil der Gesellschaft kommen in den untersuchten Texten dagegen kaum vor. Der Diskurs definiert die Demenz damit letztlich als private Angelegenheit. Die Autorinnen interpretieren diese Privatisierung als Reproduktion eines alten Deutungs- und Handlungsmusters im Umgang mit abweichendem und irritierendem Verhalten. Demenz wird als eine Form des Wahnsinns betrachtet, den es aus gesellschaftlichen Zusammenhängen auszugrenzen gilt. Sie ist daher ein Thema für die Familie und nur indirekt eines der Gesellschaft (ebd.: 230).

Die aufgeführten Untersuchungen, deren Schlussfolgerungen im Einzelnen natürlich kritisch zu diskutieren wären, lassen sich in Bezug auf die Thematisierung von Macht und Subjektivierung grob in zwei Bereiche einteilen: Baczkiewicz und Panke-Kochinke et al. fokussieren die mediale Darstellung von Subjektpositionen und liefern damit eine Beschreibung von Herrschaftstechnologien zur diskursiven Konstitution von Subjekten. Mit den Mitteln der Sprache werden bestimmte Beschreibungen menschlicher Zustände als gegeben gesetzt, mit den Mitteln der Medien finden sie Verbreitung. Daran anschließend werden spezifische Interventionsformen plausibilisiert, Alternativen werden ausgeblendet. Die anderen hier referierten Beiträge betonen dagegen den Aspekt der aktiven Adaption an normative Rahmungen. Sie fassen Subjektivierung als Selbsttechnologie. Kollektive Akteure aus dem Feld der Pflege bemühen sich um Anschluss an wirkmächtige Wissensformationen, um von deren Machtfülle zu profitieren. Damit verändert sich auch die Selbstbeschreibung der Pflege. Die Neuordnung diskursiver Beziehungen, z. B. zwischen Pflege und Wissenschaft, Pflege und Politik, Pflege und Wirtschaft, bringen die Pflege in jeweils neuer Form hervor. In gewisser Weise erweist sich ihr Emanzipationsbestreben somit stets als Fehlschlag. Statt „Freiheit" zu gewinnen, ordnen sich lediglich die Machtverhältnisse, in die Pflege eingebunden ist, neu. In unterschiedlichen Varianten und Schwerpunkten wird somit stets die Machtlosigkeit kollektiver Akteure gegenüber den ihnen vorausgehenden Strukturen bestätigt. Viele Autorinnen und Autoren verbinden ihre Analyse allerdings mit einem kritisch-aufklärerischen Anspruch: Die Reflexion von Machtstrukturen ist ein erster Schritt für eine veränderte Praxis.

Die beiden das Thema Demenz aufgreifenden Studien arbeiten die Bedeutung der sprachlichen Präsentation für die Wahrnehmung des Phänomens heraus. Wer in der Lage ist, mit Macht zu sprechen, sei es im wissenschaftlichen Diskurs oder in den Medien, nimmt auch Einfluss auf die „Wahrheit" der Demenz. Sie untermauern damit die auch in dieser Studie vertretene Auffassung vom diskursiven Charakter der Demenz. Kleinhenns Analyse zur Konstitution eines Subjektes, passend zu den versorgungspolitisch an den modernen Pflegling gestellten Anforderungen, zeigt wiederum die Fruchtbarkeit des Konzeptes Macht/ Subjektivierung bei der Analyse „biopolitischer" Politikprogramme. Auch dies kann als Beleg für die Relevanz der hier gestellten forschungsleitenden Fragen gelten. Die Stoßrichtung dieser Diskursanalyse ist freilich eine andere. Es geht nicht darum, die Herstellung der Demenz in Fachdebatten oder Medien nachzuzeichnen, sondern aus politisch intendierten Beiträgen zur Demenzdebatte auf die sie informierenden Diskurse zu schließen. Welchen eigenen Beitrag diese Studie zur pflegewissenschaftlichen Diskursforschung leistet, wird im letzten Kapitel noch ausführlich erläutert.

Alle genannten Untersuchungen rekurrieren auf Foucaults Diskursbegriff, greifen für die Analyse aber auf andere Ansätze zurück. Krampe bedient sich der kritischen Diskursanalyse nach Fairclough (2014: 180), Weißflog der kritischen Diskursanalyse nach Jäger (2014: 25), Kleinhenn der Forschungsheuristik von Reckwitz (2012: 26), Baczkiewicz orientiert sich an Kellers Wissenssoziologischer Diskursanalyse, ergänzt durch Methoden der Grounded Theory (2014: 416f.) und Panke-Kochinke et al. nutzen inhaltsanalytische Verfahren im Anschluss an Mayring (2015: 221). Lediglich Powers schließt enger an Foucaults verstreute Hinweise zum Wesen der Diskursanalyse an, bleibt bei der Explikation ihrer Methode aber eher vage (1999: 38ff.). Hier offenbart sich ein grundsätzliches Problem aller sich auf Foucault berufenden Diskursanalysen. Zwar hat er eine Reihe von schlüssigen Konzepten zur Analyse von Machtstrukturen vorgelegt, eine ausgearbeitete Methodologie oder gar Methode zur Analyse von machtvollen Diskursen hat er allerdings nicht hinterlassen. Dies ist Thema des nächsten Kapitels.

4. Diskurse analysieren: Methodologie und Methode

Diskursanalytische Ansätze haben in Frankreich Tradition und sind nach ihrer erfolgreichen Rezeption in England und den USA mittlerweile auch in Deutschland verbreitet (Angermüller 2010: 73; Schöttler 1997: 196). Sie haben sich in den Sozial- und Sprachwissenschaften etabliert und neben Forschungsergebnissen auch umfangreiche methodische Ausarbeitungen, forschungspragmatische Leitfäden und methodologische Reflexionen hervorgebracht. Populäre Beispiele sind die sprachwissenschaftlich orientierte „Kritische Diskursanalyse" nach Siegfried Jäger (2007; 2012), die an die sozialphänomenologische Soziologie von Berger und Luckmann anschließende „Wissenssoziologische Diskursanalyse" nach Reiner Keller (z. B. 2011a), die von strukturalistischen Konzepten inspirierten Ansätze von Rainer Diaz-Bone (2006) und Jürgen Link (2007; 2011) sowie die verschiedenen Vorschläge für einen dezidiert poststrukturalistischen Zugang. Für Letzteres steht z. B. Jürgen Angermüllers „äußerungstheoretische" Diskursmethode (z. B. 2010; 2014b), Eva Herschingers politische Diskursanalyse (2014) oder, wie eingangs schon erwähnt Martin Nonhoffs Hegemonieanalyse. Neben diesen methodischen Operationalisierungen sind weiterhin verschiedene Syntheseversuche zwischen poststrukturalisitischen Diskurskonzepten und etablierteren sozialwissenschaftlichen Methoden und Forschungsprogrammen unternommen worden. Hier wäre z. B. Adele Clarkes Integrationsversuch mit der Grounded Theory zu nennen (2012; zur Kritik Diaz-Bone 2013), Martin Bittners Versuch einer Verbindung von Diskursanalyse und Dokumentarischer Methode (2008; zur Kritik Wischmann/Münte-Goussar 2009), Gabriele Rosenthals Vorschläge zur Verbindung diskursanalytischer Elemente mit der Biographieforschung (2009; zur Kritik Spies 2009) oder Willy Viehövers Kombination von Diskurs- und Narrationsanalyse (2011a+b; 2014). Letztere hat, wie noch darzustellen sein wird, auch dieser Analyse Impulse gegeben.

4.1 Methodologische Fragen

Nach der erfolgten Integration diskursanalytischer Konzepte in etablierte Forschungsprogramme entwickelt sich seit einigen Jahren eine intensivierte Diskussion zu den methodologischen Problemen dieser Verbindungen. Die Vereinbarkeit (post)strukturalistischer Prämissen mit den Annahmen sozialwissenschaftli-

© Springer Fachmedien Wiesbaden GmbH, ein Teil von Springer Nature 2018
M. Schnabel, *Macht und Subjektivierung*, Vallendarer Schriften der
Pflegewissenschaft, https://doi.org/10.1007/978-3-658-23325-9_5

cher Ansätze, vor allem solchen aus dem Formenkreis der Hermeneutik, wird kritisch diskutiert. Das fruchtbar machen Foucaultscher Ideen im Dienst der Sozialforschung steht in Opposition zur Kritik an ihrer Zweckentfremdung durch eine einseitige und forschungspragmatisch geleitete Verwendung einzelner Versatzstücke (Allolio-Näcke 2010, Abs. 2; Gebhardt/Schröter 2007: 45f.; Feustel 2010: 82). Die Debatte entzündet sich u. a. an der Frage, ob Foucaults Konzepte einer Erweiterung etablierter sozialwissenschaftlicher Programme dienen, mit dem Ziel, ihre Engführungen zu überwinden und neue Wege des Erkenntnisgewinns zu erschließen, oder ob sie (wie kritisch konstatiert wird) lediglich passend für sie gemacht und ihrer Logik untergeordnet werden (ebd.: 48; Gehring 2009: 389). Letzteres würde den Kritikern zufolge bedeuten, die spezifischen Erkenntnismöglichkeiten der Diskursanalyse zu verspielen. Die Befürworter einer Operationalisierung Foucaultscher Ideen für etablierte Ansätze beanspruchen indes, durch ihre Syntheseleistung die Auslassungen und Schwachstellen in dessen Konzepten zu kompensieren und sie insgesamt für eine wissenschaftliche Verwendung erst tauglich gemacht zu haben (vgl. die Diskussionen bei Feustel et al. 2014 und Schrage 2013)[44].

Lösungen für Probleme des Forschungsdesigns zu finden gilt mittlerweile als eine zentrale Problemstellung der Diskursforschung (Angermüller 2010: 78; Gebhard/ Schröter 2007: 37). Im Folgenden werden deshalb einige der strittigen Positionen kurz skizziert und mit Blick auf diese Arbeit besprochen. Zwar schließt sie in ihrem empirischen Teil nicht direkt an Foucault, sondern an die Diskurstheorie von Laclau/Mouffe an; die Einwände betreffen aber grundsätzli-

---

[44] Hubert Knoblauch schlägt z. B. vor, die nach seiner Einschätzung für eine analytische Verwertung zu deterministische Machttheorie Foucaults zu verwerfen und nur die wissenssoziologisch relevanten Aspekte des Diskurskonzeptes zu übernehmen (2011: 230). Jürgen Link zufolge bleibt die Ebene des Alltagswissens in Foucaults vor allem den wissenschaftlichen Diskurs beschreibenden Analysen zu randständig. Sein Konzept des Interdiskurses sei eine notwendige Ergänzung, um die Zirkulation von Wissen zwischen den wissensgebrauchenden Subjekten und den wissensgenerierenden Strukturen zu beschreiben (Link 2005: 84ff.). Nach Ansicht Reiner Kellers sprechen poststrukturalistische Diskurstheorien dem Diskurs eine zu große Macht über das Subjekt zu und reduzieren es damit letztlich auf seine Funktion in präformativen Strukturen. Seine Wissenssoziologische Diskursanalyse berücksichtige dagegen ihre mitunter eigenwillige Praxis der Interpretation und der Interaktion in diskursiven Rahmungen (Keller 2012: 93). Der an Foucault anschließenden Diskursforschung attestiert Keller dagegen eine Übersteigerung des Diskursiven (ebd.: 75), den Arbeiten Foucaults aus dem gleichen Grund einen *„verdinglichenden Bias"* (2011c: 136). Ähnlich sieht auch Siegfried Jäger den Rekurs auf ein verantwortlich handelndes Subjekt in seinen Entwürfen als notwendige Kompensation der „Subjektabstinenz" bei Foucault (Jäger/Diaz-Bone 2006: Abs. 62).

che Fragen poststrukturalistischer Forschungsvorhaben und haben zudem Relevanz für das forschungsleitende Verständnis der Konzepte Subjekt und Macht.

4.1.1 Die Rolle des Subjekts

Ein zentraler Streitpunkt in den Debatten zur Methodologie der Diskursforschung ist die Stellung des Subjekts. Der poststrukturalistische „Antihumanismus" scheint unvereinbar mit einem autonomen Akteur als Sinninterpret und Sinnstifter, wie man ihn in den sozialphänomenologischen und handlungstheoretischen Spielarten der Diskursforschung findet. Foucault verstand den Diskurs nicht als „*majestätisch abgewickelte Manifestation eines denkenden* [...] *Subjekts*" (1981: 82), sondern als eine Matrix zur Bestimmung diskontinuierlicher Subjektpositionen. Handlungstheoretische und hermeneutisch verfahrende Ansätze benötigen dagegen einen handelnden bzw. sprechenden Akteur als Sinninterpret der empirischen Welt und als Stifter einer auf reziproken Handlungen gebauten sozialen Ordnung. Die soziale Wirklichkeit erschließt sich in ihrer Perspektive nur über das subjektiv sinnhafte Handeln des Subjekts (Reichertz 2005: 164; Waldschmidt 2011: 152). Während hier also von der Subjektperspektive aus argumentiert wird, war Foucault um die Auflösung eben dieser bemüht (Foucault 2005b: 62).

Dieser Konflikt ist freilich nicht neu, sondern vielmehr ein Echo des bekannten Spannungsverhältnisses zwischen Akteur und Struktur und der damit verbundenen theoretischen und methodologischen Probleme (Nonhoff/Gronau: 2012: 109). Einerseits kommen Diskurse nicht ohne Individuen aus, die sie adressieren können und von denen sie artikulierend reproduziert werden. Andererseits werden Individuen im gleichen Moment, in dem sie in den Diskurs eintreten, zum präformierten Subjekt. Ohne gemeinsame Sprache und geteilte Orientierungen, also außerindividuelle Faktoren, wäre ihnen eine Artikulation im Diskurs nicht möglich. Somit sind, einfach gesprochen, weder Strukturen ohne Individuen denkbar, noch ist ein wahrnehmbares und artikulationsfähiges Individuum außerhalb einer ihm notwendigerweise vorausgehenden, auf tradierten Vereinbarungen beruhenden Struktur vorstellbar (ebd.: 123; Link 2005: 79).

Die Vertreter handlungstheoretischer Diskursmodelle soziologischer Provenienz betonen nun allerdings, dass die Bedeutung der Akteure in ihren Theoriekonstruktionen keinesfalls als ein Festhalten am transzendentalen Subjektverständnis der klassischen Bewusstseinsphilosophie zu verstehen sei. Nicht das Subjekt stehe im Zentrum handlungstheoretischer Analysen, sondern der *„Aspekt der Subjektivität"* (Poferl 2009: 242) bei der Konstitution von Wirklichkeit. Der menschliche Akteur gilt nicht als autonom im absoluten Sinne. In Sprache gefasste Ordnungsmuster, geteilte Wissensvorräte und vor allem die Anwesenheit anderer Subjekte als notwendiger Kontrapart bei der wechselseitigen Aushandlung der Wirklichkeit gelten als präformative Voraussetzung seines Handelns (ebd.; Knoblauch 2004: 46, vgl. auch Saar 2004: 342; Spies 2009: Abs. 8). Vor allem der letztgenannte Punkt, die Bedeutung der Intersubjektivität für die Konstitution der sozialen Wirklichkeit, widerspräche der Vorstellung eines in sich ruhenden, von der Außenwelt unbeeinflussten Subjekts (Knoblauch 2004: 41f.). Die Wechselwirkung von objektiver, vom Subjekt vorgefundener gesellschaftlicher Wirklichkeit mit ihrer subjektiven Interpretation und Reproduktion, wie sie z. B. von pragmatischen Theorien eingeführt wurde, sei vielmehr – poststrukturalistische Positionen vorwegnehmend – als eine Historisierung und Kontextualisierung des Subjekts zu verstehen (Clarke 2012: 47; Keller 2012: 85; Poferl 2009: 244). Es kann nur im Verhältnis zu einem gesellschaftlichen Kontext begriffen werden. Dass die Analyse ihren Weg über die subjektiven Entäußerungen der Akteure nimmt bedeutet somit nicht, das Subjekt als eine ahistorische, präempirische Instanz zu setzen.

Tatsächlich scheinen die Positionen poststrukturalistischer und akteursorientierter Theorien nicht völlig unvereinbar (vgl. dazu Waldschmidt 2011: 152; vgl. Kap. 2.3). Auch handlungstheoretische Ansätze gehen, wie dargestellt, davon aus, dass die Reflexions- und Handlungsfähigkeit des Subjekts durch seinen soziohistorischen Kontext situiert wird, seine Autonomie somit an die gesellschaftlich konstruierten Räume gebunden bleibt, in denen autonomes Handeln ermöglicht wird. Ihre Analyse zielt auf den „Menschen in Beziehungen". Die poststrukturalistische Frage nach dem kulturellen Horizont des Subjektes nähert sich m. E. dem gleichen Problem aus einer anderen Perspektive (vgl. auch Kocyba 2010: 108; Saar 2004: 342). Hier geht es um eine Analyse von Beziehungsmustern und ihren Einfluss auf den „Menschen darin". Gemeinsam ist beiden Perspektiven, dass das physische Individuum eine theoretische Figur bleiben muss, die in den Analysen nicht abgebildet werden kann (vgl. die Diskussion bei Nonhoff 2006: 156f.). Grund ist, dass eine Interpretation „des Menschen" stets entlang außerindividueller, kulturell verankerter Differenzsysteme und Wertmaßstäbe vollzogen wird, ob diese nun als gesellschaftliche Organisationsformen von Sinn oder als semantische Struktur verstanden werden. Ein ungetrübter Blick auf die reine Form des Individuums ist nicht möglich.

Weiterhin kann, auch wenn die Treue zu Foucaults poststrukturalistischer Position eine gewisse Vorsicht gegenüber der Rolle des Subjekts bei der Konstitution von sozialer Wirklichkeit einfordert, auf die Instanz des Subjekts als Interpret der Welt nicht verzichtet werden. Der Diskurs meldet sich nicht selbst zu Wort, er muss von Subjekten formuliert werden. Er ist auch weder einfach sichtbar noch verstehbar, sondern bedarf der Interpretation. Folglich ist seine Analyse auch nicht frei vom Wissen und den strategischen Entscheidungen der ihn analysierenden Diskursforscher (Holly 2015: 87; 34 Keller 2012: 71; Renn 2012: 41).

Insofern relativiert sich auch die Distanz zwischen hermeneutischer Sinnsuche und struktureller Analyse. Peter Bürger zufolge verliert sich ihr Gegensatz sogar weitgehend, wenn man die Suche nach Sinn ebenso wie die Suche nach Struktur als eine Form der Kontextualisierung von Texten begreift (1991: 93). Beide Ansätze unterstellen demnach, dass der Text eine jenseits der bewussten Intentionen seiner Autoren gelegene kulturelle Prägung dokumentiert, die durch geeignete Methoden zu entschlüsseln ist. Sowohl die Hermeneutik als auch die Diskursanalyse müssen zudem bei ihren Entschlüsselungsbemühungen auf einem Vorverständnis des Textes aufbauen. Auch wenn sich die Diskursanalyse nicht für den „Sinn" des Textes interessiert, könnten die Diskursanalytiker nach Bürger mit einem für sie gänzlich sinnlosen Text wenig anfangen. Deshalb ist der Sinn des Textes unabhängig vom jeweiligen analytischen Interesse relevant, zumindest insofern er von seinen Lesern zunächst verstanden werden muss[45]. Somit folgt auch die Diskursanalyse in gewisser Weise einem hermeneutischen Zirkel. Von einem Vorverständnis ausgehend (ohne dass ein Verstehen von Texten nicht möglich wäre), versucht sie, den Text in seinem kulturellen Kontext zu lesen und zu interpretieren, bzw. vom Text auf diesen Kontext zu schließen. Dennoch gehen die beiden Ansätze nicht ineinander auf. Während sich nach

---

[45] Dem ließe sich allerdings Foucaults bekannte Rezitation einer alten chinesischen Enzyklopädie über die Natur der Tiere entgegenhalten (1974: 17f.). Die Systematisierung in Tiere, die dem Kaiser gehören, gezähmte Tiere, einbalsamierte Tiere, Sirenen, Fabeltiere, Tiere, die mit einem feinen Kamelhaarpinsel gezeichnet sind etc. wirkt vor dem Hintergrund europäischer Ordnungsvorstellungen skurril und absurd. Erkenntnis liegt hier gerade in der Einsicht des Nichtverstehens aufgrund kultureller Grenzen.

Bürger die Hermeneutik in Konzepten wie Horizont und Horizontverschmelzung im Metaphorischen bewegt, sei der Anspruch der Diskursanalyse deutlich konkreter auf die Regeln der Diskursproduktion gerichtet (ebd.).

Konsequenzen für die Analyse
Es lassen sich Argumente für und gegen eine Verbindung von in unterschiedlichen Paradigmen wurzelnden Ansätzen finden. So kann die Integration einer subjektaffinen Methodik als geeignet gelten, um die Wirkung von Subjektivierungszumutungen gegebener Machtdispositive direkt beim Subjekt zu ergründen (vgl. dazu Moellers et al. 2014; Spies 2009). Eine Analyse von Machtstrukturen ließe sich dadurch auf die Ebene ihrer Reproduzenten ausweiten. Andererseits bedeutet die Integration unterschiedlicher Ansätze möglicherweise einen Verlust an analytischer Vielfalt. Grund ist, dass das hermeneutische Graben in der Tiefe und das strukturalistische Abtasten der Oberfläche eines Diskurses spezifische, nicht aufeinander reduzierbare Erkenntnismöglichkeiten generieren. Hermeneutische Verfahren ergründen den Abdruck der Struktur im Subjekt. Sie generieren Aussagen zur sozialen Wirklichkeit über das Medium des Akteurs. Entsprechend können sie, möglicherweise besser als strukturaffine Ansätze, den Prozess der Subjektivierung abbilden. Dafür bleibt die Frage nach der Macht meist außerhalb ihres Blickwinkels (Gasteiger/Schneider 2014a: 145; Joas 1994: 115). Poststrukturalistische Ansätze wie die Hegemonieanalyse suchen dagegen nach musterhaften Verschiebungen von diskursiven Elementen. Sie versuchen Aufschluss darüber zu gewinnen, welche auf das Subjekt gerichteten Aussagen in ihrer Summe Machtwirkungen entfalten und letztlich das Subjekt konstituieren. Hier wird die soziale Wirklichkeit über das Medium der Struktur erschlossen. Machtfragen rücken in den Fokus, die Innenperspektive der Subjekte bleibt dagegen eher unterbelichtet. Beide Ansätze versuchen also, das Problem der Subjektivität aus unterschiedlichen Perspektiven. Dazu müssen beide die Prämissen des jeweils anderen notwendigerweise negieren.

Eine Integration beider Ansätze birgt m. E. die Gefahr, letztlich nur neue Varianten desselben zu schaffen. Dies ginge zu Lasten einer fruchtbaren Vielfalt theoretischer Perspektiven mit negativen Folgen für die Weiterentwicklung wissenschaftlicher Theorien (vgl. dazu Joas/Knöbl 2004: 35). Hans Joas und Wolfgang Knöbl zufolge schärfen differente Theorien ihre Prämissen gerade durch Abgrenzung und kritische Bezugnahme aufeinander (ebd.). Das Vorhandensein von differenten Aussagesystemen gilt ihnen als eine Voraussetzung dafür, die jeweils eigene Position zu präzisieren und zu entwickeln. Die Pflegewissenschaften sind ein Beispiel dafür. Auch ihre internen Theoriedebatten gewannen durch die Konfrontation mit poststrukturalistischem Gedankengut an Vielfalt und Tiefe (vgl. Kap. 3). Vor allem aber bieten differente Theorien auch unterschiedliche politische, ethische oder philosophische Perspektiven bei der Bearbeitung empirischer Fragen an. Dadurch lenken sie den Blick auf die Verwobenheit von Theorie mit den Kontextbedingungen der Gesellschaft (ebd.: 36). Eine Subsumption unterschiedlicher Zugänge unter ein Paradigma muss deshalb als Verzicht auf eine kritische Außenperspektive gelten.

Bleibt zu klären, wie sich diese Studie diesem Problem gegenüber verhält. Für das spezifische Erkenntnisinteresse an den Subjektivierungsprozessen im Demenz-Diskurs erscheinen die subjektkonstitutiven Annahmen strukturalistischer Theorien zunächst zielführender denn ihre handlungstheoretischen Alternativen. Weil das Interesse dieser Arbeit den in der aktuellen Debatte vermuteten Machtstrukturen gilt und Subjektivität als Ansatzpunkt von Macht aufgefasst wird, muss eine auf die Analyse machtvoller, subjektgenerierenden Strukturen gerichtete Methode als die geeignetere erscheinen. Versteht man allerdings Macht wie der spätere Foucault als Operationalisierung von Freiheit, erscheint eine nur für Subjektpositionierungen sensible Methodik als einäugig. Das Wechselspiel von Selbst- und Fremdtechnologien bei der Etablierung von Machtstrukturen bliebe außerhalb des Fokus.

Die für diese Studie maßgeblich Diskurstheorie von Laclau/Mouffe, vor allem in ihrer späten Konkretisierung durch Laclau, bietet hier einen guten Mittelweg. Ihr Konzept der hegemonialen Artikulation impliziert das Vorhandensein eines aktiven Sprechers (vgl. Kap. 4.2.6). Nicht der Diskurs determiniert das Subjekt, sondern das Subjekt bedient sich diskursiver Deutungsangebote zur Formulierung seiner Anliegen. Dadurch ist es möglich, die Produktion von Aussagen als Ausdruck eines gezielten Wollens zu fassen[46]. Zwar sind auch in der Hegemonietheorie sowohl die Subjektpositionen als auch die Wissensformen, auf denen die Weltsicht der Akteure beruht, diskursiv und somit dem Subjekt vorgängig;

---

[46] Dass dieses Konzept vor dem Hintergrund strukturalistischer Prämissen nicht unproblematisch ist, wird an anderer Stelle diskutiert (vgl. Kap. 4.2.8)

dennoch ist das reproduzierende Subjekt kein passives Relais innerhalb der Struktur eines Diskurses. Sein aktives Auspendeln unterschiedlicher diskursiver Subjektivierungsangebote ist vielmehr Ausdruck einer Intervention in bestehende Machtverhältnisse (Spies 2009: Abs. 38). Nonhoff und Gronau plädieren deshalb für die Annahme einer Gleichursprünglichkeit von Diskurs und Subjekt. Weil Diskurse, einer poststrukturalistischen Lesart folgend, als unvollkommene, niemals abgeschlossene und daher veränderbare Strukturen aufgefasst werden (Kap. 4.2.5), können sie auch das adressierte Subjekt niemals vollständig determinieren (Nonhoff/Gronau 2012: 124, vgl. auch Nonhoff 2006: 149f.). Dadurch wird weder ein starkes Subjekt eingeführt noch ein Instrumentarium zur Gewinnung von Einsichten in subjektive Deutungsprozesse gewonnen. Zumindest kann aber neben der Positionierung von Subjekten im Diskurs gezielt nach ihren Intentionen, Strategien und Handlungsempfehlungen gefragt werden.

Weil das Instrumentarium der Hegemonieanalyse diese Ausweitung des Erkenntnisinteresses nur bedingt abbildet, wird sie um Elemente der Grounded Theory ergänzt. Der zuvor geäußerten Skepsis gegenüber der Kombination unterschiedlicher Methodologien zum Trotz ist diese Triangulation plausibel, weil die Grounded Theory als universell einsetzbare Methodologie entwickelt wurde und somit auch anschlussfähig an die Prämissen poststrukturalistischer Analysen ist (ausführlich Kap. 4.3.9 und 4.3.4.2).

4.1.2   Das Wesen des Diskurses

Legt man Foucaults Diskurskonzept zugrunde, sind Diskurse abstrakte Regelsysteme zur Formierung von Gegenständen (1981: 61f.). Sie generieren Inhalte. Ähnliches gilt auch für den Diskursbegriff von Laclau/Mouffe (vgl. Kap. 4.2.5). Die Machtwirkung von Diskursen besteht darin, Gegenstände in eine Ordnung zu bringen und damit die Voraussetzung für wertende Beschreibungen zu generieren. Sie verschaffen der Macht eine Ansatzstelle und eine Richtung (Foucault 2012: 44). Die Analyse von Diskursen, zumindest wenn sie sich auf Foucault oder Laclau/Mouffe beruft, kann sich deshalb nicht mit einer Beschreibung der von ihnen verhandelten Gegenstände begnügen[47]. Dies würde bedeuten, den Diskurs auf die Funktion eines Wissensproduzenten zu reduzieren und anhand

---

[47] Foucault war allerdings selbst nicht sehr eindeutig in seinen Aussagen zum Wesen des Diskurses (vgl. Allolio-Näcke 2010: Abs. 28).

seines „Outcomes" zu bestimmen. Untersucht wird dann letztlich nicht der Diskurs als Produzent, sondern die von ihm produzierten Gegenstände. Statt die Mechanismen ihrer Hervorbringung zu untersuchen, würde lediglich ihre Qualität beurteilt. Ebenso wenig reicht es aus, sich auf die Wörter zu kaprizieren, mittels derer die Inhalte im Diskurs ihren Ausdruck finden. Bleibt man bei einer Analyse von Begriffen stehen, ohne ihre Arbitrarität zu berücksichtigen, spricht man ihnen indirekt eine in sich ruhende Bedeutung zu. Dies wäre ein in poststrukturalistischer Perspektive naives Verständnis des Verhältnisses von Wörtern und Wirklichkeit. Begriffe werden hier nicht als in sich bedeutungslose Bausteine der sozialen Wirklichkeit betrachtet, die erst in ihrer spezifischen Anordnung Sinn zu generieren im Stande sind; stattdessen werden sie mit den Inhalten, für die sie stehen, gleichgesetzt (Glasze 2013: 99f.; Großkopf 2012: 212). Die Kontingenz von Wissensordnungen und Sprachformen und damit eines der Hauptinteressenfelder poststrukturalistischer Forschung, verliert man dabei notwendigerweise aus dem Blick (Wedl et al. 2014: 542). Diskursanalyse wäre dann gleichbedeutend mit Inhaltsanalyse. Foucault ist hier recht eindeutig:

> „Die *Wörter* sind in einer Analyse wie der, die ich erstelle, ebenso bewusst fern wie die *Dinge* selbst" (1981: 73, Herv. im Org.).

So kann man Siegfried Jägers sprachwissenschaftlich informierter Diskursanalyse beispielsweise vorwerfen, durch die erklärte Absicht zur Stellungnahme zu brisanten Themen wie Krieg oder Rassismus (Jäger/Jäger 2007: 37) letztlich bei der inhaltlichen und semantischen Aufbereitung konkreter Debatten stehenzubleiben und somit „Dinge" und nicht „Diskurse" zu analysieren (Allolio-Näcke 2010, Abs. 5; Keller 2011a: 154). So notwendig die Auseinandersetzung mit der öffentlichen Verhandlung der genannten Themen zweifellos ist, verharrt sie doch auf der Ebene der Phänomene. Welchen kontingenten Mustern die Unterscheidungen zwischen „wahrem" und „falschem" Wissen unterliegen, kann sie nicht reflektieren. Das „Mehr" der Diskursanalyse, die Fragen nach Diskursen als nicht nur Wissen und Wahrheit transportierende, sondern hervorbringende Ordnungsstrukturen, bleibt ungenutzt (Schrage 1999: 64; vgl. auch Foucault 1981: 74). Einer ähnlichen Verengung unterliegen im Grunde auch die Ausarbeitungen Reiner Kellers, zumindest dort, wo dezidiert Vorschläge zur Aufschlüsselung des Themas oder des Referenzphänomens eines Diskurses unterbreitet werden (z. B. 2011a: 240ff.).

Ein weiterer strittiger Punkt in den methodologischen Debatten ist damit unmittelbar verbunden: Kann ein Diskurs überhaupt als gegebene Entität vorausgesetzt werden, die für eine Erkundung durch empirische Forschung verfügbar ist? Oder ist der Diskurs vielmehr als analytisches Konstrukt zu betrachten, dass außerhalb der Untersuchung keinen Bestand hat? Während Jäger z. B. Diskurse als Produktionsmittel auffasst, mittels derer Wirklichkeit (von tätigen Subjekten) hergestellt wird (2007: 23f.) und damit ein dingliches Diskursverständnis nährt, ist für Hannelore Bublitz und andere Vertreter einer poststrukturalistischen Lesart die Annahme eines der Analyse vorgängigen Diskurses problematisch (2011: 253; vgl. auch Großkopf 2012). Grund ist der „methodologische Holismus" (Diaz-Bone 2006: Abs. 4, Diaz-Bone/Schneider 2011: 497), der für die Diskursforschung reklamiert wird. Diskursanalyse sei, so das Argument, nicht nur eine Methode, sondern elementarer Bestandteil einer Konstitutionstheorie (Bublitz 2011: 253; Glasze 2013: 75; Großkopf 2012: 213). Diskurse konstituieren gesellschaftliche Wirklichkeit, indem sie Beziehungsmuster zwischen Dingen, Wissen, Normen und Praxen herstellen. Die Diskursforschung dient deshalb nicht nur der Untersuchung von gesellschaftlichen Ordnungsmustern; indem sie im Rahmen ihrer Analyse soziale Phänomene auswählt, miteinander verknüpft, in eine Ordnung bringt und die Ergebnisse kommuniziert, bringt sie Gesellschaftsordnung zugleich hervor (Bublitz 1999: 27; 2011: 253). Diskursanalyse ist Diskursproduktion im Vollzug. Sie kann ihren Gegenstand nicht erklären, ohne zugleich an seiner Erschaffung mitzuwirken (Schölzel 2010: 24; vgl. auch Keller 2011a: 269). Ein „präanalytisches" Wesen diskursiver Gegenstände kann es folglich nicht geben, die Idee eines Diskurses jenseits der Analyse ist logisch nicht vertretbar.

Man kann es auch anders formulieren: Eine Diskursanalyse kann nicht von den Regeln einer gesellschaftlichen Ordnung ausgehen (also von Regeln des Diskurses, wenn Diskurstheorie auch Gesellschaftstheorie ist), die dann im Material zu identifizieren wäre, weil dies voraussetzen würde, dass die Regeln dem Diskurs vorgängig sind. Die Rekonstruktion der Regelhaftigkeit sozialer Wirklichkeit kann somit nur im Vollzug, also aus dem Material heraus erfolgen (Bublitz 2011: 253f.). Eine auf vorgängigen Annahmen gegründete oder von der genauen Kenntnis diskursiver Regeln deduzierende Analyse würde zudem keinen zusätzlichen Erkenntnisgewinn gegenüber traditionellen empirischen Verfahren versprechen. Es würden lediglich einmal mehr die epistemischen Regeln des Diskurses repliziert, nicht aber sein Charakter als jeweils spezifisches Muster der Sinnproduktion offenbart (Schrage 1999: 66f.).

Konsequenzen für die Analyse
Eine poststrukturalistisch informierte Analyse kann also weder bei der Beschreibung ihres Gegenstandes stehenbleiben, noch reicht es, dessen Erscheinung als wahr oder falsch zu kommentieren (Sarasin 2006: 122). In beiden Fällen würden lediglich Produkte des Diskurses fokussiert, etablierte Relationen zwischen den Elementen der sozialen Welt. Will man diese Muster als Diskurs fassen, müssen sie darüber hinaus als kontingente Ordnungsformen der sozialen Wirklichkeit neben anderen begriffen werden. Nicht die Analyse einer sozialen Praxis, sondern das Ereignis ihres Auftretens steht im Fokus der Analyse. Bezogen auf das Thema Demenz heißt das zunächst, die eingangs beschriebenen Deutungsverschiebungen des Phänomens während der letzten Jahrzehnte nicht nach ihrem Wahrheitsgehalt oder ihrer ethischen Relevanz zu unterscheiden; sie sind vielmehr als Zeugen einer Neuformierungen von Gegenständen und Subjektpositionen zu betrachten, die als Diskurs gelesen werden kann. Voraussetzen darf die Analyse diesen Diskurs streng genommen nicht, weil dies notwendigerweise eine theoretische, den Erkenntnisgewinn schmälernde Setzung erfordern würde. Letzteres ist freilich ein Gemeinplatz in der qualitativen Pflege- und Sozialforschung.

Die Hegemonieanalyse scheint einigen dieser Ansprüche zu genügen. Sie ist Nonhoff zufolge z. B. keine Inhaltsanalyse, sondern auf die Funktion diskursiver Formationen fokussiert. Er bezeichnet sie deshalb auch als „Diskursfunktionsanalyse" (Nonhoff 2014: 189). Bei seinen exemplarischen Analysen zum Bologna-Diskurses (ebd.), zur deutschen Außenpolitik in Irak und Afghanistan (Nonhoff/Stengel 2014) oder zur Geschichte der „Sozialen Marktwirtschaft" (Nonhoff 2001; 2006) stehen nicht die Bedeutungen der untersuchten Sachverhalte im Fokus, sondern ihre Formierung im Diskurs. Freilich kommt auch Nonhoff nicht ohne die Setzung eines Gegenstandes als Ziel einer Analyse aus; der *hegemoniale Diskurs* dazu wird aber nicht gesetzt, sondern erst aus der Analyse, also aus einer nachträglich installierten Beobachterperspektive heraus, extrahiert. Bezogen auf diese Arbeit ist die Frage somit nicht, auf welche Weise der „Demenz-Diskurs" Gegenstände generiert, sondern ob die Debatte zur De-

menz als hegemonialer, wirklichkeitskonstituierender Diskurs gelesen werden
kann. Die dort prominent verhandelten Begriffe werden nicht bzgl. ihrer inhaltli-
schen Essenz befragt, sondern im Gegenteil nach ihrer Bedeutungsverschiebung
in unterschiedlichen Kontexten. Nicht ihr Sinn, sondern das Muster, das ihnen
Sinn verleiht, ist herauszuarbeiten. Dabei wird nicht der Anspruch erhoben,
„Wirklichkeit" zu beschreiben; das Anliegen ist vielmehr, die *„diskursive Kon-*
struktion der Wirklichkeit" (Keller et al. 2005) am Beispiel der Demenzdebatte
nachzuvollziehen. Wenn die soziale Welt das Produkt eines kollektiven, auch
von Forschern betriebenen Herstellungsprozesses ist, können wissenschaftliche
Aussagen zur Natur der sozialen Welt ihre Gültigkeit nur in Bezug auf die Beschreibung eben dieser Herstellung reklamieren.

4.1.3 Wissenschaft oder Wissenschaftskritik?

Ein letzter und besonders schwieriger Punkt ist noch anzusprechen: Der Formalisierungsgrad und die wissenschaftliche Güte der vollzogenen Analysen. Auch
hier lassen sich wenigsten zwei Lager im Feld der Diskursanalyse ausmachen:
Während auf der einen Seite Versuche einer forschungspragmatischen Systematisierung zur kontrollierten Durchführung von Diskursanalysen unternommen
werden (z. B. Diaz-Bone 2006; Jäger 2012; Keller 2011a), wird auf der anderen
Seite die wissenschafts- und methodenkritische Haltung Foucaults und seine
ostentative Verweigerung gegenüber jedem methodischen Universalismus hervorgehoben (z. B. Gehring 2009: 389; Gebhard/Schröter 2007; 39; Schrage
1999). In der Methodologisierung der Diskursanalyse entlang etablierter Paradigmen sehen die einen eine Voraussetzung für ihre Anerkennung durch die
Forschergemeinde oder Drittmittelgeber; Kritiker bewerten sie dagegen als forschungspragmatische Engführung und als Verzicht auf ihr spezifisches Erkenntnisinteresse (Großkopf 2012: 212).

Foucault selbst ging es nach eigener Aussage um die wahrheitsorientierten Diskurse, denen auch die Wissenschaft folgt und auf deren Basis sie erst die „Wahrheit" formulieren kann (2005e: 951). Sein Thema war das *„Unbewusste der*
Wissenschaft" (1974: 11f.), die Basismatrix unterhalb der methodologischen
Reflexionen, die unreflektierte Ordnung des Unterscheidens und Einteilens, des
Sagbaren und Unsagbaren, der sich jede akzeptierte wissenschaftliche Erkenntnis
verdankt (Gehring 2009: 375). Nicht die Analyse unter Rückgriff auf akzeptierte

und somit bereits „kontaminierte" Formen, sondern eine Untersuchung der Methoden selbst, ihrer wirklichkeitsgenerierenden und normierenden Effekte, war sein Thema. Deshalb formuliert er in der *Archäologie des Wissens* auch keine anwendungsorientierten Vorschläge, sondern im Gegenteil eine Absage an jede Form der Vorformulierung und Vorsystematisierung. Selbst die Einheit des Buches oder des Textes wird als bereits von den diskursiven Ordnungen des Denkens imprägniert abgelehnt (Foucault 1981: 36f., 48). Methodische Überlegungen erscheinen bei Foucault auch niemals zu Beginn einer Arbeit, sondern, wenn überhaupt, zeitversetzt als Reflexionen des abgeschlossenen Projekts (Gebhardt/ Schröter 2007: 60). Am Anfang einer Diskursanalyse im Sinne Foucaults steht somit nicht nur die Suspendierung des Subjekts, sondern auch die Ablehnung jeglicher Form der vorauseilenden Strukturierung des Denkens. Alle der Analyse vorangehenden, nicht am Material entwickelten Unterscheidungen und Gruppierungen müssen notwendig auf normativen Regeln und institutionalisierten Ordnungsprinzipien beruhen. Sie sind selbst diskursive Fakten und somit keine Basis der Analyse, sondern eher ihr Ziel (Gasteiger/Schneider 2014a: 144; Schrage 2013; vgl. auch Foucault 1981: 35).

Konsequenzen für die Analyse
Nimmt man diese Einwände ernst, erscheint die erwähnte Kritik an den oben angesprochenen Formalisierungsvorschlägen berechtigt. Alle Versuche, Material und Analyseschritte zu systematisieren folgen notwendig einer Subsumptionslogik (Angermüller 2010: 78). Sie selektieren das Material entlang vorgefasster Kategorien. Dabei wird den theoretischen Vorentscheidungen, z. B. wissenssoziologischer Provenienz, und der daraus abgeleiteten Methodologie eine Vorrangstellung gegenüber dem Material eingeräumt. Anders formuliert setzen sie theoretische und methodische Apriori, auch dann, wenn Offenheit und Reflexivität ausdrücklich zur Architektur des angewandten Ansatzes gehören (ebd.; Schrage 2013: 252). Die historische Situiertheit dieser Apriori, das, was den Diskurs eigentlich charakterisiert, kann dagegen nicht in den Blick genommen werden.

Streng genommen wäre eine Diskursanalyse im Anschluss an Foucault somit gar nicht „*methodisierbar*" (Großkopf 2012: 214; vgl. auch Feustel 2010: 86). Weder könnte eine Frage formuliert, eine Methode gewählt noch ein Datenkorpus erstellt werden, ohne dass die gefällten Entscheidungen bereits als Ausdruck einer präformierenden Wissensordnung betrachtet werden müssten. Die Konstitution der Wirklichkeit durch die Operationalisierung von Wissen im Diskurs würde nicht untersucht, sondern vollzogen. Allerdings bestreitet auch Foucault nicht die Notwendigkeit einer Vorentscheidung, um überhaupt beginnen zu können (1981: 45f.). Dass er sich zu seiner konkreten Forschungstätigkeit selten geäußert hat, bedeutet zudem nicht, dass er keine Methoden hatte (vgl. dazu Gehring 2009). Auch ist Kellers Plädoyer für eine methodisch kontrollierte, selbstreflexive Diskursanalyse als Voraussetzung für die Akzeptanz der Ergebnisse im wissenschaftlichen Diskurs (Keller 2011a: 269) ernst zu nehmen, zumal die Aussagen andernfalls von Beliebigkeit kaum zu differenzieren wären.

Eine Diskursanalyse muss also, wie jede andere wissenschaftliche Untersuchung auch, strategische Entscheidungen im Vorfeld treffen (Denninger et al. 2014: 49; Gebhard/Schröter 2007: 51; Schrage 2013: 259). Wie man gegenüber dem Konstitutionszusammenhang von Macht und Wissen im eigenen Denken dennoch sensibel bleiben kann, ist ein Problem, zu dessen Lösung in der methodologischen Debatte unterschiedliche Vorschläge unterbreitet werden: So soll, wenn Vorentscheidungen schon unerlässlich sind, die Kontingenz der eigenen Intentionen und Entscheidungen stets sichtbar bleiben (Gebhard/Schröter 2007: 58). Wenn man als Forscher letztlich nicht anders kann, als den Forschungsprozess zu formalisieren, ist zumindest auf das Fiktive des so zustande gekommenen Ergebnisses hinzuweisen (ebd.: 59). Die Objektivität des Ergebnisses liegt dann in erster Linie in der Nachvollziehbarkeit der Interpretation (Allolio-Näcke 2010: Abs. 52). Andere Vorschläge betonen die Bedeutung der Distanz zum Gegenstand, wenn das Grundmuster der wissensgenerierenden Prozesse verstanden werden soll (Gehring 2009: 381; Kocyba 2006: 143). Will man Aufschluss über die Generierung von Wissen erlangen, so die Argumentation, darf man selbst nicht Teil der wissensgenerierenden Prozesse sein. Foucaults Analysen sind nicht umsonst durchgehend historisch. Die Diskursanalyse wird entsprechend als eine methodische Distanzierung von den Selbstverständlichkeiten und der Naturwüchsigkeit eines Gegenstandes betrachtet (Gebhard/Schröter 2007: 50). Das methodische Wenden des Blicks bei der Betrachtung des Gegenstands wird gefordert (Schrage 1999: 66). Forschen bedeutet, sich um eine selbstreflexive, der eigenen Verstrickungen bewusste Haltung zu bemühen und dem Gegenstand möglichst wenig Gewalt anzutun (ebd.; Gehring 2009). Derartige Ansprüche sind in den grundlegenden Prämissen der qualitativen Sozialforschung, zumal wenn sie um eine kritische Haltung bzgl. der eigenen Weltverbundenheit bemüht ist, freilich ohnehin inhährent (vgl. die kritische Diskussion bei Schrage 2013).

Der Anspruch auf „kontrollierte Offenheit" beim Umgang mit dem Forschungsgegenstand wird in dieser Analyse durch die Integration von Elementen der Grounded Theory eingelöst. Die Hegemonieanalyse ergänzend, dienen sie der Absicherung der vorgenommenen Deutungen durch Techniken zur regelgeleiteten Interpretation. Die Regeln der Interpretation sind freilich keine der Untersuchung vorgängigen, sondern wurden aus dem Material heraus entwickelt. Die erzielten Ergebnisse werden auch nicht als „Wahrheit" verstanden (s. o.), sondern als plausible Schlussfolgerungen auf der Basis eines methodengeleiten Vorgehens. Um dies sowohl für den Verfasser als auch für spätere Prüfer nachvollziehbar zu machen, werden die Analyseschritte dokumentiert. Einzelheiten dazu werden in den folgenden Kapiteln erläutert.

Problematischer ist das stark formalisierte Vorgehen der Hegemonieanalyse zu Beginn einer Untersuchung. Dies kann man durchaus ein deduktiv-einengendes Vorgehen betrachten, wie es eigentlich für Diskursanalysen als unangemessen gelten muss. Auf diesen Punkt werde ich an anderer Stelle noch zurückkommen. Zunächst sind die methodischen Schritte von Nonhoffs Hegemonieanalye, der für diese Untersuchte gewählten diskursanalytische Methode, zu explizieren. Weil Nonhoff eng an die Prämissen der Hegemonietheorie von Laclau/Mouffe anschließt, beginnt die Darstellung mit einer kurzen Übersicht über deren grundsätzliche Prämissen.

4.2 Hegemonietheorie

Ernesto Laclau und Chantal Mouffe entwickeln ihre Hegemonietheorie auf der Basis marxistischer Konzepte, elementarer, differenztheoretischer Annahmen strukturalistischer Provenienz bzw. deren poststrukturalistischer Weiterentwicklung. Sie rekurrieren u.a. – zum Teil in kritischer Abgrenzung – auf den strukturalen Marxismus Althussers, auf das Hegemoniekonzept Gramscis, auf Derridas Konzept des antagonistischen Außen sowie auf die Subjekttheorie des strukturalistischen Psychoanalytikers Jaques Lacans. Vom Marxismus übernehmen sie die Idee von antagonistischen Gegensätzen als Quelle der Dynamiken moderner Gesellschaften. Dabei wird gegenüber normativen politischen Konzepten das Fehlen einer letzten Begründung für Konflikte und allgemein die Grundlosigkeit von Politik und Gesellschaft betont (Laclau/Mouffe 2000: 181; Nonhoff 2007: 173). Dem Poststrukturalismus entnehmen sie die Idee unabgeschlossener Sinn-verweise und mobiler, stets kontingenter Sinnzentren (Reckwitz 2011: 300). Möglich ist diese Verbindung, weil sowohl Marxismus als auch Poststruktura-lismus Gesellschaft nicht als gegebene, auf Rationalität gegründete Struktur, sondern als einen instabilen Herrschaftszusammenhang fassen, der sich bestän-dig im Umbruch befindet (Reckwitz 2008a: 71; Stäheli 2009: 255).

Das Theoriegebäude von Laclau/Mouffe ist komplex und reich an Bezügen zu den genannten Theoretikern und ihren Schulen. Im Folgenden wird es nur soweit vorgestellt, wie es für das Verständnis der darauf aufbauenden und im Anschluss vorgestellten Hegemonieanalyse nach Nonhoff erforderlich ist.

4.2.1   Die Logik der Differenz

Am Anfang der Diskurstheorie von Laclau/Mouffe stehen elementare (post)strukturalistische und systemtheoretische Konzepte. Zunächst wird ein formaler Sinnbegriff unterstellt. Es wird angenommen, dass „Identitäten", ge-meint sind Subjektpositionen, Gegenstände, Handlungsweisen etc., ihren spezifi-schen Sinn stets aus der Differenz zu anderen Elementen, zu denen sie in Bezie-hung stehen, erhalten (Laclau 2013a: 66). Dabei wird die Idee eines sinnstiften-den Subjekts ebenso abgelehnt wie die dogmatisch-strukturalistische Position einer den Dingen vorgängigen Struktur. Subjekte werden nicht als autonome Gestalter des Diskurses konzipiert, sondern als ein Effekt seiner Ungestaltbarkeit (s. u.). Gegenüber der im Strukturalismus unterschwellig wirksamen Annahme einer stabilen, sich selbst genügenden Struktur wird die prinzipielle Unabge-schlossenheit der Sinnproduktion und die Bedeutung der Praxis bei der Konstitu-tion von sinnstiftenden Differenzen betont (Laclau/Mouffe 2000: 148). Dabei beziehen sich Laclau/Mouffe zunächst auf Derrida und seine bereits an anderer Stelle behandelten Kritik an der strukturalistischen Idee einer zentralen Gesetz-mäßigkeit im System der Differenzen. Gäbe es eine solche, bestünde darin eine Verletzung eines anderen strukturalistischen Prinzips, nämlich dem der Arbitrari-tät. Eine zentrale und unveränderliche Präsenz hinter dem System der Verweise bedeutet letztlich nichts anderes, als der vom Strukturalismus eigentlich verwor-fenen Idee eines präexistenten, den Zeichen vorausgehenden Sinns das Wort zu reden (ebd.: 149; vgl. Kap. 2.2.2). Fehlt ein verbindendes, transzendentales Prinzip aber, kann es weder eine endliche Menge an möglichen Relationen noch dauerhafte Verbindungen geben.

Deshalb ist es für Laclau/Mouffe auch unmöglich, „Gesellschaft" als Totalität von dauerhaft fixierten Differenzen zu denken (2000: 148f.). Andererseits könnten aber ohne zumindest vorübergehend fixierte Bedeutungen erst gar keine Differenzsysteme gebildet und folglich auch kein Sinn generiert werden. Sinnvolle Aussagen wären nicht möglich, wenn sie keinen Bezugspunkt innerhalb einer Totalität an möglichen Aussagen hätten. Anders formuliert ist vorhandene Bedeutung eine notwendige Voraussetzung, um andere Bedeutung davon unterscheiden zu können (ebd.: 150). Es wäre sinnlos, von fließenden Signifikanten zu sprechen, wenn ihre veränderte Anordnung, ihr „Fließen", sich in einem strukturlosen Nebeneinander von Differenzen auflösen würde. Um sichtbar zu werden, müssen ihre neuen Anordnungen vom vorangegangenen Zustand unterscheidbar sein. Wenn hier von stabilisierten Strukturen die Rede ist, ist freilich keine den Dingen vorgängige, sondern eine aus früheren Unterscheidungsprozessen hervorgegangene, grundsätzlich kontingente Struktur gemeint.

Das Konzept vorübergehend geschlossener Sinnstrukturen bildet den Kern von Laclau/Mouffes Gesellschaftstheorie. Sie fassen das „Soziale" als eine permanente Anstrengung, Sinnketten zu schließen und „Gesellschaft" in Form von fixierten Differenzsystemen immer neu zu produzieren (2000: 150). In Laclau/Mouffes Hegemonietheorie ist dies das Wesen des „Diskurses". Er steht für das Bemühen, Knotenpunkte zu setzen und die fließenden Signifikanten vorübergehend um ein Zentrum zu gruppieren. Hier deutet sich bereits an, das bei Laclau/Mouffe der Diskurs, das Soziale und die Gesellschaft im Grunde in eins fallen (vgl. Laclau 2007: 29; Kritik s. u.). Zwei Konzepte sind für die Funktion dieses Konstrukts von Bedeutung: Die Logik der Äquivalenz und das konstitutive Außen. Zunächst zur Äquivalenz:

4.2.2   Äquivalenz und das imaginäre Allgemeine

Wie oben schon angesprochen wurde, sind dauerhafte Sinnverweise in poststrukturalistischer Perspektive zwar unmöglich, vorübergehend stabilisierte Sinnverweise aber eine Voraussetzung, um überhaupt von Systemen sinnstiftender Differenzen sprechen zu können. Andernfalls hätte alles die gleiche und deshalb letztlich nichts spezifische Bedeutung (Nonhoff 2006: 211). Vorübergehend fixierte Sinnstrukturen kann es aber nur geben, wenn eine Anzahl von Identitäten, jeweils durch Differenz konstituiert, sich zu einem System verbinden. Um Systeme zu bilden braucht es wiederum eine Grenze die anzeigt, welche Elemente dazu gehören und welche nicht. Andernfalls gäbe es lediglich ein gleichförmiges, unstrukturiertes Nebeneinander von gleichwertigen Differenzen (Laclau 2013a: 85). Diese Theorieanlage birgt allerdings in dieser differenz- und zeichentheoretischen Spielart ein logisches Problem: Die Grenze des Systems kann nicht auf einfache Weise aus dem einzuschließenden Differenzsystem heraus bezeichnet werden, weil das, was außerhalb des Systems liegen soll, sich dann nur als Differenz zum Systeminneren fassen ließe. Damit wäre es aber nicht mehr außerhalb, sondern Teil der Differenzmuster, die das Zeichensystem bilden. Im Moment der Bezeichnung würde es in die Verweisketten integriert (Nonhoff 2001: 200). Um ein System zu bilden, müssen unterschiedliche Differenzen also mehr sein als Teile einer zerstreuten Gesamtheit von Differenzen (ebd.; Demirović 2007: 63). Differenzsysteme sind deshalb für Laclau durch eine essentielle „Äquivalenz" gekennzeichnet. Identitäten entstehen innerhalb des Systems durch Differenz und sind, ihre Differenz überwindend, äquivalent zur Grenze des Systems. Anders ausgedrückt ist die Grenze des Systems eine Voraussetzung, um eine Anzahl an Differenzen überhaupt als System begreifen zu können (Laclau 2013a: 67). Die Elemente bleiben also untereinander heterogen, haben aber in Bezug auf das Außen eine gemeinsame Perspektive. Die Logik der Äquivalenz ist deshalb konstitutiv für ein System von Differenzen. Arbiträre Verweise werden zu einem System, weil sie sich *innerhalb* einer Gesamtformation von Verweisen befinden, die von einem Außen unterschieden werden kann. Sie werden durch den negativen Bezug auf das Außen kurzgeschlossen (Stäheli 2009: 257). Dazu später mehr.

Um eine Vielzahl an Differenzen auf eine gemeinsame Perspektive zu verpflichten und so von einem Außen abzugrenzen, bedarf es eines integrativen, Gemeinschaft stiftenden Prinzips. Um ein Innen zu schaffen, ist ein gemeinsamer, das Ganze symbolisierenden Bezugspunkt erforderlich. Unter Bezugnahme auf die Subjekttheorie Jaques Lacans bringt Laclau hier den Begriff des „imaginären

Allgemeinen[48]" und die damit korrespondierenden Konzepte des „Mangels" und des „Begehrens" ins Spiel (Nonhoff 2006: 116f.)[49]. Der ebenfalls auf das Allgemeine verweisende Begriff des „leeren Signifikanten" wird an anderer Stelle behandelt. In Lacans strukturaler Psychoanalyse steht das Imaginäre für einen fantastischen Ort der Vollständigkeit. Der Mensch erlebt sie als noch sprachloses Kind in der symbiotischen Verbindung zur Mutter, verliert sie aber mit dem Spracherwerb und dem damit einsetzenden Hineinwachsen in das System der Differenzen. Grund ist, dass die erlernten Symbole stets mit anderen geteilte Zeichen sind. Der sie verwendende Erwachsene kann folglich niemals etwas artikulieren, was ganz ihm gehört. Er kann sich selbst nur mithilfe von Konzepten beschreiben, die von anderen verstanden werden müssen. Der Mensch lernt, sich in Relation zu den anderen zu begreifen. Solcherart der Vollständigkeit entledigt, trachtet er Lacan zufolge sein Leben lang danach, sie wiederzuerlangen (Reckwitz 2008a: 57, Zima 2010: 258). Der Wunsch nach Rückkehr zu einem symbiotischen Verhältnis, die Behebung des „Mangels", muss für den stets in Relation zu anderen stehenden Erwachsenen freilich unerfüllt bleiben. Welche Dinge für ihn Vollständigkeit symbolisieren und deshalb als begehrenswert erscheinen, gilt wiederum – ganz poststrukturalistisch – als kultur- und kontextabhängig. Das menschliche Begehren gilt somit keinem ahistorischen oder ewigem Ziel; sein Bezugspunkt ist ein historisch kontingentes, dabei aber stets unerfüllt bleibendes imaginäres Allgemeines (Belsey 2013: 85f.).

Übertragen auf soziale Konglomerate steht das imaginäre Allgemeine bei Laclau für ein Gemeinschaft symbolisierendes Prinzip von übersubjektiver Integrationskraft (Reckwitz 2008a: 75). Wie bei Lacan bleibt es imaginär, die Begründung ist an dieser Stelle aber eher strukturalistisch als psychoanalytisch: Um ein für viele gültiges Prinzip zu symbolisieren, kann das Allgemeine nicht Teil partikularer Differenzsysteme sein. Wenn es aber nicht Teil partikularer Differenzen ist, ist es streng genommen gar nichts, denn nur aus Differenz entsteht Sinn. Das Allgemeine ist also einerseits die Voraussetzung, um Äquivalenzen zu bilden

---

[48] Der hier und im Folgenden gebrauchte Begriff des „Allgemeinen" wird in manchen Laclau-Übersetzungen auch als das „Universelle" wiedergegeben. Zur Begründung der vorgenommenen Begriffswahl vgl. Nonhoff (2006: 116).
[49] Eine ausführliche Übersicht zu den komplexen Bezugnahmen von Laclau und Laclau/Mouffe auf diese und andere poststrukturalistische und marxistische Theorien findet man bei Nonhoff (2006: 109ff.), Reckwitz (2011) oder Stäheli (2009). Zu Lacan vgl. auch Reckwitz (2008a: 52ff.) oder Zima (2010: 254), zu Laclaus Rezeption von Lacan Stavrakakis (1998).

und damit stabile und unterscheidbare Systeme von Sinn zu ermöglichen; es bezeichnet aber andererseits einen Ort, an dem die sinngenerierenden Differenzsysteme überschrieben werden und Sinn eigentlich endet. Paradoxerweise kann also das imaginäre Allgemeine nicht Teil des Systems sein, ist aber dennoch Voraussetzung für seine Existenz (Laclau 2013a: 66f.). Das Allgemeine bezeichnet folglich nicht etwas Positives in der Welt der Dinge, sondern steht vielmehr für das Prinzip einer imaginären, der Welt enthobenen „Positivität an sich". In der Welt manifestiert es sich als das Fehlen von etwas Positivem, als eine abwesende Fülle (ebd.: 96). Das imaginäre Allgemeine kann keine manifeste ontische Qualität besitzen, ohne sich zugleich im System partikularer Differenzen zu verlieren. Es steht für einen zwar begehrten, aber nicht konkret benennbaren und somit im Grunde leeren Ort. Die Konsequenz ist auch hier ein elementarer Mangel. Das Prinzip, dass für die Schließung eines Diskurses oder anders, für die Konstitution von Gesellschaft benötigt wird, bleibt der gesellschaftlichen Realität stets enthoben (ebd.: 96f.).

> „das Sein oder die Systemhaftigkeit des Systems, die durch die leeren Signifikanten repräsentiert ist, [ist] kein Sein (...), das *tatsächlich* realisiert worden wäre, sondern eines, das konstitutiv unerreichbar ist, denn welche systematischen Effekte auch immer existieren, sie werden (...) das Ergebnis des unbeständigen Kompromisses zwischen Äquivalenz und Differenz sein. Das bedeutet, dass wir uns einem konstitutiven Mangel gegenüber sehen." (Laclau 2013a, 69f., Herv. im Org.)

Das imaginäre Allgemeine darf folglich nicht als etwas verstanden werden, dass es einst gab und das nun fehlt. Vielmehr entsteht es Laclau zufolge erst aus der Erfahrung der Unvollständigkeit, als kollektives Erleben eines unvollständigen, unterdrückten Lebens. Das Allgemeine ist die Verschmelzung einzelner Bestrebungen im Angesicht des fortgesetzten Scheiterns bei der Suche nach Vollständigkeit. In gesellschaftlichen Kontexten ist es nichts anderes als die Ausdehnung von Äquivalenzbeziehungen im Angesicht einer Repression (Laclau 2013a: 72f.). Durch die geteilte Erfahrung der „Unterdrückung" des eigenen Seins werden differente „Körper" einem gemeinsamen Kampf verpflichtet, auch wenn sie unterschiedliche Ziele verfolgen und die Repression, die sie erfahren, unterschiedlicher Natur ist (ebd.). Je größer die in der Erfahrung der Unterdrückung geeinte Gruppe wird, desto abstrakter wird nach Laclau die entstehende Idee von einem erfüllten Leben. So erhebt sich das Allgemeine über partikulare Interessen und kann zum Symbol für Vollständigkeit an sich werden. Die Begriffe Kampf und Repression sind dabei freilich weit zu fassen. Sie sind als Grundmomente einer Gesellschaft zu betrachten, in der Deutungsmuster nicht geschlossen, sondern stets fließend sind. Das Allgemeine als reine Idee einer gemeinschaftlichen Fülle verdankt sie sich dem Umstand, dass jede gesellschaftliche Identität unvollkommen und widersprüchlich konstituiert ist (s. u.). Das Allgemeine und sein Gegenüber, die Repression, sind somit unmittelbar aneinander gekettet (ebd.: 73).

Symbolträchtige Konzepte mit hoher Integrationswirkung, ausgedrückt in Begriffen wie Freiheit, Gleichheit etc., sind nicht wirksam durch ihre Präsenz, sondern durch ihre Abwesenheit. Für eine sich als „freiheitlich" konstituierende Gemeinschaft wäre somit nicht *die* Freiheit an sich, sondern ein drohendes Zuwenig an Freiheit ein Dauerthema. Ihre Debatten würden um die Bedrohung der Freiheit kreisen, um ihre legitime Beschränkung, ihre ungleiche Verteilung etc. Fluchtpunkt ihrer hegemonialen Diskurse wäre dabei keine einst existente und nun verlorene Freiheit, sondern lediglich eine abstrakte Idee, gewonnen aus der Erfahrung individueller Unfreiheit. Wegen dieses hohen Abstraktionsgrades blieben auf Freiheit rekurrierende Diskurse dabei allerdings stets instabil und vom Scheitern bedroht. Das imaginäre Allgemeine, ausgedrückt durch den leeren Signifikanten, steht lediglich symbolisch für die Einheit des gesellschaftlichen Diskurses und muss daher in seiner Integrationskraft begrenzt bleiben (Laclau 2007: 31). Wichtig ist das mit Blick auf die Dynamik gesellschaftlicher Prozesse, wie an anderer Stelle noch deutlich werden wird.

4.2.3   Leere Signifikanten

Das imaginäre Allgemeine ist kein Bestandteil der empirischen Welt. Es muss daher für den Gebrauch in der sozialen Wirklichkeit symbolisch gefüllt und mittels eines geeigneten Mediums zum Ausdruck gebracht werden. Ein Diskurs muss es artikulieren (Nonhoff 2006: 117). Hier tritt der bereits angesprochene leere Signifikant[50] auf den Plan. Er fungiert als das symbolische Äquivalent des imaginären Allgemeinen in der sozialen Wirklichkeit. Seine Aufgabe ist es, der

---

[50] Der Begriff des leeren Signifikanten ist missverständlich. Wäre er tatsächlich gänzlich leer, könnte er nicht mehr auf Bedeutung verweisen. Korrekt wäre deshalb die Bezeichnung „weitgehend entleerter Signifikant" (vgl. dazu Nonhoff 2001: 203f.). Der Begriff des leeren Signifikanten hat sich aber etabliert und wird deshalb auch hier weiter verwendet.

eigentlich unmöglichen Einheit differenter Identitäten einen Namen zu geben (Laclau 2013a: 69). Als weltlicher Bezugspunkt ermöglicht er die Bildung von Äquivalenzen und damit eine symbolische Schließung des Diskurses. Leer ist der Signifikant, weil er einerseits aus dem System der Verweisketten entnommen wird (ansonsten könnte er nicht artikuliert werden), er andererseits aber einer konkreten Bedeutung weitestgehend entkleidet wurde (sonst wäre er schlichte Differenz). Um die Grenzen eines Systems zu benennen, ohne dabei in den Reigen der systemimmanenten Bezeichnungen zurückzufallen, bedarf es also eines Begriffs, der selbst nichts bezeichnet (Nonhoff 2014: 193; Stäheli 2009: 261). „Leer" ist er aber noch aus einem anderen Grund: Er steht stets für etwas, das in der sozialen Welt fehlt (Laclau 2013a: 96).

Martin Nonhoff verdeutlicht dies am Beispiel des Konzeptes „Wohlfahrt" (2006: 118). Er steht zunächst für ein imaginäres, in der realen Welt stets nur unvollständig vorhandenes Allgemeines, dass in unterschiedlichen Diskursen eine Konkretisierung erfahren kann. In politischen Diskursen geschieht dies durch die Formulierung von Forderungen (s. u.). Ein Mehr an Wohlfahrt kann mit der Forderung nach weniger staatlichem Einfluss auf wirtschaftliche Prozesse verbunden werden oder sich als Forderung nach Teilhabe oder verbesserten Transferleistungen für sozial Schwächere artikulieren (ebd.: 118f.). Im ersten Fall wird mehr Wirtschaftsleistung, im zweiten mehr Umverteilung versprochen. „Unternehmerische Freiheit" oder „Lohngerechtigkeit" wären geeignete Signifikanten, um das Allgemeine „Wohlfahrt" symbolisch zu konkretisieren. Ein Zuwachs an Wohlfahrt lässt sich in beiden Fällen in Aussicht stellen. Wenn beide Diskurse wiederum äquivalent gesetzt werden, wenn sich ein gemeinsamer Wille unterschiedlicher kollektiver Subjekte in Bezug auf ein für beide anschlussfähiges Allgemeines herausbildet, entsteht eine Hegemonie (s. u.).

Das Allgemeine muss also symbolisch durch den Diskurs übersetzt werden, um im Realen wirksam zu sein. Das Konzept Wohlfahrt für sich ist unspezifisch und muss mit sinnstiftenden Programmen konkretisiert werden. Weil die Einheit des Systems durch den leeren Signifikanten aber nur symbolisch repräsentiert wird, bleibt seine Operationalisierung stets unvollkommen. Wohlfahrt bleibt als rein imaginärer Bezugspunkt ein der Welt enthobenes Phänomen. Weder der wirtschaftsliberale noch der umverteilende Diskurs können das Konzept Wohlfahrt deshalb uneingeschränkt fassen. Jeder Versuch hat stets Alternativen. Der Umstand, dass verschiedene Gültigkeit beanspruchende Diskurse sich auf dasselbe Allgemeine beziehen, offenbart dessen prinzipielle Unbestimmtheit und Kontingenz (Nonhoff 2014: 193). Für die gesellschaftliche Dynamik ist das nach Laclau/Mouffe von zentraler Bedeutung. Die stets unvollständige Simulation des Allgemeinen in der sozialen Realität schafft die Voraussetzung für divergierende Deutungsangebote und konflikthafte Auseinandersetzungen und somit auch für Veränderungen in den fixierten Differenzsystemen (s. u.). Das deshalb, weil der das Allgemeine repräsentierende Signifikant mit seiner Entleerung zwar an integrativer Symbolkraft gewinnt, gleichzeitig aber von jedem konkreten Sinn entkleidet wird. Weil „Freiheit" oder „Wohlfahrt" für alle *etwas* bedeuten, bedeuten sie letztlich nichts mehr. Es entsteht ein Vakuum und damit die Möglichkeit, neue symbolische Füllversuche vorzunehmen (Nonhoff 2007: 181). So ist es möglich, das kollektive Begehren nach Vollständigkeit durch konkurrierende Angebote zu beantworten. Unterschiedliche Forderungen zur Behebung des Mangels am imaginären Allgemeinen können unterbreitet werden (Nonhoff 2006: 117; Kritik s. u.). Die Unvollkommenheit des Allgemeinen ist somit die Vorbedingung für das Politische und die Möglichkeitsbedingung für sozialen Wandel (Dryberg 1998: 24). Die aktuelle Debatte um die Deutung der Demenz ist ein Beispiel dafür. Wäre das Phänomen oder auch nur seine Interpretation unstrittig, gäbe es auch keine produktive Debatte zum Umgang damit.

4.2.4 Das antagonistische Außen

Die Konstitution eines stabilen Systems an Verweisen, eines „Innen" ist, wie eingangs schon dargestellt, untrennbar mit der Konstitution eines „Außen" jenseits der vom Diskurs gezogenen Grenze verbunden. Neben der oben geschilderten Äquivalenzbewegung innerhalb des Systems ist eine nach außen gerichtete Bewegung der Ausschließung konstitutiv für die Einheit eines Diskurses. Anders lässt sich ein Diskurs als unterscheidbare Einheit bedeutungstragender Differenzen in dieser Theorieanlage nicht denken. Weil es ein dem Diskurs übergeordnetes, präexistentes Ordnungsmuster nicht gibt, kann nur das, was *nicht* Diskurs ist, konstitutiv für seine symbolische Einheit sein (Stäheli 2009: 259).

Damit sind die Grenzen des Diskurses aber noch nicht ausreichend beschrieben. Laclau zufolge ist das Verhältnis zwischen den diesseits und jenseits der gezogenen Grenze gelegenen Identitäten zudem stets antagonistisch (2013: 67). Gren-

zen trennen also nicht einfach alternative Systeme von differenten Äquivalenz-
systemen. Sie wären sonst letztlich nur eine andere Form von Differenz. Dadurch
wäre nichts gewonnen, weil, wie mehrfach angesprochen, keine systemkonstitu-
ierende Grenze etabliert würde, sondern nur weitere Differenz. Die Identitäten
jenseits der Grenze stehen deshalb auch nicht einfach nur im Widerspruch oder
in einem dialektischen Verhältnis zum System; in beiden Fällen würde immer
noch eine gemeinsame Basis benötigt und wieder gäbe es keine Grenze, sondern
nur System (Laclau 2007: 27). Weil sie aus dem Diskurs heraus nicht bezeichnet
werden können, lassen sich Grenzen nur als Punkt der Unterbrechung oder des
Zusammenbruchs des Systems der Bezeichnungen fassen. Anders formuliert ist
die Grenze keine Bezeichnung für das Ende des Vorgangs des Bezeichnens,
sondern markiert den Moment, an dem das Bezeichnen selbst unmöglich wird.
Keine positive, sondern eine rein negative Bezugnahme auf das Außen konstituiert sie. Grenzen werden nicht durch Differenz, sondern durch Ausschluss gewonnen. Ihr Wesen ist die radikale Unvereinbarkeit von Innen und Außen (ebd.).
Das Ausgeschlossene ist nicht einfach anders, sondern beinhaltet die Unmöglichkeit des Systems. Es präsentiert sich im Innen nur indirekt, als „*Spur des
Nicht-Präsentierbaren im Präsentierbaren*" (ebd.: 28). Zwar kann es nicht direkt
bezeichnet werden, markiert aber gerade durch diese Unmöglichkeit die Grenzen
des Systems der Bezeichnungen. Seine Reintegration ist ausgeschlossen, weil sie
die Auflösung der Grenze und damit auch das Ende des Eingeschlossenen bedeuten würde (ebd.)[51].

Gut erklären lässt sich das Verhältnis von Differenz, Äquivalenz und antagonis-
tischem Außen mit einem Beispiel von Alex Demirović (2007: 71): Die Un-
gleichbehandlung von Frauen am Arbeitsplatz, die meist von Frauen zu bewälti-
gende Doppelbelastung durch Beruf und Familie, sexistische Werbung oder
sexuelle Übergriffe von Männern gegen Frauen sind in vielerlei Hinsicht völlig
unterschiedliche Phänomene. Eine berufstätige Frau, die zuhause ihre Eltern
pflegt, wird nicht zwangsläufig auch am Arbeitsplatz diskriminiert oder belästigt.
Die Elemente lassen sich aber zu einem „antipatriarchalen Diskurs" verdichten,

---

[51] Der systemkonstitutive Charakter der Differenz und des Ausschlusses gilt als wesentlicher Unterschied zu konstruktivistischen Sozialtheorien, die auf eine Aufhebung von Differenzen durch Übereinkunft infolge wechselseitiger Deutungsprozesse abheben. Nicht die Überwindung von Differenz,
sondern ihre Überzeichnung gilt In diesem poststrukturalistischen Entwurf als konstitutiv für soziale Strukturen (vgl. Demirović 2007: 62f.; Stäheli 2009).

indem sie gegenüber dem Außen des „männlichen Geschlechts" äquivalent werden. Die Kategorie „Mann" wird dabei umso bedeutungsärmer, je mehr äquivalente Differenzsysteme von ihr abgegrenzt werden. Antagonistisch ist das „Außen" des Mannes deshalb, weil seine Integration in die davon abgegrenzten Differenzsysteme deren Ende bedeuten würde. Gäbe es nur „einfache" Differenz zwischen Männern und Frauen, z. B. unterschiedliche Ansprüche an die Gestaltung von Sanitärräumen, wären antipatriarchale Diskurse sinnlos. Deshalb steht nicht eine Gruppe „männlicher Elemente" einem ähnlichen System „weiblicher Gegenstücke" gegenüber, sondern eine unspezifische „Männlichkeit" verhält sich antagonistisch gegenüber einer ebenso unspezifischen „Weiblichkeit". Der „Mann" steht symbolisch einer gelingenden „weiblichen Subjektivierung" entgegen. Die solcherart konstituierte „Weiblichkeit" ist aber letztlich ebenso bedeutungsarm, weil sie nur als Opposition gegen den gemeinsamen Nenner des ausgeschlossenen Männlichen beruht (vgl. dazu auch Laclau/Mouffe 2000: 156).

Hier wird deutlich, dass der Antagonismus nicht nur radikal anders, sondern auch radikal negativ konstituiert ist. Weil sich die systembildende Äquivalenzbewegung im Innen der Bezugnahme auf die reine Positivität eines imaginären Allgemeinen verdankt, kann ihr jenseits der Grenze gelegenes Gegenstück als nichts anderes als die reine Negation auftreten. Es lässt sich nur als ultimative Bedrohung fassen (Laclau 2013a: 68). Deutlich wird außerdem, dass der Antagonismus keinen realen Gegner bezeichnet, sondern das Prinzip der Gegnerschaft als solches.

Dieses Gut-Böse-Schema erscheint evtl. etwas simplifizierend. Begründen lässt es sich zunächst differenztheoretisch: Systeme kann es nur geben, wenn durch die Logik der Äquivalenz die Logik der Differenz außer Kraft gesetzt wird. Dies wiederum ist nur möglich, wenn ein dem Differenzsystem entfremdeter Signifikant stark genug ist, um das Ganze zu symbolisieren und die Logik der Differenz zu transzendieren. Nur weitgehend frei von partikularer Bedeutung kann er unterschiedslos für das Ganze stehen. Zwischentöne, Abstufungen oder Relativierungen würden der Differenzlogik Angriffsfläche bieten und die Integritätskraft des Signifikanten schwächen. Deshalb sind es die einfachen und umfassenden Konzepte, die Wirkung erzielen. Das positive Moment im Allgemeinen erklärt sich wohl außerdem durch die Bezugnahme Laclaus auf Lacan und das psychoanalytisch interpretierte Motiv des Begehrens nach Vollständigkeit. Der leere

Signifikant steht für dieses Begehren. Er symbolisiert die Abwesenheit des Allgemeinen und den Wunsch, diesen Mangel zu beheben. Das dies als ein positives
Streben betrachtet wird, bleibt freilich eine normative Setzung (Kritik s. u.).

4.2.5 Diskurse und gesellschaftliche Dynamik

Sinn entsteht aus Differenz und Differenzen verbinden sich durch Grenzziehungen gegenüber dem Außen zu einem System Von dieser strukturalistischen Annahme ausgehend besteht für Laclau/Mouffe das Basiselement ihres poststrukturalistischen Diskurskonzeptes zunächst in der Etablierung stabiler Relationen
zwischen mindestens zwei unterschiedlichen Elementen. Durch das in Beziehung
setzen zweier Positionen wird eine Differenz konstituiert, die Sinn generiert. Die
Praxis der Sinnproduktion durch die Bildung von Relationen und Differenzen
bezeichnen sie als „Artikulation" (Laclau/Mouffe 2000: 141). Dabei wird eine
grundsätzliche „Sinnlosigkeit" der vorhandenen Vielfalt an diskursiven Elementen vorausgesetzt. Frei flottierende Signifikanten produzieren kein „natürliches"
Muster, sondern ein Überangebot an Bedeutungsmöglichkeiten, einen „Bedeutungsüberschuss" (ebd.: 149). Um sinnhafte Differenzsysteme zu bilden, ist
dieser durch die Praxis der Artikulation zu reduzieren. Die dabei entstehenden
Fixierungen sind freilich ihrerseits frei flottierend. Sie stellen lediglich kontingente, nur vorübergehend stabilisierte Verbindungen dar (Stäheli 2009: 264).

Der Begriff des Diskurses bezeichnet bei Laclau/Mouffe zunächst eine „*struktu-
rierte Totalität*" (2000: 141) als Folge eines vollzogenen artikulatorischen Aktes.
Gemeint ist eine vorübergehend sedimentierte Struktur von Zeichen und Bedeutungen. Auf dieser Ebene enthält er nur Positivitäten – Differenzsysteme, deren
Sinn aus ihnen selbst geboren wird (Reckwitz 2011: 303f.). Artikulation beschränkt sich dabei nicht auf sprachliche Äußerungen. Laclau und Mouffe fassen
den Begriff des Diskurses weit. Unterscheidungen zwischen diskursiven und
nicht-diskursiven Praktiken, wie sie auch Foucault an der einen oder anderen
Stelle getroffen, wenn auch nicht expliziert hatte (z. B. 2003d: 396) lehnen sie ab
(Lauclau/Mouffe 2000: 143f.). Sie begründen dies einmal mit der epistemologischen Vorrangstellung des Diskurses. Auch nicht-sprachliche Gegenstände können demnach nur als Objekte des Diskurses in Erscheinung treten. Die dingliche
Realität eines Phänomens, z. B. der Demenz, muss nicht bestritten werden, seine
Deutung kann aber immer nur innerhalb der Struktur eines diskursiven Feldes

vorgenommen werden. Unter Bezugnahme auf Wittgenstein negieren sie weiterhin eine plausible Grenze zwischen der sprachlichen Bezeichnung eines Gegenstandes und dem Gegenstand selbst. Die sprachliche Adressierung eines Signifikats hat demnach stets auch eine materielle Dimension, weil sie untrennbar mit den den Gegenstand betreffenden Handlungen verbunden ist (ebd.: 145).

Diskurse erhalten Form und Stabilität, indem sie ihre Elemente diesseits einer konstitutiven Systemgrenze versammeln. Vermittelt wird diese Einheit durch die schon angesprochenen Konzepte des leeren Signifikanten und des antagonistischen Außen. Laclau und Mouffe beschreiben damit eine im Grunde paradoxe Konstellation. Um die Einheit des Systems zu gewährleisten, bedarf es der Praxis der Teilung. Der Diskurs kann seine Einheit nur herstellen, wenn er seine Verschiedenheit vom ausgeschlossenen Anderen operationalisiert. Anders ausgedrückt lässt sich ein Ganzes nur behaupten, wenn ein Teil davon verneint wird. Das Gute gibt es nur aufgrund des Bösen, das „Wahre" existiert nur unter Bezugnahme auf das „Unwahre". Das Unwahre kann nicht eliminiert werden, weil nur seine beständige Herausforderung für das Wahre dessen Existenz gewährleistet. Wegen der Gleichursprünglichkeit von Innen und Außen wirken Diskurse deshalb immer stabilisierend und destabilisierend zugleich. Das konstitutive Außen ist nicht nur Bedrohung, sondern potentiell immer auch eine Alternative für das Innen. Weil es inhaltlich ebenso unterbestimmt ist (s. o.), bleibt es offen für sinngenerierende Relationen (Reckwitz 2011: 306). Was heute ausgeschlossen wird (und dadurch erst Gestalt bekommt), kann in anderen Konstellationen selbst zum Repräsentanten des Allgemeinen werden. Die Politik liefert zahlreiche Beispiele für solche Austauschprozesse. Die Grenze zwischen Innen und Außen ist somit nicht festgefügt, sondern veränderlich (Laclau/Mouffe 2000: 148f.).

Dieses scheinbar widersprüchliche Konstrukt erweist sich nun aber als produktiv. Das Fehlen von dauerhaft fixiertem Sinn und der daraus resultierende Bedeutungsüberschuss in Verbindung mit einem stets präsenten Außen im Innen verhindern eine endgültige Schließung des Systems (des Diskurses, der Gesellschaft).

> „Das zur eigenen Identität gehörende Lager lässt sich aufgrund der Präsenz der antagonistischen Kraft nicht um die eigene ontische Partikularität schließen" (Laclau 2007: 31).

Der unvollkommene, auf Negation gebaute und stets nur symbolisch geschlossene Diskurs, der nur durch Ausschluss von bestimmter Bedeutungsalternativen existiert, wird von eben dieser ausgeschlossenen Bedeutung jenseits seiner Grenze beständig untergraben (Laclau/Mouffe 2010: 148). Die Existenz des Nicht-Sinnhaften im Außen ist einerseits sinnstiftend und stellt zugleich den eingehegten Sinn in Frage. Diskurse müssen deshalb als offene, vergängliche und in ihren Grenzen uneindeutige Einheiten gefasst werden. Produktiv ist das, weil nur so eine fortgesetzte Praxis der Artikulation zur Generierung immer neuer Unterscheidungen und Deutungen möglich ist (ebd.: 151). Nach Laclau/Mouffe ist dies konstitutiv für das „Soziale" (2000: 148). Dass Gesellschaft als geschlossenes System von Sinnverweisen nicht existiert, macht das Soziale als Prozess der Herstellung von Gesellschaft erst möglich (ebd.: 150). Der konstitutive Mangel hinter allen hegemonialen Forderungen ist deshalb zugleich eine Möglichkeitsbedingung für die Entstehung neuer Formen des Sozialen (Stavrakakis 1998: 229).

4.2.6   Akteure und Subjektpositionen

Konstitutiv ist die Unabgeschlossenheit von Diskursen außerdem für die dem Subjekt in dieser Theorieanlage zugedachte Stellung und Funktion. Es wird als diskursiv konstituiert, dabei aber nicht als vollständig determiniert verstanden. Laclau/Mouffe bringen dies durch eine Unterscheidung zwischen den diskursiv hergestellten „Subjektpositionen" und den zwischen ihren Leerstellen agierenden „Akteuren" zum Ausdruck (2000: 157). Ebenso wenig wie beim späten Foucault (Kap. 2.3.2.7) bedeutet dieses Zugeständnis von Handlungskompetenz aber eine Abkehr von einem poststrukturalistischen Subjektverständnis (ebd.: 148). Der zwischen gegebenen Positionen changierende Akteur bleibt diskursimmanent.

Veranschaulichen lässt sich das mit einem Beispiel: Der diskursive Ort eines Unternehmers z. B. bildet sich zunächst in Differenz zu anderen Positionen. Unternehmerisches Handeln zeichnet sich durch eine Zielstrebigkeit aus, die über die Bestrebungen anderer hinausgehen muss, um sinnvoll als „unternehmerisch" bezeichnet werden zu können (Bröckling 2004: 275). Nun wird ein Individuum durch das Attribut Unternehmer aber nicht vollständig bezeichnet. Es ist zudem mit geschlechtsspezifischen Rollenerwartungen konfrontiert, z. B. als Frau in einem männerdominierten Gewerbe, trägt eine bestimmte Herkunft und damit verbundene Erwartungen bzw. Zuschreibungen mit sich, z. B. als Deutsche in einer ausländischen Firma, muss ggf. die Anforderungen einer Mutterrolle mit denen des Berufes in Einklang bringen etc. Subjekte sind „überdeterminiert"[52], sie stehen am Schnittpunkt differenter, Subjektpositionierungen verteilender Diskurse (Möllers et al. 2014: 59; Spies 2009: Abs. 46). Jeder eingenommenen Subjektposition steht eine andere ggf. antagonistisch gegenüber. Nun wird, wie mehrfach erwähnt, in dieser Theorieanlage nicht auf ein autonomes Subjekt rekurriert, das diesen Konflikt z. B. durch das selbstbewusste Votieren für eine der möglichen Optionen löst; stattdessen wird umgekehrt angenommen, dass das Vorhandensein von Optionen konstitutiv ist für das Subjekt. Sein Moment ist der strukturelle Bruch, die Tatsache, dass angesichts einer Vielzahl konkurrierender, sich wechselseitig ausschließender und dabei exklusive Gültigkeit beanspruchender Diskurse immer wieder Situationen der Unentscheidbarkeit entstehen. Weil es das Soziale nur als beständige Neugruppierung von fluktuierenden Sinnsystemen gibt und in der sozialen Welt entsprechend nichts Letztgültiges existieren kann, ist es unvermeidlich, dass alternative Deutungsmöglichkeiten und damit auch Entscheidungsspielräume und Entscheidungsnotwendigkeiten entstehen (Nonhoff 2006: 162; Stäheli 2009: 269; Kritik s. u.). Die von den Akteuren getroffenen Entscheidungen finden Nonhoff zufolge einerseits nur auf der Ebene dessen statt, was artikuliert werden kann – sie sind somit diskursiv – andererseits kann eine offene Struktur nie absolut deterministisch sein in Bezug auf die Entscheidung selbst (2006: 162). Für welche der verfügbaren Optionen votiert wird, bleibt unbestimmt. Die Überdeterminierung und Unterbestimmtheit des Subjekts vor dem Hintergrund eines prinzipiell bedeutungsoffenen Diskurses ermöglichen ihm unvorhersehbare Züge. So wirkt einerseits der Diskurs auf das Subjekt, gleichzeitig aber strickt das dank der strukturellen Brüche über Freiheitsgrade verfügende Subjekt als Akteur beständig am Diskurs[53]. Diskurs und Subjekt können deshalb als gleichursprünglich aufgefasst werden (ebd.: 157).

„Die Freiheit, die das diskursive Subjekt gleichzeitig konstituiert und auszeichnet, ist die Freiheit der Entscheidung angesichts strukturell-

---

[52] Das Konzept der Überdetermination entwickeln Laclau/Mouffe unter Rückgriff auf den strukturalen Marxismus Louis Althussers und die Psychoanalyse Siegmund Freuds (2000: 132f.).
[53] Die Verbindung von subjektivem Handeln mit entscheidungsoffenen Situationen weist Ähnlichkeiten zu den Prämissen von Oevermanns Objektiver Hermeneutik auf. Tatsächlich hat Oevermann seinen Ansatz früher als „strukturale Hermeneutik" und als „genetischen Strukturalismus" bezeichnet (Reichertz 1997: 31)

diskursiver Unentscheidbarkeit." (ebd. 2006: 162, vgl. auch Laclau 2013a: 134).

Dies sind die Möglichkeitsbedingungen und die Grenzen des Subjekts. Die Fülle an Angeboten und Zuschreibungen konstituieren es einerseits, in dem sie ihm Möglichkeiten des Positionswechsels einräumen; sie haben aber auch seine prinzipielle Unterbestimmtheit und Instabilität zur Konsequenz. Das Subjekt ist mehr als nur eine diskursiv gesetzte Position, bleibt aber untrennbar mit der Existenz des Diskurses verbunden. Anders formuliert sind Subjekte bei Laclau deckungsgleich mit dem Moment der Unbestimmtheit, der Dislokation von Diskursen (1990: 39). Sie treten dort auf, wo die Struktur scheitert. Somit sind Strukturen in negativem Sinne konstitutiv für die Subjekte: Ohne ihre Brüche könnten sie nicht als Akteure auftreten, ein Prozess der Subjektivierung wäre nicht möglich und Subjekte ließen sich nur als Subjektpositionen fassen (vgl. ebd.: 41). Das Subjekt ist also nicht frei *von* Struktur, sondern hat die Freiheit *zur* Identifikation mit kontingenten Strukturelementen (Arndt 2008: 35). Anders ausgedrückt manifestiert das Subjekt durch seine kontingenzreduzierende Praxis der Artikulation zwar den Diskurs, es kann diese konstitutive Kraft aber nur aus einem ihm vorgängigen „*Feld der Diskusivität*" (Laclau/Mouffe 2010: 159) ableiten. In dem Prozess der wechselseitigen Konstituierung entstehen Diskurs und Subjekt immer wieder aufs Neue. Subjektpositionen werden folglich auch von der Unbestimmtheit und den dynamischen Verschiebungen der Diskurse tangiert (Laclau/Mouffe 2000: 178). Ihre Verankerung und damit auch ihre Identität verlagern sich in den systembildenden Artikulationsprozessen parallel zu den mobilen Grenzen der Diskurse.

Die Motivation von Subjekten (individuellen wie kollektiven), sich an den Schnittstellen der Diskurse immer wieder neu zu erfinden, ist die Folge eines Mangels. Die innerhalb fluktuierender Subjektpositionen chronisch unterbestimmt bleibenden Subjekte verlangt es Laclau/Mouffe zufolge nach einem vollständigen Konzept ihrer selbst (Kritik s. u.). In dieser poststrukturalistischen, an Lacan angelehnten Lesart ist Identität somit ein Effekt von dynamischen Kompensationsprozessen. Sie ist nicht Ausdruck eines transzendentalen Seins, sondern Produkt einer permanenten Subjektivierung. Diese wiederum ist nur möglich, weil die Räume offen sind und Subjekte somit nicht auf eine Position fixiert werden – Laclau lehnt den Begriff der Subjektposition deshalb in späteren

Schriften auch ab (2013: 45, 134)[54]. Weil sich andererseits diese Offenheit einem Mangel an struktureller Integrität verdankt, bleibt jede darauf gründende Identität notwendigerweise unvollkommen (ebd.: 134). Hier findet sich wieder das differenzierungstheoretische Grundmuster: Gäbe es eine feste Position für das Subjekt, wären Prozesse der Neukonstitution von Subjektpositionen und damit Subjektivität als Praxis nicht denkbar. Streng genommen bliebe dann nur noch der Rekurs auf ein entweder vollständig determiniertes, den Strukturen aufsitzendes, oder auf ein transzendentales, den Strukturen vorgängiges Subjekt (vgl. ebd.: 133). Stattdessen gilt vor dem Hintergrund stets fluktuierender Sinnzusammenhänge jeder Identitätsentwurf als beständig vom Scheitern bedroht. Das Subjekt reagiert darauf, so wird in Anlehnung an Lacan angenommen, in dem es seinen Mangel an stabiler Subjektivität durch fortgesetzte Identifikationsprozesse beständig auszugleichen versucht (Stäheli 2009: 307; Kritik s. u.).

Für das theoretischen Konstrukt der Hegemonietheorie ist das ein entscheidender Punkt: Hegemoniale Diskurse funktionieren über die Bereitstellung von Orten für Subjekte. Mit dem Begriff der Hegemonie ist nun auch das letzte noch zu klärende Konzept angesprochen.

4.2.7 Hegemonie

Der Begriff Hegemonie bezeichnet in gewisser Weise das Endprodukt der genannten diskursstabilisierenden Prozesse (Laclau 2013a: 74; Laclau/Mouffe 2000: 177). Hegemonien integrieren diskursive Muster, können also ohne einen Grundstock an bereits abgegrenzten Deutungssphären nicht existieren. Eine weitere Voraussetzung ist die mehrfach angesprochene Offenheit von Diskursen. Wären ihre Grenzen nicht fluktuierend, könnte es keine hegemoniale Praxis der Verschiebung und Neuordnung ihrer Bedeutungselemente und Sinnsysteme geben. Ohne eine zumindest in den Grenzen der Diskursivität freie Praxis der Artikulation wäre auch der Begriff der Hegemonie sinnlos. Hegemoniale Artikulationen basieren somit auf der konstitutiven Schwäche von Diskursen, ihre Bedeutungsgehalte dauerhaft zu fixieren. Sie bezeichnen den Moment der Erschütterung bestehender und der Stabilisierung neuer Sinnsysteme. In Anlehnung an Gramsci

---

[54] Eine Übersicht über die werksgeschichtlichen Veränderungen des Subjektkonzeptes bei Laclau geben Arndt (2008), Spies (2009) oder Stavrakakis (1998).

bezeichnen Laclau/Mouffe sie als Ausdruck einer *„Krise gesellschaftlicher Identitäten"* (ebd.: 178). Wären die Elemente im Feld der Diskursivität dauerhaft fixiert, käme die Praxis der Artikulation und damit die Hegemoniebildung zu einem Ende (ebd.: 180). Auch hier lassen sich Parallelen zu den Konzepten Foucaults, insbesondere zur Machtanalytik seines Spätwerkes, ausmachen (s. u.).

Innerhalb eines Reigens an Diskursen zeichnet sich eine etablierte Hegemonie durch die Vorherrschaft einer bestimmten symbolischen Repräsentationen des Allgemeinen gegenüber den Repräsentationen anderer Sinnsysteme aus. Das spezifische Sinnangebot einer Gruppe setzt sich durch, es wird zur

„Inkarnation jenes leeren Signifikanten, der sich auf die gemeinschaftliche Ordnung als Abwesenheit, als unerfüllte Realität bezieht." (Laclau 2013a: 75)

Jede symbolisch geschlossene Aggregation von diskursiven Positionen zu einer sozialen Bewegung, einer geschlossenen Weltsicht, einer etablierten Praxis etc. ist somit Ausdruck eines zumindest vorübergehend erfolgreichen hegemonialen Prozesses. In der Sprache der Hegemonietheorie hat die Logik der Äquivalenz die Logik der Differenz vorübergehend außer Kraft gesetzt (Herschinger 2014: 83). Durch Etablierung einer Hegemonie wird die grundsätzliche Kontingenz aller gesellschaftlichen Bereiche verschleiert, bis Alternativen zur vorherrschenden Sinnstruktur in Vergessenheit geraten. „Das Soziale", der Prozess der beständigen Verfestigung und Verstetigung flüchtiger gesellschaftlicher Beziehungsmuster (s. o.) kommt vorübergehend zum Stillstand und sedimentiert zu scheinbar festen Strukturen (Wullweber 2012: 35f.).

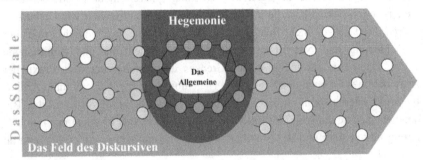

Abbildung 1: Hegemoniale Ordnung diskursiver Elemente. Eigene Darstellung

Die Vorherrschaft einer spezifischen symbolischen Präsentation des Allgemeinen geht allerdings mit einer Schwächung der ursprünglichen hegemonialen Identitäten, (z. B. Ideen, Gegenstände, kollektive und individuelle Subjekte) einher (Laclau 2013a: 90). Die Subsumption unterschiedlichster Identitäten unter eine einzelne kann nur funktionieren, wenn diese universelle Anschlussmöglichkeiten verfügbar hält. Dies untergräbt zwangsläufig ihr eigenes unverwechselbares Profil. Je erfolgreicher eine Hegemonie also ist, desto beliebiger wird ihre Kernaussage. Die sie symbolisierenden Signifikanten verlieren solange an konkreter Bedeutung, bis sie für jeden etwas bedeuten können. Dadurch wird aber auch ihre identitätsstiftende Basis bis zur Unkenntlichkeit erodiert. Die Stabilisierung einer Hegemonie hat somit immer zugleich ihre zunehmende Instabilität als Folge.

Diskursive Identitäten bleiben nicht unberührt von ihrer Neuordnung durch die Hegemonie. Deshalb sind hegemoniale Artikulationen auch nicht mit simplen Koalitionsbildungen gleichzusetzen. Sie reihen nicht nur bestehende Elemente aneinander, sondern geben ihnen durch die Praxis der Äquivalenzierung eine Form (Smith 1998: 228). Weder das einheitsstiftende Konzept noch die äquivalent gesetzten Positionen wahren innerhalb der Strukturen der Hegemonie ihre ursprüngliche Identität. Äquivalent gesetzte Identitäten können ihren eigenen Kampf nicht mehr ohne Bezugnahme auf das übergeordnete Ziel der Hegemonie ausfechten. Ihre eigenen partikularen Ziele werden um die Ziele der Hegemonie erweitert. Das einheitsstiftende Prinzip wiederum wird umso bedeutungsoffener, je mehr partikulare Positionen mit ihren jeweiligen eigenen Deutungsmustern integriert werden müssen (Laclau 2013a: 72).

Zu ergänzen wäre noch, dass die hegemoniale Setzung einer bestimmten Deutung nicht beliebig erfolgt, sondern Laclau zufolge stets machtinduziert ist (2013: 47). Welche symbolische Behebung des Mangels sich durchsetzt und zum Repräsentanten einer Hegemonie wird, ist keine Frage des besseren Argumentes, sondern der besseren Ausgangsposition. Grund ist, dass die „gleichmacherische" Logik der Äquivalenz zwar unterschiedliche Positionen verbindet, dabei aber ihre Differenzen nicht auflöst (ebd.: 74). In differenzlogischer Perspektive wäre dies sogar unmöglich, weil ansonsten zugleich ihr spezifischer Sinn verloren ginge. Dass Differenzen erhalten bleiben hat zur Konsequenz, dass im Ringen um den richtigen Weg nicht alle gesellschaftlichen Gruppen über die gleichen

Möglichkeiten verfügen, ihre partikularen Inhalte als universell gültig zu plausibilisieren. Die Hegemoniebildung vollzieht sich folglich als asymmetrischer Prozess. Dennoch sind Hegemonien kein Produkt eines einfachen Herrschaftsverhältnisses. Wiederum ähnlich wie Foucault fasst Laclau Herrschaft nicht als die Basis gesellschaftlicher Bewegungen, sondern als einen ihrer Effekte. Machtkonzentrationen sind nicht die Ursache, sondern das Produkt vorangegangener Hegemonisierungsprozesse (ebd.). Hegemonien stellen deshalb auch keinen omnipotenten „Meta-Diskurs" einer herrschenden Klasse dar. Sie bilden vielmehr einen spezifischen, politischen Typus von Artikulationen innerhalb einer Totalität gesellschaftskonstituierender Äquivalenzsysteme (Laclau/Mouffe 2000: 181).

Weil der Motor der Hegemonie der Mangel und das Begehren ist, lassen sich hegemoniale Bestrebungen als entsprechende Kompensationsangebote für die adressierten Subjekte fassen. Hegemoniale Diskurse konfrontieren die prekären Selbstkonzepte der Subjekte mit Blaupausen vollständiger Identitäten (Reckwitz 2011: 308). Sie präsentieren historisch spezifische Definitionen von Frauen und Männern, Gesunden und Kranken, Staatsbürgern und Dissidenten etc. als vollständige, wirkliche und dem Zweifel enthobene Identitäten (Reckwitz 2008a: 75). Für die Analyse hegemonialer Diskurse ist das bedeutsam: Sie vollzieht sich als Analyse der Setzung von und der Auseinandersetzung mit Subjektpositionen (Demirović 2007: 65).

Zusammenfassend lässt sich der ganze Prozess wie folgt beschreiben: Sinnsysteme formieren sich durch die Bezugnahme auf ein Allgemeines, das symbolisch ihre Vollständigkeit bezeichnet. Das Allgemeine bleibt flüchtig, weil es durch eine Konkretisierung nicht mehr allgemein, sondern Teil partikularer Beziehungen wäre. In der Welt manifestiert es sich als Mangel. Dieser wiederum ist die Quelle eines kollektiven Begehrens nach Kompensation. Hegemoniale Diskurse entstehen, wenn den Mangel und das Begehren thematisierende Artikulationen eine Vielzahl partikularer Differenzbildungen integrieren, in ein dominantes Sinnsystem etablieren und es gegenüber dem Außen abgrenzen. Somit lässt sich der Diskurs wie folgt beschreiben: Zunächst ist er als strukturiertes Produkt der artikulatorischen Praxis zu fassen. Der Diskurs unterscheidet nichts, sondern ist selbst die Praxis der Unterscheidung. Er steht weiterhin für ein umgrenztes Feld an Bedeutungen, eine diskursspezifische Sinnwelt, die orientierende Ordnungsmuster bereitstellt. Hergestellt wird diese Sinnwelt durch die Konstruktion von Bedeutung fixierenden Knotenpunkten mittels der artikulatorischen Praxis. Darüber hinaus ist er als hegemonialer Diskurs als die Stabilisierung solcher vorübergehenden und fragilen Strukturen mittels einer dominanten Repräsentation des Allgemeinen zu begreifen (Glasze 2007: Abs. 19; Reckwitz 2011: 302; Nonhoff 2007: 175f.).

4.2.8   Kritische Einwände gegen die Hegemonietheorie

Ein erster hier zu nennender Kritikpunkt[55] adressiert die faktische Gleichsetzung von Differenzbildung/Artikulation, Diskurs und Gesellschaft durch die Hegemonietheorie. Durch solche Verallgemeinerungen ließen sich, so die Kritik, kaum noch Detailfragen zu gesellschaftlichen oder politischen Prozessen sinnvoll formulieren (Keller 2011a: 164, Stäheli 2009: 277). Nach Demirović bleibt zudem unklar, wie vom Begriff des Diskurses auf das Soziale oder die Gesellschaft konkret zurückzuschließen wäre. Das hochabstrakte, differenztheoretische Zeichenmodell an der Basis von Laclau/Mouffes Diskurskonzept könne nicht erklären, warum ein System differenter Wertsetzungen die Bedeutung von Gesellschaft *tatsächlich* annimmt. Es handele sich dabei vielmehr um eine theoretische Setzung, die letzte Erklärungen schuldig bleibt (Demirović 2007: 64). Laclau/Mouffes abstraktes Modell zeichne außerdem, so Priester, einen „*sozialstrukturell entleerten Kampf*" (2014: 267) um Vorherrschaft. Durch die Reduktion politischer Konflikte zu semantischen Verschiebungen im Rahmen hegemonialer Artikulationen würden gesellschaftliche Auseinandersetzungen letztlich entpolitisiert (ebd.: 268, ähnlich Žižek 2013: 285).

Moniert wird weiterhin das Konzept der Subjektivierung durch den Diskurs. Die postulierte Abhängigkeit von Subjektpositionen von einem ihnen vorausgehenden Ort könne, so Demirović, noch keinen Aufschluss darüber geben, *wie* das Subjekt tatsächlich diskursiv erzeugt wird. Subjektpositionierungen sagen noch nichts darüber, ob und wie sie von konkreten Individuen repräsentiert werden. Der Prozess der Herstellung einer sinnhaften Welt und eines Ortes darin durch

---

[55] Ausführliche Besprechungen von kritischen Einwänden gegen die Hegemonietheorie findet man bei Arndt (2008: 39ff.), Stäheli (2009: 275ff.) oder Wullweber (2012: 47ff.). Karin Priester hat dem Hauptwerk von Laclau/Mouffe sogar eine kritische Monografie gewidmet (2014).

das Subjekt werde von der Theorie nicht abgebildet. Auch hier handele es sich um eine Setzung, die letztlich nichts erkläre (ebd.: 66). Demirović zufolge fehlt es außerdem an einem Konzept, mit dem die Entwicklung des Diskurses selbst gedacht werden kann. Stattdessen rekurrierten Laclau/Mouffe auf modernisierungstheoretische Gemeinplätze zur Erklärung von Strömungen und Veränderungen in den Mustern des Feldes der Diskursivität (ebd.: 66f.; vgl. auch Reckwitz 2011: 309).

Kritische Einwände gibt es außerdem gegen das Nebeneinander von zeichentheoretischen und psychoanalytischen Elementen in der Hegemonietheorie. Buckel moniert dies sowohl in den Schriften Laclaus als auch in der daran anschließenden Hegemonieanalyse von Nonhoff. Unter Rekurs auf Lorenzer plädiert sie dafür, die Analyse von Subjektivität von einer Untersuchung gesellschaftlicher Strukturen streng zu trennen. Zwar seien beide Sphären aufeinander bezogen, das Ineinanderfließen beider Perspektiven berge aber die Gefahr einer ahistorischen Ontologie (Buckel 2011: 648). Auch Reckwitz sieht in der angesprochenen Verknüpfung ein Problem, allerdings eher in Bezug auf das Überleben der Subjektperspektive an sich. Im Konzept eines Subjektes, das um einen Ausgleich seines Mangels an Identität beständig bemüht ist, werde im Grunde ein vordiskursives, durch ein außerdiskursives Begehren charakterisiertes Subjekt postuliert. Die Existenz eines solchen transzendentalen Subjekts sei in einer Diskurstheorie wenig plausibel und zudem für ihre Architektur unnötig (Reckwitz 2011: 309). Noch grundsätzlicher lässt sich mit Slavoj Žižek die Frage stellen, warum überhaupt das Begehren nach Vollständigkeit als basales Movens des Subjekts und dessen Streben nach stabilen Hegemonien angenommen werden soll. Genauso plausibel sei es, so Žižek, im Gegenteil den Trieb zum Aufbrechen des Gegebenen, der in der Theorie in Form des systemkonstituierenden Antagonismus ja ebenfalls mitschwingt, als treibende Kraft hinter den stets fluktuierenden Strukturen anzunehmen (Žižek 2010: 250f.).

Auch wenn das Nebeneinander psychoanalytischer und strukturalistischer Elemente tatsächlich befremdlich ist, wie weiter unten noch ausgeführt wird, kann zumindest der von Buckel thematisierten Gefahr einer ahistorischen Ontologie widersprochen werden. Die Erklärung gesellschaftlicher Prozesse als Ausdruck psychischer Strukturen kann nur dann ahistorisch sein, wenn die Verfasstheit der Subjekte selbst dem Lauf der Geschichte enthoben wäre. Die Kritik impliziert somit ein Subjektverständnis, dass dem Poststrukturalismus fremd ist. Ähnliches gilt für Demirovićs Einwände gegen die Unterrepräsentation der Subjekte in den Strukturen des Diskurses. Nach meiner Einschätzung werden hier die generellen Dichotomien zwischen einer akteursbezogenen und einer eher strukturalistischen Perspektive berührt, wie sie eingangs schon besprochen wurden. Die Stellung des Subjekts als Subjektposition im Diskurs ist das Produkt der theoretischen Vorentscheidungen des poststrukturalistischen Ansatzes und insofern tatsächlich eine – freilich unvermeidliche – Setzung.

Die Kritik am Fehlen eines Konzeptes zur Entstehen von Diskursen in der Hegemonietheorie kann zumindest für den späten Laclau zurückgewiesen werden. Mit dem bei Lacan entliehenen, psychoanalytischen Konzept des Begehrens nach Vollständigkeit vor dem Hintergrund einer stets unvollkommenen Repräsentation des Allgemeinen in den Diskursen konzeptioniert Laclau einen Anlass für die involvierten Subjekte, nach Veränderungen zu streben und dabei Strukturen zu verschieben. Dies funktioniert freilich nur, wenn man den Subjekten, wie oben angesprochen, ein vordiskursives Wollen zuspricht. Laclau überwindet hier einerseits einen strengen poststrukturalistischen Subjektdeterminismus, handelt sich dafür aber prompt die Aporien der klassischen Subjektphilosophie ein: Ein von Strukturen unabhängiger, ahistorischer Wille kann nicht zugleich innerhalb der Strukturen agieren. Als Teil einer metaphysischen Welt muss er der Welt der Dinge enthoben bleiben (vgl. Kap. 2.1.1).

4.2.9 Machtanalytik und Hegemonietheorie

Laclau/Mouffes Konzept der Hegemonie ist Foucaults Machtbegriff nicht unähnlich. Beiden theoretischen Konstrukten liegen zum einen ähnliche Intentionen zugrunde. Es geht bei Foucault wie bei Laclau/Mouffe darum, die Vorherrschaft einer Idee oder einer Klasse nicht auf einen singulären Grund, eine Kausalkette oder ein allgemeines, präempirisches Prinzip zurückzuführen. Es geht nicht um die Frage nach dem letzten Grund der Macht, sondern um die Offenlegung ihrer Kontextbedingungen (Demirović 2007: 60). Beide lehnen ein juridisches Machtverständnis ab. Hinter der Existenz manifester Machtstrukturen wird kein einzelner Stratege, sondern eine Vielfalt heterogener und mehr oder weniger unzusammenhängender Operationen angenommen. In beiden Konzepten geht es also in gewisser Weise um ein symmetrisches Machtverständnis, um eine Mikrophysik der Macht. Bei Foucault beruhen Machtstrukturen auf alltäglichen Beziehungsmustern, bei Laclau auf dem kollektiven Begehren nach dem Allgemeinen (vgl. dazu Žižek 2010: 252). Foucault führt die Existenz spezifischer Machtstrukturen auf die wechselseitige Verschränkung und Verstärkung differenter Strategien zurück, bei Laclau ist die Bildung von Hegemonien das Produkt der sozialen Praxis der Artikulation, also der sinnstiftenden in Beziehung Setzung diskursiver Elemente. In beiden Varianten wird Macht mit der Neuordnung des Sozialen in Verbindung gebracht. Macht ebenso wie Hegemonie ist sozialen Prozessen nicht äußerlich, sondern ein konstitutiver Teil der sozialen Welt. Macht ist zudem in beiden Konzepten eine produktive Kraft. Bei Foucault ist sie die Produktionsstätte der gesellschaftlichen Wirklichkeit, bei Laclau/Mouffe ermöglicht sie als Agens der Hegemoniebildung die Ablösung alter und die Stabilisierung immer neuer symbolischer Ordnungen (Stäheli 2009: 266/Fußnote).

Macht ist nach Foucault Einflussnahme in Beziehungen auf der Basis einer als gültig ausgegebenen Wissensordnung. Macht ist auf Handlungen gerichtetes Handeln (vgl. Kap. 2.3.2); Laclau/Mouffes hegemoniale Strategien können als Versuch verstanden werden, Einfluss auf bestehende Ordnungen auszuüben mit dem Ziel, gegebene Bindungen zu schwächen und neue an ihrer statt zu etablieren. Der hegemoniale Diskurs greift also durch die Äquivalenzierung differenter Forderungen in ein etabliertes Netz aus Beziehungen zwischen den Objekten und Subjekten ein, mit dem Ziel, dieses zu verändern. Die hegemoniale Praxis der Artikulation kann deshalb als eine Praxis zur Neuordnung von Identitäten und ihren Beziehungen untereinander gelesen werden. Dabei entstehen neue Ordnungen und neue Gegenstände (s. o.). Folglich ist der hegemoniale Diskurs eine Form von Handlung, deren Ziel die Herstellung von Folgehandlungen ist.

In beiden Entwürfen wird außerdem das Funktionieren von Macht- bzw. von Hegemonieprozessen an die Freiheitsgrade der involvierten Subjekte gekoppelt. Subjektive Freiheit ist bei Foucault eine Korrekturfunktion der Macht. Sie dient dazu, die Grenze zwischen freiwilliger Gefolgschaft und Restriktion beständig neu auszupendeln. Das Subjekt kann nicht vollständig determiniert werden, weil dann Macht nicht mehr als Einfluss betrachtet werden könnte und in Herrschaft umschlagen würde (s. o.). Eine ähnliche Argumentation findet man bei Laclau/Mouffe: Hier ist das Soziale der beständige Versuch, durch die Praxis der Artikulation Verweisketten zu schließen und stabile Hegemonien zu bilden.

Wären individuelle oder kollektive Subjekte nicht dazu in der Lage, immer neue Verbindungen zwischen den Dingen zu schließen, käme auch der Prozess der Hegemoniebildung zu einem Ende. Das Ergebnis wäre eine vollständig realisierte Hegemonie und damit das Ende der Artikulation. Dies würde auch das Soziale terminieren (s. o.). In beiden Fällen wird eine Unterscheidung zwischen den produktiven Prozessen der Machtakkumulation auf der einen und unproduktiven, die Machtstrukturen dauerhaft fixierenden Herrschaftsverhältnissen auf der anderen Seite etabliert.

Auch bei der Bestimmung der subjektiven Handlungsspielräume folgen beide Theorien ähnlichen poststrukturalistischen Grundsätzen: Subjekte gestalten ihre Welt nicht kraft eines der Empirie enthobenen autonomen Kerns, sondern als inhärenter Teil einer Struktur. Foucault verortet Subjektivierung im Wechselspiel von Macht und Widerstand. Durch widerständige Praxen treten Subjekte einerseits in Opposition zu Subjektivierungsangeboten, tragen dadurch aber dazu bei, Machtstrukturen zu verfeinern und zu verstetigen. Bei Laclau ist die Praxis der Artikulation einerseits systembildend, andererseits in zweifacher Weise systemimmanent: Es gibt sie nur innerhalb der Grenzen des Diskursiven und sie kann sich zudem nur in den strukturellen Brüchen der Diskurse entfalten.

Daraus ergibt sich eine weitere konzeptionelle Überschneidung: Weil Machtstrukturen bzw. Hegemonien der freiheitlichen Praxis der Subjekte bedürfen, funktioniert auch die Akkumulation von Macht bzw. die Bildung von Hegemonien über das Entscheidungsverhalten des Subjekts. Bei Foucault sind es Fremd- und Selbsttechnologien, die auf der Basis gültigen Wissens eine spezifische Art der Existenz vorschlagen und die Techniken zu ihrer Erlangung bereitstellen. Bei Laclau werden den Subjekten Vorschläge unterbreitet, wie sie ihren konstitutiven Mangel an Identität kompensieren und sich vervollständigen können. In beiden Fällen funktioniert Macht bzw. Hegemonie über Subjektivierung. Sie strukturiert den Rahmen, in dem Individuen ihre Positionen einnehmen können. Sie stellt das Wissen und die Mittel bereit, wie durch die Arbeit an der Gemeinschaft und an sich selbst ein als erstrebenswert geltendes Sein zu erreichen ist.

Als letztes sei noch auf Ähnlichkeiten der Diskursbegriffe von Foucault und Laclau/Mouffe hingewiesen. Bei Foucault bilden Diskurse ein Netz aus Verbindungslinien zwischen Themen, Subjekten, Institutionen, Begriffen etc. Sie stiften eine neue Ordnung zwischen bekannten Dingen und schaffen dadurch Neues

(Foucault 1981: 74). Auch bei Laclau/Mouffe ist es das Wesen des Diskurses, über Äquivalenzbildung Elemente miteinander zu verknüpfen und sie so einer neuen Ordnung zuzuführen (Laclau/Mouffe 2000: 141f.). Mittels ihrer leeren Signifikanten setzten Diskurse Knotenpunkte, in denen verschiedene Linien von Artikulationen miteinander verbunden und partiell fixiert werden. Nicht anders als bei Foucault, auf dessen Diskursbegriff sie sich bei der Entfaltung ihres Konzeptes ausdrücklich beziehen (ebd.: 142), wird dieser Prozess als machtinduziert betrachtet.

Statt der Gemeinsamkeiten ließen sich natürlich auch Unterschiede betonen. Dies gilt z. B. für die Begrifflichkeiten: Wo Foucault Macht von Herrschaft unterscheidet, ziehen Laclau/Mouffe eine Grenze zwischen Hegemonie und Macht. Grundelement des Sozialen ist bei Foucault ein basales, reziprokes Verhältnisses wechselseitiger Einflussnahme, bei Laclau ist es die Praxis der freien Artikulation. Foucault thematisiert neben der Bio-Politik für die Bevölkerung auch die Disziplinierung des Einzelnen, Laclau/Mouffes Interesse gilt dagegen vor allem kollektiven Subjekten. Weitere Differenzen ließen sich finden, ein erschöpfender Vergleich beider Konzepte ist aber hier nicht das Thema. Entscheidend ist vielmehr, dass beide Theorien in ihrer Auffassung von Macht- und Subjektarchitekturen ausreichend ähnlich sind, um als Grundlage für einen daraus abgeleiteten methodischen Blick auf das Untersuchungsfeld dienen zu können.

Drittes Fazit

Wie lässt sich nun Macht im Sinne Foucaults mit den Instrumenten der Hegemonieanalyse konkret entschlüsseln? Wie kann das gesteckte Ziel, die Debatten zur Demenz mit den Mitteln der Diskursanalyse machtanalytisch zu durchleuchten, umgesetzt werden? Dieses Kapitel abschließend, soll dies nun anhand der Konzepte Macht, Subjektivierung und Wissen in Umrissen und mit Blick auf die folgende Untersuchung dargelegt werden.

Wie oben erläutert wurde, beruhen Machtstrategien in beiden Konzepten im weitesten Sinne einer Neuordnung der sozialen Wirklichkeit. Dies erfolgt nicht restriktiv, sondern über die Bereitstellung von anschlussfähigen Positionen inklusive des zugehörigen hegemonialen „Wissens" zu ihrer Plausibilisierung. Wissen ist somit ebenso die Grundlage von Machtstrukturen im Sinne Foucaults wie von Hegemonieprozessen in Anschluss an Laclau/Mouffe. Wie mehrfach dargestellt wurde, bedienen sich hegemoniale Diskurse einer diskursiv hergestellten Dichotomie zwischen positiven und negativen Kräften in Bezug auf ein allgemein akzeptiertes Prinzip. Sie bauen also auf ein diskursiv vermitteltes Bild der sozialen Welt. Sie stellen Wissen bereit, um den adressierten Subjekten bestimmte Verhaltensweisen nahezulegen. Eine Analyse der hegemonialen Funktionen in den Beiträgen zur Demenzdebatte, also ihrer durch strategisch eingesetztes Wissen vollzogenen antagonistischen Grenzziehungen und Subjektpositionierungen, ist somit geeignet, Machtstrukturen in der Debatte sichtbar zu machen.

Dreh- und Angelpunkt in den Machtstrukturen Foucaults ebenso wie in den Hegemonieprozessen Laclau/Mouffes ist das entscheidungsfähige Subjekt. Es unter Zuhilfenahme seiner Entscheidungsfähigkeit zur Aufgabe einer alten zugunsten einer neuen Position zu veranlassen, ist gleichermaßen das Wesen der Macht und wie das Funktionsprinzip der Hegemonie. Nach Foucault manifestiert sich die moderne, Dinge hervorbringende und auf Selbststeuerung bedachte Macht im Modus der Subjektivierung. Eingebunden in Wissen operationalisierende Machtstrukturen erfährt der Mensch, wer er ist und wird aufgefordert, diese Position mit Leben zu füllen. In ähnlicher Weise operiert auch der hegemoniale Diskurs mit der diskursiven Herstellung und Bereitstellung von vollständigen Identitäten für die angesprochenen Subjekte. Sein Ziel ist es, sie zur Übernahme dieser Positionen zu bewegen und sich so unter dem Label der Hegemonie einzuordnen. Macht- ebenso wie Hegemonieprozesse lassen sich also unter dem Aspekt der Subjektivierung analysieren. Die Vorschläge der Hegemonieanalyse zur Identifikation von Subjektpositionierungen diesseits und jenseits einer antagonistischen Grenze sind folglich ein probates Instrument zur Verifizierung des Wechselspiels von Macht und Subjektivierung.

Weil Macht sich in der Moderne über Subjektivierung manifestiert, äußert sich die Kritik der Macht nach Foucault vor allem als Widerstand gegen die Zumutungen dieser Subjektivierung. Macht kann folglich durch eine Analyse des gegen ihre Subjektivierungsformen gerichteten Widerstandes sichtbar gemacht werden. Eine Analyse der Machtstrukturen in der aktuellen Demenzdebatte wäre folglich auch eine Analyse des Widerstandes gegen die Positionen, Rollen oder Verhaltenserwartungen, die an Demenzbetroffene, Angehörige oder andere involvierte Akteure herangetragen werden. Auch hier gibt es Anknüpfpunkt zur

Hegemonietheorie von Laclau/Mouffe. Hegemonien schaffen eine Bühne, auf der der richtige Weg zum idealen Menschen mit dem falschen konfrontiert wird. Die diskursive Konstitution eines antagonistischen Verhältnisses ist stets mit dem Aufruf verbunden, sich für die richtige Seite zu entscheiden. Dies kann vor allem dann als widerständige Praxis gelesen werden, wenn hinter der antagonistischen Grenze der „Mainstream" positioniert wird. Hier befinden sich die etablierten Instanzen des falschen Weges, deren Subjektivierungsangeboten widerständig zu begegnen ist. Somit sind die hegemonietheoretischen Heuristiken der Äquivalenzierung und antagonistischen Ausgrenzung und ihre Operationalisierung durch die Hegemonieanalyse geeignete Konzepte, sich Machtststrukturen analytisch zu nähern.

Hegemonien stellen also Wissen bereit, bieten Subjektpositionen an und haben Folgehandlungen zum Ziel. Sie agieren innerhalb eines Netzes an sozialen Beziehungen, dessen Neuordnung sie anstreben. So verstanden stellt die Hegemonietheorie und die daran anschließende Methode ein Set an Begriffen und Heuristiken zur Verfügung, mittels dessen das Zusammenspiel von Macht und Subjektivierung im Demenz-Diskurs konkret untersucht werden kann. Während Foucault keine Hinweise zur konkreten Untersuchung von Subjektpositionierungen durch machtvolle Diskurse hinterlassen hat (Möllers et al. 2014: 57; Spies 2009: Abs. 5), stellt das begriffliche Instrumentarium der Hegemonietheorie dazu zumindest eine konzeptionelle Grundlage. Dabei muss, wie gezeigt wurde, die Foucaultsche Machtanalytik nicht aufgegeben werden. Forschungsleitende Konzepte wie das Zusammenspiel von Herrschafts- und Selbsttechnologien zur Operationalisierung von Macht durch Freiheit und umgekehrt bleiben die theoretische Grundlage einer Diskursanalyse, die im Folgenden als Hegemonieanalyse vollzogen wird.

4.3 Hegemonieanalyse

Laclau/Mouffe haben zwar Grundprämissen einer Diskursanalyse erarbeitet, aber kein konkretes Analyseprogramm zur Durchleuchtung von Diskursen vorgestellt. Gleiches gilt für die Mehrzahl der an ihre Entwürfe anschließenden Studien (vgl. die Kritik dazu bei Angermüller 2007b: 159; Glasze 2007: Abs. 25; Keller 2011a: 164; Nonhoff 2007: 173f.). Deshalb sind für die folgende Untersuchung die methodischen Ausarbeitungen von Martin Nonhoff maßgeblich. Entwickelt in enger Anlehnung an die Hegemonietheorie von Laclau/Mouffe, bezeichnet Nonhoff seine spezifische Form der Diskursanalyse als „Hegemonieanalyse". Wie es der Name nahelegt, ist ihr Ziel die Erforschung der Vorherrschaft bestimmter, als hegemonial zu definierender diskursiver Formierungen (Nonhoff 2014: 184). Ergänzt wird die Methode durch Elemente der Grounded Theory. Form und Zweck dieser Verbindung werden später erläutert. Zunächst sollen Grundbegriffe der Hegemonieanalyse erklärt und ihre Anwendung im Rahmen dieser Untersuchung sowie vorgenommene Anpassungen und Erweiterungen anhand von Beispielen aus den analysierten Texten veranschaulicht werden.

4.3.1 Grundbegriffe und forschungsleitende Heuristiken

4.3.1.1 Politische Diskurse

Zunächst stellt sich die Frage, wie „politische" Diskurse, auf deren Analyse die Hegemonietheorie abzielt, von anderen fixierten Deutungssystemen unterschieden werden können. Unter Rekurs auf Laclau/Mouffe schlägt Nonhoff vor, als Quintessenz eines politischen Diskurses (der freilich nicht im engeren Sinne auf „die Politik" beschränkt ist) zunächst die Anrufung eines imaginären Allgemeinen in Verbindung mit der Konstitution eines Antagonismus zu setzen (2007: 179f.). Das Allgemeine steht für ein übergeordnetes Prinzip, dass sich, wie an anderer Stelle ausgeführt, stets als Mangel realisiert. Politische Diskurse versammeln partikulare Differenzsysteme, indem sie unter dem Label eines das Allgemeine präsentierenden, leeren Signifikanten eine Strategie zur Behebung des Mangels formulieren. Der Antagonismus steht für das radikale Außen, dessen Präsenz diesem Bestreben einerseits entgegensteht, dass andererseits aber konstitutiv für dessen Existenz ist. Er ermöglicht es, die „guten Kräfte" zu identifizieren und im Kampf gegen die „Bedrohung" des Allgemeinen zu versammeln. Nonhoff zufolge integriert dieses Konzept zwei in der politischen Theorie als relevant geltende Triebfedern politischer Auseinandersetzungen: den Konflikt (Antagonismus) und den Konsens (das Allgemeine) (ebd.). Nach den Prämissen der Hegemonietheorie konstituieren beide gemeinsam den politischen Diskurs.

> „Ein Diskurs lässt sich als politischer Diskurs begreifen, wenn in ihm das Allgemeine konflikthaft verhandelt wird." (ebd.: 181)

Ein weiteres, mit dem erstgenannten korrespondierendes Charakteristikum politischer Diskurse sind „Forderungen". Forderungen stellen eine Verbindung zwischen einem Allgemeinen und dem Mangel daran her (Nonhoff 2006: 260, vgl. Laclau 2013a: 92f.). Sie richten sich meist auf etwas Fehlendes oder vom Verschwinden Bedrohtes. Die Anrufung des Allgemeinen kann sich im politischen Diskurs folglich durch die Forderung nach seiner Wiederherstellung konkretisieren. Forderungen können explizit erhoben werden:

> „Eine Herausforderung der alternden Welt ist, eine Lebensqualität [...] auch in der letzten Lebensphase zu gestalten." (Lehr 2010: 15).

Sie lassen sich alternativ als Erfordernisse ausdrücken:

> „Dazu brauchen wir nicht mehr und nicht weniger als einen Umbau der Gesellschaft." (Gronemeyer 2013: 257)

Forderungen spielen eine Rolle sowohl bezüglich der Realisierung des Allgemeinen als auch in Bezug auf die Unterlassung kontraproduktiver Aktivitäten. Mit dem Begriff der Forderung gewinnt man Nonhoff zufolge eine Kategorie, die sich sowohl auf Gruppen oder Personen wie auf die Forderung nach dem „richtigen" Denken beziehen kann (2014: 193). Im Kapitel *Hegemonie und Forderung* wird dies näher erläutert.

4.3.1.2 Beziehungsarten/Artikulationen

Artikulationen sind nach Laclau/Mouffe das Basiselement des Diskurses. Wie ausgeführt wurde, sind die Möglichkeiten zur Verbindung von Elementen und damit die Zahl an Artikulationen in poststrukturalistischer Perspektive nahezu unbegrenzt. Es muss also aus forschungspragmatischen Gründen festgelegt werden, welchen Formen von Artikulationen die Untersuchung Aufmerksamkeit schenken soll, welche sie als aussagekräftig für die Identifikation eines politischen Diskurses erachtet. Anders formuliert muss definiert werden, welche Aussagen eines Textes für die Analyse relevant sind und welche nicht.

Von Interesse sind Nonhoff zufolge einmal Artikulationen, die eine Beziehung zwischen dem imaginären Allgemeinen und seinen Repräsentationen in der sozialen Welt herstellen (2007: 177; vgl. auch Glasze 2013: 116). Anders ausgedrückt arbeitet die Analyse die „höheren Ziele" heraus, auf die ein Text bezugnimmt und mit deren Hilfe er seine partikularen Aussagen als allgemeines Interesse plausibilisiert. Ein Beispiel ist die Bezugnahme auf die „demokratische

Gesellschaft" als Begründung für die Forderung nach einer intensivierten Einbindung demenzbetroffener Menschen (Ganß/Wißmann 2009: 46). Für die anstehende Textanalyse sind also zunächst Sequenzen von Bedeutung, in denen die verhandelten Gegenstände in ein Verhältnis zu einem allgemeinen, über die Ebene des Partikularen hinausweisenden Prinzips gesetzt werden.

Zweitens sind Artikulationen von Interesse, die diskursive Elemente untereinander in Verbindung bringen. Im Wesentlichen können dabei Äquivalenzbeziehungen und Kontraritätsbeziehungen als forschungsrelevante Kombinationsformen unterschieden werden. Äquivalenzbeziehungen kombinieren diskursive Elemente unter bestimmten Teilaspekten und mit Blick auf ein Allgemeines. Die Formel lautet „*x ist anders als y, geht aber in Beziehung zu a mit y Hand in Hand*" (Nonhoff 2007: 176). Dies ist z. B. der Fall, wenn einem für die Lösung der Demografieproblematik angebotenen Konzept wie die „Sorgende Gemeinschaft" zugleich die Kraft zugesprochen wird, auch Probleme der Wirtschaft, der Politik oder der Familien zu lösen (Klie 2008: 138). Kontraritätsbeziehungen bezeichnen demgegenüber eine negative Bezugnahme hegemonialer Forderungen auf all das, was ihrem Projekt entgegensteht. Sie kombinieren diskursive Elemente über ihre gemeinsame Gegnerschaft gegenüber dem richtigen Weg zur Behebung des Mangels (Nonhoff 2007: 177f.). Die Formel lautet „*x ist ein Gegensatz von y und verhindert außerdem z*" (ebd.).

Beide Artikulationsformen können als Machtechnologien betrachtet werden. Sie greifen in bestehende Beziehungsnetze zwischen Worten, Gegenständen und Subjektpositionen ein, mit dem Ziel, sie neu zu ordnen. Eine Machtanalyse des Demenzdiskurses muss entsprechend sensibel für die Verbindungslinien sein, die die untersuchten Texte zwischen ihren Gegenständen und übergeordneten Zielen konstruieren. Erforderlich ist also eine strukturale Analyse der Texte. Weil das Interesse politischen Artikulationen gilt, ist dabei vor allem den Kontraritätsbeziehungen eine besondere Aufmerksamkeit zu widmen. Tatsächlich sind vor allem Texte, in denen eine antagonistische Teilung zumindest angedeutet wird, für die Hegemonieanalyse gehaltvoll (vgl. Kap. 4.3.2).

4.3.1.3 Hegemonie und Forderung

Forderungen sind das Basiselement des hegemonialen Diskurses (s. o.) und deshalb auch das erste Ziel ihrer Analyse. Von besonderem Interesse sind hegemoniale Forderungen. Darunter werden diejenigen gefasst, die sich auf ein Allgemeines bzw. auf den daran herrschenden Mangel beziehen (Nonhoff 2007: 182). Formuliert werden können sie nach Nonhoff grundsätzlich als „Ziel- oder als Mittelforderung" (Nonhoff 2006: 268; 2014: 200f.). Zielforderungen zielen auf formale oder substantielle Vorbedingungen für die Behebung eines Mangels. Sie stehen in enger Korrespondenz mit dem imaginären Allgemeinen. In einem Text der Alzheimer Gesellschaft wird beispielsweise gefordert, Demenz weiterhin als Krankheit anzusehen, weil dies eine formale Voraussetzung für ihre Heilung darstelle (Lützau-Hohlbein/Schönhof 2010). Die dort ebenfalls formulierte Forderung nach fortgesetzter Forschung zur Entwicklung wirksamerer Therapien kann dagegen als Mittelforderung betrachtet werden. Nimmt man „Heilung" als ein imaginäres Allgemeines (vgl. dazu Kap. 5.3.3), dann ist Kranksein ihre Vorbedingung und Therapie das Mittel, es zu verwirklichen.

Hegemoniale Zielforderungen unterscheiden sich von Mittelforderungen auch dadurch, dass sie stets umfassend sind. Sie haben das Potential, alle partikularen, auf das Allgemeine gerichteten Forderungen zu integrieren und deren Erfüllung zu garantieren. Nonhoff zufolge repräsentieren sie das Allgemeine in seiner Gänze. Dazu ein Beispiel:

> „Dabei sollen Medikamente, nichtmedikamentöse Therapien und pflegerische Maßnahmen in einem Gesamtkonzept eingesetzt werden. Die Therapien bewirken eine Verlangsamung der Krankheitsentwicklung und ermöglichen den Betroffenen und ihren Angehörigen, über einen längeren Zeitraum in Selbstbestimmung und Würde zu leben. Durch eine deshalb später erfolgende Aufnahme in Pflegeheime werden zusätzlich noch Kosten gespart." (Lützau-Hohlbein et al. 2011)

Die hier formulierte Forderung kann dem integrativen Prinzip „Heilung" zugeordnet werden. Der geforderte Einsatz von Medikamenten ist das Mittel, Heilung zu erlangen. Selbstbestimmung, Würde oder Kostenkontrolle, allesamt ebenfalls gängige Forderungen in den Demenzdebatten, werden mit der primären Zielforderung verknüpft. Wird Heilung realisiert, so wird in Aussicht gestellt, realisieren sich auch alle anderen partikularen Forderungen. Weil das Allgemeine aber stets nur als Mangel präsent ist – weder gibt es eine Heilung der Demenz noch ist wirklich klar, was eigentlich geheilt werden soll – bleiben die damit verbundenen Forderungen niemals unwidersprochen. Sie stehen stets in Konkurrenz zu anderen, ebenfalls umfassenden Forderungen:

„Im Gegensatz dazu geht es um die Wiedergewinnung einer nicht medi-
kalisierten Lebensweise, um ein „Nein, danke!", das die Vorteile einer guten medizinischen Versorgung zu schätzen weiß, ohne sich von ihr dominieren zu lassen." (Gronemeyer 2015: 30)

Angesichts des steten Fließens der Diskurse sind hegemoniale Forderungen aber
nie ohne Alternative. Daher müssen sie über Strategien zur Durchsetzung ihres
Anspruchs verfügen. Das ist es letztlich, was sie ausmacht. Der Hegemonietheorie zufolge müssen sie solange andere partikulare Positionen vereinnahmen, bis
ihre Ziele als geteilter politischer Wille etabliert bzw. plausibilisiert sind
(Nonhoff 2007: 183). Anders formuliert wird die breite Antizipation eines von
der Hegemonie unterbreiteten Subjektivierungsangebotes angestrebt. Dazu unten
mehr.

Das bisher Gesagte lässt sich wie folgt zusammenfassen: Die politischen Diskurse, denen das Interesse gilt, werden zunächst anhand von Textelementen, die
Forderungen in Bezug auf ein Allgemeines formulieren, identifiziert. Darauf
aufbauend gilt das Interesse den Relationen, in denen diese Forderungen stehen,
die sie begründen, befördern oder untergraben. Äquivalenzrelationen stehen
dabei für die Behebung eines Mangels. Hier werden die richtige Perspektive, das
richtige Tun und der Zusammenschluss aller wohlmeinenden Kräfte gefordert.
Kontraritätsrelationen bezeichnen dagegen eine Beziehung zwischen der geforderten Überwindung des Mangels und den entgegengesetzten, antagonistischen
Kräften (Nonhoff 2014: 192). Hier werden Gegner benannt bzw. aufgebaut. Eine
Passage wie die folgende muss also Aufmerksamkeit erregen:

„Die Medikalisierung der Demenz muss durch ein Stück „Resozialisie-
rung" des Phänomens korrigiert werden [Forderung]. Es genügt nicht,
dass Kommunen ein paar "Maßnahmen" ergreifen, um die Versorgung
von Menschen mit Demenz zu verbessern [Mangel]. Ziel ist es, der Stigmatisierung [Antagonismus] entgegenzuwirken und einen Bewusstseinswandel, ein neues soziales Miteinander [das Allgemeine] anzuregen [For-
derung]. Dafür wurden und werden Personen aus allen Bereichen der Gesellschaft gewonnen [Äquivalenzierung]." (Kreutzner et a. 2012: 43)

4.3.1.4 Das Allgemeine und die leeren Signifikanten

Der Theorie zufolge steht das imaginäre Allgemeine (im Folgenden auch kurz als das Allgemeine oder als integratives Prinzip bezeichnet) für die symbolische Schließung eines Diskurses. Es ist als reine Idee von Gemeinschaft zu fassen, die vor dem Hintergrund des Begehrens nach Vollständigkeit im Angesicht einer Repression entsteht (vgl. Kap. 4.2.2). Als integratives Prinzip von hoher Anschlussfähigkeit verleiht das imaginäre Allgemeine konkreten Forderungen universellen Anspruch. Das kann es nur, wenn es sich nicht im Partikularen verliert. Vor einer zu konkreten Ausformulierung ist es deshalb zu bewahren. Das Allgemeine, bzw. der es repräsentierende Signifikant muss daher von hoher Integrationskraft und geringer Eindeutigkeit sein. Wendungen wie die *„verantwortliche und fürsorgliche Gesellschaft"* (Kues 2010: 408), oder das *„richtige Leben"* (Gronemeyer 2014: 8), aber auch eher auf der Ebene der Praxis agierende Konzepte wie „Teilhabe", „Würde" oder „Lebensqualität" sind Beispiele dafür. Begriffe wie die genannten sind zwar bedeutungsschwanger, bleiben aber in den Texten in ihrer konkreten Bedeutung im Vagen.

Auch wenn das Allgemeine stets durch einen Signifikanten ausgedrückt wird, darf es in der Analyse dennoch nicht mit diesem verwechselt werden. Der leere Signifikant steht weniger für das Allgemeine als solches, als vielmehr für seine Abwesenheit. Signifikanten wie „Teilhabe" oder „Recht auf Therapie" beziehen sich auf einen Mangel am Allgemeinen. Teilhabe ist zu ermöglichen, damit eine Idee von Gemeinschaft Wirklichkeit werden kann. Therapie ist zu ermöglichen, damit der Mensch Heilung erfahren kann und vollständig wird (s. u.). Bei der folgenden Kategorisierung von Begriffen ist daher eine wichtige Unterscheidung zu beachten: Die Suche nach dem imaginären Allgemeinen dient der Identifikation einer spezifischen Idee von Gemeinschaft, die aus der Erfahrung eines Mangels und dem Begehren nach Vollständigkeit geboren wird. Diese wird, wie noch gezeigt werden soll, diskursspezifisch ausformuliert. Die Suche nach leeren Signifikanten gilt dagegen konkreten Begriffen, die den Mangel am Allgemeinen bzw. die Behebung des Mangels ausdrücken. Das Allgemeine ist somit der implizite Bezugspunkt eines Textes. Leere Signifikanten finden sich dagegen in den Forderungen, die den Mangel am Allgemeinen zu beheben versprechen. Das hat auch Konsequenzen für die Analyse. Die Explikation „imaginärer" allgemeiner Bezugspunkte lässt ein höheres Maß an Interpretationsarbeit erwarten, während die Signifikanten eigentlich an der Oberfläche der Texte aufzufinden sein sollten. Ohne tatsächlich benannt zu werden, wird er seine Strahlkraft nicht entfalten können. Darauf werde ich an anderer Stelle noch eingehen.

4.3.1.5 Forderungen, Mangel, Antagonismus

Die auf das Allgemeine rekurrierenden Forderungen formulieren universelle oder letzte Ziele. Begriffe wie „ganz", „gesamt", „sozial", „all" sind deshalb, wenn sie in Forderungen Verwendung finden, als Hinweise auf deren Rekurs auf allgemeingültige Prinzipien zu werten (Nonhoff 2006: 262). Dazu ein Beispiel:

> „Wie gehen wir mit Anderssein um? Bieten wir ihm im Rahmen einer „Gesellschaft der Verschiedenen" Akzeptanz und Lebensraum, oder versuchen wir, es auszugrenzen? [...] „Sich verständigen" ist vor allem die Aufforderung an alle Teile der Gesellschaft, hierüber in einen Austausch zu treten." (Ganß/Wißmann 2009: 51, Herv. Im Org.)

Weil das imaginäre Allgemeine in der sozialen Welt der Differenzen notwendig fehlen muss, sind auf das Allgemeine gerichtete Forderungen stets Forderungen zur Behebung eines Mangels. Im folgenden Zitat wird z. B. ein Mangel an sozialer Teilhabe beklagt:

> „Und dennoch fehlt etwas auf dieser Konferenz. Die Experten zerbrechen sich zwar den Kopf darüber, wie Demenzbetroffene gut versorgt, betreut und behandelt werden können. Niemand fragt jedoch, wie sie sich weiterhin als Teil der Gesellschaft, als in das Leben der Gemeinschaft eingebundene Bürgerinnen und Bürger erfahren können." (Wißmann 2012: 24)

„Teilhabe" am Leben in Gemeinschaft ist das Kredo des hier zitierten Textes. Dass die Frage nach der Einbindung von Betroffenen gegenüber Versorgungsfragen keine Rolle spielt, verhindert die Verwirklichung von Teilhabe. Dies kann als Mangel im Sinne der Hegemonietheorie bezeichnet werden. Mangel drückt sich hier als falsche Strategie auf dem richtigen Weg aus. Im Grunde wollen die angesprochenen Konferenzteilnehmer das Richtige, nämlich eine Verbesserung der Betreuung demenzbetroffener Menschen; ihre hierfür aufgewandten Mittel sind aber ungenügend. Neben dem falschen Tun kann sich der Mangel auch als Nichtstun manifestieren, als passives Verharren im Angesicht dringenden Handlungsbedarfs (Nonhoff 2007: 197). Ein Beispiel dafür ist folgender Satz:

„Lange Zeit hat es sich die Öffentlichkeit nämlich sehr einfach gemacht: Die Alleinzuständigkeit zur Beschäftigung mit dem Phänomen Demenz wurde an die Medizin übertragen." (Wetzstein 2015: 7)

Antagonistische Ausgrenzungen sind gegenüber bloßen Mängeln ein deutlich aktiveres und zielgerichteteres Geschehen. Von einem Antagonismus kann gesprochen werden, wenn die Betroffenen bevormundet, stigmatisiert oder ausgegrenzt werden, wenn man ihnen Dinge vorenthält, sie abschiebt, ihnen den Personenstatus verweigert etc. Typisch für antagonistische Grenzziehungen ist außerdem das Auftreten eines Verantwortlichen für die kritisierten Praktiken. Häufig sind die solcherart angeprangerten Gegner der Hegemonie aber keine realen Personen oder Instanzen. Weil sich der Antagonismus nicht als einfache Opposition, sondern als die reine Verneinung des hegemonialen Projektes manifestiert (vgl. Kap. 4.2.4), sind auch seine Protagonisten eher Symbole der Gegnerschaft als körperliche Instanzen. Könnte man mit ihnen in einen Dialog treten, würden sie zum Teil des Diskurses, anstatt seine Grenze zu markieren. Beispiele für solche konstruierten Gegner sind „der Alzheimerkomplex", der die Demenz als medizinische Goldgrube entdeckt hat (Gronemeyer 2015: 29), die „Systeme der Medizin und der Pflege", sofern sie den Menschen die Würde aberkennen (Gogol 2012: viii) oder die „Positionen" in der aktuellen ethischen Debatte, die für eine Relativierung des Personenstatus stehen (Vašek 2011).

4.3.1.6 Diskursanalyse als Untersuchung hegemonialer Strategien

Die soweit behandelten Begriffe stellen das Instrumentarium für eine strukturale Analyse von Artikulationen und ihren Verknüpfungen. Sie fokussieren den Diskurs auf der Ebene der Anordnung einzelner artikulatorischer Akte. Die Hegemonieanalyse fragt nun danach, wie durch das Ineinandergreifen dieser Elemente eine Hegemoniefunktion im Diskurs erzeugt wird (Nonhoff 2014: 195). Nonhoff schlägt vor, das strategische Arrangieren von Elementen zur Schaffung einer Hegemonie als hegemoniale Strategie zu bezeichnen (ebd.). Damit ist, wie schon an anderer Stelle erläutert (Kap....) ein selbstlaufender Struktureffekt und nicht das Handeln eines strategisch agierenden Akteurs gemeint. Die Analyse von Hegemonien vollzieht sich wesentlich als Rekonstruktion ihrer hegemonialen Strategien. Diese treten grundsätzlich in zwei Formen in Erscheinung: Eine defensiv-hegemoniale Strategie zur Verteidigung eines Status Quo und eine offensiv-hegemoniale Strategie zur Ablösung einer gegebenen Hegemonie (Nonhoff

2007: 185). Zum Zweck der Analyse schlägt Nonhoff eine Einteilung hegemonialer Strategien in ein Raster von 9 Strategemen vor (im Folgenden bezogen auf die offensiv-hegemoniale Strategie). Drei davon sind direkt aus der Hegemonietheorie abgeleitet und somit deduktiv gesetzt. Nach Nonhoff sind es theoretisch konstruierte Idealtypen hegemonialer Funktionen, deren Gültigkeit am Material geprüft werden muss (2014: 189). Wegen ihres direkten Bezuges zur Hegemonietheorie bezeichnet er sie auch als „Kernstrategeme". Die übrigen wurden von Nonhoff induktiv aus seinen Analysen zum Signifikanten „Soziale Marktwirtschaft" entwickelt (2006). Erläutert werden zunächst die Kernstrategeme der Hegemonietheorie.

4.3.1.7 Hegemoniale Strategien

Hegemoniale Strategien haben das Ziel, über eine umfassende Forderung, die in Bezug auf das Allgemeine erhoben wird, eine Hegemonie zu etablieren. Der Hegemonietheorie zufolge geschieht dies durch das Versprechen, das Allgemeine selbst zu realisieren und alle daran geknüpften Forderungen zu erfüllen. Anders formuliert wird eine Vielzahl an Forderungen durch die Integrationskraft einer umfassenden Forderung äquivalent gesetzt (Nonhoff 2014: 196). Zur Beschreibung dieses Vorgangs haben schon Laclau/Mouffe den Begriff der „Äquivalenzkette" entwickelt (2010: 167f.). Hegemoniale Strategien streben zunächst die Bildung solcher Ketten an.

Äquivalenzierung differenter Forderungen
Eine hegemoniale Forderung muss anschlussfähig für eine große Gruppe von Individuen sein. Weil sich Macht über Subjektivierung vollzieht, muss es gelingen, einer hinreichend große Zahl von Adressaten attraktive Subjektpositionen anzubieten. Dies geschieht, indem sie andere auf ein Allgemeines bezogene Forderungen mit ihrer eigenen äquivalent setzt und so auch deren spezifische Subjektivierungsangebote vereinnahmt. Ein Beispiel dazu liefert Wißmann in einem seiner Beiträge zur Demenzdebatte, wenn er Politiker, Kulturschaffende, Einrichtungsträger und Demenzbetroffene gleichermaßen, wenn auch auf unterschiedliche Weise, als Nutznießer einer realisierten „Teilhabe" postuliert (2012: 26f.). Die Kulturschaffenden gewinnen eine reichere Theaterlandschaft und neue Ausdrucksmöglichkeiten, die Politiker neue Impulse für eine bedarfsgerechte

Planung und die Gelegenheit, sich als Gestalter einer innovativen Seniorenpolitik zu profilieren, die Betroffenen werden als Partner der Profis angerufen und erhalten damit ein positives Subjektivierungsangebot. Unter dem Banner des Signifikanten Teilhabe werden gänzlich unterschiedliche Positionen einem gemeinsamen Ziel verpflichtet (ebd.). Nach Laclau bildet sich eine Hegemonie folglich als eine Äquivalenzkette bestehend aus Forderungen und Subjektivierungsweisen (2013b: 375).

Die Machtwirkung hegemonialer Diskurse besteht zunächst darin, eine positive Beziehung zwischen unterschiedlichen diskursiven Elementen, Gegenständen und Subjektpositionen herzustellen und damit eine neue Ordnung zu stiften (Nonhoff 2006: 214f.). Diese Positivitäten herstellende Äquivalenzkette wird mit dem Buchstaben „P" bezeichnet. Sie setzt an einem imaginären Allgemeinen an, problematisiert dessen mangelhafte Realisierung und verspricht Abhilfe. Andere Forderungen werden in das Programm integriert. Darüber hinaus bedarf es aber noch eines Gegners.

Antagonistische Zweiteilung des diskursiven Raums
Systembildende Äquivalenz benötigt, wie mehrfach angesprochen, immer auch einen Bezug auf ein Außen. Forderungen können nur dann zu einem sozialen Konglomerat verbunden werden, wenn sie als Einheit gegenüber einem ausgegrenzten Anderen konstituiert werden. Dieser Gegenpol darf wiederum nicht in einfacher Differenz aufgehen, sondern muss sich als das schlichte und absolute Außen präsentieren. Er ist also kein weiteres Differenzsystem, das Gegenargumente versammelt. Als solches bliebe es im Feld der Bezeichnungen und somit in positiver Beziehung zur Äquivalenzkette P. Vielmehr werden, wie im Beispiel unten, alle denkbaren Gegenpositionen auf die reine Verneinung der hegemonialen Forderung reduziert und so ihrerseits äquivalent gesetzt (vgl. die Ausführungen in Kap.....). Die auf die Beseitigung eines Mangels orientierte Äquivalenzkette P ist also nur möglich durch eine alle entgegenstehenden Forderungen kombinierende „Äquivalenzkette Q". Beide Ketten stehen somit in einem Verhältnis zum gleichen Allgemeinen. Das Verhältnis der Äquivalenzkette Q ist indes ein negatives. Sie symbolisiert nicht die Beseitigung des Mangels, sondern dessen Verstetigung (Nonhoff 2006: 221). Entscheidend ist nun, dass sowohl P als auch Q vom selben Standort aus formuliert werden. Sie stehen sich nicht als zwei reale Opponenten gegenüber, sondern dienen der Stabilisierung *einer* He-

gemonie (ebd.: 223f.). Der Antagonismus ist weder objektiv noch muss die Äquivalenzkette Q einen wirklichen Gegner beschreiben. Sie ist vielmehr eine reine Negation, eine vom „rechten Weg" aus konstruierte falsche Alternative. Auch dazu ein Beispiel:

> „Auf der anderen Seite bedeutet dies auch, dass sich Pflegemodelle erst auf der Grundlage der Neurowissenschaften aus dem Dunstkreis der verschiedenen vorwissenschaftlichen Theorien wie u. a. Mäeutik, Validation und dem Kitwood'schen Konzept lösen können, die eine angemessene Demenzpflege durch fehlende Effektivität und Effizienz eher behindern." (Lind 2004: 42)

In dem zitierten Text findet keine Auseinandersetzung mit den gescholtenen Konzepten statt. Sie sind lediglich Namen für das Falsche. Als Äquivalenzkette Q stehen sie für kontraproduktive Perspektiven bei der Verwirklichung des von der Hegemonie vorgeschlagenen Projektes. Dadurch verleihen sie der eigenen Forderung, nämlich nach der Anerkennung der Neurowissenschaft als Leitdisziplin in Demenzfragen, Form und Richtung.

Das methodische Suchen nach dem Zusammenspiel von Äquivalenzketten auf beiden Seiten eines strategischen Antagonismus erscheint an dieser Stelle vielleicht übermäßig abstrakt. Es sei deshalb noch einmal an wesentliche Prämissen der Hegemonietheorie erinnert: Systeme (bzw. Diskurse) benötigen eine Grenze, um als solche wahrgenommen zu werden. Der hegemoniale Diskurs konstituiert sich, indem er ein Außen behauptet, zu dem in negativer Abgrenzung sein Innen gefasst werden kann. Diese Ausgrenzung ist als Teilung *eines* Systems von Differenzen zu verstehen. Grund dafür ist, dass es in einer poststrukturalistischen Perspektive kein den Differenzsystemen vorausgehendes ordnendes Prinzip geben kann. Ohne ein solches gibt es aber auch kein Außen des Systems (und somit letztlich auch kein System). Notwendigerweise muss also die Grenze des Systems aus dem System heraus bezeichnet werden. Dies hat zunächst zur Konsequenz, dass der bezeichnende Signifikant leer sein muss. Nur so kann er aus dem System heraus formuliert und doch den Verweisketten enthoben werden. Zweitens muss das Außen als reine Negation gefasst werden, die keinerlei positive Anknüpfpunkte an das Innen aufweist. Nur so können die Differenzketten unterbrochen werden. Die symbolische Schließung des Systems ist folglich keine reale Bezugnahme auf ein „fremdes System", sondern Produkt eines strategisch platzierten Antagonismus. Antagonistische Forderung beziehen sich folglich auf das gleiche Allgemeine (sie sind ja Bestandteil der gleichen Gesamtheit von Differenzen), werden aber als kontraproduktiver, seine Verwirklichung hintertreibender Irrweg konstruiert.

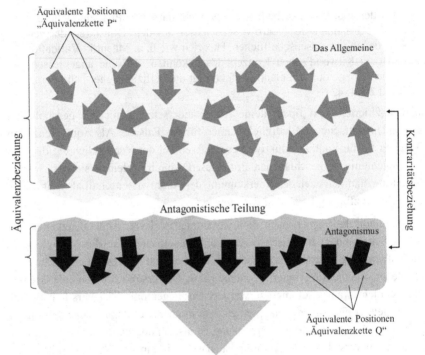

Abbildung 2: Hegemoniale Artikulationen. Eigene Darstellung

Repräsentation

Zur Bildung einer Hegemonie müssen eine Vielzahl von Forderungen in Bezug auf einen Mangel an gemeinschaftlicher Fülle vereinnahmt werden. Die Forderung zu identifizieren, die das Allgemeine als Ganzes repräsentiert, ist ein weiterer Schritt zur Beschreibung hegemonialer Prozesse (Nonhoff 2014: 197). Nonhoff zufolge ist allerdings davon auszugehen, dass anschlussfähige Forderungen das Allgemeine selten direkt adressieren (2006: 216ff.). Die Forderung nach der Herstellung von Fülle wäre zu abstrakt, um ohne weitere Konkretisierungen plausibel artikuliert und eingefordert werden zu können. Eine Konkretisierung liefe andererseits aber darauf hinaus, den für das Allgemeine stehenden leeren Signifkanten wieder in partikulare Differenzsysteme einzuführen und ihn somit seiner Wirkung zu berauben. Eine direkte Beziehung zwischen einer hegemonialen Forderung und dem Allgemeinen muss Nonhoff zufolge deshalb potentiell instabil bleiben (ebd.: 217). Forderungen werden deshalb nicht nur durch eine exklusive Bezugnahme auf das Allgemeine hegemonial; sie erreichen dies auch, indem sie alle Vorschläge zur Behebung eines Mangels in ein übergeordnetes Lösungskonzept integrieren. Hegemonial wird die Forderung, deren Erfüllung alle anderen Forderungen erst ermöglicht. Nicht „Freiheit" wird gefordert, sondern das Recht, Freiheit zu fordern. Repräsentativ für die Hegemonie ist folglich nicht nur ein exklusiver Bezug auf ein imaginäres Allgemeines, sondern eine zentrale Position zur Vereinnahmung differenter Forderungen.

Superdifferenz

Das Strategem der „Superdifferenz" zielt auf die Begrenzung der verfügbaren Totalität von Elementen innerhalb einer Gesamtheit politischer Artikulationen. Nonhoff zufolge können Strategeme wie die antagonistische Zweiteilung des diskursiven Raumes kaum erfolgversprechend eingesetzt werden, wenn die Zahl an möglichen Artikulationen nicht begrenzt und der Raum für das Politische in Folge gegen unendlich tendieren würde (2007: 188). Eine in zwei Teile separierte Unendlichkeit bleibt dennoch unendlich. Die Begrenzung des Anspruchsbereiches einer Forderung mittels einer Parzellierung des diskursiven Raumes ist deshalb ein weiteres Ziel hegemonialer Strategien. Als gebräuchliche diskursive Begrenzungen nennt Nonhoff die ausdrückliche Bezugnahme auf einen bestimmten Teilaspekt eines Mangels oder die exklusive Adressierung einer spezifischen Bezugsgruppe (ebd.).

Der Begriff Superdifferenz soll verdeutlichen, dass diese Form der Ein- bzw. Ausgrenzung von Elementen anders zu fassen ist als die Konstituierung eines antagonistischen Außen. Die solcherart ausgegliederten Artikulationen sind nicht antagonistisch, sondern lediglich für die Forderung irrelevant. Sie stellen einen Bereich dar, der für die spezifische Bezugnahme auf ein Allgemeines in einem hegemoialen Diskurs uninteressant ist (ebd.). Die Differenz zwischen Elementen wird nicht aufgehoben, sondern verstärkt. So wird z. B. in den medikalisierungs-

kritischen Diskursen häufig betont, dass der Beitrag der Medizin in vielen Gebie-
ten durchaus schätzenswert sei, bei dem spezifischen Problem der Demenz aber
Beschränkungen unterläge (z. B. Wetzstein 2015: 8). Ein Antagonismus wird
also nicht für das Verhältnis von Zivilgesellschaft und Medizin im Allgemeinen
behauptet, sondern lediglich für den Teilbereich der Demenzbetreuung konstruiert. Entsprechend überschaubarer und formbarer ist das Feld, das mittels Äquivalenzbildung neu strukturiert werden soll.

Ergänzende und sekundäre hegemoniale Strategeme
Anders als die bis hierher geschilderten Strategeme werden ergänzende und
sekundäre Strategeme induktiv, also aus dem Forschungsprozess heraus nachgewiesen. Sie lassen sich zwar nicht direkt aus der Hegemonietheorie ableiten,
traten Nonhoff zufolge aber während seiner Analyse des hegemonialen Diskurses der Sozialen Marktwirtschaft immer wieder als Verstärker der deduktiv gesetzten Kernstrategeme auf (2007: 185). Ob deduktive Setzungen verstärkende
Kategorien tatsächlich induktiv genannt werden können, ist natürlich kritisch zu
diskutieren (s. u.).

Ergänzende hegemoniale Strategeme unterstützen hegemoniale Forderungen,
indem sie die Etablierung ihrer Deutungsmuster erleichtern. Sie schaffen das
nach Nonhoffs Beobachtungen z. B. durch die Einrichtung von Subjektpositionen für relevante gesellschaftliche Akteure (2006: 233). Politikern oder einflussreichen Wissenschaftlern, z. T. namentlich benannt, werden innerhalb der Hegemonie spezifische, positiv beleumundete Schlüsselpositionen angeboten. Auch
in den untersuchten Beiträgen zur Demenzdebatte lassen sich derlei Manöver
nachweisen. Darüber hinaus werden im Rahmen der Analyse aber vor allem
dann Aussagen als ergänzende hegemoniale Strategeme gekennzeichnet, wenn
sie regelhaft auftreten und in enger Verbindung zu hegemonialen Forderungen
stehen, selbst aber keinen Aspekt des geforderten imaginären Allgemeinen ver-
körpern. Ein Beispiel ist die in einer bestimmten Gruppe von Texten regelmäßig
Verwendung findende Kategorie „Normalisierung". Der Begriff kommt nicht im
Wortlaut vor, sondern wird zur Bezeichnung einer spezifischen Teilmenge von
Aussagen verwendet, die für einen im weitesten Sinne „normalen", lebenswelt-
nahen Umgang mit demenzbetroffenen Menschen votieren (ausführlich Kap.
5.2.1.4). Das Konzept steht selbst nicht für Vollständigkeit, befindet sich aber in

enger Korrelation mit den Vollständigkeit symbolisierenden Prinzipien „Gemeinschaft" oder „Kultur des Miteinanders". Es beschreibt eine Möglichkeitsbedingung für die Herstellung von Gemeinschaft. Ähnliches gilt für die Kategorie „Wissenschaft". Unterschieden wird also zwischen Forderungen, die sich direkt auf ein imaginäres Allgemeines oder seine Äquivalente beziehen, also z. B. auf Teilhabe (Gemeinschaft) oder Unverfügbarkeit (das Wesen des Menschen) (s. u.) und solchen, die in enger Verbindung dazu die normativen Voraussetzung für die Erlangung des Allgemeinen einfordern. Die Grenze zur Mittelforderung ist hier freilich fließend.

Zu den von Nonhoff identifizierten sekundären Strategemen zählt die „Strategie des eigentlichen Verfechters" (2006: 234f.). Gemeint ist die stabile Verbindung zwischen einem hegemonialen Signifikanten und einem kollektiven oder singulären Akteur. Die Analyse ermittelt, welche Person oder Gruppe vor allen anderen für eine bestimmte Bezugnahme auf das Allgemeine steht. Ein anderes sekundäres Strategem ist das der „eigentlichen Bedeutung" (ebd.). Hier geht es darum, welche partikulare Deutung eines leeren Signifikanten aus hegemonieinternen Auseinandersetzungen als vorläufiger Sieger hervorgegangen ist (ebd.: 237). Sekundäre Strategeme sind Strategeme zweiter Ordnung (ebd.: 204). Sie operieren innerhalb einer bereits gefestigten Hegemonie, sind Teil ihrer internen Äquivalenz- und Differenzsysteme Die Suche nach ihnen macht für die Analyse einer sich gerade konsolidierenden Hegemonie, wie es für den kritischen, „zivilgesellschaftlichen Diskurs" angenommen wird, folglich keinen Sinn (Nonhoff 2006: 250/Fußnote). Hinzu kommt, dass es sich um induktive Kategorien handelt, ihr Nutzen für andere Forschungsvorhaben also notwendigerweise begrenzt sein muss. Für die folgende Untersuchung spielen sie kaum eine Rolle. Wichtiger sind dagegen die gegenhegemonialen Strategeme, auf die im Folgenden eingegangen wird.

Gegenhegemoniale Strategien

Ziel einer hegemonialen Artikulation kann neben der Implementierung einer neuen Hegemonie auch die Schwächung bzw. Ablösung bestehender Hegemonien sein. Entsprechende Artikulationen können als „gegenhegemonial" bezeichnet werden (Herschinger 2014: 85). Während die oben beschriebenen, hegemoniebildenden oder „produktiv-hegemonialen Strategien" (ebd.) der Logik der

Äquivalenz folgen, sind gegenhegemoniale Strategien im Gegenteil um die Wiederherstellung von Differenz bemüht (ebd.; Nonhoff 2006: 240). Statt auf Einheit zu rekurrieren, betonen sie die Unterschiede. Äquivalent zu den drei Hauptstrategemen hegemoniebildender Diskurse werden drei Gegenstrateme genannt: „Gegnerische" Äquivalenzketten werden erstens durch „Abwerbung" ihrer Subjektpositionen unterbrochen, äquivalent gesetzte Elemente werden zweitens wieder in Differenz aufgelöst, systembildende Grenzziehungen werden drittens relativiert oder gänzlich infrage gestellt (Herschinger 2014: 85). Ersteres geschieht z. B. durch das Vereinnahmen einzelner Akteure der angegriffenen Hegemonie für das eigene Projekt oder, wie im folgenden Beispiel, durch eine Re-Differenzierung von (scheinbar) durch gegnerische Äquivalenzketten vereinnahmten Subjektpositionen.

> „Sind alle diese Bettlägerigen, sind die Rollstuhlfahrer, sind diejenigen, die nicht mehr allein duschen oder essen können - krank? Sie sind alt, manche sehr alt, aber sind sie krank? Sie sind hilfsbedürftig, manche haben auch Krankheiten, aber zunächst einmal sind sie alt." (Gronemeyer 2015: 35)

Hier wird unterstellt, dass der medikalisierende Blick der Medizin das Alter selbst zur Krankheit erklärt. Alte Menschen werden, so die Kritik, unter dem gemeinsamen Nenner Gebrechlichkeit subsumiert und als krank gekennzeichnet. In Opposition zu dieser gleichmacherischen Äquivalenzierung wird die Differenz ihrer Positionen betont.

Das Hintertreiben systemkonstituierender, antagonistischer Grenzen ist in der kritischen Auseinandersetzung mit dem biomedizinischen Demenzbegriff häufig als eine Infragestellung bzw. Denunzierung des für die Medizin konstitutiven Krankheitsbegriffs zu beobachten.

> „Und wenn man das Elend, das irgendwann alle erfasst, die lang genug leben, „Krankheit" nennen kann, dann beruhigt das. Es gehört dann eben nicht zum „normalen Leben", sondern in den Bereich Behandlungsbedürftigkeit. Das suggeriert Heilungsmöglichkeit und das Alter ist damit eine Krankheit, die im Prinzip geheilt werden könnte." (Gronemeyer 2015: 36)

Auch der in manchen Texten zu findende Vorschlag, die Demenz als Chance zu betrachten, kann als gegenhegemoniale Strategie bezeichnet werden. So können die Betroffenen mithilfe der Demenz einer „furchtbaren Realität" entkommen (Gronemeyer 2014: 19), die „Gesunden" haben die Chance zur Reflexion der eigenen Endlichkeit und Verletzlichkeit (Kruse 2011: 6) während sich der Gesellschaft als Ganzes die Möglichkeit bietet, sich angesichs der demenzspezifischen Herausforderungen kulturell zu erneuern (Kreutzner et al. 2012: 44). Das vorherrschende Defizitbild der Demenz und die häufig darauf aufbauende Katastrophensemantik werden durch die Betonung produktiver Elemente gezielt unterlaufen.

Die von Nonhoff und Herschinger beschriebenen Strategien präzisierend, kann die Negierung einheitsstiftender Konzepte als eine weitere gegenhegemoniale Taktik ausgemacht werden. Wenn z. B. das biomedizinische Konzept der Demenz mit der Frage konfrontiert wird, ob die Demenz nicht eher als ein Artefakt der medizinischen Forschung und nicht als ihr realer Gegenstand zu betrachten sei (Gronemeyer 2015: 31) oder wenn auf die Zusammenhänge zwischen Demenz und Alter hingewiesen und Demenz damit als natürlicher Prozess definiert wird (Wißmann 2012: 24), stellt dies eine Unterhöhlung der für die Medizin konstitutiven Grenze zwischen gesundem und krankem Alter dar.

Produktive und gegenhegemoniale Strategien sind häufig miteinander verbunden. Die Etablierung einer neuen Hegemonie geht mit der Destabilisierung einer bestehenden einher. In der Analyse Demenz-Diskurs waren sie mitunter kaum sinnvoll voneinander zu trennen. Einzelanalysen werden deshalb mitunter mehrere Deutungen für die gleiche Sequenz angeboten.

Tabelle 1: Hegemoniale Strategeme. Quelle: Nonhoff 2006: 213; Herschinger 2014: 85f.

Strategeme der offensiv-hegemonialen Strategie

A   Kernstrategeme der offensiv-hegemonialen Strategie
  1. Äquivalenzierung differenter, am Allgemeinen orientierter Forderungen
  2. Antagonistische Zweiteilung des diskursiven Raumes
  3. Repräsentation

B   Grundlagenstrategem
  4. Grundlagenstrategem der superdifferenziellen Grenzziehung

C   Ergänzende hegemoniale Strategeme
  5. Emergente Interpretationsoffenheit des symbolischen Äquivalents des Allgemeinen
  6. Einrichtung/Fortschreibung von Subjektpositionen für politisch-gesellschaftliche Kräfte
  7. Gezieltes und vereinzeltes Durchbrechen der antagonistischen Grenze

D   Sekundäre hegemoniale Strategeme
  8. Strategem des eigentlichen Verfechters
  9. Strategem der eigentlichen Bedeutung

Gegenhegemoniale Strategeme

A   Unterbrechung gegnerischer Äquivalenzketten
B   Re-Differenzierung äquivalenter Elemente
C   Infragestellung der antagonistischen Grenze

4.3.1.8 Subjektpositionen in der Hegemonieanalyse

Zur Frage subjektiver Handlungsmach entwickelt Nonhoff einen Vorschlag, der Ähnlichkeiten zu Foucaults Konzept einer Machtstrategie ohne menschlichen Strategen aufweist (vgl. Kap. 2.3.2). Hegemoniale Strategien, auf deren Analyse seine Diskursanalyse vor allem abzielt (s. u.), sind demnach nicht als die Einzelleistung mächtiger Akteure zu fassen, sondern als eine Gesamtheit von strategischen Positionierungen von Gegenständen, Konzepten, Personen etc. im Diskurs (Nonhoff 2007: 184f.). Die identifizierten hegemonialen Strategien existieren nicht jenseits des Diskurses, sondern werden als ein Teil von ihm betrachtet (Herschinger 2014: 85). Sie manifestieren sich aus einer Beobachterperspektive heraus als sich widerholende Grenzziehungen zwischen Wahr und Falsch, als regelhafte Verknüpfung unterschiedlicher Positionen in der Debatte. Sie wurzeln in etablierten Mustern des Unterscheidens und Ordnens, die den Akteuren vorausgehen. Entsprechend werden die für eine Hegemonieanalyse herangezogenen Beiträge auch nicht als die idiosynkratrischen Produkte der Autorinnen und Autoren aufgefasst, sondern im Gegenteil auf Spuren textübergreifender Muster untersucht. Die sich in der Analyse abbildenden Strategien gelten folglich als das nicht intendierte und nicht kontrollierte Produkt des Zusammenspiels unterschiedlicher Intentionen und Absichten auf der Basis vorausgehender diskursiver Ordnungen. Ganz ähnlich wie bei Foucault wird angenommen, dass sie sich ergänzen, verstärken und Konglomerate bilden können (Nonhoff 2007: 184). Das Produkt dieser Verbindung kann dann aus einer Beobachterperspektive heraus als diskursive Formation entziffert werden. Subjekte kommen im Diskurs folglich nicht als aktive Gestalter, sondern als Teil seines Inventars vor. Die Aufmerksamkeit gilt ihrer Positionierung durch den Diskurs.

Für eine Analyse der in politischen Beiträgen vergebenen Positionen schlägt Nonhoff zunächst eine Systematisierung auf fünf Ebenen vor (2007: 275). Deren erste ist die angesprochene Bürgerin bzw. der Bürger, deren letzte das gesamte Zielpublikum der Hegemonie. Dazwischen liegen Positionen für Experten, für politische Akteure und für das politische System. Diese Einteilung erscheint für dieses Analyse allerdings wenig hilfreich, weil sie erstens offensichtlich auf Texte aus dem politischen System und nicht auf lediglich politisch intendierte Texte ausgerichtet ist und weil zweitens die im Rahmen dieser Analyse untersuchten Texte in der Mehrzahl kurz und deshalb meist frei von ausgeprägten Subjekthierarchien sind.

Besser geeignet erscheint dagegen ein anderer von Nonhoff unterbreiteter Vorschlag, demzufolge Subjektpositionierungen auch parallel zu den Äquivalenzierungsbewegungen der diskursiven Artikulationen beschrieben werden können (ebd.: 316f.). In Texten mit hegemonialen Strukturen werden Positionen diesseits und jenseits der antagonistischen Grenze besetzt. Es lassen sich folglich Alliierte von Gegnern, Experten von Lügnern etc. unterscheiden. Dadurch lassen sich hegemoniale Grenzziehungen anhand von Subjektpositionierungen explizieren (vgl. Kap. 4.3.3.7). Unter Verwendung des Kodierparadigmas der Grounded Theory und damit über die Hegemonieanalyse hinausgehend, wird im Folgenden außerdem nach den Problemsichten der Sprecher und nach spezifischen Formen der Zu- oder Aberkennung von Handlungskompetenz der in ihren Beiträgen adressierten Subjekte gefragt (s. u.).

Grundsätzlich lässt sich Subjektivierung unter diskurstheoretischem Vorzeichen m. E. grundsätzlich auf zwei Wegen analysieren: als Nachzeichnen der vollzogenen Subjektivierung durch den diskursiv adressierten Akteur oder als Explikation der angebotenen Subjektpositionen im Diskurs. Als Methode für die erstgenannte Alternative werden im Feld der Diskursanalyse z. B. narrative Interviews und nicht-standardisierte Beobachtungsverfahren (Bührmann/Schneider 2012: 101), Methoden der Biographieforschung, sofern sie an ein poststrukturalistisches Subjektverständnis angepasst werden können (Spies 2009) oder auch enunziativ-pragmatische Mikroanalysen empfohlen (Angermüller 2014b: 117). Mithilfe dieser Methoden lassen sich – so wird angenommen – neben den dokumentierten Ordnungsstrukturen des Diskurses auch deren eigenwillige und ggf. widerständige Interpretation durch das Subjekt extrahieren (vgl. dazu auch Möllers et al. 2014; Spies 2009). Die folgende Untersuchung lässt sich trotz ihrer Fragen nach Intentionen und Weltsichten dem anderen Weg zuordnen. Analysiert wird nicht die Rezeption des Diskurses durch das Subjekt, sondern die in den Beiträgen zur Demenz-Debatte vergebenen Subjektpositionen. Dass das Subjekt dabei gegenüber dem Diskurs dennoch nicht vollständig marginalisiert wird, wird im Folgenden ausgeführt (Kap. 4.3.2).

4.3.1.9 Integration der Grounded Theory

Bei der Interpretation der Texte, der Bildung von Konzepten, der Formulierung von Zusammenhangsvermutungen, der Erschließung des Datenkorpus und der sukzessiven Entwicklung des Forschungsprozesses orientiert sich die Studie an methodischen Vorschlägen der Grounded Theory. Kodierte Sequenzen werden untereinander bzgl. ihres Vorkommens, ihrer Ausprägung und ihrer Verknüpfungen verglichen und zu Kategorien verbunden. Die daraus abgeleiteten Schlussfolgerungen werden dokumentiert und als Ausgangspunkt für weiterführende Fragen an das Material verwendet. Die Hegemonieanalyse dient somit, einfach gesprochen, dem Aufbrechen der Datenoberfläche durch Identifikation relevanter Textstrukturen, während Elemente der Grounded Theory zur Systematisierung der markierten Sequenzen und zur methodengeleiteten Interpretation herangezogen werden (ausführlich Kap. 4.3.2). Diese Kombination ist u. a. deshalb erforderlich, weil die Hegemonietheorie selbst kaum Vorschläge zur kontrollierten Interpretation ihrer Befunde unterbreitet und auch zur Entwicklung des Forschungsprozesses nur wenige Anregungen gibt (s. u.).

Die Verwendung der Grounded Theory in diesem Kontext ist erklärungsbedürftig. Als in der Tradition des Pragmatismus und des Symbolischen Interaktionismus stehender Forschungsstil (Strauss 1998: 30f.) scheint sie auf den ersten Blick wenig geeignet, eine poststrukturalistisch argumentierende Diskursanalyse zu unterstützen. Zu ihren Prämissen zählt das Strukturen stiftende, nicht das Strukturen unterworfene Subjekt. Wenn in der Grounded Theory von Strategien die Rede ist, sind damit ausdrücklich die zielgerichteten Interaktionen handelnder Subjekte gemeint (Strauss/Corbin 1996: 83) und nicht etwa abstrakte diskursive Strukturen. Aus einer Reihe von Gründen erscheint die Verbindung allerdings dennoch möglich und sinnvoll.

Grounded Theory und Diskursforschung
Zunächst einmal ist festzuhalten, dass die Grounded Theory nach Einschätzung von Jörg Strübing selbst keine methodologische Vorentscheidung bzgl. des Vorrangs von Handlung oder Struktur fällt (2008: 30). Zwar steht der Ansatz aufgrund seiner Herkunft dem Modell einer von Akteuren ausgehandelten Wirklichkeit näher, Adele Clarke zufolge war er aber nie auf die Erforschung zwischenmenschlicher Interaktionen beschränkt. Im Gegenteil gewinnt die Grounded Theory ihr zufolge ihre besondere Reichweite gerade durch die Offenheit gegenüber „nicht-menschlichen" Objekten wie Diskursen oder Technologien (Clarke 2011: 209). In Strauss/Corbins „Bedingungsmatrix" zur Erfassung des Einflusses von Kultur, Politik, Wertesystemen etc. auf die untersuchten Phänomene sieht sie eine methodische Operationalisierung von strukturellen Kontextbedingungen bereits angelegt (ebd.: 210). Die Anwendung von Elementen ihrer Methodik in einer strukturaffinen Analyse erscheint somit im Grundsatz möglich.

In diesem Sinne kann in dem „Kodierparadigma" der späten Grounded Theory nach Strauss/Corbin ein innerhalb strukturalistischer Analysen einsetzbares forschungsheuristisches Instrument gesehen werden. Das Kodierparadigma dient der Aufdeckung von Zusammenhängen zwischen Haupt- und Subkategorien. Die Einsicht in den Sinn eines untersuchten Gegenstandes soll über den Strukturzusammenhang, in dem er steht, vertieft werden (Strübing 2008: 28). Hierzu dienen u. a. eine Erfassung des unmittelbaren Kontextes einer Handlung sowie der oben schon angesprochenen Bedingungsmatrix, also des kulturellen, sozialökonomischen oder geschichtlichen Hintergrundes, vor dem sie sich vollzieht (Strauss/Corbin 1996: 82). Der Blick der Forschungsperson entfernt sich damit von den subjektnahen Phänomenen, z. B. einer individuellen Handlung oder Deutung und richtet sich auf ihre Möglichkeitsbedingungen innerhalb einer gegebenen Struktur. Weil intervenierende Bedingungen auch überindividuelle Faktoren umfassen, kann die Zentrierung auf den subjektiven Sinn einer Aussage in Richtung einer Analyse sinngenerierender Strukturen verschoben werden. Die von den Sprechern der Debatte jeweils vorgetragenen Problembeschreibungen und Lösungsstrategien werden mit den in ihren Texten dokumentierten normativen Annahmen, z. B. zum Wesen des Menschen oder zur Natur der Demenz sowie mit musterhaft vorkommenden Argumentationsfiguren und Plausibiltätsvermutungen in Verbindung gebracht. Das diskursanalytische Potential des Kodierparadigmas liegt folglich darin, die präformierenden Strukturbedingungen einer Aussage zu fokussieren, ohne die individuelle Position des Sprechers zu ignorieren. So wird es auch möglich, über das Raster der Hegemonietheorie hinaus systematische Fragen nach ihren Intentionen und Weltsichten zu stellen. Wie an anderer Stelle noch darzustellen sein wird, werden Aussagen zu Subjektivierungsprozessen dadurch erst gehaltvoll.

Als eine weitere konzeptionelle Überschneidung zwischen Pragmatismus/ Grounded Theory und Diskursforschung kann das nach Ludwig Gasteiger und Werner Schneider in beiden Ansätzen ähnliche, relationale Verständnis des Konzeptes „Wahrheit" betrachtet werden (2014a: 144f.) Beide Ansätze gehen davon aus, dass Wahrheit nicht gegeben ist, sondern durch Praxis konstituiert wird. Wahrheit wird im Pragmatismus zwar nicht als „diskursiv", also als spezifisches Produkt einer kulturellen Wahrheitsordnung verstanden, wohl aber als das Produkt einer Aushandlung. Wahr ist, was sich in der Interaktion als zielführend ausweist (ebd.). Die Einsicht in die Relationalität von Wahrheit hat in beiden Ansätzen erkenntnistheoretische Konsequenzen. Weil Wahrheit stets konstruiert wird, kann auch der wissenschaftliche Erkenntnisprozess keinen Zugang zu einer objektiven Wahrheit für sich reklamieren. Er gilt im Gegenteil als Träger eigener Wahrheiten, als kontaminiert mit Vorannahmen und Denkroutinen. Darum läuft er Gefahr, beim Versuch wahrheitsgenerierende soziale Prozesse zu verstehen, eigene Wahrheiten zu produzieren. Beide Ansätze ziehen Gasteiger/Schneider zufolge daraus ähnliche methodologische Konsequenzen: Die Erforschung der sozialen Welt hat offen, flexibel und reflexiv zu erfolgen (ebd.: 143f.; vgl. auch Viehöver 2011b: 245).

Inga Truschkat sieht weiterhin Parallelen zwischen der abduktiven Forschungs-logik der Grounded Theory und Foucaults interpretativ-analytischen Vorgehen (2013: 80). Beiden Ansätzen sei ein iterativ-zyklischer Erkenntnisprozess inhä-rent. Die Grounded Theory gewinnt ihre Erkenntnis aus einem ihre Daten um-kreisenden Wechselspiel von Theoriebildung und Theorieprüfung. Vorläufige Zusammenhangsvermutungen werden aus dem Material gewonnen, überprüft und bei erwiesener Tragfähigkeit als Grundlage für weiterführende Fragen ver-wendet. Die Analyse schreitet durch Aufstellen, Überprüfen, Konsolidieren oder Verwerfen von Hypothesen voran und integriert dabei bis zum Zeitpunkt der Sättigung immer neue Daten. Das Ergebnis sind komplexe, viele Eigenschaften und Ausprägungen umfassende Kernkategorien. Auch Foucault beschreibt die Analyse diskursiver Ereignisse als schrittweisen Prozess. Von einem als Singula-rität gesetzten Ereignis ausgehend werden die Prozesse analysiert, die als konsti-tutiv für sein Erscheinen vermutet werden (Foucault 2005g: 30f.). So werden z. B. für eine Analyse neuzeitlicher Strafpraktiken auch die Prozesse der Ver-schulung, der Entstehung von Berufsarmeen und arbeitsteiligen Produktionsver-fahren etc. herangezogen. Indem sie vielfältige und mehrdimensionale Phänome-ne in Zusammenhänge bringen, vollziehen beide Ansätze eine doppelte Bewe-gung der Komplexitätsreduktion und Komplexitätssteigerung.

Grounded Theory und Poststrukturalismus
Die Grounded Theory ist für Veränderungen empfänglich. Seit ihrer Einführung durch Glaser und Strauss in den 1960er Jahren hat sie eine Reihe von Erweite-rungen und Fortentwicklungen erfahren (Charmaz 2011: 190). Dabei wurde von einigen zeitgenössischen Protagonisten auch eine Annäherung an poststrukturali-tische Positionen vollzogen (Truschkat 2013: 75). In Anlehnung an die deonto-logische Perspektive des Poststrukturalismus und in kritischer Abgrenzung ge-genüber positivistischen Strömungen der frühen Grounded Theory betonen man-che ihrer modernen Spielarten die Unabgeschlossenheit und Kontingenz sowohl der analysierten Sachverhalte als auch der Analyseergebnisse ausdrücklich (ebd.:

200). Ihnen geht es nicht mehr primär um die Entwicklung einer umfassenden und „gültigen" Theorie, sondern um die Gewinnung forschungsleitender Konzepte zur Analyse des Fließens gesellschaftlicher Strukturen (Clarke 2013: 221). Dabei wird die Verflechtung auch des wissenschaftlichen Denkens mit den gegebenen gesellschaftlichen Rahmenbedingungen betont. Neue Varianten des alten Ansatzes wurden entwickelt, um

> „...individuelles Handeln und individuellen Sinn in größeren sozialen Strukturen und Diskursen zu verorten, derer sich die Forschungsteilnehmer/innen nicht notwendig bewusst sein mögen." (Charmaz: 2011: 185).

Hilfreich für eine solche Öffnung der Grounded Theory für andere Paradigmen ist die wenig dogmatische Grundhaltung ihrer vor allem auf Offenheit im Umgang mit den Daten bedachten Begründer. Die Notwendigkeit einer engen Anbindung der Grounded Theory an eine Handlungstheorie wie den Symbolischen Interaktionismus wird von ihnen ausdrücklich verneint (Glaser 2011: 57; Strauss/Corbin 1996: 11). Die Methode gilt ihnen vielmehr als universelles Verfahren zur Analyse von Daten und zur Entwicklung von Theorien, unabhängig von der Disziplin oder der theoretischen Perspektive (ebd.). Charmaz zufolge ist deshalb auch eine theoretische Bezugnahme auf den Poststrukturalismus oder andere theoretische Ansätze möglich (2011: 188). Ein populäres Beispiel für die Integration poststrukturalistischer Prämissen in die Forschungslogik der Grounded Theory hat z. B. Adele Clarke mit ihrer „Situationsanalyse" (2011; 2012) vorgelegt.

Nach Charmaz ist das im Pragmatismus wurzelnde, iterative Vorgehen der Grounded Theory mit den deontologischen Annahmen des Poststrukturalismus vereinbar, wenn es explizit auf den Forschungsprozess und nicht auf die empirische Welt bezogen wird (2011: 183). Anders formuliert wird die handlungstheoretische Perspektive auf die soziale Welt ausgeblendet, die Forschungspragmatik aber beibehalten. Folgt man dem, scheint es keinen Grund zu geben, warum die abduktive Logik des Ansatzes und seine darauf bauenden Analyseschritte für eine strukturale Analyse von Diskursen nicht genutzt werden sollten. Ob man der Grounded Theory gerecht wird, wenn man den Pragmatismus als ihren theoretischen Anker nur auf den Forschungsprozess bezieht, mag freilich bezweifelt werden. Adele Clarkes Konzept der Situationsanalyse hat sich jedenfalls umgekehrt den Vorwurf eingehandelt, den Begriff des Diskurses nicht zu explizieren und das Konzept als bloße Hilfskonstruktion für ihre ansonsten streng pragmatische Position zu instrumentalisieren. Das Ergebnis sei eine „*Diskursanalyse light*" (Diaz-Bone 2013: Abs. 16ff.). Dies mag umgekehrt auch für die hier vorgeschlagene Verwendung der Grounded Theory gelten.

4.3.2 Grenzen und Erweiterungen der Hegemonieanalyse

Die Ausführungen zur Hegemonieanalyse abschließend sollen nun kritische Einwände gegen die Methode vorgestellt, ihre Grenzen aufgezeigt und methodische Erweiterungen besprochen werden. Die Analyseschritte im Forschungsprozess werden vorgestellt. Dabei wird vor allem die schon angesprochene Triangulation mit der Grounded Theory expliziert.

4.3.2.1 Umgang mit methodischen und methodologischen Problemen

Ein erster, an die Diskursforschung im Anschluss an Laclau gerichteter Einwand betrifft ihre „*strukturale Orthodoxie*" Angermüller 2007b: 164). Die Annahme, hegemoniale Diskurse verfügten über eindeutig identifizierbare Basiselemente wie Forderungen oder Antagonismen impliziere die Annahme, sie bestünden aus bereits sinntragenden Elementen (Angermüller 2007b: 165). Zwar entstehe der Theorie zufolge neuer Sinn durch Neustrukturierungen diskursiver Elemente – dass die Elemente aber keine eindimensionalen Bausteine, sondern ihrerseits mehrdeutig und instabil seien, werde nicht berücksichtigt. Von einer Polyvalenz der Begriffe müsse aber ausgegangen werden. Deshalb müssen sie auch von einem Interpreten des Textes zunächst als sinntragend identifiziert werden, um dann voneinander unterschieden werden zu können (ebd.: 164). Ihre Deutung muss folglich unterhalb der Deutung sinngenerierender Differenzsysteme ansetzen (ebd.: 165). Nach Angermüller übersieht der Ansatz also gewissermaßen eine Ebene der Sinnproduktion. Welche Überlegungen und Entscheidungen der Interpretation eines Fundes als Forderung, als Mangel oder als imaginäres Allgemeines zugrunde liege, bleibe außerhalb des Fokus. Das Datenmaterial erscheine stattdessen als bloße Umhüllung fertiger und offen liegender Sinnpakete, die nur noch mit den Instrumenten einer strukturalen Analyse herausgelesen werden müssten (ebd.: 171). Die Folge sei, dass die Interpretationsleistungen der Adressaten der Texte ebenso wie die der analysierenden Forschungspersonen nicht abgebildet werde (ebd.: 167).

In gewisser Weise verweist dieses Problem auf eine logische Schwäche der Hegemonietheorie. Diese postuliert zwar die Existenz des imaginären Allgemeinen und anderer diskursiver Elemente, kann aber aufgrund ihrer deontologischen Prämissen nicht vorgeben, welche Gestalt diese Konzepte jeweils annehmen. Es ist vielmehr davon auszugehen, dass nahezu jeder Begriff auf das Niveau eines allgemeinen Leitmotivs gehoben werden kann. Nicht der Rekurs auf wirkmächtige Begriffe wie „Freiheit" oder „Demokratie" machen eine Aussage also politisch, sondern die Funktion, die diese oder ähnlich schillernde Begriffe innerhalb der hegemonialen Struktur wahrnehmen. Der Theorie folgend muss außerdem angenommen werden, dass sich das Allgemeine eher vage und mittels fluktuierender Begriffe ausdrückt. Nicht seine eindeutige Präsenz, sondern im Gegenteil seine Uneindeutigkeit macht es anschlussfähig an unterschiedlichste Differenzsysteme. Somit setzt die Hegemonietheorie einerseits die Existenz frei flottierender und somit unscharfer Signifikanten voraus, geht aber andererseits davon aus, sie innerhalb einer hegemonialen Struktur eindeutig verorten zu können.

Diese Problematik ist von hoher Relevanz für diese Studie. Die Abgrenzung hegemonialer Strukturen untereinander oder das Herausarbeiten von primären und sekundären allgemeinen Prinzipien aus einem Netz aus Forderungen ist, wie sich im Forschungsprozess gezeigt hat, tatsächlich keineswegs ohne Interpretationsleistungen möglich. Neben solchen eher methodischen Problemen verweist die Kritik außerdem auf eine Reihe grundsätzlicher methodologischer Fragen: Wie kann sichergestellt werden, dass die Analyse die Strukturen der Hegemonie nicht unreflektiert in die Texte hineinliest, anstatt sie aus ihnen zu gewinnen? Mit welchen interpretativen Verfahren können zentrale Konzepte wie das der Forderung oder das des imaginären Allgemeinen im vorliegenden Datenmaterial plausibel nachgewiesen werden? Und vor allem: welche Validität kann ein mittels Differenzlogik gebildetes hegemoniales Konglomerat beanspruchen, wenn seine konstitutiven Elemente mehrdeutig sind und somit immer auch anderes interpretiert werden können?

Die Antwort auf diese Problematik ist eine Erweiterung der strukturalen Analyse in zwei Punkten. Der erste betrifft die Erstellung eines Kodierleitfadens zur methodisch gesicherten Zuordnung unklarer Funde. Er erleichtert die Klärung mehrdeutiger Aussagen innerhalb der hegemonialen Struktur. Hier kann sich die Studie noch auf Vorschläge aus der Hegemonieanalyse stützen (vgl. Kap. 4.3.3).

Was bleibt ist das Problem der Mehrdeutigkeit der Begriffe, auf deren Basis eine vermutete hegemoniale Struktur rekonstruiert werden muss. Über die Vorschläge Nonhoffs hinausgehend, liegt die Lösung hier in der Verflechtung strukturaffiner mit interpretativen Methoden oder anders, in der angekündigten Verbindung von Hegemonieanalyse und Grounded Theory.

Daraus ergibt sich folgende Systematik: Der Hegemonieanalyse kommt zunächst die Funktion eines theoriegeleiteten Suchmusters zu. Diese Art der Verwendung legt Nonhoff selbst nahe, wenn er seinen Ansatz als Methode zur Lektüre politischer Texte bezeichnet (2014: 207). Die Hegemonieanalyse lenkt den Blick bei der Durchsicht von Texten auf die von ihr postulierten strukturellen Zusammenhänge. Dadurch ermöglicht sie eine Vorauswahl von Texten und relevanter Textsegmente. So lässt sich der Untersuchungsbereich eingrenzen und eine erste Reduktion der Datenmenge vornehmen. Dem strukturalistischen Ansatz folgend vollzieht sich dieses Verfahren nicht über Inhalte, sondern ausschließlich über die Struktur. Maßgeblich für die Identifikation einer politischen Intention sind die von Nonhoff beschriebenen Strategien des Ein- und Ausschlusses, die verschiedenen Formen der Äquivalenzierung und der Nachweis eines zentralen Signifikanten als Symbol für das Allgemeine. Die Hegemonieanalyse weist hier Ähnlichkeiten mit anderen textanalytischen Verfahren auf, in denen nach Narrationen, verstanden als notwendige Grundstrukturen einer sinnvollen Erzählung, gefahndet wird[56] (z. B. Glasze 2007; Viehöver 2011a+b).

Zur weiteren methodengeleiteten Ausdeutung der als relevant vermuteten diskursiven Elemente werden wiederum Vorschläge der Grounded Theory nutzbar gemacht. Ihre auf dem Prinzip des permanenten Vergleichs beruhenden Kodiermethoden unterstützen die Analyse, indem sie die bei der ersten Durchsicht gemachten Funde auf einer semantischen Ebene explizieren und auf dieser Basis konzeptualisieren. Dadurch wird es möglich, polyphone, in ihrem Bedeutungsgehalt aber als ähnlich zu betrachtende Begriffe zu Kategorien zu verdichten. Aus einer Summe von Aussagen wird ein zentrales Konzept generiert, das zudem ausreichend abstrakt ist, um intertextuell verglichen werden zu können.

---

[56] Zu den narrativen „Tiefenstrukturen" unterhalb der Textoberfläche gehören nach Viehöver binäre Wertgegensätze (z. B. Liebe/Hass) und Subjektpositionierungen (z. B. Held/ Schurke), Problemschilderungen und Problemlösungen sowie durch normative Leitbilder legitimierte politische Forderungen (2011a: 202f.). Ohne dies hier näher spezifizieren zu können, erscheint die Ähnlichkeit zu Nonhoffs hegemonialen Strategien recht offensichtlich.

Prominente integrative Prinzipien wie „das Wesen des Menschen" oder „Gemeinschaft" lassen sich ermitteln, auch wenn kaum einer der darauf rekurrierenden Texte diese Begriffe im Wortlaut verwendet. Von solchen aus den Daten emergierenden Konzepten ausgehend lassen sich dann die übrigen hegemonialen Strukturen, also Mängelbeschreibungen, antagonistische Grenzen etc., plausibel rekonstruieren. Darüber hinaus werden, wie an anderer Stelle ausgeführt, strukturabhängige Deutungsverschiebungen offenbart (ausführlich Kap. 4.3.3). Die jeweils vorgenommene Begründung für die Deutung von Kodes und Kodegruppen wird in Memos festgehalten. Zumindest diese Interpretationsleistung kann offen gelegt werden.

Das Zusammenspiel von strukturalen und interpretierenden Elementen lässt sich auch durch einen weiteren Vergleich mit der Narrationsanalyse erläutern. Ausgangspunkt ist hier wie dort die Annahme, dass komplexe Artikulationen etablierte narrative Strukturen benötigen, um verstanden werden und Wirkung erzielen zu können (Viehöver 2011a: 195). In der Hegemonietheorie übernimmt die dichotome Aufteilung des diskursiven Raumes durch Artikulationen des Einschließens und Ausschließens diese Funktion. Diese binäre Grundstruktur erlaubt es den Lesern eines Textes, eine darauf basierende Zuordnung seiner Gegenstände vorzunehmen. Die Existenz dieser Strukturen wird also als gegeben angenommen. Ziel der Analyse ist es nun, von diesen Prämissen ausgehend Formen und Variationen von Narrationen bzw. politischen Artikulationen in den untersuchten Texten zu beschreiben und dadurch Muster des sinnhaften Aufbaus der sozialen Welt zu rekonstruieren.

4.3.2.2 Ausweitung des Diskurskonzeptes

Nonhoffs forschungsheuristischen Vorschlägen wird zweitens ein verkürztes Methodenverständnis vorgeworfen. Die prominente Stellung deduktiver Kategorien, in Gestalt der aus der Hegemonietheorie abgeleiteten „Kernstrategeme" verenge den Fokus und mache überraschende Funde außerhalb des theoretischen Rasters unmöglich (Schneider 2007: Abs. 15). Zwar weist Nonhoff ausdrücklich auf die Möglichkeit hin, von den deduktiven Setzungen ausgehend auch induktive Kategorien zu entwickeln; diese werden aber zumindest in seiner eigenen Monografie als Hilfsstrategeme der hegemonialen Kernstrategeme ausgewiesen und bleiben somit letztlich den deduktiven Setzungen verhaftet (Nonhoff 2007:

185). Auch den induktiven Kategorien kann man folglich kaum zutrauen, etwas wirklich Neues zu Tage zu fördern. Hinzu kommt eine von Nonhoff selbst eingeräumte Beschränkung seines Ansatzes auf eine bestimmte Kategorie politisch intendierter Texte. Gehaltvoll seien vor allem solche Materialen, in denen hegemoniale, also auf ein Allgemeines gerichtete Forderungen in Verbindung mit einem Mangel identifiziert werden können. Für andere Texte sei die Hegemonieanalyse entsprechend weniger geeignet (Nonhoff 2014: 207).

Über den Vorwurf des deduktiven Überhangs lässt sich gewiss streiten. Nonhoffs Methode schließt eng an die Gesellschaftstheorie von Laclau/Mouffe an, sie rekurriert also auf deren grundsätzliche Prämissen zur Dynamik der sozialen Welt. Die Methode generalisiert somit keine präformierenden, gegenstandbezogenen Hypothesen, sondern setzt forschungsleitende Prämissen, die für sich genommen unbeweisbar sind, als gegeben voraus (vgl. zu dieser Thematik Strübing 2008: 37). Der recht enge Fokus der Hegemonieanalyse auf hegemoniale Strukturen birgt allerdings ein anderes Problem. Sie ist zwar einerseits ausgesprochen funktional für die Entschlüsselung und Beschreibung politischer Artikulationen – Nonhoffs Forschungsinteressen machen deutlich, dass sie wohl auch primär zur Analyse von Aussagen aus dem politischen System entwickelt wurde (vgl. 2001; 2006; 2014; Nonhoff/Stengel 2014); sie birgt aber auch die Gefahr, den politischen Diskurs als Identität sui generis zu setzen. Zwar wird er als System hegemonialer Artikulationen aus den Daten heraus interpretiert, eine Rückbindung dieser Artikulationen an andere Deutungssysteme wird aber nicht vorgenommen. Einmal beschrieben, steht der Diskurs für sich. Eine Analyse der Überschneidungen politischer Artikulationen mit anderen Diskursen findet nicht statt. Es fällt darum schwer, den politischen Diskurs als seinerseits eingebettet in bestehende soziale Praktiken und Deutungsrahmen zu begreifen. Die politisch intendierten Aussagen zur Demenz sind dies aber sehr wohl, wie die Analyse ergab. Sie orientieren sich zwar nicht an den Grundmustern politischer Positionen, folgen aber anderen spezifischen Mustern (s. u.). Diese als intervenierende Bedingungen einer Aussage zu erkennen und zu entschlüsseln erscheint für ein tieferes Verständnis der Debatte als zwingend notwendig.

Auch zur Entschlüsselung solcher Zusammenhänge erweisen sich Vorschläge der Grounded Theory als hilfreiche Ergänzung der strukturalen Analyse. Ihr Instrumentarium des Vergleichens und Dimensionierens von Konzepten und

Kategorien ermöglicht es, die identifizierten hegemonialen Elemente durch methodisch kontrollierte Zusammenhangsvermutungen in einen größeren, über das Raster hegemonialer Strategien hinausreichenden Strukturzusammenhang zu bringen. Vermittelt durch die Heuristik des Kodierparadigmas werden Möglichkeitsbedingungen von Ziel- und Mittelforderungen, daran anschließenden Äquivalenzbildungen und Subjektpositionierungen sichtbar. Es offenbart sich, wie im Beispiel oben dargestellt, eine Struktur, die mit den Begriffen der Hegemonieanalyse alleine nicht zu beschreiben wäre (ausführlich Kapitel 4.4.3.5).

Dazu ein Beispiel: Für Texte, die auf „Heilung" als integrativen Bezugspunkt rekurrieren und daraus Forderungen ableiten, ist das Krankheitsparadigma der Demenz meist eine notwendige Kontextbedingung. Ohne Krankheit keine Heilung. Demenzbetroffene gelten in den so argumentierenden Texten entsprechend als beschädigte Personen. Hegemonial wird die Forderung nach Heilung aber erst (so kann von den Prämissen der Theorie ausgehend angenommen werden) durch den in solchen Texten regelmäßig anzutreffenden Rekurs auf den demografischen Wandel und die Zunahme von alterskorrelierten Erkrankungen in Folge. Heilung ist eigentlich eine partikulare Forderung, denn nur die Teilmenge der Erkrankten kann geheilt werden. Um hegemonial wirksam zu sein, muss die Forderung nach Heilung durch den Hinweis auf die Alterskorrelation der Demenz auf potentiell jedes Mitglied der alternden Gesellschaft erweitert werden. Eine erfolgreiche Therapie, so wird in diesem Kontext häufig versprochen, soll das kollektive Risiko minimieren und außerdem zur Kontrolle der Kosten und zu einer gesteigerten Lebensqualität beitragen. Diese Narration verbindet diskursive Elemente, die auch in anderen Kontexten Verwendung finden, in einer spezifischen Art und Weise. Sie stellt sie in einen kausal-logischen Zusammenhang von Intervention und Wirkung. Ausgangspunkt der Argumentationsfigur ist dabei ein bestimmtes, mechanistisches Bild des Menschen. Das Zusammenspiel von Menschenbild, Problembeschreibung, Lösungsstrategie und Outcome-Kriterien, alles in einer kausalen Argumentationskette verbunden, spricht für eine naturwissenschaftliche Perspektive auf das Phänomen Demenz (ausführlich in Kapitel 5.3). Die Perspektive selbst ist nicht „politisch", sie wird aber in einem politischen Kontext formuliert. Das politische Eintreten für eine bestimmte Verfahrensweise beim Umgang mit der Demenz findet somit seinen Ausdruck in einer Form, die sowohl der Forderung als auch den sie formulierenden Sprechern vorausgeht.

Bei der Besprechung der Ergebnisse werden diese Überlegungen noch ausführlicher expliziert.

Aus der Identifikation solcher Muster lässt sich ein wichtiges Unterscheidungskriterium für die untersuchten Texte gewinnen. Es zeigt sich, dass sie sich in ihren basalen hegemonialen Strukturen zwar ähneln, sich aber unterschiedlicher Konzepte, Zusammenhangsvermutungen und Argumentationsstrukturen bei der Formulierung ihrer hegemonialen Forderungen bedienen. Von den so konstruierten Strukturen lässt sich, sofern sie regelhaft auftreten, auf größere Strukturen mit Einfluss auf den hegemonialen Diskurs schließen. Man gewinnt eine über die hegemonialen Strukturen hinausreichende Perspektive. Hegemoniale Diskurse stehen nicht als unabhängige und isolierte Entitäten im Raum, sondern werden als eingebettet in größere Strukturzusammenhänge und als abhängig von ihnen vorausgehenden Konstitutionsregeln erkannt. Anders formuliert lassen sich andere „Diskurse", z. B. ein naturwissenschaftlicher Diskurs wie im oben genannten Beispiel, mit Einfluss auf die vorliegenden politischen Artikulationen beschreiben (ausführlich Kap. 5). Damit rücken auch andere als „streng hegemoniale" Materialien in den Fokus der Analyse.

Diese Modifikation der Hegemonieanalyse bedeutet eine Verschiebung der zentralen Zielrichtung, die Analysen mit dieser Methode üblicherweise verfolgen. Es geht hier nicht darum, die Karriere eines prominenten Signifikanten wie „Internet" (Brodocz 1998), „soziale Marktwirtschaft" (Nonhoff 2001), „Unionsbürger" (Buckel 2011) oder „Globaler Feind" (Herrschinger 2014) zu rekonstruieren. Ziel ist es, die diskursspezifische Ausprägung hegemonialer Strukturen zu explizieren und auf diesem Weg machtvolle Deutungssysteme hinter den Beiträgen zu entdecken. Wie in der abschließenden Diskussion noch erläutert werden soll, birgt diese Neudeutung des Ansatzes allerdings eigene methodologische Probleme.

4.3.2.3 Subjekte im Diskurs

Ein letzter gegen die Hegemonieanalyse gerichteter Einwand betrifft eine allgemeine Leerstelle vieler poststrukturalistisch informierter Forschungsansätze (Spies 2009: Abs. 38). Bei der kritischen Besprechung der Hegemonietheorie wurde darauf bereits hingewiesen: die Diskrepanz zwischen dem Interesse an Subjektpositionen einerseits und den fehlenden Instrumenten zur Analyse ihrer

Antizipation durch die adressierten Subjekte auf der anderen. Anders formuliert sagt das Auffinden von diskursiv vermittelten Subjektpositionen noch nichts darüber aus, ob und auf welche Weise die angesprochenen Subjekte die ihnen offerierte Stelle tatsächlich ausfüllen. Das Konkrete der Subjektivierung bleibt außerhalb des Fokus der Analyse. Möglicherweise ist dies die Folge eines grundsätzlichen Bias der poststrukturalistischen Perspektive (vgl. die Diskussion in Kap. 4.1.1).

Auch diese Untersuchung bleibt eine Aussage zum Prozess der Subjektivierung schuldig. Das hegemonietheoretische Konzept der Artikulation erlaubt es allerdings, die Sprecher der Debatte zumindest auf der Ebene der Theorie als handlungsfähige Akteure zu begreifen. Als Möglichkeitsbedingung für ihr Handeln ist gemäß der Prämissen der Hegemonietheorie zunächst eine Erschütterung der bestehenden Ordnung anzunehmen. Die aktuelle Debatte um die Demenz vollzieht sich in einem Moment des Umbruchs. Das Scheitern etablierter Ansätze und die gleichzeitig immer drängender werdenden Problematik stellen mit Laclau gesprochen einen Moment der Dislokation dar (1990: 39; vgl. Kap. 4.2.6). Ein ehemals als geschlossen erscheinendes Deutungssystem erweist sich als offen für neue Deutungsformen. Damit werden auch seine Subjektpositionen verhandelbar. Die Untersuchung beleuchtet diesen Prozess der Neuinterpretation durch die Rekonstruktion von Intentionen, Problembeschreibungen und Handlungsaufforderungen der Sprecher in den untersuchten Texten. Dies geschieht im Rahmen eines axialen Kodierens nach der Grounded Theory (Strauss/Corbin 1996: 78f.). Konkret wird die Beschreibung der Demenzbetroffenen, die Zu- oder Aberkennung von Handlungskompetenz, der Ausweis von Gegnern und Verbündeten etc. mit den in den Texten dokumentierten Zusammenhangsvermutungen und Weltsichten korreliert und zu einem Gesamtbild verbunden. Dabei können, wie an anderer Stelle gezeigt wird, verschiedene Modi der Subjektivierung gezeigt werden. Handlungsmacht entsteht also, indem Diskursteilnehmer handlungsfähige Akteure benennen (Angermüller 2014b: 117). Der Ertrag scheint gering, zumal dem Subjekt nach wie vor kein außerdiskursives Wesen zugesprochen wird. Der beschriebene Analyseschritt fokussiert lediglich den Beitrag der Subjekte zu dem sie umgebenden System aus Machtbeziehungen. Zumindest wird aber das subjektive Element bei der Reproduktion des Diskurses sichtbar. Das Subjekt bleibt ein Teil des Diskurses, ist aber aktiv an der Produktion neuer Kombinationen diskursiver Elemente beteiligt. Dabei kann die Studie auch zeigen, dass die Sprecher der Debatte nicht nur die Unterscheidungsmuster eines Diskurses reproduzieren, sondern in ihre Texte Fragmente unterschiedlicher Deutungsmuster integrieren. Sie sind folglich keine „Geschöpfe" einer spezifischen diskursiven Ordnung, sondern aktiv auswählende Akteure am Schnittpunkt unterschiedlicher Diskurse. Damit wird auch ein Beitrag zur Analyse von Machtstrukturen geleistet, wie im Folgenden ausgeführt wird.

4.3.3 Machtanalyse

Die Integration von Elementen der Grounded Theory erweitert auch das Instrumentarium zur Analyse von Machtstrukturen. Sie kann nun auf drei Ebenen erfolgen. Die Instrumente der Hegemonieanalyse explizieren erstens die Machtwirkung eines Diskurses auf einer strukturellen Ebene. Sie geben Aufschluss darüber, wie sich soziale Wirklichkeit durch Investitionen zur Neuordnung von Elementen in einem diskursiven Raum konstituiert. Gemäß der hier eingenommenen Perspektive ist dieses Geschehen ein Ausdruck von Macht, die Rekonstruktion der Struktur entsprechend Machtanalyse. Die Grounded Theory als Methode dient zweitens dazu, die in den Strukturen mobilisierten Elemente zu spezifizieren und ihre Bedeutungsverschiebung nachzuzeichnen. Verschiebungen, Kontingenzen und Mehrdeutigkeiten von Begriffen in Abhängigkeit zu ihrer Verwendung innerhalb einer hegemonialen Struktur werden deutlich (ausführlich s. u.). Während die Hegemonieanalyse also eher auf das Wesen der Macht gerichtet ist, dokumentieren sich durch die Verwendung von Kodiertechniken der Grounded Theory gewissermaßen die Konsequenzen ihres Vollzugs.

Ermöglicht wird dieses kontextspezifische Nachzeichnen von Sinnverschiebungen durch die besondere Funktion von „Kategorien" in der Grounded Theory. Sie werden nicht wie in anderen Ansätzen als themenspezifische Container betrachtet, sondern als Klammer um eine Gruppe von ähnlichen und miteinander korrespondierenden Phänomenen verwendet (Muckel 2011: 336). Die gebildeten Kategorien sind weniger durch ihren Inhalt, als durch ihre Verbindungen untereinander und ihre kontextspezifischen Ausprägungen definiert. Sie dienen nicht dazu, Aspekte der Wirklichkeit dauerhaft zu fixieren, sondern sollen den Blick auf die Mehrdeutigkeit und Vagheit etablierter Konzepte lenken (ebd.). Die Bildung von Kategorien im Verständnis der Grounded Theory kann also Sinngehalte einerseits explizieren und sie zugleich als instabile und mehrdeutige Produkte innerhalb eines bedeutungsgenerierenden Kontextes erfassen. Nicht Bedeutung, sondern das Spektrum von Bedeutungsvariationen wird offenbart. Damit werden auch Rückschlüsse auf Strukturen der Bedeutungsverschiebung möglich (vgl. dazu Kap. 5). Das Konzept der Kategorie funktioniert also innerhalb der Prämissen einer poststrukturalistischen Diskursanalyse. Es abstrahiert von der Bedeutung eines Konzeptes, in dem sie es anhand seiner Bedeutungsverschiebung festmacht. In der poststrukturalistischen Fassung des Ansatzes wird die Bedeutung des analytischen Such- und Konstitutionsprozesses sogar als größer denn die Erstellung einer umfassenden Theorie erachtet (Clarke 2011; 221). Erkenntnis ist demnach nicht die Formulierung einer gültigen „Wahrheit", sondern der Gewinn an Sensibilität für die beständigen Transformationen gesellschaftlicher Komplexe (ebd.: 222). Mit der Kombination von Elementen einer strukturalen Analyse mit der Erstellung dimensionaler Profile auf der Basis ständiger Vergleiche lässt sich somit ein Instrumentenset zur Explikation von Kontingenz gewinnen.

Darüber hinaus kann auch die im Rahmen des Kodierparadigmas gestellte Frage nach den Intentionen, Strategien und spezifischen Problembeschreibungen der in der Debatte sprechenden Subjekte als relevant für eine Machtanalyse betrachtet werden. Eine Frage kann z. B. sein, wer aus dem personellen Inventar eines Diskurses mit welcher Begründung als zuständig dargestellt wird, wem Lösungskompetenz zugetraut wird, welche Rolle die anderen Beteiligten zu spielen haben, welche Ziele als lohnenswert ausgegeben werden etc. Unterschiedliche Formen der Ab- oder Zuerkennung von Handlungskompetenz werden sichtbar. Auf welche Weise, an wen und mit welcher Begründung vergibt ein Sprecher im Diskurs Handlungskompetenz ist eine an das Material gestellte Frage (vgl. dazu Viehöver 2014: 234). Während die Hegemonieanalyse also lediglich nach der Vergabe von Subjektpositionen links und rechts der antagonistischen Grenze fragt, wird hier versucht, die Verhaltenserwartungen an die adressieren Subjekte zu konkretisieren. Wenn man gemäß der vorgenommenen theoretischen Fundierung Macht als Zusammenspiel von Fremd- und Selbsttechnologien, als Ermächtigung zu eigenständigem Handeln innerhalb eines abgesteckten Rahmens deutet, kann die Analyse von Handlungsempfehlungen und Handlungsermächtigungen als eine Möglichkeitsbedingung für eine Analyse von Machtstrukturen unter dem Aspekt der Subjektivierung betrachtet werden. Neben den Ebenen der etablierten

Machtformationen und der Machttechnologien wird somit drittens die Ebene der Ermächtigung thematisiert.

Wie die Studie zeigen kann, wird auch Ermächtigung diskursspezifisch ausformuliert. Auch dieses Manöver vollzieht sich folglich innerhalb des Rahmens eines poststrukturalistischen Subjektverständnisses. Dennoch stellt es gegenüber der hegemonieanalytischen Suche nach diskursiven Strategemen eine „subjektsensible" Erweiterung dar. Es zeigt auf, auf welche Weise den diskursiv positionierten Subjekten Handlungsmacht zuerkannt wird und welche Vorstellungen zur Natur der Probleme oder zum Wesen des Menschen dem jeweils zugrunde liegen. Subjekte werden also zumindest indirekt als handlungsfähige Instanzen im Diskurs eingeführt.

Viertes Fazit

Die Aussagen zum Methodenmix lassen sich wie folgt zusammenfassen: Die Hegemonietheorie stellt den strukturellen Rahmen, der als Grundvoraussetzung für die Formulierung politischer Artikulationen angenommen wird. Ausgedrückt in den Begriffen der Erzähltheorie offenbart die Analyse die narrativen Grundfunktionen der im Text entfalteten Erzählung. Sie expliziert die hegemoniale Struktur, verstanden als ein sinnvolles Verteilungsmuster differenter Positionen innerhalb des Strukturzusammenhangs eines Textes (vgl. Viehöver 2014: 234). Hegemoniale Strukturen ordnen die Erzählung (und machen sie dadurch erst zu einer solchen), indem sie unterscheidbare Episoden einführen und logisch miteinander verbinden (z. B. Mangel/Lösung/Strategie/Konsequenz). Dieses Raster ist also vorgegeben. Die Begriffe allerdings, die an den Knotenpunkten des Rasters auftauchen, sind es nicht. Hier unterstützt die Grounded Theory die strukturale Analyse auf zwei Ebenen. Einmal generieren ihre Kodiertechniken aus der Fülle an Verwendung findenden Signifikanten ein Set an relevanten Kategorien. Aus einer Reihe ähnlicher Aussagen lassen sich abstrakte Konzepte wie „Heilung", „Unverfügbarkeit" oder „Normalisierung" gewinnen. Sie sind die Knotenpunkte für den Aufbau sinnhafter Strukturen in den untersuchten Texten. Generative Zusammenhangsvermutungen im Rahmen des Kodierparadigmas erlauben es in einem zweiten Schritt, diese Funde jeweils textspezifisch zu einem narrativen Muster zu verbinden. Dabei bleibt die Struktur der Hegemonieanalyse handlungsleitend. Die Frage ist also, in welchem Kontext ein aus den Daten emergierendes Konzept wie „Heilung" sinnvoll als hegemoniale Forderung zu verwenden ist und wann es dagegen eher Teil einer antagonistischen Ausgrenzung zu sein scheint. Unter welchen intervenierenden Bedingungen ist ein gebräuchliches Konzept wie „Reziprozität" dem integrativen Prinzip „Wesen des Menschen" zuzuordnen, wann unterstützt es dagegen das der „Gemeinschaft"? Welche narrativen Muster verbergen sich jeweils hinter diesen Zusammenhängen, welche Rückschlüsse auf Muster des Einordnens und Zuordnens zeichnen sich dahinter jeweils ab? Möglich sind diese Gedankenexperimente, weil die Kategorien in der Grounded Theory nicht als inhaltlich gefestigt, sondern als Set an Anschlussmöglichkeiten verstanden werden. Wenn man Machtstrategien als diskursiv vermittelte Eingriffe in die Ordnung der Dinge begreift, stellt das Nachzeichnen der regelhaften Verschiebungen von Inhalten und Anschlüssen außerdem zugleich eine Machtanalyse dar.

Wie oben schon ausgeführt wurde, korrespondieren die Schritte der strukturaffinen und der interpretativen Analyse miteinander. In einem von der Grounded Theory inspirierten iterativen Prozess erfolgt die Untersuchung als intermittierende Abfolge von Erhebung, Analyse und Hypothesenentwicklung, letzteres verstanden als Formulierung vorläufiger Zusammenhangsvermutungen (Strauss 1998: 44f.). Der Methodenmix erlaubt es somit einmal, die diskursiven Knotenpunkte der hegemonialen Strukturen begründet mit den aus den Daten emergierenden Kategorien zu besetzten. Damit wird eine strukturale Orthodoxie bei der Analyse vermieden. Darüber hinaus gewinnt man die Möglichkeit, strukturelle Zusammenhänge über die hegemonialen Artikulationen hinaus methodisch zur rekonstruieren. Diese hier nur grob skizzierten Analyseschritte werden bei der folgenden Vorstellung des Forschungsprozesses ausführlich expliziert.

4.4 Die Schritte des Forschungsprozesses

Dieses Kapitel abschließend, wird nun, ausgehend von den geschilderten methodologischen Problemen und Lösungsansätzen, das konkrete Vorgehen bei der Analyse der Demenzdebatte erläutert. Die Auswahl der Texte, die gewählten Methoden und schließlich die Analyseschritte werden expliziert. Eine erste Übersicht über die Ergebnisse der Diskursanalyse schließt sich an.

4.4.1 Überlegungen zum Datenkorpus

Diskursanalyse ist meist Textanalyse, auch wenn prinzipiell andere Datenquellen (Artefakte, Bilder, Filme) einer Analyse offen stünden (Glasze 2013: 119; Keller 2011b: 86f.). Diese Untersuchung bildet keine Ausnahme. Analysiert wurde ein Korpus aus 40 vorgefundenen Texten (Liste im Anhang 1) unterschiedlicher Natur und Herkunft. Konkret wurden Interviews, Zeitungsartikel, Fachaufsätze, Kongressbeiträge, Vorwörter und Stellungnahmen herangezogen. Ihr verbindendes Element ist einmal die Bedeutung der Autoren bzw. Institutionen als Sprecher im Diskurs. Die Vergleichbarkeit der Quellen wird also in erster Linie über die Qualität der Sprecher in der Debatte garantiert. Ein zweites Auswahlkriterium bildet der Nachweis einer über rein fachliche Auseinandersetzungen hinausgehenden, eben politischen Intention der untersuchten Texte (s. u.). Allen gemeinsam ist ein entweder offen formuliertes oder zumindest implizites, in jedem Fall aber Gefolgschaft forderndes Deutungsangebot zur Demenz und den damit einhergehenden Herausforderungen.

Das methodische Problem der Balance zwischen möglichst umfassenden und entsprechend aussagekräftigen Datenmengen und den meist begrenzten Möglichkeiten ihrer Analyse stellt sich für die Diskursanalyse in besonderer Weise. Weil Diskurse in poststrukturalistischer Lesart als prinzipiell offen und somit als stets unabgeschlossen gelten, kann es gar keine definierte Menge von Texten geben, die einen Diskurs erschöpfend abbilden. Um die Diskursanalyse dennoch „methodisierbar" zu machen, scheint ein pragmatisches, von dogmatischen Prämissen abweichendes Vorgehen unumgänglich. Einem Vorschlag Nonhoffs folgend kann eine begründete Einschränkung des Materials zunächst über das Forschungsinteresse erreicht werden (2006: 244f.). Dabei können nach Nonhoff im Wesentlichen drei Forschungsschwerpunkte bei der Betrachtung von Diskursen unterschieden werden: eine zeitliche Dimension (Wandel), eine räumliche Dimension (Erscheinungsbild) und eine funktionale Dimension (Wirkung) (ebd.: 245). Auch wenn die Grenzen zwischen den genannten Dimensionen gewiss fließend sind, kommen doch je nach Erkenntnisinteresse und Forschungsfrage jeweils andere Materialien in den Blick. Ausgewählt werden schließlich Datenquellen, die als repräsentativ für die fokussierte Dimension gelten können, ohne das der Diskurs in seiner ganzen Fülle darin abgebildet sein muss. Letztlich ist die Entscheidung, welche Materialen als relevant gelten können und wann Sättigung eingetreten ist, an der konkreten Studie zu plausibilisieren (vgl. dazu Diaz-Bone 1999; Keller 2011b: 88f./117).

Wenn auch gewiss etwas grob, ermöglicht diese Systematisierung eine erste plausible Begrenzung des Datenmaterials. Als Interessenschwerpunkt für die folgende Analyse kann dabei unschwer die funktionale Dimension des Diskurses festgemacht werden. Das Forschungsinteresse gilt der aktuellen Auseinandersetzung um den ontologischen Status der Demenz und den hegemonialen Strategien, mittels derer Gefolgschaft hinter divergierende Deutungsangebote erzeugt werden soll. Weder der „Diskurs" als Ganzes noch seine Veränderungen im Verlauf sind von zentralem Interesse, auch wenn das Wissen um die Kontingenz von demenzspezifischen Deutungsregimen die forschungsleitenden Annahmen unterstützt. Gezeigt werden soll vielmehr das Vonstattengehen eines hegemonialen Diskurses am konkreten Beispiel der Demenz-Debatte. Die Neuordnung von Machtbeziehungen und die Mechanismen, die dabei Wirkung zeigen, sind zu beschreiben. Aussagekräftig sind folglich in erster Linie Materialien von politisch agierenden Akteuren, die der genannten Debatte zugeordnet werden können.

Eine weitere Eingrenzung kann entlang der Qualität der Sprecherpositionen in den Texten vorgenommen werden. Weil hegemoniale Strategeme, wie oben dargestellt, in erster Linie von einflussreichen Instanzen getragen werden, sind vor allem solche Texte interessant, in denen sich entsprechendes Personal zu Wort meldet bzw. adressiert wird (Nonhoff 2006: 253). Den Äußerungen etablierter Sprecher, Interessengruppen oder Institutionen werden höheres Gewicht und damit auch größere Machtwirkungen zugesprochen. Dies nicht wegen ihrer strategischen Kompetenz oder individuellen Machtfülle, sondern aufgrund ihrer Multiplikatorenfunktion im Diskurs. Sie gelten als Repräsentanten eines spezifischen Systems von Machtbeziehungen, das ganze Gruppen von Subjekten umfasst und eine entsprechende Menge von Subjektpositionen mobilisieren kann (ebd.; Glasze 2013: 117; Keller 2011: 253). Den Korpus bilden somit zunächst Texte von Akteuren, die auf der Basis vorhandener Kenntnisse des Feldes als relevant für die aktuelle Debatte betrachtet werden können. Dazu wurden einmal die führenden Vertreter der Organisationen „Aktion Demenz e. V." und „Demenz Support Stuttgart" gezählt. Beide sind für eine kritische Haltung gegenüber dem biomedizinischen Demenzbegriffs bekannt und agieren zudem aktiv als

Projektinitiatoren und Publizisten. Zweitens wurden Materialien der führenden Vertreter der Deutsche Alzheimergesellschaft (DAG) und ihrer regionalen Gruppierungen in den Datenkorpus aufgenommen. Die DAG ist nicht nur interessant, weil sie als Interessenvertretung der Betroffenen an der politischen Auseinandersetzung teilnimmt; sie ist zudem ein – mitunter kritischer – Mittler zwischen der Biomedizin und den Betroffenen. Dies ist nicht zuletzt deshalb von Bedeutung, weil sich Materialien biomedizinisch orientierter Fachgruppen und Verbände (z. B. Hirnliga e. V.) für eine Hegemonieanalyse als kaum ergiebig erwiesen haben, ihres kaum zu übersehenden Eintretens für eine medikalisierte Sicht auf die Demenz zum Trotz. Systembildende Strukturen, insbesondere die Herstellung von Identität durch Ausgrenzung, fehlen meist. Grund dafür ist wohl der Umstand, dass hier aus der Position einer etablierten Hegemonie argumentiert wird, Gefolgschaft also nicht erst hergestellt werden muss.

Weiterhin wurden Materialen von Autorinnen und Autoren herangezogen, die zwar nicht an prominenter Stelle in die aktuelle kritische Debatte involviert sind, deren Aussagen aber wegen ihrer renommierten Position in demenzspezifischen und begleitenden Diskursen als gehaltvoll gelten können. Dazu zählen bekannte Personen aus gerontologischen Kontexten wie Ursula Lehr oder Andreas Kruse sowie Texte aus deren Herausgeberbänden. Die hier versammelten Materialien generieren allgemeingültiges Wissen, zu dem sich auch die Kombattanten der Debatte ins Verhältnis setzen müssen. Analysiert wurden außerdem Materialien führender Vertretern der biomedizinischen Alzheimerforschung in Deutschland, z. B. von Johannes Schröder, Johannes Pantel, Christian Haass und Harald Hampel.

Eingrenzen lässt sich der Diskurs drittens durch die Festlegung eines Zeitraums, der für die Analyse als interessant gelten kann (Nonhoff 2006: 252). Für diese Studie ist dies zunächst grob die Zeit des Aufkommens der kritischen Debatte bis zur Gegenwart. Freilich lässt sich das Emergieren wichtiger Elemente, z. B. die Infragestellung des biomedizinischen Demenzkonzepts oder die zivilgesellschaftliche Bewegung als Kritik und Alternative dazu, nicht eindeutig auf einen präzisen Ausgangspunkt zurückführen. Die Annahme eines singulären „Ursprungs" wäre zudem mit einem poststrukturalistischen Diskursverständnis kaum vereinbar. Bei der Durchsicht der Schriften wichtiger Akteure hat sich indes gezeigt, dass gegenwärtige Positionen in ihren älteren Texten zum Teil noch ambivalent verhandelt werden und spezifische antagonistische Grenzen noch weniger eindeutig sind bzw. ganz fehlen. Die Debatten haben sich offensichtlich mit den Jahren zugespitzt[57]. Ältere Materialien lenken somit den Blick eher auf die historische Veränderung des Diskurses. Weil hier aber seine Machtwirkung von Interesse ist, können sie begründet ausgelassen werden. Die Analyse beschränkt sich daher, von wenigen Ausnahmen abgesehen, auf Material aus den Jahren 2010 bis 2015.

Als wenig ergiebig hat sich die Durchsicht nicht primär politisch intendierter Materialien in Sammelbänden oder Zeitschriften erwiesen. Neurowissenschaftliche Fachzeitschriften z. B. oder Journale wie „Demenz – das Magazin" oder „pflegen - Demenz" sind kaum geeignet für eine Analyse hegemonialer Machtstrukturen. Es fehlen eindeutig hegemoniale Strukturen. Zweifellos ließen sich mit anderen Instrumenten latente Deutungsstrukturen rekonstruieren; für eine Analyse politischer Artikulationen sind die Texte aber zu neutral.

4.4.2   Hintergrundinformationen

In Anlehnung an einen Vorschlag Nonhoffs (2006: 254f.; ähnlich Jäger 2012: 176; Mayring 2010: 53) werden zunächst Informationen zu Autorin/Autor, zum zeitlichen und institutionellen Rahmen und zum Kontext eines Textes eruiert und dokumentiert. Die Informationen dienen der Einordnung des Geschriebenen und der Vermeidung von Fehlinterpretationen. Das z. B. ein Autor in einem seiner Texte auffällig oft die Rolle der Sozialarbeit beim Umgang mit dem Phänomen Demenz hervorhebt (Kruse 2011), hat gewiss auch damit zu tun, dass der Text als Vorwort zu einem Demenz-Themenheft des Berufsverbandes für klinische Sozialarbeit erschienen ist. Eine besondere, textübergreifende Bedeutung dieser „Äquivalenzierung" muss hier nicht vermutet werden. Auch die mitunter auffällige Verknüpfung von vordergründig unzusammenhängenden Themenschwerpunkten in manchen Texten, z. B. Landraub in der Dritten Welt mit Demenzproblematik (Gronemeyer 2015), lässt sich mit Hintergrundwissen zu den The-

---

[57] So wird z. B. die Demenz in einem älteren Text von Gronemeyer/Wißmann (2010 [2007]) nicht nur als neurodegenerative Erkrankung bezeichnet, es werden darüber hinaus noch ihre unterschiedlichen pathologischen Erscheinungsformen besprochen. Eine solche Reproduktion biomedizinischer Definitionen widerspricht der aktuellen Medikalisierungskritik der genannten Autoren und kommt in ihren aktuelleren Texten nicht mehr vor.

menschwerpunkten eines Autors und seiner institutionellen und normativen Verortung erklären.

4.4.3 Interpretationsschritte

Die sich anschließende Analyse des „Deutungskampfes" zur Demenz erfolgt in drei aufeinander bezogenen Schritten, als Analyse der hegemonialen Struktur der Texte, als Analyse ihres spezifischen Modus der Sinnproduktion, oder anders, ihres narrativen Musters und schließlich als Analyse von Subjektpositionierungen. Dabei ist der erstgenannte Schritt stark an der Methodik der Hegemonieanalyse orientiert, die beiden folgenden verdanken dagegen viel den Kodier- und Fragetechniken der Grounded Theory. Obwohl diese Schritte hier getrennt voneinander ausgewiesen werden, erfolgten sie im Forschungsprozess parallel.

4.4.3.1 Entwicklung eines Kodierleitfadens

Kennzeichnend für politisch intendierte Texte ist, wie mehrfach ausgeführt, das Vorhandensein hegemonialer Strukturen. Die Zuordnung auffälliger Sequenzen in die vorgegebenen Kategorien ist freilich nicht immer in der Eindeutigkeit nachzuvollziehen, in der die Theorie sie postuliert. Besonders schwierig ist mitunter die Unterscheidung einer Mangelbeschreibung von einer antagonistischen Grenzziehung. Häufig lassen sich in Texten außerdem ganze Serien von Begriffen ausmachen, die aufgrund ihres Potentials als Kandidaten für ein imaginäres Allgemeines gewertet werden können. Sie zur Ermittlung eines zentralen integrativen Prinzips in eine Rangfolge zu bringen, ist mitunter schwierig. Schon auf dieser Ebene der strukturalen Analyse bedarf es also eines Instruments der Interpretation.

Vorschlägen Nonhoffs folgend (2006: 268), wurde darum ein Kodierleitfaden zur Klärung strittiger Befunde entwickelt. Er enthält zum einen Unterscheidungsmerkmale für eine Differenzierung zwischen auf das imaginäre Allgemeine gerichteten Forderungen und bloßen Mittelforderungen. Forderungen zur Behebung eines Mangels am Allgemeinen sind demnach z. B. stets umfassend, rekurrieren häufig auf universelle Wertesysteme und formulieren letzte Ziele. Mittelforderungen bleiben dagegen auf die Ebene konkreter Vorschläge beschränkt. Ein Mangel wiederum kann als eine gewohnheitsmäßige Unterlassung oder eine aus Unkenntnis vollzogene Handlung gelten. Ein Antagonismus ist im Gegensatz

dazu ein deutlich aktiveres und absichtsvolleres Tun. Die Passivität der verantwortlichen Instanzen kennzeichnet den Mangel, eine absichtsvolle schädliche
Handlung dagegen die Gegner jenseits der antagonistischen Grenze. Der Mangel
kommt meist ohne konkrete Subjekte aus, der Antagonismus benennt dagegen
häufig die Verantwortlichen.

Die Erstellung eines Kodierleitfadens ist im Kontext einer Studie, die auch Elemente der Grounded Theory verwendet, nicht unproblematisch. Wie oben geschildert, schließen Kategorien im Verständnis der Grounded Theory nichts ein,
sondern eröffnen im Gegenteil die erhobenen Befunde für immer neue Anschlüsse. Ein Leitfaden trägt aber eher zur Schließung denn zur Öffnung bei und ist
daher in diesem Forschungsstil eigentlich unangebracht (Muckel 2011: 335f.).
Im Kontext der strukturalen Analyseschritte geht es allerdings zunächst um die
Explikation von Strukturen, die als Regeln des sinnhaften Aufbaus bestimmter
Kommunikationsformen vorausgesetzt werden. Hier geht es folglich weniger um
Entdeckung, als um Rekonstruktion.

4.4.3.2 Strukturale Analyse

Foucaults Machtanalytik und die Hegemonietheorie von Laclau/Mouffe liefern
dieser Untersuchung die Konzepte und Zusammenhangsvermutungen zur analytischen Beschreibung der empirischen Welt. Poststrukturalistischen Annahmen
folgend, beschreiben sie die Konstitution der sozialen Wirklichkeit als ein sinn-
stiftendes in Beziehung setzen diskursiver Elemente. Machtstrukturen lassen sich
als Beziehungsmuster zwischen den Menschen und den Dingen begreifen, Herrschaft als ihre vorübergehende Fixierung durch die Etablierung einer Hegemonie. Konkret vollzieht sich das als Äquivalenzierung differenter Positionen unter
dem Label eines integrationsstiftenden Prinzips (vgl. drittes Fazit).

Die strukturale Analyse folgt den zu Beginn beschriebenen, die genannten Prämissen operationalisierenden Forschungsheuristiken. Nonhoffs Hegemonieanalyse folgend, nimmt die Studie ihren Weg also über das Nachzeichnen hegemonialer Strukturen in und zwischen den ausgesuchten Texten. Als sinntragend
werden Textsequenzen betrachtet, in denen Äquivalenz- oder Kontraritätsrelationen in Beziehung zu einem integrativen Prinzip zum Ausdruck kommen. Ein
erster Schritt zur Offenlegung dieser Strukturen ist die Suche nach Problemen,
bzw. nach einer Mängelbeschreibung. Weil hegemoniale Forderungen durch die

Problematisierung eines Mangels und durch einen antagonistischen Gegenspieler bei dessen Behebung charakterisiert werden, ist zunächst am konkreten Text zu klären, ob entsprechende Aussagen ausgemacht werden können. Finden sich keine, ist der Text als unpolitisch und somit für diese Untersuchung als ungeeignet einzustufen. Weiterhin ist eine Binnendifferenzierung und Zuordnung der identifizierten Elemente gemäß den Kodierregeln vorzunehmen. Bedeutsam ist diese Unterscheidung nicht zuletzt für die Identifikation der Subjektpositionen, z. B. die Positionen der „Verfechter" oder „Gegner" einer Hegemonie. Um diese Rollen zu besetzen, muss Aufschluss über die antagonistische Zweiteilung des diskursiven Raumes gewonnen werden.

Für eine Analyse hegemonialer Diskurse ist weiterhin das jeweils beschworene integrative Prinzip, das imaginäre Allgemeine des Textes, herauszuarbeiten. Die Aufmerksamkeit richtet sich also auf Signifikanten mit besonderer Strahlkraft, geringer Eindeutigkeit und dem Potential, Sinnsysteme symbolisch zu schließen. Gemäß der Vorhersagen der Hegemonietheorie lassen sich entsprechende Vokabeln in Texten mit auffällig aggressiver, eben „politischer" Intention, tatsächlich regelmäßig nachweisen. Neben Hinweisen auf die Repräsentation des Allgemeinen werden weiterhin Spuren eines antagonistischen Außen und Hinweise auf Äquivalenzbildungen verfolgt. Alles zusammen beschreibt eine produktiv-hegemoniale Strategie. In einigen Texten ließen sich außerdem gegenhegemoniale und ergänzende Strategien nachweisen. In der folgenden Explikation der Ergebnisse spielen sie aber keine große Rolle.

Wie schon mehrfach ausgeführt, liegt der hegemoniale „Sinn" der genannten Strukturen meist nicht offen zutage; Ob auffälligen Konzepten die ihnen unterstellte hegemoniale Funktion tatsächlich zukommt, ergibt sich deshalb oft erst aus dem Gesamtzusammenhang der Relationen, in denen sie Verwendung finden. In der Regel findet sich in einem politisch intendierten Text eine ganze Reihe von Sequenzen, die als Forderungen, integrative Prinzipien oder Mängelbeschreibungen interpretiert werden können. Wie sie zu deuten sind und welche davon die Hegemonie symbolisieren, welche sie lediglich unterstützen, welche sie untergraben und welche als Teile von Äquivalenzketten zu betrachten sind, ergibt sich meist erst aus ihrem Verhältnis zueinander und zu anderen Elementen der hegemonialen Struktur. Um diese zu entschlüsseln, bedarf es auch anderer interpretativer Anstrengungen. Wie die Entschlüsselung konkret vor sich geht, wird in den folgenden Kapiteln beschrieben.

Auch dazu ein Beispiel: Dass die in einem Text beklagte Stigmatisierung von Demenzbetroffenen als Ausweis einer antagonistischen Teilung gewertet werden kann (wie von mir vermutet), ergibt sich wesentlich aus ihrem Verhältnis zu dem im gleichen Text verwendeten integrativen Prinzip „Gemeinschaft". Dem liegt folgende Überlegung zugrunde: Stigmatisieren bedeutet, den Einzelnen als anders zu markieren, ihn also aus einer Menge der „Gleichen" auszuschließen. Sie bewirkt also von ihrem Wesen her das krasse Gegenteil der im Text als Lösung propagierten sozialen Vergemeinschaftung. Wenn sich also das im Text verhandelte Konzept Gemeinschaft als Kandidat für ein integratives Prinzip plausibel deuten lässt, kann davon ausgehend der Hinweis auf Stigmatisierung als antagonistischer Gegenspieler interpretiert werden. Von dieser Überlegung ausgehend, können in einem weiteren Schritt alle mit Stigmatisierung in Verbindung stehenden Aktivitäten einer antagonistischen Äquivalenzkette Q zugeordnet werden (Betroffene als krank markieren, stillschweigend abschieben), alle Gemeinschaft fördernden Unternehmungen dagegen der positiven Äquivalenzkette P (Begegnungsmöglichkeiten schaffen, neue Formen des Miteinanders entwickeln). Um Gemeinschaft als ein Allgemeines zu identifizieren und damit einen diskursiven Knotenpunkt zu gewinnen, von dem aus die anderen Strukturen erschlossen werden können, bedarf es freilich wieder anderer Manöver (s. o.).

Wiederkehrende Konzepte liegen mitunter auch offen zutage. Sie scheinen keine Abstraktionsleistung zu benötigen, sondern sich direkt von der Textoberfläche ablesen zu lassen. Auch hier zeigt sich allerdings, dass Begriffe, auch wenn ihr Signifikat identisch ist, ganz unterschiedlich mit Sinn gefüllt werden. „Recht" z. B. hat im naturwissenschaftlichen Diskurs die Bedeutung eines individuellen Anrechts auf Behandlung, im gesellschaftspolitischen Diskurs ist es ein Appell an die Solidargemeinschaft, auch Demenzbetroffenen zu ihrem Recht zu verhelfen. Der demografische Wandel ist ein wichtiges integratives Prinzip in beiden genannten Diskursen, wird aber einmal als Versorgungsproblem und einmal als Gestaltungsaufgabe gedeutet. Selbstbestimmung ist einmal der Ertrag einer erfolgten therapeutischen Intervention, einmal eine Grundbedingung einer funktionstüchtigen Gesellschaft. Hier zeigt sich, dass Begriffe nicht nur in ihrer Deutung differieren, sondern dass ihre Verwendung auch unterschiedliche hegemoniale Funktionen übernehmen kann. Es sind folglich weniger inhaltliche Kategorien als Strukturmerkmale. Nicht nur der ihnen vordergründig anhaftende semantische Gehalt, sondern auch ihre Funktion in einem hegemonialen Rahmen definiert ihren Sinn. Folglich ist ihre Beschreibung auch keine Inhaltsanalyse, sondern die Deskription diskursiver Muster.

Freilich sind auch dies Interpretationen. Man mag kritisch einwenden, dass das Vorkommen von Recht in so unterschiedlichen Ausprägungen wie den genannten auch als Beleg für eine falsch konstruierte Kategorie gelten könnte. Auch hier gilt es folglich, das Wesen einer Kategorie genau zu beschreiben und die Überlegungen hinter ihrer Konstruktion zu begründen und zu dokumentieren.

Hegemoniale Strukturen lassen sich außerdem aus einer Hierarchisierung von Ziel- und Mittelforderungen ableiten. So können universelle Forderungen anhand ihrer Reichweite von partikularen Forderungen unterschieden werden. Daraus lässt sich eine Rangfolge der formulierten Forderungen in Bezug auf das Allgemeine erarbeiten und das Allgemeine selbst spezifizieren. Völlig eindeutig gelingt die Interpretation hegemonialer Elemente freilich nicht immer.

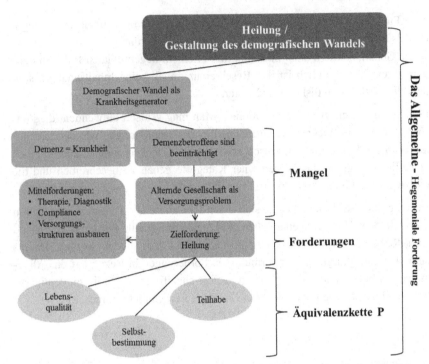

Abbildung 3: Strukturanalyse am Beispiel der Kategorie Heilung/demo-grafischer Wandel.
Eigene Darstellung

Die Untersuchung der aktuellen Demenzdebatte vollzieht sich folglich zunächst als Rekonstruktion einer sinnstiftenden Struktur in den untersuchten Texten (vgl. Abbildung 3). Der „Sinn" einer Aussage wird aus ihrer Stellung zu anderen Elementen erschlossen, der Nachweis eines textübergreifenden Musters lässt auf einen Diskurs schließen. Die Analyse bleibt somit nahe an der Oberfläche der untersuchten Materialien. Sozialer Sinn wird nicht unterhalb der Ebene der Wörter und Sätze vermutet, sondern zwischen ihnen verortet. Nicht über die Kompetenz und Handlungsfähigkeit der Akteure, sondern über handlungsleitende Muster soll Aufschluss gewonnen werden. Überlegungen zur subjektiv gemeinten Bedeutung der von den Sprechern gemachten Aussagen werden nicht angestellt. Zweifellos drücken Autorinnen und Autoren ihren Texten einen jeweils eigenen Stempel auf. Dennoch gilt die Suche nicht den verborgenen Motiven der Sprecher, sondern den übergreifenden Mustern, die ihre gewählten hegemonialen

Strategien in einer bestimmten Form hervorbringen (vgl. dazu Angermüller 2014b: 129). Es wird auch keine Explikation der letztgültigen Bedeutung von aus den Daten emergierenden integrationsstiftenden Konzepten wie „Heilung" oder „Gemeinschaft" versucht. Vielmehr gilt es im Gegenteil, ihre Deutungsoffenheit aufzudecken.

Alle oben genannten Strukturen verweisen aufeinander. Sie stellen gewissermaßen den Plot eines Textes dar (vgl. dazu Viehöver 2011a: 203). Im Verbund bilden sie ein Narrativ, isoliert können sie nicht sinnvoll beschrieben werden. Nicht die Operationalisierung schillernder Begriffe alleine, sondern ihre Einbettung in eine spezifische Struktur offenbart ihren Sinn.

Die textspezifische Rekonstruktion dieses Plots schafft die Grundlage für den späteren Vergleich der hegemonialen Strukturen untereinander. Deshalb wurde der Plot für die Mehrzahl der analysierten Texte herausgearbeitet und dokumentiert. Drei Beispiele solcher Dokumentationen, jeweils eine pro identifiziertem „Diskurs" (s. u.), werden im Folgenden aufgezeigt. Die Quellenangaben beziehen sich auf die zu Analysezwecken hergestellten sequenzierten Fassungen der Texte. Sie befinden sich im Anhang dieser Arbeit.

Beispiel 1

Verena Wetzstein (2015): Was ist eine Demenz? Eine ethische Perspektive
In: Sonnweid, das Heft. Nr. 4, Oktober 2015

Institutioneller Rahmen

Der Text ist in der halbjährigen Publikationsreihe „Sonnweid - das Heft" erschienen. Herausgeber ist die Sonnweid-AG, Träger des gleichnamigen Pflegeheims in der Schweiz. Das Haus Sonnweid ist berühmt, weil dort das Modell der Pflegeoase entwickelt wurde. Das Heft steht unter dem Motto „Mensch". Neben dem Artikel von Verena Wetzstein enthält es eine Reihe weiterer kritischer Beiträge zum gesellschaftlichen Umgang mit Demenz.

Autorin

Verena Wetzstein ist promovierte Theologin. Sie war lange Zeit Redakteurin der Zeitschrift für medizinische Ethik und ist heute im Beirat. Sie ist außerdem Studienleiterin an der Katholischen Akademie Freiburg und Mitglied im Ethikrat des Bistums Trier.

Frau Wetzstein hat zum Thema Ethik und Demenz promoviert. Sie gehört zu den Kritikern der Medikalisierung der Demenz und plädiert für eine ganzheitliche anthropologische Perspektive. Dazu hat sie verschiedentlich publiziert.

Kontext

Die von Frau Wetzstein vertretenen Positionen, z. B. die Kritik an der Vormacht der Medizin oder die Forderung einer anthropologischen Perspektive, finden sich auch in anderen ihrer Texte.

Hegemonieanalyse

Beispiel:

Angesichts gegenwärtiger Tendenzen, die bislang vergeblich darauf ausgerichtet sind, nach kausalen Heilungsmöglichkeiten für Menschen mit Demenz zu suchen [Mangel], ist der Hinweis der Ethik bedeutsam, dass die Fragmentarität und die Verletzlichkeit wesentlich zum Menschsein gehören [das Allgemeine]. Gegen die Utopien von Ganzheit und Vollkommenheit [Antagonismus] ist das Wissen um Brüche und Verluste, die konstitutiv zum Leben gehören, zu stellen [Forderung]. Für jeden einzelnen Betroffenen und seine Angehörigen ist die Lebensphase der Demenz womöglich eine der schwersten. Die Hoffnung, dass heilende oder lindernde Maßnahmen gefunden werden, ist nicht aufzugeben [Superdifferenz]. Solange Heilung nur symptomatisch gelingt, wird gegen ausgrenzende Tendenzen [Antagonismus] heute der Hinweis immer wichtiger: das fragmentarische und beeinträchtigte Leben geborgen sein zu lassen in Beziehungen [das Allgemeine], die dem Menschen alle Hilfe zukommen lassen, um sein Leben zu erleichtern [Forderung]. (Wetzstein 2015: 8).

Hegemoniale Strukturen

Das Allgemeine: Das „Wesen des Menschen" und damit verbunden, die „Natürliche Ordnung" sind die maßgeblichen integrativen Elemente des Textes. Zum Wesen des Menschen gehört es, verletzlich (42, 55) und auf andere angewiesen zu sein (46, 48). Mensch ist man nur in Bezug auf andere (48). Beziehungen, Brüche und Verluste gehören zum Leben (43). Eng verbunden mit dem Wesen des Menschen ist das Konzept Würde. Würde geht im Lebensverlauf nicht verloren (30), sie wird immer wieder interaktiv hergestellt (51). Beziehungsfähigkeit und Würde sind deshalb eng miteinander verbunden (29).

Der Mangel: Mangelhaft ist die Delegation des Themas Demenz an die Medizin

(12, 14). Diese kann das Problem nicht nur nicht lösen, sondern versperrt durch ihren exklusiven Zugriff außerdem andere Lösungswege (17, 26). Ihre auf Defizite gerichtete Perspektive prägt auch das gesellschaftliche Bild der Demenz (15,16) und trägt dazu bei, nur die Beeinträchtigungen der Betroffenen zu fokussieren. In einer auf Autonomie und Leistungsfähigkeit bedachten Gesellschaft geraten die Betroffenen dadurch ins Abseits (19f.). Als „krank" markiert, scheinen sie in der Zuständigkeit der Medizin gut aufgehoben. Im gesellschaftspolitischen Diskurs kommen sie nicht mehr vor (21). Sie werden, so könnte man diese Aussagen interpretieren, aus dem Kreis der Menschen ausgeschlossen.

Forderungen: Es gilt, sich gegenüber der Defizitperspektive der Medizin zu emanzipieren (12). Erforderlich ist die Auseinandersetzung mit dem Menschenbild und den ethischen Grundlagen der Gesellschaft (27). Dabei gelten Würde und Beziehungsfähigkeit als Maß für eine Ethik der Demenz (29). Die Betroffenen sind trotz ihrer eingeschränkten kognitiven Fähigkeiten als Personen anzuerkennen (33), ihre besondere anthropologische Situation ist zu berücksichtigen (36). Brüche und Verluste sind als konstitutiv zum Leben gehörend anzuerkennen, Vollständigkeitsutopien ist eine Absage zu erteilen (43). Weil Demenz sich nicht heilen lässt, ist dem „beeinträchtigten Leben" jede Hilfe zu gewähren, der Fokus also auf Pflege und Begleitung zu richten (46, 47). Weil Würde interaktiv ist, müssen die Betroffenen in ihrem veränderten Sosein angenommen werden, um ihre Würde zu erhalten (51, 52). Dies bedeutet auch, die eigene Beziehungsfähigkeit zum Ausdruck zu bringen (54). Die Gesellschaft hat sich der Thematik zu stellen (63), Demenz ist eine Herausforderung für die ganze Gesellschaft (65).

Die große Dichte an Forderungen macht die Identifikation von hegemonialen Strukturen schwierig. Als zentral kann aber wohl die Forderung nach einer Ethik der Demenz gelten (29). Sie kann alle anderen Forderungen integrieren und verweist sie damit auf das Niveau von Mittelforderungen. Die Forderung nach einer Ethik der Demenz wird mit der Frage nach den ethischen Grundlagen der Gesellschaft verbunden (27). Dies verleiht ihr den universellen Anspruch einer hegemonialen Forderung. Grundlage der Demenzethik ist wiederum die Einsicht in das Wesen des Menschen. Somit lässt sich der Text recht eindeutig der anthropologischen Perspektive zuordnen.

Äquivalenzkette P: Einmal findet sich eine Gleichsetzung von Angehörigen und Demenzbetroffenen. Sie sind gleichermaßen beeinträchtigt (44) und gleichermaßen berechtigte Empfänger von Wertschätzung und Anerkennung (57). Angehörige, Pflegende und die „Gesellschaft als Ganzes" gehören außerdem zu dem Netz aus Beziehungen, in dem Betroffene Anerkennung und Würde erfahren. Sie sind entsprechend dazu aufgefordert, sie vor Übergriffen und Aberkennung der Menschenwürde zu schützen (55f.).

Antagonistische Teilung: Während die Überschreibung der Thematik an die Medizin eher aus Bequemlichkeit geschieht, also passiv ist und somit eher in den Bereich des Mangels gehört , können die Stigmatisierung der Betroffenen, ihre Verdrängung in den Bereich des Pathologischen (20) oder auch allgemeine Tendenzen der Ausgrenzung (46) als deutlich aktivere Handlungen und somit als antagonistisch gelten. Stigmatisierung und Ausgrenzung stehen der Forderung nach Anerkennung und Beziehung diametral entgegen. Antagonistisch sind außerdem Übergriffe gegen die verletzlichen Personen sowie die Aberkennung ihrer Menschenwürde (55).

Äquivalenzkette Q: Die falsch verstandenen Konzepte Selbstbestimmung, Autonomie, intellektuelle Leistungsfähigkeit, Freiheit und Unabhängigkeit werden zu einer dem fürsorglichen Miteinander entgegengesetzten Struktur verbunden (19, 60). Ähnliches gilt an anderer Stelle für die Konzepte Ganzheit und Vollkommenheit (43). Sie widersprechen dem Wesen des Menschen als verletzliches und abhängiges Geschöpf (42). Konkrete Gegner werden zwar nicht benannt, Übergriffe gegen die schutzlosen Betroffenen und die Aberkennung ihrer Würde aber als reale Gefahr dargestellt (55).

Subjektpositionierungen und Handlungsaufforderungen

Die Demenz ist Teil der Prozesse des Alterns (20, 38). Betroffene sind Menschen mit Demenz. Ungeachtet ihrer kognitiven Verluste oder ihrer Persönlichkeitsveränderungen bleiben sie Personen (32) und Teil des Beziehungsnetzes, dass das Menschsein ausmacht (50). Zum Menschsein gehört es auch, verletzlich und somit schutzbedürftig zu sein (41, 55). Deshalb ändert auch die Demenz nichts daran, Bestandteil der menschlichen Gesellschaft zu sein und Würde und Unterstützung beanspruchen zu können (34, 51). Hier wird das auch aus anderen Texten bekannte Motiv der „Unverfügbarkeit" angesprochen.

Der moralische Status des Menschen ist an nichts gebunden als an sein Menschsein (31). Allen Menschen kommt deshalb über die Gesamtheit ihres Lebens Würde zu (30). Zum Menschsein gehört es außerdem, in Beziehungen zu leben (49). Dies gilt auch für Menschen mit Demenz. Als Menschen bleiben sie Teil Gemeinschaft, ihren Defiziten zum Trotz. Sie haben Anspruch darauf, Würde zugesprochen zu bekommen (50, 51).

Mit dem präferierten Bild des Menschen als Mensch in Beziehung ist die Aufforderung verbunden, sich selbst als Beziehungspartner zu verstehen, sich nicht zu verweigern sondern die Würde des Betroffenen wahrzunehmen und sichtbar zu machen (50, 52). Es gilt, die eigene Beziehungsfähigkeit zum Ausdruck zu bringen und die Betroffenen in ihrem Sosein anzuerkennen (53, 54). Die Aufforderung von Anerkennung des Wesens des Menschen funktioniert somit in zwei

Richtungen: Die Betroffenen sind als Personen mit Würde anzuerkennen und man selbst soll sich als verantwortlich für die Würde der anderen erkennen. Die Handlungsaufforderungen richten sich in der Mehrzahl an die Bezugspersonen der Betroffenen. Die Gesellschaft wird zwar integriert (57), die Forderungen verweilen aber vor allem auf der Beziehungsebene.

Gegenhegemoniale Strategien

Die anfängliche Auflistung negativer Kriterien zur Beschreibung eines Menschen mit Demenz kann ggf. als gegenhegemonial beabsichtigt interpretiert werden (4-10). Hier werden systembildende Unterscheidungen zwischen den „Intakten" und den „Defekten" durch die reine Konzentration von unsachlichen Negativkriterien als fragwürdig dargestellt. Angesichts dieser Überzeichnung soll wohl eine Unterscheidung zwischen dem Innen und Außen der biomedizinischen Perspektive, zwischen den Gesunden und Kranken als fragwürdig erscheinen. Als gegenhegemoniale Strategie mag auch der Hinweis gelten, dass angesichts der wachsenden Zahlen an Betroffenen die Lösungsstrategien der „vermeintlichen Experten" kaum tragfähig sein werden (26). Hier wird das Expertentum der Biomediziner und ihr Versprechen von „Heilung", wesentliches integratives Prinzip einer naturwissenschaftlichen Perspektive, in Zweifel gezogen.

Superdifferenz

Die Bedeutung der Medizin wird weder grundsätzlich negiert noch wird sie zu einem Gegner aufgebaut. Ihr wird zugestanden, aufgrund ihres Auftrages letztlich pathologisieren zu müssen (17). Die Hoffnung auf wirksamere Therapien ist außerdem nicht aufzugeben (45).

Bewertung

Der Text weist alle Merkmale der anthropologischen Perspektive auf. Zentraler Bezugspunkt ist das Wesen des Menschen. Thematisiert wird vor allem die persönliche Interaktion, die Begegnung der Gesunden mit den Beeinträchtigten. Auch wenn „die Gesellschaft" Erwähnung findet, sind die zentralen Forderungen nicht auf große Strukturen, sondern auf die persönliche Reflexion des Menschenbildes, auf Akzeptanz der Betroffenen etc. gerichtet. Die Betroffenen bleiben schwach und blass. Zwar haben sie unverfügbare Ansprüche, als Akteure kommen sie aber nicht vor.

Beispiel 2

Peter Wißmann (2012): Vom „Kranken" zum „Bürger mit Demenz"
Teilhabe an Sport, Kultur, Gesellschaft und Politik – das ist ein Grundrecht aller
Menschen, ob mit oder ohne Demenz

In: Pflegen:Demenz 22/2012, S. 24-27

Institutioneller Rahmen

Der Artikel findet sich in der Zeitschrift Pflegen:Demenz, einem themenspezifi-
schen Fachjournal für die Kranken- und Altenpflege. Der Text enthält im Origi-
nal zwei Bilder. Sie zeigen eine alte Frau beim Schwimmen und einen alten
Mann beim Weintrinken.

Autor

Peter Wißmann ist Geschäftsführer und wissenschaftlicher Leiter von Demenz
Support Stuttgart. Er ist außerdem stellvertretender Vorsitzender der Aktion
Demenz e. V. Damit ist er in zwei tonangebenden kritischen Institutionen in der
aktuellen Demenzdebatte an prominenter Stelle vertreten. Wißmann ist außerdem Publizist. Viele kritische Beiträge hat er zusammen mit Reimer Gronemeyer
verfasst.

Kontext

Der Artikel nimmt Bezug auf aktuelle Projekte des Demenz Support Stuttgart.
Erwähnt werden ein Sportprojekt und das Demenzhaus in Ostfildern. Die von
Wißmann vertretenen Positionen finden sich auch in anderen seiner Texte.

Hegemonieanalyse

Beispiel

„Und dennoch fehlt etwas auf dieser Konferenz [Mangel]. Die Experten zerbrechen sich zwar den Kopf darüber, wie Demenzbetroffene gut versorgt, betreut
und behandelt werden können. Niemand fragt jedoch, wie sie sich weiterhin als
Teil der Gesellschaft, als in das Leben der Gemeinschaft eingebundene Bürgerinnen und Bürger erfahren können [Forderung, das Allgemeine]. Für die Experten scheinen sie nur Pflegebedürftige und Hilfeempfänger zu sein [Antagonis-
mus]." (Wißmann 2012: 24)

„Trotz solch erfreulicher Beispiele besteht bei der Verwirklichung gesellschaftlicher Teilhabe von Menschen mit Demenz weiterhin großer Entwicklungsbedarf [Mangel]. Noch immer werden der Diskurs und die Praxis rund um Demenz stark vom Versorgungsdenken und unaufgefordertem Stellvertreterhandeln beherrscht [Antagonismus]. Paternalistische, das heißt bevormundende Vorstellungen lassen sich nicht per Dekret über Nacht auflösen. Aber man kann daran arbeiten. Schließlich basieren sie zumeist nicht auf bösem Willen, sondern auf einem jahrzehntelang gesellschaftlich gepflegten Bild von den „armen Kranken" und den „guten und kompetenten Helfern"." [Aufbrechen der gegnerischen Äquivalenzkette] (Wißmann 2014: 25).

Hegemoniale Strukturen

Das Allgemeine: Teilhabe (z. B. 17f.) ist gewiss das prominesteste Konzept mit integrativem Anspruch im Text. Häufig wird Teilhabe als Teilhabe am Leben in Gemeinschaft konkretisiert (z. B. 10, 16). Häufige Verwendung finden auch die Konzepte Vielfalt (Kreativität, offene Erfahrungswelten) und Autonomie (Selbstbestimmung, Experten in eigener Sache). Beide korrespondieren mit Teilhabe und dem Leben in Gemeinschaft (s. u.).

Der Mangel: Soziale Teilhabe von Demenzbetroffenen ist freilich weit von ihrer Verwirklichung entfernt. Teilhabe präsentiert sich als Mangel. Kennzeichnend dafür ist einmal die fehlende Bereitschaft der Verantwortlichen, neben Versorgungsfragen auch Fragen der Teilhabe eine Relevanz zuzusprechen (6f., 59f.). Auch das mangelnde Problembewusstsein in der Bevölkerung (29) oder das Festhalten an traditionellen, eher auf Segregation setzenden Konzepten (87) stehen ihrer Verwirklichung entgegen.

Forderungen: Der hegemoniale Anspruch der Forderung nach Teilhabe wird einmal mit dem in der UN-Konvention grundgelegten Rechtsanspruch untermauert (z. B. 18f.; 65, 101). Dadurch wird die Forderung verbindlich für die Politik (28), Vereine (71), Einrichtungsträger oder Kommunen (28). Das Recht auf Teilhabe umfasst außerdem ausdrücklich alle Demenzbetroffenen, auch die in einem späten Stadium (64). Die Forderung kann auch deshalb als hegemonial gelten, weil sie eine Reihe partikularer Forderungen integriert, nämlich nach kultureller Vielfalt, oder nach Autonomie (s. u.).

Zur Verwirklichung von Teilhabe wird ein Umdenken eingefordert. Eine kritische Distanzierung zu traditionellen Konzepten wird angemahnt (84, 86). Gefordert wird außerdem, der Instrumentalisierung von Teilhabe vorzubeugen und in der eigenen Praxis sensibel für Teilhabefragen zu bleiben (39).

Äquivalenzkette P: Auffällig oft werden im Text Menschen mit und ohne Demenz angesprochen. Dies kann als eine Form der unspezifischen Äquivalenzierung von Betroffenen mit Nichtbetroffenen gelesen werden. Man könnte hier auch eine gegenhegemoniale Strategie vermuten (s. u). Als Äquivalenzierung im engeren Sinne lässt sich das oft erwähnte gemeinsame Tun von Betroffenen und Nichtbetroffenen in verschiedenen kommunalen Kontexten interpretieren. Hier wird auf einen gemeinsamen Mehrwert Bezug genommen, wie es für die Äquivalenzierung differenter Positionen gemäß den Prämissen der Hegemonietheorie typisch ist. Kommunalpolitiker profitieren vom Expertentum der Betroffenen (70), kunstinteressierte Bürgerinnen und Bürger profitieren von spannenden, weil von Gesunden und Betroffenen realisierten Theaterprojekten (53f.), alle profitieren letztlich von einer lebendigen Nachbarschaft, in der Betroffene, Körperbehinderte, Künstler und Bürgergruppen gemeinsam aktiv sind (57, 77).

Der Antagonismus: Teilhabe wird den Betroffenen aber auch aktiv vorenthalten (36). Hinter einer antagonistischen Grenze arbeiten Akteure daran, ihre Verwirklichung zu verhindern. Dazu zählen die „Experten" und die „sogenannten Gesunden" (47). Für sie sind die Betroffene nur Pflegebedürftige (4), denen gegenüber sie sich kraft ihrer Gesundheit und ihres Expertenwissens zum Stellvertreterhandeln berechtigt fühlen (47, 60f.). Teilhabe wird in Form von vorenthaltener Beteiligung verhindert. Antagonisten sind außerdem die Betreiber des Demenzdorfes in den Niederlanden (101). Statt zu inkludieren, bieten sie Segregation, also das Gegenteil von Teilhabe als Lösung an.

Subjektpositionierungen und Handlungsaufforderungen

Demenzbetroffene sind Menschen mit Demenz. Sie werden als kompetente Partner angesprochen. Als Experten in eigener Sache (51) sind sie in der Lage, sich in politische Gestaltungsprozesse einzubringen (69f.). Als Teil des Gemeinwesens können sie mit anderen zusammen kreativ sein (27, 33) oder Sport treiben (41f.). Sie sprechen in eigener Sache und äußern eigene Wünsche und Ziele (33). Demenzbetroffene werden außerdem durch antagonistisch ausgegrenzte Attribute charakterisiert: Sie sind keine Objekte sondern Subjekte, keine Patienten sondern Bürgerinnen und Bürger, keine Empfänger von Wohlfahrtsleistungen sondern selbstbestimmte Personen (18ff.).

Man könnte unterstellen, dass mit der Propagierung von Teilhabe auch eine Verpflichtung zur Teilhabe verbunden ist. Wenn Demenzbetroffene, wie im Text ausgeführt, ein „Dranbleiben" am Leben für sich einfordern (33), wird damit auch eine allgemeine Leitlinie für das Handeln von Betroffenen beschrieben. Wenn an anderer Stelle das Bekennen zur eigenen Demenz als mutiger Schritt bezeichnet wird, wird eine bestimmte Umgangsweise mit der eigenen Demenz normativ unterlegt (33).

Gegenhegemoniale Strategien

Als gegenhegemoniale Strategie kann das im Text behauptete Scheitern der Alzheimerforschung, vor allem aber der Angriff auf den Krankheitsbegriff gelten (15). Betrachtet man das Krankheitskonzept als wesentliche Voraussetzung für die Sinnhaftigkeit eines biomedizinischen Diskurses, ist seine Infragestellung natürlich ein probates Mittel zu dessen Destabilisierung.

Im Text können weiterhin verschiedene Versuche zur Schwächung von antagonistischen Grenzen ausgemacht werden. Die nach meiner Einschätzung auffällig häufige Erwähnung von „Menschen mit und ohne Demenz" (s. o.) lässt sich z. B. als das Aufbrechen einer Grenze zwischen Gesunden und Kranken lesen. Eine scheinbare (weil vom Text konstruierte) antagonistische Teilung zwischen den Menschen drinnen und draußen, den Gesunden und Kranken, wird aufgehoben.

Die Abgrenzung des besprochenen Theaterprojekts von der „Sozialarbeit" (56) oder auch die Abgrenzung des beschriebenen Sportprojektes von reiner Gesundheitsprävention (44) gehen in eine ähnliche Richtung. In beiden Fällen wird eine unterstellte Grenze zwischen den Gesunden und den Kranken, jeweils charakterisiert durch das professionelle Verhältnis der Gesunden gegenüber ihren Patienten, durch ausdrückliche Bezugnahme auf das Alltägliche unterwandert. Es geht nicht um Gesundheit, sondern um Spaß und Vergnügen, nicht um Pädagogik, sondern um spannende Erfahrungen. Die adressierten Demenzbetroffenen sind entsprechend nicht Teil einer medizinischen oder sozialpflegerischen Hegemonie, sondern werden für das Gemeinwesen beansprucht. Diese Strategie könnte mit dem Stichwort „Normalisierung" charakterisiert werden.

Bewertung

Im Text werden viele Positionen der gesellschaftspolitischen Perspektive verhandelt. Der starke Rekurs auf Teilhabe korrespondiert eng mit Gemeinschaft. Die Betroffenen werden als kompetent und aktiv beschrieben. Dem Expertentum wird eine Absage erteilt, stattdessen sollen Betroffene und Nichtbetroffene gemeinsam etwas schaffen. Dazu ist ein Umdenken und ein Ausprobieren neuer Ansätze erforderlich.

Beispiel 3

Ursula Lehr (2010): Langlebigkeit hat ihren Preis. Demenz - ein unausweichliches Altersschicksal?

In: Füsgen, Ingo (Hrsg.): Demenz - ein unausweichliches Altersschicksal? Fachtagung des „Zukunftsforum Demenz" in Zusammenarbeit mit der Bundesarbeitsgemeinschaft der Senioren-Organisationen (BAGSO)

Institutioneller Rahmen

Der Text ist der abgedruckte Beitrag von Frau Lehr zu einer Fachtagung des Zukunftsforum Demenz und der Bundesarbeitsgemeinschaft der Senioren-Organisationen e. V. (BAGSO). Die BAGSO ist ein vom BMFSJ geförderter Dachverband unterschiedlichster Verbände, darunter konfessionelle, öffentlich-rechtliche, medizinische oder politische Organisationen. Sie versteht sich selbst die Lobby der älteren Menschen in Deutschland (www.bagso.de). Das Zukunftsforum Demenz ist eine Gründung des Pharmakonzerns Merz. Ihr Ziel ist laut Selbstauskunft die Verbesserung der Versorgung Demenzkranker in Deutschland (www.merz.de/gesundheit/znsalzheimer/alzheimer/index.jsp). Der Text enthält Diagramme zur Erläuterung der Aussagen.

Autorin

Ursula Lehr genießt in Deutschland schon fast Legendenstatus. Über 80jährig gehört sie, zusammen mit ihrem 2001 verstorbenen Mann Hans Thomae, zu den Begründern der Alternswissenschaften in Deutschland nach dem zweiten Weltkrieg. Für die CDU war sie von 1988 bis 1991 Bundesministerin für Jugend, Familie, Frauen und Gesundheit. Sie ist Mitbegründerin des gerontologischen Instituts in Heidelberg und des Deutschen Zentrums für Altersforschung (DZFA), zwei bis heute einflussreiche Institutionen. Ihr Hauptwerk „Psychologie des Alters" hat es bis zur 10. Auflage geschafft und war lange Zeit ein Standardwerk der Gerontologie. Frau Lehr war Vorsitzende der Deutschen Gesellschaft für Gerontologie und Geriatrie und Vorsitzende der Bundesarbeitsgemeinschaft der Senioren-Organisationen in Deutschland (BAGSO). Frau Lehr meldet sich bis heute mit Vorträgen zu Wort.

Kontext

Das Motto der Tagung war „Demenz- ein unausweichliches Altersschicksal?" Frau Lehr steht, ganz in der Tradition der psychologischen Gerontologie der

Gründerjahre, für ein Kompetenzmodell des Alters. Die Demenz als Schicksal zu betrachten, lehnt sie entsprechend ab. Im Tagungsband kommen eine Reihe weiterer prominenter Gerontologen zu Wort, alle aus dem Umfeld der Psycho-Gerontologie.

Hegemonieanalyse

Beispiel

„Bei vielen Erkrankungen sind therapeutische Maßnahmen wie auch Rehabilitationsmaßnahmen viel erfolgreicher, als man zunächst erwartet. Oft ist auch die kleinste Verbesserung gesundheitlicher Beeinträchtigungen ein Riesengewinn [Das Allgemeine]! Es kann nicht sein, dass mit dem Einzug in ein Alten- oder Pflegeheim jede Facharztbetreuung, die gleichaltrige Nicht-Heimbewohner durchaus verstärkt in Anspruch nehmen, eingestellt wird [Mangel]! Es kann nicht sein, dass die bei den verschiedenen im Heim sogar verstärkt auftretenden Krankheitsbildern notwendige Facharztbehandlung ausbleibt[Mangel]! Herrscht hier ein so negatives Altersbild vor, dass von vornherein eine jede Besserung der Situation ausgeschlossen wird [Antagonismus]? Eine Facharztbehandlung könnte nicht nur zur Lebensqualität [das Allgemeine] der Bewohner und zu deren größerer Selbstständigkeit, sondern auch zur Reduzierung des notwendigen Pflegeaufwandes beitragen [Forderung]!". (Lehr 2010: 23)

Hegemoniale Strukturen

Das Allgemeine: Der Text rekurriert von Beginn an auf den demografischen Wandel (4f., 21, 25, 57). Eingeführt wird er als Krankheitsgenerator, als Ursache für die Zunahme von altersbedingten Krankheiten und Pflegebedürftigkeit (4f., 13f.). Ihn zu gestalten und einer wachsenden Zahl alter Menschen ein Leben in Würde zu garantieren, ist eine zentrale Zielforderung des Textes (4, 26). Damit verbunden ist die Forderung nach dem Erhalt von Lebensqualität im Alter (28, 31). Beide korrespondieren mit einer weiteren zentralen Forderung, der Forderung nach Behandlung im weitesten Sinne (s. u.). „Heilung", in enger Verbindung mit dem demografischen Wandel als Krankheitsgenerator, kann somit als das zentrale integrative Prinzip des Textes gelten.

Der Mangel: Heilungschancen sind nur unzureichend verwirklicht und ungleich verteilt. Viele Betroffene erhalten keine Diagnose, viele erhalten trotz erfolgter Diagnosestellung keine Therapie bzw. die falsche Therapie (Neuroleptika statt Antidementiva) (23, 24, 90). Fachärzte sind in Pflegeheimen nicht ausreichend präsent (86, 104), die Zuständigkeit der Heime für die Organisation ärztlicher Betreuung ist ungeklärt (93). Angehörige und Betreuer sind zu wenig in die

Prozesse involviert, um hier für Abhilfe zu sorgen und zudem unzureichend geschult (97). Das Prinzip Prävention (und Therapie) vor Pflege ist weit von seiner Verwirklichung entfernt (99).

Forderungen: Gefordert wird einmal von Betreuern und anderen, sich für ihre Schutzbefohlenen einzusetzen und auf Behandlung zu drängen (97). Die Aufmerksamkeit für demenzielle Erkrankungen muss auch in institutionalisierten Settings erhöht werden (70). Darüber hinaus sind wir alle dazu aufgefordert, uns gesundheitsbewusst zu verhalten, z. B. das Rauchen aufzugeben, Sport zu treiben etc. (49).

Als hegemonial kann die Forderung nach einer menschenwürdigen Gestaltung des demografischen Wandels gelten. Sie hat einen umfassenden Geltungsanspruch, denn sie ist *„eine Herausforderung für jeden einzelnen und die Gesellschaft"* (6). Damit eng verbunden ist die Forderung nach Heilung/Behandlung alter Menschen zur Vermeidung oder Verbesserung der Demenz. Ihre Behandlung ermöglicht ein Altern mit weitest möglich erhaltener Gesundheit (25), führt außerdem zum Erhalt von Selbstständigkeit, Unabhängigkeit und generell Lebensqualität (11). Außerdem werden Kosten reduziert (106). Heilung ist, so könnte man interpretieren, der Weg zu einem würdevollen und selbstbestimmten Daseins im Zeichen des demografischen Wandels. Die Gestaltung des demografischen Wandels durch Heilung altersbedingter Krankheiten ist somit geeignet, partikularen Forderungen nach einem Leben in Würde, der Reduktion von Kosten etc. zu integrieren.

Äquivalenzkette P: Im Text findet sich einmal die übliche Gleichsetzung der Positionen von Betroffenen, ihren Familien sowie ihres Umfeldes. Maßnahmen zur Verbesserung der Lebensqualität von Betroffenen haben deshalb auch für alle Menschen in ihrem Umfeld positive Auswirkungen (26f.). Der für Demenzbetroffene formulierte Anspruch auf ein besseres Leben wird darüber hinaus auf alle Verwirrten und alle Behinderten ausgedehnt (27). Als Äquivalenzierung lässt auch sich die beschworene gemeinsame Verpflichtung von Betreuern, Hausärzten, Pflegepersonal und Angehörigen zur Sicherstellung der medikamentösen Behandlung ihrer Schutzbefohlenen deuten (33, 38). Vor allem aber wird Heilung (Behandlung, Verbesserung) demenzieller Erscheinungen wird direkt mit Lebensqualität, Würde, Selbstständigkeit und Unabhängigkeit für die betroffenen alten Menschen und ihre Familien gleichgesetzt (26f.). Ist Heilung erreicht, so könnte man interpretieren, lebt man auch selbstbestimmt und in Würde. Außerdem werden Kosten gespart (106).

Antagonismus: Antagonistisch ausgrenzt werden alle Akteure, die alterskorrelierten Krankheiten den Krankheitsstatus oder die Behandlungsmöglichkeit absprechen. Stellvertretend für diese Position wird der 1958 verstorbene Psychiater Hans Gruhle genannt (32f.). Ihm wird eine rigoros pessimistische Perspektive auf das Alter unterstellt. Diese kontraproduktive Position wird mit einem negativen Altersbild assoziiert. Statt Entwicklungsmöglichkeiten werden lediglich Defizite festgestellt. Falsche Altersbilder bergen die Gefahr, eine Defizitperspektive zu verstetigen und dadurch Behandlungschancen zu versäumen (46).

Äquivalenzkette Q: Die im Text angeprangerte Gleichsetzung von Alter mit Abbau, Verlust und emotionaler Stumpfheit (36) kann als Verkettung negativer Attribute zu einer Äquivalenzkette Q gelesen werden. Dies ist freilich nicht sehr eindeutig.

Subjektpositionen und Handlungsaufforderungen

Der Text prozessiert ein ambivalentes Bild alter Menschen. Einmal werden in antagonistischer Abgrenzung zu Defizitmodellen die Kompetenzen und Entwicklungsmöglichkeiten des Alters betont (36f.), mit dem Alter wird aber zugleich auch eine Zunahme von Demenzbetroffenen und von Pflegebedürftigen (Inkontinenz, Immobilität etc.) assoziiert. Der Text teilt somit die Gruppe alter Menschen in Kompetente und Hilfsbedürftige, wobei der Weg in die Hilfsbedürftigkeit nicht vorgezeichnet ist. Deshalb die Empfehlung, Demenz zu behandeln oder ihr durch geeignete Maßnahmen vorzubeugen (45f.). Kompetenz und Handlungsfähigkeit wird damit den noch gesunden alten Menschen zugeschrieben. Die bereits von Demenz Betroffenen werden damit indirekt abqualifiziert.

Darüber hinaus sind wir alle aufgefordert, uns den Herausforderungen zu stellen (6) und uns fragen, was zur Vermeidung von Demenz (auch bei uns selbst) getan werden kann. Dazu gehört der Verzicht auf Alkohol, Tabak etc. (s.o). Wir alle müssen uns zudem fragen, wie demenzielle Erkrankungen verhindert oder herausgeschoben werden können (26).

Bewertung

Obwohl das Insistieren auf den Kompetenzen im Alter durchaus Parallelen zu medikalisierungskritischen Texten aufweist, fehlt hier die in kritischen Texten übliche Verbindung von Kompetenz mit der Forderung nach Selbstbestimmung und politischer Beteiligung. Das ist typisch für die naturwissenschaftliche Perspektive. Typisch sind auch die Verbindung von Heilung mit der Forderung nach Gestaltung des demografischen Wandels und die Differenzierung zwischen „gesunden" und „kranken" alten Menschen. Auch das Ansetzen von Lösungsstrategien an der Körperlichkeit der Menschen, sowohl der Gesunden wie der bereits Erkrankten, ist ein gängiges Motiv.

4.4.3.3 Kodieren und konzeptualisieren

Die konkrete Arbeit mit Textsequenzen erfolgt als Kodierung der als bedeutsam erachteten, weil in Verbindung mit hegemonialen Strukturen stehenden Sequenzen. Passagen ohne diesen Bezug bleiben dagegen, anders als bei hermeneutischen Verfahren, zunächst außerhalb des Fokus. Kodieren bedeutet hier, einen Text Satz für Satz durchzugehen und dabei empirische Indikatoren gemäß der zugrunde gelegten Diskurstheorie, in diesem Fall also der Hegemonietheorie, zu erfassen und zu benennen (vgl. dazu Diaz-Bone/Schneider 2011: 500).

Zur Verwaltung der Kodes und der kodierten Quellen wird auf Funktionen des Analyseprogramms MAXQDA zurückgegriffen. Das Programm erweist sich zudem bei der Suche nach Überschneidungen und Kopplungen unterschiedlicher Kodes als nützlich. Es hilft dabei, textübergreifende Muster zu identifizieren. Die dazu bereitgestellten Hilfsmittel bleiben dabei abhängig von der im vorangegangenen Interpretationsprozess vorgenommenen Kodierung relevanter Sequenzen. Sie sind also gegenüber der Analyseleistung im Forschungsprozess nachrangig. Auch die eigentliche Analyse der Texte, die Suche nach den aufeinander verweisenden Strukturen hegemonialer Diskurse, kann das Programm nicht ersetzen. Ebenso wenig schreiben die verfügbaren Memo-Funktionen vor, was memoriert und wie etwas memoriert wird. Bedenken wegen einer Präformierung des Forschungsprozesses durch vorprogrammierte Instrumente, wie sie gelegentlich geäußert werden, können insofern zurückgewiesen werden (vgl. die Diskussion bei Angermüller 2014b: 123; Gasteiger/Schneider 2014b). Zwar verleitet ein einmal erstelltes Kategoriensystem dazu, alle neuen Funde in bereits etablierte Rubriken einzuordnen; dies kann aber wohl als ein allgemeines und keinesfalls der Software anzulastendes Problem des Forschens aufgefasst werden.

Den methodischen Anregungen der Grounded Theory folgend, werden die als Bedeutung tragend kodierten Sequenzen in weiteren Arbeitsschritten systematisiert und anhand von semantischen Überschneidungen konzeptualisiert. Ziel dieses Manövers ist es, eine Flut ähnlicher Begriffe zu funktionalen Konzepten zu verdichten (Strauss/Corbin 1996: 45ff.)[58]. Die Methodik der Grounded Theory ermöglicht es, das Zusammenfassen der Kodes zu Konzepten und Kategorien methodengeleitet und reflektiert vorzunehmen. Der Ertrag sind abstrakte, über die Aussagen einer einzelnen Sequenz oder eines einzelnen Textes hinausreichende Konzepte (vgl. Tabelle 2). Das in bestimmten Kontexten gebräuchliche Motiv „Unverfügbarkeit" kommt z. B. in den untersuchten Texten nicht im Wortlaut vor. Es wurde als Bezeichnung für eine Reihe von Artikulationen gewählt, die dem menschlichen Wesen eine Immunität gegenüber dem Zerstörungsprozess der Demenz zusprechen (ausführlich Kap. 5.1.1.1). Dies wird zwar unterschiedlich begründet, im Kern bleibt es aber immer dieselbe Aussage. Die Verdichtung thematisch ähnlicher Kodes erlaubt es, daraus ein Konzept auf einem höheren Abstraktionsniveau zu entwickeln. Dadurch werden einmal Textstrukturen intertextuell vergleichbar. Außerdem kann dieses Manöver dazu beitragen, dass imaginäre Allgemeine eines Textes oder einer Gruppe von Texten zu identifizieren oder doch zumindest semantisch einzukreisen. Geht man davon aus, dass sich das Allgemeine wegen seines universellen Charakters für die Formulierung partikularer Forderungen nicht eignet und es daher in Texten selten direkt angesprochen wird (Nonhoff 2007: 167), kann eine Konzeptualisierung wie die beschriebene mit der Verdichtung ähnlicher Begriffe zu einem Konzept auch zur Explikation allgemeiner Prinzipien dienen (vgl. Tab. 2). Darauf aufbauend lassen sich dann weitere Fragen an das Material stellen.

---

[58] Mit der Bildung von Kategorien beginnt die Grounded Theory Rosenthal zufolge einem subsumptionslogischen Vorgehen zu folgen (2011: 226). Darin sieht sie einen Nachteil, weil die Grounded Theory erstens kein Instrument zur Analyse des Gesamttextes zur Verfügung stelle und zweitens das Risiko der vorschnellen Zerstörung des Textzusammenhangs bestünde (ebd.: 227). Für die hier vorgenommene Diskursanalyse, deren Interesse nicht dem einzelnen Text, sondern textübergreifenden Mustern gilt, stellt dies allerdings kein Problem dar. Eine den einzelnen Text fokussierende Perspektive erscheint im Kontext dieser Untersuchung im Gegenteil eher als kontraproduktiv, weil sie auf der Ebene der Autoren verweilt.

Tabelle 2: Kodes und Kategorien (Beispiele). Eigene Darstellung

Kodes	Kategorie
Aussagen zu: Rhythmen des Lebens; Werden und Vergehen; Anfang und Ende seit uralten Zeiten; Verletzlichkeit und Endlichkeit; Grenzen des Lebens; Ordnung des Lebens und des Todes etc.	Die natürliche Ordnung
Aussagen zu: Anerkennung durch andere als Voraussetzung für ein menschliches Dasein; Verstricktheit des Einzelnen in die Geschicke der anderen; Menschsein als geteilte Geschichte; wechselseitigen Unterstützungsbedarf als menschliche Eigenschaft etc.	Reziprozität
Aussagen zu: sich trotz Demenz auszudrücken und den eigenen Willen bekunden können; weiterhin Emotionen empfinden; die eigene Persönlichkeit zum Ausdruck bringen; ein Bewusstsein der eigenen Person haben; sich als Person zur Umwelt ins Verhältnis setzen zu können	Unverfügbarkeit
Verweis auf Studien; Verweis auf gemachte Erfahrung	Wissenschaft

Es geht bei der Kodierung nun allerdings nicht darum, mit inhaltsanalytischem Gestus die vorgefundenen Konzepte zu Schlüsselkategorien zu verbinden und diese als Ausdruck einer *in* den Texten verborgene Wirklichkeit zu interpretieren; von Interesse sind vielmehr die Kontextbedingungen ihres Auftretens und ihre Verknüpfungen untereinander. Sofern ihnen eine Regelhaftigkeit nachgewiesen werden kann, sind sie als Ausweis formgebender diskursiver Prozesse *oberhalb* der Ebene konkreter Texte zu betrachten (Diaz-Bone/Schneider 2011: 499). Die regelhafte Verknüpfung von Elementen, also von Subjektpositionen, Gegenständen, Begriffen, Konzepten, ist keine Eigenschaft von Texten, sondern von textübergreifenden und textgenerierenden Strukturen. Als zu explizierende

Ordnungsmuster gelten in diskursanalytischer Perspektive folglich die regelhaften Strukturen als solche, während die aus den Daten emergierenden inhaltlichen Kerne einer Kategorie lediglich kontingente Produkte dieser Ordnungen darstellen (vgl. die Ausführungen zu Diskurs- und Inhaltsanalyse in Kap. 4.1.2). Die Bildung von Haupt- und Subkategorien zur Systematisierung der Kodes ist durchaus hilfreich für ihre Systematisierung, muss aber als ein erster Schritt betrachtet werden. Bedeutsam ist darüber hinaus, in welchen Beziehungen zu anderen Begriffen die extrahierten Kategorien jeweils stehen. Der Begriff Demenz z. B. und seine Implikationen werden in den untersuchten Texten recht unterschiedlich mit Bedeutung gefüllt. Die Angebote reichen vom biomedizinischen Defizitkonzept mit Überlastungsrhetorik bis zur Deutung der Demenz als Wegbereiter einer kulturellen Erneuerung. Durch die Bildung von Kategorien, z. B. „Demenz als Verlust" oder „Demenz als Chance", lassen sich eine Reihe ähnlicher Aussagen in unterschiedlichen Texten systematisieren und zudem Hinweise auf ein übergeordnetes Allgemeines ableiten. Um wirklich eine Diskursanalyse anzustellen, muss darüber hinaus die Verknüpfung von „Verlust" oder „Chance" mit anderen Elementen des Diskurses herausgearbeitet und auf Regelmäßigkeiten untersucht werden. Dann zeigt sich, dass die Kategorie „Verlust, wenn sie mit „Heilung" verknüpft wird, mit Lebensqualität und Selbstbestimmung eine Äquivalenzkette bildet, während sie in Verbindung mit „natürliche Ordnung" die Prinzipien Nachbarschaft, Freundschaft und Solidarität integriert. Der Begriff an sich bedeutet folglich wenig. Aussagekräftig ist vielmehr seine Positionierung innerhalb einer hegemonialen Struktur. Hier wird deutlich, dass die von hegemonialen Diskursen verwendeten Bausteine keinen eigenen Wert haben, sondern nur in Abhängigkeit zu ihren Kontextbedingungen verstanden werden können. Es sind leere Signifikanten, die Vollständigkeit symbolisieren und daher über eine hohe Strahlkraft verfügen, die andererseits aber ausreichend unbestimmt bleiben, um partikularen Forderungen universelle Gültigkeit verleihen zu können.

Bedeutsam für die Analyse diskursiver Strukturen sind also weniger die Inhalte als die Ausprägungen der Kategorien in ihrer Beziehung untereinander. Deshalb bedarf es zur weiteren Interpretation der Befunde eines Analyseschritts zur Explikation dieser Strukturen. Das zunächst offene Kodieren bedeutungstragender

Sequenzen geht also fließend in ein axiales Kodieren der gebildeten Kategorien im Sinne der Grounded Theory über[59] (Strauss 1998: 63).

4.4.3.4 Dimensionalisierung

Wie oben geschildert, zielt die Kodierung zunächst auf die Sammlung und Explikation bedeutungstragender Artikulationen. Sie konzentriert sich auf die hegemonieanalytisch markierten Sequenzen und bleibt somit zunächst noch eng mit der Diskurstheorie von Laclau/Mouffe und ihrer von Nonhoff erarbeiteten Operationalisierung verbunden. Um diese Begrenzungen im Interesse einer breiter angelegten Analyse und eines offeneren Forschungsprozesses zu überwinden, werden die gewonnenen Kategorien mit Instrumenten der Grounded Theory weiter verarbeitet. Dies geschieht zunächst über das Herausarbeiten von Eigenschaften der konstruierten Kategorien und durch den Vergleich ihres Vorkommens, ihrer Ausprägung und ihrer strukturellen Einbindung. Ziel ist die Erstellung eines dimensionalen Profils relevanter Kategorien oder anders, die Bildung von Kategorien als mehrdimensionale Konzepte (Strauss/Corbin 1996: 50f.).

Den forschungsheuristischen Vorschlägen von Strauss/Corbin folgend, wird bei der Dimensionalisierung von Kategorien im Wesentlichen zwischen den Eigenschaften einer Kategorie, ihren Möglichkeitsbedingungen, den damit verknüpften Problembeschreibungen und Lösungsstrategien und deren Konsequenzen unterschieden (Strauss/Corbin 1996: 78). Zur Explikation dieser Zusammenhänge dienen generative Fragen im Rahmen des Kodierparadigmas. Fragen richten sich auf die Beziehung eines Kodes zu einer Kategorie oder spielen denkbare Zusammenhänge zwischen Sub- und Hauptkategorien sowie zwischen den verschiedenen Kategorien untereinander gedankenexperimentell durch. Sie organisieren den Prozess des freien Kodierens durch die Unterstellung eines narrativen

---

[59] Muckel zufolge sind die Übergänge zwischen den Begriffen Kodes, Konzepte und Kategorien in der Grounded Theory fließend (2011: 338). Eine klare Unterscheidung wird auch von ihren Begründern nicht stringent durchgehalten. Für die Entwicklung einer Theorie sei eine strikte Trennung der Begriffe aber auch nicht notwendig. Beginnend mit der Kodierung der Texte gehe es im Grunde bei jedem Analyseschritt um eine Konzeptualisierung der Daten, verstanden als eine Benennung der Phänomene mit abstrakten und prägnanten Begriffen (ebd.).

Grundzusammenhangs des untersuchten Textes[60]. Klassisch sind W-Fragen: Was passiert eigentlich im Text, welches Problem wird geschildert, welche Lösungen werden angeboten? Welche der aus den Daten extrahierten Phänomene beschreiben die Ursachen eines Problems, welche die Konsequenzen einer angebotenen Lösung, welche geben Aufschluss über die involvierten Akteure, ihre Strategien und ihre Rollen? Welches sind die intervenierenden Bedingungen einer Aussage, welche kulturellen oder politischen Leitideen lassen sich dahinter vermuten (vgl. dazu Strauss/Corbin 1996: 82). Wie noch gezeigt werden soll, haben bei der Analyse von Deutungsangeboten zur Demenz auch Fragen nach den Beständen gültigen Wissens, die von den Sprechern vorausgesetzt und rezipiert werden und nach ihrer Perspektive auf den Gegenstand Hinweise auf distinktive Merkmale unterschiedlicher „Diskurse" generiert (vgl. Kap.).

Das geschilderte Verfahren ermöglicht es, Kategorien in ein narratives Muster einzubinden und ihre Bedeutung bzw. Ausprägung ebenso wie die damit verknüpften Handlungsimpulse als abhängig von ihren spezifischen Strukturbedingungen darzustellen. Von der Konstruktionsleistung der Akteure abstrahierend, werden die im Text verhandelten Phänomene in einen situationsübergreifenden und übersubjektiven Strukturzusammenhang gebracht (vgl. Strübing 2008: 27). Ihr Kontext wird herausgearbeitet. Für Strauss/Corbin gewinnt eine gegenstandsbezogene Theorie dadurch an Dichte und Gültigkeit (1996: 87). Aus der Perspektive eines strukturalistischen Erkenntnisinteresses geht es außerdem darum, den Sinn eines Konzeptes in Relation zu benachbarten Konzepten zu erschließen. Zwar umfasst die solcherart explizierte Struktur vordergründig nur Reihenfolge und Querverbindungen einzelner Kategorien; letztlich bleibt aber auch ihr „Sinn" von ihrer strukturellen Verortung nicht unberührt. So ist z. B. das Krankheitskonzept der Alzheimer Demenz eine Kontextbedingung, um „Heilung" als Lösungsstrategie zu plausibilisieren und diese mit spezifischen Mittelforderungen bzw. Strategien zu verbinden. Die in solchen Zusammenhängen auffällig oft verwendeten Konzepte Lebensqualität, Selbstbestimmung oder

---

[60] Die Fragen des Kodierparadigmas tragen Zusammenhangsvermutungen von außen an die Daten heran. Sie scheinen damit den Anspruch der Grounded Theory auf Offenheit beim Umgang mit dem Material zu untergraben. Das von Strauss als Ergänzung der klassischen Grounded Theory entwickelte Kodierparadigma wird deshalb von Glaser, dem Mitbegründer des ursprünglichen Ansatzes, vehement zurückgewiesen (vgl. dazu Glaser 2011: 61). Ob Glasers Kritik berechtigt ist oder nicht, gibt allerdings ebenfalls Anlass zu kritischen Diskussionen (vgl. die Diskurssion bei Strübing 2008: 65ff.; Charmaz 2011).

Teilhabe können als Ertrag oder Konsequenz der vorgeschlagenen Strategie verstanden werden. Daraus lässt sich schließen, dass Teilhabe in diesem Verwendungszusammenhang kein Selbstzweck ist, sondern einen Indikator für den Nutzen medizinischer Interventionen darstellt. Gänzlich anders gilt Teilhabe in eher gesellschaftspolitisch argumentierenden Texten als Kontextbedingung für eine kulturell reiche Gesellschaft. Das Konzept ist somit je nach Kontext entweder Konsequenz oder intervenierende Bedingung eines integrativen Prinzips. Damit ändert sich auch seine Bedeutung. Im ersten Fall konkretisiert sich Teilhabe als Verbleib in produktiven Prozessen, z. B. im Erwerbsleben oder im Ehrenamt, im zweiten Fall geht es um das reine „Dabei-Sein" als eine Grundbedingung gesellschaftlicher Vielfalt. Sowohl die erste wie die zweite Narration stehen wiederum im Kontext eines spezifischen „Diskurses". Erstere bezieht seine Logik aus einem naturwissenschaftlichen Verständnis von Ursache und Wirkung, letzterer aus normativen Vorstellungen zum Wesen der Gemeinschaft. Ersterer generiert eher passive Subjektpositionen, letzterer beschreibt den Menschen als Gestalter seiner Welt (ausführlich Kap. 5).

Durch die Technik der Dimensionalisierung wird somit die analytische Vielfalt, die durch die Bildung von Kategorien zunächst komprimiert wurde, wieder erhöht (Strübing 2008: 24). Komplexität wird durch die Bildung von Kategorien einerseits reduziert, die Kategorien werden aber durch die Erstellung eines dimensionalen Profils komplex. Neue Anschlüsse und Querverbindungen werden erzeugt und der Blick auf weitere korrespondierende Subkategorien geöffnet (vgl. dazu auch Gasteiger/Schneider 2014a: 149). Der Gewinn liegt in der Möglichkeit, textübergreifende Muster im Vorkommen und der Verwendung populärer Schlüsselkategorien zu generieren. Bei der Besprechung der Analyse des Erzählmodus eines Diskurses wird dies noch erläutert. Es lassen sich außerdem vordergründig ähnliche Aussagen in Abgrenzung zu anderen Elementen spezifizieren und unterscheiden. Dazu ein Beispiel: Viele der untersuchten Texte klagen eine Verbesserung der Situation der Betroffenen ein. Verbesserung ist folglich ein gängiges Konzept. Um diese Forderungen unter die Kategorie „Heilung" zu subsumieren ist es erforderlich, dass die dafür vorgeschlagene Methode am Leib der Betroffenen ansetzt und zudem von Experten angewandt wird. Werden dagegen andere Praktiken empfohlen, sind die Forderungen auch anderen Kategorien zuzuordnen (ausführlich Kap. 5). In der folgenden Übersicht über die Ergebnisse wird dieses Manöver jeweils kategorienspezifisch unter der Überschrift „Dimensionalisierung und Differenzierung" beschrieben. Trotz solcher Konkretisierungen bleiben die gebildeten Kategorien freilich das Ergebnis einer Deutung. Sie können keine universelle Gültigkeit, sondern bestenfalls Plausibilität beanspruchen. Die Überlegungen dahinter werden darum zum Zweck einer Überprüfung in Memos festgehalten.

Die Dimensionalisierung von Kategorien durch generative Fragen ist auch eine Strategie zur steten Entwicklung des Forschungsprozesses. Sinnstiftende Zusammenhangsvermutungen können Ideen zu noch verborgenen Strukturen generieren und im Rahmen eines theoretical samplings eine zweite Welle von Interpretationsprozessen anregen (Gasteiger/Schneider 2014a: 148). Auf diese Weise wurde der in Kapitel 4.4.3.5 beschriebene „Erzählmodus" expliziert. Darüber hinaus könnte die Studie über die vorhandenen Daten und die ursprünglichen Forschungsfragen hinaus entwickelt werden. So könnte der Rekurs auf Kosten auch als Ausweis einer fortgesetzten Ökonomisierung des Gesundheitswesens interpretiert werden. Die Plausibilisierung von fachlichen Argumenten durch ökonomische Kriterien wäre dann ein Anzeichen für eine Kolonialisierung fachwissenschaftlichen Argumentierens durch betriebswirtschaftliche Präferenzen. In beiden Fällen ergeben sich Anknüpfpunkte für Vergleiche mit bestehenden Kategorien und für weiterführende Fragen an noch zu kodierendes Datenmaterial. Die vorgenommene Diskursanalyse kann eine solche Expansion der erhobenen Befunde allerdings aus Kapazitätsgründen nicht leisten.

Der Ertrag der Analyseschritte Konzeptualisierung und Dimensionalisierung lässt sich folgendermaßen zusammenfassen: Das Konzeptualisieren von Kodes etabliert Kategorien zunächst über ihre thematische „Essenz". Die Dimensionalisierung von Kategorien offenbart zweitens die Variantenfülle, in der sich ihr Wesen in unterschiedlichen Kontexten zum Ausdruck bringt. Am Beispiel der Kategorie des demografischen Wandels, ein in den untersuchten Texten gebräuchliches Motiv, lässt sich dies gut zeigen. Die Kategorie verfügt über einen relativ festen „Bedeutungskern" und spezifische, in jeweils typischen Ausprägungen vorkommende Eigenschaften. Zum Kerngehalt des demografischen Wandels gehört u. a. ein dringender Handlungsappell. Alle ihn verwendenden Autoren sind sich darin einig, dass bald etwas geschehen muss. Die Begründung für diesen Handlungsbedarf fällt allerdings sehr unterschiedlich aus. In einer

Gruppe von Texten, die bzgl. der Demenz eher biomedizinisch orientiert sind, gilt der demografische Wandel als Krankheitserzeuger und als Versorgungsproblem. Handlungsbedarf wird hier in Bezug auf den Ausbau von Diagnostik und Therapie gesehen. Die Konsequenz des Nicht-Handelns wäre der Kollaps der Versicherungssysteme. Texte, die eher gesellschaftspolitisch argumentieren, beschreiben den demografischen Wandel dagegen als Gestaltungsaufgabe. Hier wird dringend der Beginn einer Verständigung über die Ausgestaltung einer alternden Gesellschaft angemahnt. Andernfalls drohe ein Verlust an Solidarität und die Verrohung der Gesellschaft.

4.4.3.5 Analyse des Erzählmodus

Wie die Untersuchung gezeigt hat, lassen sich Diskurse nicht nur anhand der oben geschilderten Strukturmerkmale differenzieren. Auch die Perspektive auf die Welt des Sozialen, von der ausgehend die Diskursteilnehmer Forderungen formulieren oder Mängel beklagen, sind ein distinktives Element. Um zu einem tieferen Verständnis des Geschehens zu gelangen, sind Hinweise auf normative, politische und kulturelle Rahmungen der Demenzdebatte als intervenierende Bedingungen mit Einfluss auf die demenzspezifischen Artikulationen der Akteure zu berücksichtigen. Herausgearbeitet wird also ein in einer spezifischen Weltperspektive wurzelndes Grundmuster der Sinnproduktion. Die Explikation von Strukturzusammenhängen ergänzend und erweiternd, werden die normativen Kontextbedingungen eines Systems von Aussagen analysiert. Ziel ist die Rekonstruktion des narrativen Kerns oder anders, des „Erzählmodus" der untersuchten Beiträge.

Der Methodik der Grounded Theory und Anregungen aus der Narrationsanalyse folgend, werden die Texte in diesem Analyseschritt bzgl. ihrer Schilderungen von Problemen und Lösungen, den diesen Empfehlungen zugrundeliegenden Wissens- und Wertsystemen sowie den Adressaten der empfohlenen Lösungen untersucht. Ob die Demenzthematik in den untersuchten Texten als Problem für die Gemeinschaft oder für den Einzelnen interpretiert wird, ob auf naturwissenschaftliche Evidenzen oder auf die normativen Grundlagen des Menschlichen rekurriert wird, ob die empfohlenen Lösungsansätze am Individuum (Compliance, Diagnostik, Therapie), an zwischenmenschlichen Beziehungen (Anerkennung und Respekt) oder an der Gesellschaft (Reform) ansetzen, sind distinktive

Merkmale unterschiedlicher Perspektiven auf das Phänomen Demenz. Wie die Untersuchung zeigen kann, bilden sie erkennbare Muster. Zentrale Forderungen können also nicht nur anhand der Signifikanten für das Allgemeine, also Gemeinschaft, Mensch oder Heilung, sondern auch anhand der Weltperspektive, die der Verwendung und Deutung dieser Begriffe zugrunde liegt, differenziert werden.

Auch dazu ein Beispiel: Sehr viele Beiträge zur Demenzdebatte üben Kritik an den ungenügenden gesellschaftlichen Praktiken beim Umgang mit Demenz. Diese Kritik wird nun aber entweder mit der Forderung nach Rückkehr zu einer menschengerechten Gemeinschaft, mit der Forderung nach Weiterentwicklung der aktuellen Gesellschaft oder mit dem Einklagen individueller Rechte einzelner Gesellschaftsmitglieder verbunden. Je nach Perspektive nimmt die Problembeschreibung also ihren Weg über die Gesellschaft oder über das Individuum. Dabei offenbart sich als weiteres distinktives Merkmal ein unterschiedliches „Bewegungsmoment" in den emergierenden Mustern. Forderung können eher rückwärtsgewandt oder eher zukunftsorientiert sein, zielen eher auf Erhalt oder eher auf Veränderung etc. Obwohl hier immer auf Gesellschaft/Gemeinschaft rekurriert wird, ist der Plot der Erzählung also jeweils anders. Folglich ist es nicht nur das imaginäre Allgemeine „Gemeinschaft", das den gesellschaftspolitischen Diskurs auszeichnet, sondern auch die Anbindung der Kategorie an eine spezifische Welt- und Problemperspektive. Bei der folgenden Besprechung der Diskurse wird dies expliziert (vgl. Kap. 5).

Die Spezifizierung des Erzählmodus konkretisiert die bereits in Kap. 4.3.2.1 vorgestellte Überlegung, der zufolge hegemoniale Artikulationen ihrerseits in diskursive Ordnungen eingebunden sind. Mit anderen Worten wird angenommen, dass die Sprecher der Demenzdebatte sich zur Durchsetzung ihrer Forderungen zwar universeller hegemonialer Manöver bedienen, diese aber gemäß den Formationsregeln ihres jeweiligen „Heimatdiskurses" ausbuchstabieren. Sie argumentieren nicht von einer sinnfreien Position aus, sondern bedienen sich eines ihnen vertrauten narrativen Schemas, ohne dass sie sich dessen bewusst sein müssen (Viehöver 2011a: 194). Der hegemoniale Diskurs erfindet das imaginäre Allgemeine nicht neu, sondern bedient sich eines bereits etablierten, aus vergangenen Prozessen hervorgegangenen Konzeptes und der es repräsentierenden Signifikanten. Die durch hegemoniale Artikulationen angestrebte Bedeutungsverschiebung affiziert eine diskursive Ordnung, die in anderen Diskursen verfestigt wurden. Deshalb ist eine Analyse von Machtstrukturen im hegemonialen Diskurs, wie schon an anderer Stelle erläutert, in gewisser Weise eine doppelte Machtanalyse. Sie offenbart etablierte Machtstrukturen ebenso wie den Versuch, von diesen ausgehend neue Machtdispositive zu etablieren (ausführlich Kap. 5.2.3). Die Analyse konzentriert sich dabei auch hier vor allem auf die hegemonialen Forderungen und Mängelbeschreibungen der Texte. Sie bleibt daher auch bei diesem Analyseschritt den Prämissen der Hegemonietheorie verpflichtet.

Die an das Kodierparadigma angelehnte Analyse von Handlungsempfehlungen und Lösungsstrategien erhöht aber nicht nur die analytische Tiefe der Untersuchung. Als eine der Grounded Theory entnommene Forschungsheuristik erfüllt sie außerdem die Funktion einer Triangulation. Es hat sich nämlich gezeigt, dass die im ersten Schritt generierten Erkenntnisse zur typischen hegemonialen Verteilung von Kategorien in unterschiedlichen Diskursen durch die Analyse der intervenierenden Bedingungen dieser Kategorien zwar in Teilen bestätigt, zum Teil aber auch in Frage gestellt werden. Es zeigen sich Inkonsistenzen in den Repräsentationen des imaginären Allgemeinen und den daran orientierten Forderungen. Eine Gruppe von Texten rekurriert z. B. auf Gemeinschaft und müsste daher der gesellschaftspolitischen Perspektive zugeordnet werden. Es fehlt aber die damit üblicherweise verbundene Ermächtigung der Betroffenen und die Idee einer gemeinschaftlich getragenen Lösung der Demenzproblematik. Stattdessen erscheinen die Betroffenen schwach und als Problemlösung wird ein Ausbau von Diagnostik und Therapie gefordert. Diese irritierenden Befunde stellen das analytische Konstrukt der identifizierten Diskurse allerdings nicht zwingend in Frage. Sie können einmal als Ausweis dafür gelten, dass sich Autoren mitunter an der Schnittstelle unterschiedlicher Diskurse befinden und entsprechend differente Muster bedienen[61]. Sie bestätigen außerdem, dass die hegemonial funktionalisierten Begriffe tatsächlich leere Signifikanten sind, die beliebig operationalisiert

---

[61] Die im Beispiel genannten Doppelstrukturen finden sich häufig In den Texten der Deutschen Alzheimer Gesellschaft. Dies kann damit erklärt werden, dass die DAG einerseits einem gesellschaftspolitischen Auftrag verpflichtet ist, nämlich für die Anliegen der Demenzbetroffenen und auf der Ebene der Gesellschaft einzutreten, zugleich aber organisatorisch und finanziell eng mit der Pharmaindustrie und mit medizinischen Lobby-Verbänden verflochten ist (vgl. dazu Stolze 2012). Diese doppelte Verpflichtung erklärt möglicherweise den Appell an die Gemeinschaft bei gleichzeitiger Forderung nach Heilung.

werden können. Die Zuordnung eines Textes zu einem bestimmten Diskurs erfordert deshalb nicht nur eine Analyse seiner ideellen Bezugspunkte, sondern auch die Entschlüsselung seiner Erzählstruktur. Ganz ähnlich funktioniert auch die Beschreibung von Subjektpositionierungen in den Diskursen, wie im Folgenden dargestellt wird.

4.4.3.6 Analyse von Subjektpositionierungen

Auch bei der Explikation von Subjektpositionierungen in den Beiträgen zur Demenzdebatte werden Analyseschritte der Hegemonieanalyse und der Grounded Theory kombiniert. Nonhoff Vorschlägen folgend, wird zunächst nach den Positionen der Verfechter einer Hegemonie, nach ihren Gegnern und nach äquivalent gesetzten Positionen diesseits und jenseits der antagonistischen Grenze gesucht. Beobachtungsleitende Fragen sind: wer steht für das Gute, welche anderen berechtigten Interessen lassen sich dem Kampf um das Gute zuordnen, welche Verbündete werden rekurriert, welche Kräfte hintertreiben die Verwirklichung des Guten? Dies entspricht weitgehend den auch in narrationsanalytischen Ansätzen als bedeutsam geltenden Rollen Held, Anti-Held und Helfer-Personal (vgl. dazu Viehöver 2011: 213). Dabei ist es irrelevant, ob die angesprochenen Positionen von konkreten Personen oder von imaginären Gegnern ausgefüllt werden. Im Gegenteil ist davon auszugehen, dass zentrale Positionen innerhalb der hegemonialen Struktur ihr Profil vor allem aus ihrer Funktion beziehen. In der Architektur der Hegemonie werden letztlich auch konkrete Akteure, sofern sie benannt werden, zu bloßen Personifizierungen des Guten oder des Bösen. Jede argumentative Auseinandersetzung zwischen ihnen würde die System bildende Grenze untergraben (vgl. Kap. 4.2.4). Die Analyse bestätigt das. Eine nüchterne Auseinandersetzung mit differenten Positionen kommt umso seltener vor, je aggressiver die untersuchten Texte für eine bestimmte Position votieren. Umgekehrt sind aber auch die Positionen auf der „Innenseite" wenig konkret. Meist werden kollektive Akteure bzw. Gruppen angesprochen, z. B. der „Staat", die „Wirtschaft" oder auch die „Alten".

Dem Forschungsinteresse der Studie folgend, werden zweitens konkrete Aussagen der Texte zum Wesen der Demenzbetroffenen systematisch kodiert und konzeptualisiert. Wie werden die Betroffenen in den Texten angesprochen, welche Rolle wird ihnen zugedacht, wie präsent sind sie im Geschehen? Zwei Kategorien zur Subsumption der Funde haben sich dabei herauskristallisiert: dass Aktivitätsniveau und der Modus der Objektivierung. Werden die Betroffenen als handlungsfähige Subjekte mit Anteil am Geschehen angerufen oder als bloße Merkmalsträger der Demenz objektiviert? Als „positive" Aussagen zum Aktivitätsniveau werden Sequenzen kodiert, die den Betroffenen trotz ihrer Demenz Handlungsfähigkeiten und Kompetenzen zusprechen und sie als fähig zu eigenständigem Handeln im weitesten Sinne beschreiben. Treten die Betroffenen dagegen lediglich als Träger von Krankheitszeichen und als Adressaten von Therapieversuchen auf, wird dies als Aberkennung von bzw. Ignoranz gegenüber ihren Aktivitätsmöglichkeiten und Kompetenzen gewertet. Hier sind sie lediglich passive Teilnehmer eines von anderen bestimmten Geschehens. Unter der Kategorie Objektivierung werden dagegen Aussagen über die Funktion der Demenzbetroffenen in den jeweils propagierten Problem-Lösungskonstellationen und über die Eigenschaften, die ihnen diesbezüglich zugesprochen werden, subsumiert. Das Spektrum reicht hier vom wissenschaftlichen Erkenntnisobjekt ohne weitere Eigenschaften bis zum Aktivbürger mit Demenz. In den entsprechend kodierten Sequenzen geht es folglich nicht um Beschreibungen konkreter Personen, sondern um den Ausdruck normativer Vorstellung zum Wesen eines Menschen mit Demenz.

Nicht anders als in den vorangegangenen Analyseschritten geht es auch hier um den Nachweis textübergreifender Ähnlichkeiten in den Schilderungen der Autorinnen und Autoren. Von den einzelnen Aussagen abstrahierend, werden Kategorien gebildet, aus deren musterhaften Verknüpfung auf intertextuelle Strukturen geschlossen werden kann. Es zeigt sich, dass die innerhalb typischer hegemonialer Strukturen vorkommenden Problembeschreibungen, Lösungsstrategien oder Menschenbilder sowie die ihnen jeweils zugrundeliegenden normativen Rahmungen nicht beliebig in den Texten verteilt sind, sondern Muster bilden. Der Ertrag der Analyse ist folglich die Konstruktion voneinander unterscheidbarer Deutungs- und Handlungsmuster zur Demenz.

4.4.4 Differenzierung von „Diskursen"

Die vorangegangenen Beschreibung des Forschungsprozesses lässt sich wie folgt zusammenfassen: Aus den codierten Textsequenzen werden Kategorien gebildet und in ihren jeweiligen Ausprägungen beschrieben. Es entsteht ein dimensionales Profil und damit ein komplexes Netz an Anschlussmöglichkeiten zwischen den Kategorien und ihren verschiedenen Aspekten. Ausgehend von aus der Hegemonieanylse gewonnenen Zusammenhangsvermutungen und mithilfe des Kodierparadigmas der Grounded Theory werden diese Verknüpfungen in einen sinnvoll erscheinenden Strukturzusammenhang gebracht. Die in den Texten angesprochenen Probleme werden in Relation zu den vorgeschlagenen Lösungsstrategien gesetzt. Diese wiederum werden in ein Verhältnis zu den normativen Grundlagen, auf denen die Vorschläge basieren, gebracht und mit den in den Texten dokumentierten Beschreibungen und Rollenerwartungen der adressierten Akteure korreliert. Wenn sich dabei ein spezifisches Verhältnis zwischen einer Ausprägung, (z. B. demografischer Wandel als Krankheitsgenerator), dem Vorkommen (stets in Verbindung mit der Forderung nach Heilung), den Subjektpositionierungen (Betroffene als krank und eher passiv) und der hegemonialen Funktion einer Kategorie (Plausibilisierung einer hegemonialen Forderung) regelhaft nachgewiesen lässt, kann von einem textübergreifenden Muster mit wirklichkeitskonstituierender Wirkung, also von einem „Diskurs" gesprochen werden (siehe Abbildung 4). Daraus ergeben sich in der Summe eine Reihe unterscheidbarer diskursspezifischer Narrationen (s. u.).

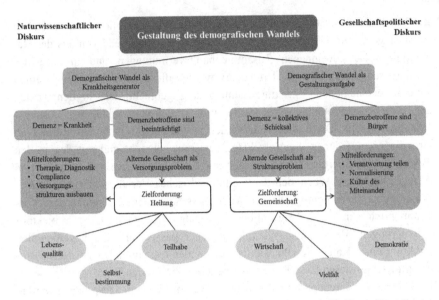

Abbildung 4: Diskursdifferenzierung am Beispiel demografischer Wandel. Eigene Darstellung

Solcherart verfahrend, konnten drei typische Muster identifiziert werden:

Naturwissenschaftlicher Diskurs: Eine Gruppe von Texten arbeitet mit dem integrativen Prinzip „Heilung", ergänzt durch das Prinzip Wissenschaft (Rekurs auf Studien, Plausibilisierung durch Zahlen) und Demografischer Wandel (Rekurs auf den Zuwachs alterskorrelierter Erkrankungen). Nur in dieser Kombination kommt außerdem die Kategorie „Kosten" vor. Eine gängige Mittelforderung ist hier der Ausbau der medizinischen Infrastruktur bzgl. der Diagnostik und Therapie der Demenz. Eine Reihe von anderen Forderungen wird integriert, z. B. nach Selbstbestimmung, erhaltener Lebensqualität und Kostenkontrolle. Ausgegrenzt werden dagegen Praktiken des Vorenthalten von Medikamenten und Therapien oder generell die Aberkennung von Heilungschancen bei alten Menschen. Demenzbetroffene gelten als krank und bleiben als Akteure blass und passiv.

Anthropologischer Diskurs: Eine andere Gruppe von Texten arbeitet mit dem „Wesen des Menschen" als integratives Prinzip. Hier werden die Akzeptanz der menschlichen Endlichkeit und die Rückkehr zu altbewährten Methoden im Umgang damit gefordert. Forderungen nach einer wiederbelebten Nachbarschaft, nach Freundschaft, nach einem sinnhaften Leben werden integriert. Das „falsche

Leben", die Kommerzialisierung von Hilfe und Unterstützung, stehen diesen Bestrebungen entgegen. Die Betroffenen gelten als Personen, ihrer Demenz zum Trotz. Eine aktive Rolle spielen sie aber auch hier nicht.

Gesellschaftspolitischer Diskurs: Während die erstgenannten „Diskurse" keinerlei Verbindung zueinander haben, befindet sich der als „gesellschaftspolitisch" bezeichnete Diskurs an der Schnittstelle von beiden. Sein dominantes Allgemeines ist „Gemeinschaft". Mit dem naturwissenschaftlichen Diskurs verbinden ihn z. B. die Konzepte „Recht" und „Selbstbestimmung", mit dem anthropologischen Diskurs das Konzept „Geteilte Verantwortung". Diese gemeinsamen Konzepte werden allerdings jeweils in einer anderen Ausprägung verwendet. Ausgegrenzt werden stigmatisierende, ausgrenzende und Inklusion verhindernde Handlungsmotive und Verfahrensweisen. Demenzbetroffene sind hier am aktivsten. Nur in gesellschaftspolitischer Perspektive wird ihnen Gestaltungs- und Handlungskompetenz zugesprochen.

Die genannten Diskurse oder Perspektiven, die im Folgenden näher spezifiziert werden, lassen sich aus den Daten heraus als typische Muster im Vorkommen, der Ausprägung und der hegemonialen Funktion von wiederkehrenden Begriffen konstruieren. Sie bezeichnen einen signifikanten Modus von Deutungen, Verknüpfungen, und Auslassungen innerhalb einer Gesamtzahl von Texten. Beschreiben lassen sie sich nur in Differenz zueinander. Die Verbindung von Heilung und Wissenschaft mit Kosten, Selbstbestimmung und Lebensqualität im naturwissenschaftlichen Diskurs bildet z. B. eine innerhalb des Datenkorpus deutlich unterscheidbare Teilmenge. Der anthropologische Diskus thematisiert niemals die Kosten der Demenz, erwähnt aber interessanterweise auch Selbstbestimmung oder Lebensqualität nur selten. Das Bild der Demenz als Chance kommt umgekehrt, wenig überraschend, dort häufig, im naturwissenschaftlichen Diskurs dagegen gar nicht vor. Hier deuten sich Unterscheidungen zwischen dem Sagbaren und dem Nichtsagbaren als Merkmale einer diskursspezifischen Produktion von Aussagen an (vgl. dazu Gasteiger/Schneider 2014a: 148). Der für hegemoniale Strukturen bedeutsame Antagonismus gehört dabei zum Feld des Sagbaren. Wenn auch nur als Negation, muss er dennoch benannt werden, um seine Funktion ausüben zu können. Das Nichtsagbare ist nicht das Verneinte, sondern das schlicht Ungesagte. Es kommt in einer bestimmten Perspektive nicht vor, kann in einer anderen aber eine prominente Stellung einnehmen (Bührmann/Schneider 2012: 97).

Interessant ist, dass die bedeutsam erscheinende Frage, ob in der Demenz eine Krankheit oder eine Alterserscheinung zu sehen ist, auf der Ebene der hier konstruierten Diskurse keine besondere Rolle zu spielen scheint. Für den naturwissenschaftlichen Diskurs bildet das Krankheitskonzept gewiss eine zentrale Kontextbedingung – sein Vorkommen ist aber eben nicht auf diesen beschränkt. Das Deutungsmuster wird in den beiden anderen Diskursen nur jeweils anders hegemonial eingebettet. Die Demenz ist selbst kein Allgemeines, sie bildet lediglich einen Katalysator für grundsätzliche Fragen nach dem richtigen Leben, seinen Grenzen und seinen Gegnern. Mangelhaft ist nicht die Demenz, sondern der Umgang mit ihr. Auch in den Texten, in denen ausdrücklich gegen das Krankheitsparadigma votiert wird, geschieht dies mit Blick auf grundsätzliche Fragen des menschlichen Zusammenlebens. Sie lassen sich deshalb dem gesellschaftspolitischen und/oder dem anthropologischen Diskurs zuordnen.

5. Ergebnisse: Drei Diskurse

Die spezifischen Eigenarten der genannten Diskurse sollen nun beschrieben werden. Dabei dienen ihre zentralen integrativen Prinzipien, ihre Schlüsselkategorien, als ein erstes Unterscheidungskriterium. Charakterisiert werden die Diskurse also anhand des regelhaften Vorkommens von Haupt- und Subkategorien, ihrer jeweiligen dimensionalen Ausprägung oder auch ihres regelhaftes Fehlens. In der folgenden Darstellung werden dabei nur die prominentesten der während der Untersuchung gebildeten Kategorien expliziert. Weil viele Kategorien in unterschiedlichen Diskursen Verwendung finden, ist ihre Beschreibung mitunter nur durch Abgrenzung der unterschiedlichen Verwendungszusammenhänge möglich. Ein Ineinanderfließen unterschiedlicher Diskursperspektiven bei der Beschreibung der einzelnen Diskurse lässt sich in der folgenden Explikation daher nicht vermeiden. Zweitens werden Weltsichten Sprecherpositionen, Problemstellungen, empfohlene Handlungsweisen und Adressaten unterschieden, um den spezifischen Erzählmodus eines Diskurses zu erfassen. Drittens schließlich werden die in den Diskursen vergebenen Subjektpositionen aufgezeigt.

5.1 Die anthropologische Perspektive

Die Hauptkategorie der anthropologischen Perspektive (und der Grund für die Namensschöpfung) ist das „Wesen des Menschen". Sie kommt regelhaft in Verbindung mit den Subkategorien „Unverfügbarkeit", „Reziprozität", „die natürliche Ordnung", das „Altbewährte" und „Verletztlichkeit/Endlichkeit" vor. Die Grenzen zwischen den Haupt- und Subkategorien und den Subkategorien untereinander lassen sich freilich nicht immer trennscharf ziehen. Einige der Subkategorien kommen zwar auch in anderen Diskursen vor, ihre Verwendung im anthropologischen Diskurs ist aber stets durch eine bestimmte Ausprägung charakterisiert. Sie folgt dem Bewegungsmoment des Diskurses.

Charakteristisch für den Diskurs ist aber nicht nur, was gesagt wird, sondern auch dass, was ungesagt bleibt. Die Kategorien Kosten, Recht, Lebensqualität oder Selbstbestimmung kommen, obwohl in anderen Beiträgen zur Demenzdebatte sehr präsent, im Kontext des anthropologischen Diskurses praktisch nicht vor. Auch dieses Phänomen ist, wie gezeigt werden soll, dem Bewegungsmoment des Diskurses geschuldet.

© Springer Fachmedien Wiesbaden GmbH, ein Teil von Springer Nature 2018
M. Schnabel, *Macht und Subjektivierung*, Vallendarer Schriften der
Pflegewissenschaft, https://doi.org/10.1007/978-3-658-23325-9_6

5.1.1 Zentrale Kategorien

5.1.1.1 Das Wesen des Menschen

Das Wesen des Menschen und die zugehörigen Subkategorien werden immer dann kodiert, wenn sich Autoren bei der Formulierung von Zielforderungen oder anderer hegemonialer Aussagen im weitesten Sinne auf unhintergehbare menschliche Tatsachen berufen. Der Mensch wird in den entsprechenden Texten als in einer bestimmten Weise verfasst gesetzt, z. B. als kommunikatives Wesen, als in Beziehungen lebendes Geschöpf, als vom Begehren nach Selbstaktualisierung getriebenes Individuum etc. Der Kategorie werden weiterhin Sequenzen zugeordnet, die die „conditio humana" beim Namen nennen (Gronemeyer 2015: 31) in denen Aussagen zum Verhältnis von Körper und Geist (z. B. Körtner 2012: 7f.; Kruse 2011: 8), zur Beschaffenheit der menschlichen Identität (Kruse 2013: 44) oder zu seinem moralischen Status (Wetzstein 2015: 8) gemacht werden. Eingeleitet werden die genannten Sequenzen häufig mit „wir Menschen". Die Aussagen divergieren zwar im Detail, die Annahme einer menschlichen Grundverfasstheit bildet für die Autoren aber immer den gültigen Maßstab bei der Bearbeitung menschlicher Probleme und die Messlatte für die Beurteilung aktueller Praktiken und Trends beim Umgang mit der Demenz. Weil der Mensch in einer bestimmten Weise gesetzt ist, müssen menschliche Angelegenheiten auch daran anknüpfend bewertet und bearbeitet werden. Weiterhin lassen sich eine Reihe von Subkategorien wie „Unverfügbarkeit" oder „Reziprozität" der Hauptkategorie plausibel zuordnen (s. u.). Alle beschreiben das menschliche Dasein unter spezifischen Einzelaspekten.

Neben ihrem Bezug zum menschlichen Wesen ist den genannten Konzepten ihre zentrale Stellung innerhalb der hegemonialen Strukturen gemeinsam. Hegemonietheoretisch interpretiert besitzt die Kategorie das „Wesen des Menschen" alle Eigenschaften eines imaginären Allgemeinen. Die ihm zugeordneten Konzepte sind von hoher Strahlkraft, symbolisieren Vollständigkeit, generieren einen umfassenden Geltungsbereich und bleiben dabei hochgradig unkonkret (vgl. Kap. 4.2.2). Für Vollständigkeit steht die Kategorie, weil, sollten die damit verbundenen Forderungen erfüllt werden, den adressierten Subjekten eine Vervollständigung ihrer Existenz als Menschen in Aussicht gestellt und damit ihr Begehren nach einer stabilen Identität befriedigt wird. Forderungen mit Bezug auf das

Wesen des Menschen sind deshalb stets umfassende und damit hegemoniale Forderungen. Sie rekurrieren auf die elementare Essenz der menschlichen Existenz und damit auf unhintergehbare Prinzipien. Das verleiht ihnen neben Plausibilität auch das Potential, andere Forderungen zu integrieren. So lassen sich viele partikulare Fragen des Umgangs mit Demenz und mit Demenzbetroffenen, bezogen z. B. auf Partizipation, Unterstützung oder ein Leben in Würde, immer auch auf Grundfragen der menschlichen Existenz beziehen. Dabei bleibt das Konzept stets vage und damit auch interpretationsoffen. So ist es geeignet, unterschiedlichsten partikularen Forderungen Geltung zu verschaffen (s. u.).

Dimensionalisierung und Differenzierung
Einen Rekurs auf das Wesen des Menschen findet man auch in Texten, die aufgrund ihrer hegemonialen Struktur und ihres Erzählmodus eigentlich anderen Diskursen zugeordnet werden müssen. Viele naturwissenschaftlich argumentierende Beiträge zur Debatte bedienen sich z. B. des Bildes vom Menschen als Mechanismus. Sein Wesen ist das einer biologischen Maschine, seine Krankheiten sind als Defekte oder Fehlsteuerungen zu interpretieren (besonders auffällig: Lind 2004). Das Wesen des Menschen wird also auch hier argumentativ genutzt, es ist aber gänzlich anders ausbuchstabiert. Der Mensch als Mechanismus impliziert ein fragmentiertes Bild; das Wesen des Menschen im oben beschriebenen Sinne rekurriert dagegen auf seine Unteilbarkeit. Nur in diesem letztgenannten Verständnis steht es für Vollständigkeit. Folglich ist auch nur dieses Konzept als integratives Prinzip zur symbolischen Schließung eines auf den Menschen bezogenen Diskurses funktional. Es ist daher nicht überraschend, dass auch nur dieses Verständnis vom menschlichen Wesen als zentraler Bezugspunkt hegemonialer Forderungen Verwendung findet. Das Maschinenbild des Menschen ist dagegen eine Möglichkeitsbedingung, kein Ziel für hegemoniale Forderungen. Es plausibilisiert die Forderung nach Heilung, dem integrativen Prinzip des naturwissenschaftlichen Diskurses (s. u.).

5.1.1.2 Unverfügbarkeit

Der Begriff „Unverfügbarkeit" wird gemeinhin in Zusammenhang mit Grenzfragen der menschlichen Existenz verwendet, z. B. in Bezug auf aktive Sterbehilfe oder auf die Forschung mit Embryonen. Meist geht es um die Frage, wann Eingriffe akzeptabel sind und was als unveränderliche Essenz des menschlichen Daseins zu akzeptieren und deshalb vor Interventionen zu schützen ist (z. B. Körtner 2001). Der Begriff scheint deshalb auch zur Beschreibung spezifischer Aussagen zur Demenz passend, auch wenn er in den Texten im Wortlaut nicht vorkommt. Zugeordnet wird er Sequenzen, die den Demenzbetroffenen selbst im späten Stadium noch menschliche Attribute und Kompetenzen zusprechen, die ihnen andernorts – so ein häufig in diesem Kontext geäußerter Vorwurf – gemeinhin abgesprochen werden (z. B. Sturma 2011: 94). Im Menschen gibt es demnach etwas Unzerstörbares, dass auch den neurodegenerativen Prozessen der Demenz bis zuletzt trotzt.

Dimensionalisierung und Differenzierung

Unverfügbarkeit weist verschiedene, häufig ineinanderfließende Ausprägungen auf. Einmal bleiben den Betroffenen „*Reste*" (Kruse 2013: 44) an Selbstverantwortung und Selbstbewusstsein. Gemeint ist damit nicht Selbstbestimmung als Selbststeuerung, ein in anderen Diskursen übliches Verständnis, sondern die ganz basale Fähigkeit, sich auszudrücken und persönliche Präferenzen zu bekunden. Auch schwerstbetroffenen Personen bleibt demnach ein Bewusstsein der eigenen Person. Sie sind sensibel dafür, dass sie es sind, die Ansprache oder Unterstützungsleistungen erfahren und dass es ihre Person ist, auf die andere mit ihrem Handeln Bezug nehmen (Vasek 2011). Ihren unbestrittenen Verlusten zum Trotz wird ihnen weiterhin die Fähigkeit zugesprochen, sich als Person zur Umwelt ins Verhältnis setzen und anderen gegenüber die eigene Persönlichkeit zum Ausdruck zu bringen (Kruse 2013: 45; Körtner 2012: 11). Auch wenn ihre Handlungen sinnlos erscheinen mögen, sind sie weder reflexhaft noch beliebig. Ihr inhärenter Sinn ist nur für die „Gesunden" schwer zu entschlüsseln (Vasek 2011). Andere Texte fassen Unverfügbarkeit als eine von der Demenz unbeschädigte Erlebnis- und Empfindungsfähigkeit der Betroffen. Ihnen wird die Fähigkeit zugesprochen, weiterhin Emotionen zu empfinden und emotional auf ihre Umgebung zu reagieren (Kues 2010: 409). Als eine dritte Ausprägung des Konzepts können Aussagen gelten, in denen die Kategorie „Mensch", ohne dies weiter zu begründen, kategorisch als normativer Imperativ gesetzt wird:

„Der moralische Status des Menschen ist an nichts anderes gebunden als an das Kriterium des Menschseins. Der Zuschreibungsgrund von Personalität wird gerade nicht von aktuellen Fähigkeiten wie Kognition oder Autonomie abhängig gemacht: Jeder Mensch ist Person." (Wetzstein 2015: 8)

5.1.1.3 Reziprozität

Auch der Begriff Reziprozität wird nicht im Wortlaut verwendet. Der Kategorie werden Aussagen zugeordnet, die „Gegenseitigkeit" als ureigene menschliche Eigenschaft und als Grundvoraussetzung für ein menschliches Dasein beschreiben. Dies wird zudem regelhaft mit einem Anspruch der Demenzbetroffenen auf Anerkennung und Unterstützung und mit einer entsprechenden Verpflichtung der Nicht-Betroffenen, diese Unterstützung zu gewähren, verbunden. Unter Reziprozität werden Sequenzen subsumiert, die z. B. allgemein auf die Relationalität des menschlichen Lebens verweisen (Wetzstein 2015: 8), die Anerkennung durch andere als Voraussetzung für das menschliche Dasein thematisieren (Körtner 2012: 9, 14, Kruse 2013: 47) oder die Verstricktheit des Einzelnen in die Geschicke der anderen als Charakteristikum des menschlichen Seins betrachten (ebd.: 10; Vasek 2011). Menschen sind aufeinander angewiesen, wenn sie in Gemeinschaft leben und Mensch sein wollen. Sie benötigen einander, weil sie nur durch die Anerkennung der anderen selbst zur Person werden können (Körtner 2012: 8, 10). Hilfe zu benötigen ist deshalb nichts Außergewöhnliches, sondern geteiltes Schicksal aller Menschen (ebd.: 14). Damit verbunden ist außerdem die Idee, dass Menschenwürde ein prozesshaftes Geschehen ist, dass vor allem von den Nicht-Betroffenen beständig zu betreiben ist (Kruse 2013: 42).

Dimensionalisierung und Differenzierung

Reziprozität findet sich in den untersuchten Texten in zwei Ausprägungen. Einmal ist sie ein zwischenmenschliches Prinzip mit identitätsstiftender Wirkung und zum anderen ein soziales Prinzip mit gemeinschaftsbildenden Effekten. Letzteres lässt sich eher im Feld der gesellschaftspolitischen Perspektive verorten, auch wenn die Grenzen gewiss fließend sind. Im Kontext der anthropologischen Perspektive findet Reziprozität dagegen überwiegend in der Konnotation als zwischenmenschliches Prinzip Verwendung. Hier sind mit der Kategorie auch eher an Einzelpersonen denn an die ganze „Gesellschaft" gerichtete Verhaltensaufforderungen verbunden. Demenzbetroffene sind, so wird gefordert, in der persönlichen Interaktion als Personen anzuerkennen. Sie sollen in Beziehungsnetzen gehalten und ihrer Demenz zum Trotz als nach wie vor zur Menschheit gehörend akzeptiert werden. Weil die Existenz als Mensch von der Ansprache durch andere abhängig ist, können auch Demenzbetroffene ihren menschlichen Status nicht verlieren, solange sie in Beziehungen (Körtner 2012: 9) oder Geschichten (Vasek 2011) eingebunden bleiben. Reziprozität weist somit eine große Nähe zum Konzept der Unverfügbarkeit auf. Die Zugehörigkeit zur Menschheit an sich generiert in der anthropologischen Perspektive einen unerschütterlichen Anspruch auf Anerkennung und Wertschätzung. Gerade weil er der Anerkennung durch andere bedarf, ist seine Verwirklichung aber stets gefährdet.

5.1.1.4 Die Natürliche Ordnung und das Altbewährte

Auch der Begriff „Natürliche Ordnung" kommt in Reinform nicht vor. Er dient als Sammelbegriff für Aussagen, die oft unter Verwendung bildreicher Metaphern die naturgegebene und ewig gültige Ordnung der menschlichen Angelegenheiten thematisieren. Beispiele sind „die Rhythmen des Lebens" (Gronemeyer 2015: 28), „Werden und Vergehen" (ebd.), „Sterblichkeit und Geburtlichkeit" als Ausdruck des Menschseins (Körtner 2012: 14), „entstehendes und vergehendes personales Leben" (Sturma 2011: 93) oder die „Ordnung des Lebens und des Todes" (Kruse 2011: 6). In Bezug auf Demenz ist der Rekurs auf die Natürliche Ordnung meist mit der Aufforderung verbunden, das Phänomen als Ausdruck des natürlichen Laufes der Dinge zu betrachten, als eine natürliche, wenn auch gewiss belastende Form des Alterns (Gronemeyer 2015: 30).

In den zugeordneten Texten wird das Beschwören der Natürlichen Ordnung häufig mit Rekursen auf „Das Altbewährte" verbunden. Darunter werden Aussagen subsumiert, in denen eine Kontrastierung von „traditionellen" mit „artifiziellen" Umgangsweisen bei der Bearbeitung menschlicher Angelegenheiten vorgenommen wird, stets verbunden mit einem Plädoyer für eine Rückbesinnung auf das Traditionelle (Gronemeyer 2015: 31). Nicht die lebensweltfernen Systeme professioneller Unterstützung sind demnach zur Lösung des Problems geeignet, sondern die althergebrachten, kleinräumigen und alltagsnahen Formen zwischenmenschlicher Sorgearbeit. Dies entspricht der Perspektive und der Hauptrichtung des anthropologischen Diskurses (s. u.).

5.1.1.5 *Verletzlichkeit, Endlichkeit und die Schicksalsgemeinschaft der Menschen*

Die Begriffe Verletzlichkeit/Endlichkeit finden sich in vielen Texten im Wortlaut. Oft werden sie gemeinsam verwendet. Der Kategorie werden außerdem Sequenzen zugeordnet, die im weitesten Sinne die Anfälligkeit, Unvollständigkeit und Begrenztheit der menschlichen Existenz thematisieren. Das ist z. B. der Fall, wenn von den Grenzen (Kruse 2011: 6) oder vom unausweichlichen Abbröckeln jeder menschlichen Existenz (Vasek 2011) die Rede ist. Häufig wird der Verweis auf Verletzlichkeit/Endlichkeit mit einer deutlichen Absage an die *„Utopien von Ganzheit und Vollkommenheit"* (Wetzstein 2015: 8; vgl. auch Gronemeyer 2015: 28) verbunden.

Viele auf Endlichkeit/Verletzlichkeit rekurrierende Texte verbinden ihre Aussagen dazu mit einer von mir als „Schicksalsgemeinschaft" bezeichneten Subkategorie. Der Kategorie werden Aussagen zugeordnet, die ähnlich eines Memento mori das Schicksal der Demenzbetroffenen als ein mögliches Schicksal der noch „Gesunden" ausweisen und dies mit der Forderung einer Reflexion der eigenen Endlichkeit verbinden (z. B. Kruse 2011: 6). Endlichkeit/Verletzlichkeit korrespondiert außerdem eng mit der „Natürlichen Ordnung" und anderen zum „Wesen des Menschen" zählenden Subkategorien. Weil Verletzlichkeit und Unvollständigkeit zum Wesen des Menschen gehören, sind Krankheiten und Verluste, auch die Verluste an kognitiver Leistungsfähigkeit im Zuge einer Demenz, nichts Unnatürliches. Krankheiten sind kein defizitärer Sonderstatus, sondern im Gegenteil ein Ausweis der Menschlichkeit der Betroffenen (Gronemeyer 2015: 31; Körtner 2012: 14). Sie verlangen nicht (nur) nach Behandlung, sondern auch nach Solidarität mit den Erkrankten und nach fortgesetzter Wertschätzung ihrer Person.

5.1.2 Hegemoniale Strukturen

Der zentrale Bezugspunkt der anthropologischen Perspektive ist, wie dargestellt, das Wesen des Menschen. Gemäß den Prämissen der Hegemonietheorie manifestiert sich dieses Allgemeine im Diskurs als Mangel, in diesem Fall meist als mangelnde Möglichkeit zur Führung eines menschengerechten Daseins. Es korrespondiert mit Forderungen nach einer Verbesserung des Ist-Zustandes und mit der antagonistischen Ausgrenzung schädlicher Akteure und Praktiken. Als mangelhaft gilt in den zugeordneten Texten relativ einheitlich der Kognitivismus und das Leistungsdenken der modernen Gesellschaft (z. B. Kruse 2013; 42; Wetzstein 2015: 8). Die beklagte Überschätzung des Geistes wird dabei i. d. R. mit einer Kritik der – so wird behauptet – damit einhergehenden Abqualifizierung der Demenzbetroffenen und der Geringschätzung ihrer verbleibenden Kompetenzen durch die „Gesunden" verbunden (z. B. Vasek 2011). Diese Abwertung der Kranken erschwert die Anerkennung der wahren Natur der Menschen als Mängelwesen und damit auch eine an seinem Wesen orientierte Lebensweise.

Deutlich aktiver als der Mangel und darum hinter der vom Diskurs gezogenen antagonistischen Grenze zu verorten sind die in den Texten monierten Praktiken der Ausgrenzung als Folge dieser Defizitorientierung (ebd.). Anstatt die Betroffenen als Menschen anzuerkennen, wird ihnen das Humane abgesprochen (Kruse 2011: 9), werden sie „*vom Jemand zum Etwas*" (Vasek 2011). Als relativ konkrete Gegenspieler einer menschenwürdigen Betreuung werden in manchen Texten Formen einer institutionalisierten Unterstützung ausgemacht. Die betriebswirtschaftlichen Relevanzen folgende Organisation von Pflegeeinrichtungen verunmöglicht eine zugewandte Versorgung (Kruse 2013: 46). Die vor allem am Gewinn orientierte Allianz aus Medizin, Pharmaindustrie und biologischer Demenzforschung fördert die Medikalisierung der Demenz und untergräbt damit jede lebensweltnahe Form der Sorge (Gronemeyer 2013: 258).

Typische Forderungen des anthropologischen Diskurses verlangen nach einer Reflexion bzw. einer Korrektur des beanstandenden Menschenbildes, nach der individuellen Bereitschaft und Fähigkeit für einen wertschätzenden Umgang mit den Betroffenen oder nach bedingungsloser Anerkennung ihres Personenstatus (z. B. Wetzstein 2015: 8). In der Ausformulierung der Forderungen gibt es Gemeinsamkeiten und Unterschiede, abhängig von Dimension und Ausprägung der Schlüsselkategorie. Die Subkategorie „Natürliche Ordnung" generiert Forderungen nach einer Rückkehr zum Altbewährten (Gronemeyer 2015: 34). Mangelhaft ist hier z. B. die artifizielle Überformung natürlicher Lebensprozesse, antagonistisch die damit einhergehende Geschäftemacherei mit der Demenz. Der Subkategorie „Verletzlichkeit/Endlichkeit" wiederum können Forderungen nach der Akzeptanz der Grenzen des menschlichen Daseins und nach der Anerkennung und Befriedigung des daraus erwachsenden Hilfebedarfs zugeordnet werden (Körtner 2012: 7).

Als typische Form der Äquivalenzierung in den anthropologischen Beiträgen kann die Gleichsetzung von kollektiven Positionen wie der „Gesunden" und der „Kranken" gelten (z. B. Körtner 2012: 8). Die Probleme, an denen die Betroffenen laborieren, sind mit den Problemen der „normalen" Bürger in der modernen Gesellschaft vergleichbar. Beiden ist der Blick auf das Wahre verstellt, beide ringen in einer zunehmend sinnverwirrten Welt um Orientierung (ebd.; Gronemeyer 2013: 259). Ebenfalls typisch ist die Äquivalenzierung unterschiedlicher Aspekte des menschlichen Daseins mit der Situation der Demenzbetroffenen. Kinder, alte Menschen, Schwangere, Sterbende stehen ebenso wie Demenzbetroffene für die Eckpunkte der von Verletzlichkeit gekennzeichneten und einer natürlichen Ordnung unterworfenen menschlichen Existenz (Gronemeyer 2015: 28; Kruse 2011: 6). Ihre Situation kennzeichnet sie als Menschen, sie haben entsprechend Anspruch auf den Schutz der menschlichen Gemeinschaft. Insofern findet auch eine Äquivalenzierung der Betroffenen mit der Menschheit als Ganzes statt. Typisch ist weiterhin die Verbindung des persönlichen Strebens nach einem sinnerfüllten Leben mit der Forderung nach Anerkennung der Demenzbetroffenen als Person. Sie anzuerkennen heißt anthropologischen Grundprämissen des Menschseins zu folgen und damit auch dem eigenen Leben Sinn zu verleihen (Klie 2008: 134).

5.1.3 Erzählmodus

5.1.3.1 Problemstellung

Das „falsche Denken" und damit zusammenhängend, das „falsche Leben" sind die Hauptproblemkonstellationen, die von den Sprechern des anthropologischen Diskurses konstruiert werden. Auf der Ebene der Gesellschaft, der Organisationen und der persönlichen Interaktion haben sich den Autoren zufolge handlungsleitende Präferenzen etabliert, die es den Menschen erschweren oder gar unmöglich machen, das Richtige zu tun und ein menschengerechtes Dasein zu führen (Vasek 2011). Vor dem Hintergrund von Jugendkult und Leistungsdenken haben sie es verlernt, die Endlichkeit und Verletzlichkeit im eigenen Leben und im

Leben der anderen anzuerkennen und ihr Handeln an anderen Zielen als dem
eigenem Nutzen zu orientieren (z. B. Wetzstein 2015: 8).

Mit der Kritik am falschen Leben ist häufig auch eine Gesellschaftskritik verbunden. Vor dem Hintergrund von Ökonomisierung und Effizienzorientierung
im Gesundheitswesen haben sich Strukturen ausgebildet, die die persönliche
Zuwendung von Hilfsbedürftigen und Betreuern erschweren (Kruse 2011: 9).
Die Leistungsgesellschaft verunmöglicht die Anerkennung von menschlichen
Grenzen (Körtner 2012: 16), die Wissensgesellschaft hat für Menschen mit kognitiven Defiziten keine Verwendung (ebd.: 6). Mit dieser Kritik ähnelt die anthropologische Perspektive dem gesellschaftspolitischen Diskurs. Ein Unterschied
liegt allerdings darin, dass dieser eher die unzureichende organisatorische Vorbe-
reitung der Gesellschaft auf den demokratischen Wandel kritisiert, während hier
viel grundsätzlicher ihre Orientierung an falschen Idealen und Menschenbildern
beklagt wird. Folglich muss sich die Gesellschaft auch nicht im engen Sinne
erneuern (wie es der gesellschaftspolitische Diskurs fordert). Vielmehr muss sie
restauriert und zu einer ursprünglichen Form zurückgeführt werden (s. u.).

5.1.3.2 Handlungsaufforderung

Innehalten und Rückbesinnung können als das wesentliche Bewegungsmoment
des anthropologischen Diskurses bezeichnet werden. Es geht darum, die unver-
rückbaren Tatbestände der menschlichen Existenz anzuerkennen und zu einer
dem Menschen angemessenen Lebensweise zurückzukehren. Ursprüngliche
zwischenmenschliche   Selbstverständlichkeiten   sind   wiederzubeleben
(Gronemeyer 2013: 256; Wetzstein 2015: 8), Rahmenbedingungen für eine men-
schengerechte Beziehungsgestaltung sind zu schaffen (Kruse 2011: 9). Eng damit verbunden ist die Forderung nach Reflexion des eigenen und des gesellschaftlichen Menschenbildes. Wir sind aufgefordert, über unser Verhältnis von
Krankheit und Gesundheit nachzudenken (Körtner 2012: 5), unsere eigene Endlichkeit zu reflektieren (ebd.: 6) oder das Leistungsdenken der Moderne in Frage
zu stellen (Vasek 2011). Dazu gehört auch die in vielen Texten gestellte Frage,
ob der Einzelne dazu bereit und in der Lage ist, sich anderen gegenüber zu öffnen, ihr Wesen anzuerkennen und sich auf sie einzulassen, ihren demenzbedingten Fähigkeitsstörungen zum Trotz. Der Mensch, so könnte man schlussfolgern,
soll an sich selbst arbeiten, um ein Partner für andere sein zu können.

5.1.3.3 Perspektive

Der anthropologische Diskurs nimmt bei der Formulierung von Handlungsaufforderungen eine Mesoperspektive[62] ein. Im Wesentlichen ist er auf die persönliche Interaktion fokussiert. Es geht weniger um die Gesellschaft oder um das Individuum, als um den Menschen in Beziehungen. Zentrale Handlungsaufforderungen betreffen die Ermöglichung und Gestaltung von Begegnung. Zwar wird der Einzelne angesprochen, aber stets in seiner Rolle als Partner in Beziehungsgeflechten. Es geht letztlich nicht um den einzelnen Menschen, sondern um das Prinzip der Gegenseitigkeit als elementarer Ausdruck des Menschseins. Dazu passt, dass die Rolle des Subjekts eher schwach ist. Nicht der Gestalter der sozialen Welt wird aufgerufen, sondern das nur in Beziehung, also nur in Abhängigkeit zu anderen als Mensch existierende Geschöpf. Dazu unten mehr.

5.1.3.4 Wissen

In anthropologischer Perspektive gehört die Demenz zum Schicksal des Menschen als endliches Wesen. Dies gilt unabhängig davon, ob die Autorinnen und Autoren sie als Krankheit anerkennen oder nicht. Auch die Krankheit Demenz ist letztlich nur ein Ausdruck der letzten Grenzen der menschlichen Existenz (Kruse 2011: 6). Folglich ist der Bezugspunkt für die Sorge um Demenzbetroffene auch nicht (nur) pflegerisches oder medizinisches Wissen; gebraucht wird das tradierte Wissen der Menschen, erworben durch die Konfrontation mit der ewig gleichen Grunderfahrung der Endlichkeit. Menschen verfügen gewissermaßen natürlicherweise über die erforderliche Kompetenz, sich den ihnen eigenen Probleme anzunehmen. Gefordert wird also eher eine Erinnerung an das Bewährte als die Entwicklung von etwas Neuem (Gronemeyer 2015: 34). Wenn man den Sprechern des anthropologischen Diskurses eine Position zuordnen wollte, wäre es die des Mahners. Sie stellen keine neuen Ideen bereit, sondern erinnern an die ewig gültigen Regeln des menschlichen Seins. Die Demenz gilt vielen von ihnen als Chance. Ihr systemsprengendes Potential erzwingt eine Reflexion des Gegebenen und eine Rückbesinnung auf tradierte Werte (z. B. Körtner 2012: 7).

---

[62] Die drei Diskurse formulieren ihre Forderungen auf unterschiedlichen Ebenen. Mesoperspektive meint hier, dass die zwischenmenschliche Interaktion das Hauptziel von hegemonialen Forderungen ist. Demgegenüber fokussiert die naturwissenschaftliche Perspektive das Individuum, nimmt als eine Mikroperspektive ein, während der gesellschaftspolitische Diskurs die Gesellschaft anvisiert und folglich aus einer Makroperspektive heraus argumentiert (siehe dort).

5.1.4   Subjektpositionierungen

5.1.4.1 Aktivitätsniveau

Eine bedingungslose Anerkennung von Ressourcen und Fähigkeiten trotz Demenz ist typisch für den gesellschaftspolitischen ebenso wie für den anthropologischen Diskurs. Meist in nachdrücklicher Abgrenzung gegenüber dem Defizitparadigma werden die Betroffenen in beiden Perspektiven als kompetente und aktive Subjekte angerufen. Unterschiede gibt es allerdings in der dimensionalen Ausprägung der Kategorien. Differenziert werden kann zwischen einem Verständnis von Kompetenz als Aktivität im sozialen Raum und einem von Kompetenz als Aktivität in sozialen Beziehungen. Ersteres ist typisch für die gesellschaftspolitische Perspektive. Im Kontext des anthropologischen Diskurses wird den Betroffenen dagegen Kompetenz und Aktivität nur im Rahmen der direkten Interaktion zugesprochen. Sie bleiben auch als Kranke fähig, sich anderen Menschen gegenüber als Menschen mitzuteilen. Als Menschen haben sie auch in der Inaktivität noch die Ressource, über die dem Menschen eigene Ausdrucksformen zu verfügen (z. B. Körtner 2012: 11; Struma 2011: 95). Aktiv sind sie nur als das menschliche Gegenüber anderer Menschen. Anders als im gesellschaftspolitischen Diskurs ist Aktivität hier nicht mit Ermächtigung verbunden. Wenn überhaupt, sind es die Gesunden, die ermächtigt werden. Sie sollen sich ihrer Pflichten als Mensch erinnern und sich den Betroffenen gegenüber entsprechend verhalten. Die Demenzbetroffenen erscheinen dagegen eher schwach und passiv. Sie sind beeinträchtigt, schutzbedürftig, in hohem Maße auf andere angewiesen. Dies ist allerdings kein Ausweis ihrer Defizite, sondern charakterisiert ihre Zugehörigkeit zur Schicksalsgemeinschaft der Menschen. Schwäche zeichnet die Betroffenen eher aus, als sie zu disqualifizieren. Eine aktive Rolle außerhalb der Beziehungsebene ist in der anthropologischen Perspektive kein Thema. Dazu passt, dass Demenzbetroffene hier meist als Hilfs- und Pflegebedürftige dargestellt werden. Personen im Anfangsstadium der Demenz, mit entsprechend höherem, auch über die persönliche Begegnung hinausreichendem Aktivitäts- und Kompetenzniveau, kommen praktisch nicht vor. Auch dies passt zum Bewegungsmoment des Diskurses (s. u.).

5.1.4.2 Objektivierung:

Im anthropologischen Diskurs gilt das Primat der Person, bzw. „des Menschen". Viele Beiträge, die bei der Besprechung der Demenz auf das Wesen des Menschen rekurrieren, verhandeln den Personenstatus demenzbetroffener Menschen an prominenter Stelle. Am deutlichsten bringt es Wetzstein auf den Punkt, wenn sie postuliert

> „Jeder Mensch ist Person. [...] Diese Sätze haben auch dann Geltung, wenn eine Persönlichkeit sich verändert, wie das im Demenz-Prozess der Fall ist." (2015: 8)

Auch mit den Attributen „Person" oder „Mensch" wird freilich kein unverwechselbares Individuum beschrieben. Person ist ein abstraktes Konzept, es beschreibt eine Funktion innerhalb des Systems zwischenmenschlicher Interaktionen. Personen verfügen Struma zufolge über aktive und passive Komponenten, die sie zur Interaktion befähigen; weil Demenzbetroffenen zumindest die passiven erhalten bleiben, sind sie weiterhin als Personen anzuerkennen (2011: 94). Das Unverfügbare, was dem Menschen zugesprochen wird, liegt letztlich nicht im Einzelnen begründet, sondern in den ihn umgebenden Beziehungsmustern. Menschen bleiben Menschen, solange sie von anderen als solche angesprochen werden (Körtner 2012: 8). Der anthropologische Diskurs spricht also im Grunde nicht das unverwechselbare solitäre Individuum an. Er subsumiert den Demenzbetroffenen unter die menschliche Schicksalsgemeinschaft.

5.1.5 Zusammenfassende Interpretation

Die aus den Texten konstruierte anthropologische Perspektive ist rückwärtsgewandt und eher konservativ. Nicht Neues entdecken, sondern das Alte bewahren kann als ihr Motto gelten. Erneuerung findet bestenfalls in Form einer Rückbesinnung auf das Ursprüngliche statt. Dies kann als Ausdruck des Grundmotivs des anthropologischen Diskurses betrachtet werden. Sein Bewegungsmoment ist zyklisch. Alle menschlichen Dinge sind kreisförmigen Bahnen unterworfen. Entsprechend der natürlichen Ordnung kommen sie und vergehen wieder. Dieses Bild hat zum einen etwas Einschließendes. Es integriert alte Menschen und Kinder, Demenzbetroffene und Gesunde, Sterbende und Schwangere in die menschliche Schicksalsgemeinschaft. Damit ist aber in gewisser Weise auch eine Relativierung der kreativen und schöpferischen Möglichkeiten der angerufenen Subjekte verbunden. In der Gemeinschaft der Menschen kann der Einzelne nichts anderes werden als Mensch. In der Ordnung der Dinge ist das richtige Tun letztlich immer vorgegeben. Zu dieser Interpretation passt, dass hier nicht Stärke und Handlungsmacht (wie im gesellschaftspolitischen Diskurs) sondern eher Schwäche und Fügung den Menschen auszeichnen. Der Anspruch auf Menschlichkeit, im Verhalten sich selbst und anderen gegenüber, erwächst nicht aus einer Erfahrung der Stärke, sondern wesentlich aus der Erfahrung der Verletzlichkeit des menschlichen Seins. Dazu passt die in einigen Beiträgen zu findende Aufforderung, die Betroffenen zu behüten und zu umsorgen, ihnen Gastfreundschaft zu gewähren, sie zu schützen etc. (z. B. Gogol 2012: viii.; Gronemeyer 2013: 256).

Die spezifische Positionierung der Betroffenen in der Ordnung der Dinge kann auch erklären, warum die Kategorien Selbstbestimmung oder Recht, prominent in anderen Diskursen, in dieser Perspektive nicht vorkommen bzw. negativ konnotiert sind. Selbstbestimmung, zumindest wenn darunter Selbstkontrolle oder Selbststeuerung verstanden wird, passt nicht zum Bild des den Rhythmen des Lebens unterworfenen Menschen. Die Überbetonung von Selbstbestimmung trägt im Gegenteil dazu bei, hilfsbedürftige Menschen zu diskreditieren und aus dem Kreis der Intakten auszuschließen (Klie 2008 140; Wetzstein 2015: 7). Dem Konzept muss außerdem die Basis fehlen, wenn Reziprozität als Losung ausgeben wird. Grund ist, dass Reziprozität für eine wechselseitige Vervollständigung des Personenstatus steht. Vollständig ist also nicht durch Selbstbestimmung, sondern im Gegenteil nur in Abhängigkeit zu anderen zu erlangen. Auch die Kategorie Recht, zumindest in der Ausprägung Recht als in Regelwerken festgehaltene, soziale Übereinkunft, hat angesichts der dem Menschen vorausgehenden Ordnung der Dinge hier keine Grundlage. Dem anthropologischen Diskurs haftet somit etwas Fatalistisches an. Letztlich ist jedes positive Streben den universellen Regeln der menschlichen Ordnung unterworfen. Raum zur Entwicklung utopischer Vorstellungen zur Neugestaltung der sozialen Welt gibt es in der anthropologischen Perspektive im Grunde nicht. Der Rekurs auf die ewigen Kreisläufe des Lebens muss letztlich immer wieder zu einem idealen Ausgangspunkt zurückkehren.

5.2 Gemeinschaft: Die gesellschaftspolitische Perspektive

Gemeinschaft", sehr häufig in enger Verbindung mit „Teilhabe", bildet den hegemonialen Kern des gesellschaftspolitischen Diskurses. Die Kategorien finden sich in vielen Texten an prominenter Stelle innerhalb ihrer hegemonialen Strukturen. In der anthropologischen und naturwissenschaftlichen Perspektive werden sie seltener verwendet und zudem meist anders konnotiert (s. u.). Die ergänzenden Konzepte „Normalisierung" und „geteilte Verantwortung" finden sich dort gar nicht. Umgekehrt gibt es in der gesellschaftspolitischen Perspektive keinen Rekurs auf die natürliche Ordnung oder auf Heilung. Charakteristisch ist weiterhin die spezifische Perspektive auf die Welt des Sozialen und auf das Profil der Problemkonstellationen und Lösungsstrategien. Die Forderungen des gesellschaftspolitischen Diskurses richten sich stets an die ganze Gesellschaft und haben deren Veränderung zum Ziel. Sie lassen sich von den Bewegungsmomenten der anthropologischen und der naturwissenschaftlichen Perspektive signifikant abgrenzen.

5.2.1 Zentrale Kategorien

5.2.1.1 Gemeinschaft

Gemeinschaft ist in den untersuchten Texten eine sehr gebräuchliche und besonders schillernde und mehrdeutige Kategorie. Im Rahmen der Analyse werden ihr Sequenzen zugeordnet, in denen Demenz als eine Frage des gemeinschaftlichen Tuns im weitesten Sinne thematisiert und mit einem entsprechenden Appell verbunden wird. In der Begrifflichkeit von Lalau/Mouffe werden im Rahmen eines artikulatorischen Aktes Verbindung zwischen der Problematik der Demenz und einer Idee von Gemeinschaft als Ort der Solidarität und als Quelle der Unterstützung hergestellt. Die Herausforderungen der Demenz können, so wird von den Sprechern unterstellt, sinnvoll nur gemeinschaftlich angenommen werden (z. B. BMFSFJ 2016). Gemeinschaft hat somit Anklänge an das Prinzip der Reziprozität. Während Reziprozität aber eher auf die zwischenmenschliche Ebene fokussiert bleibt, zielen Forderungen unter dem Label Gemeinschaft auf gesamtgesellschaftliche Verhältnisse. Gemeinschaft ist der Ort des Sozialen. Es müssen entsprechend Wege gefunden werden, Gemeinschaften auf allen Ebenen „demenzfreundlich" zu gestalten. Strukturen müssen geschaffen werden, um auch

den Betroffenen ein Leben in Gemeinschaft zu ermöglichen bzw. sie in gesellschaftlichen Bezügen zu halten.

Der Begriff „Gemeinschaft" findet sich häufig im Wortlaut. Der Kategorie werden außerdem die Wendungen „gemeinschaftlich leben" (Schönhof 2012: 23),
„soziales Miteinander" (Ganß/Wißmann 2009: 49; Kreutzner et al. 2013: 47),
„Gesellschaft" in verschiedenen Ausprägungen (plural, demokratisch, sorgend,
zivil), das „gesellschaftliche Leben" (Gogol 2012: vii) oder „Nachbarschaft"
(Gronemeyer 2015: 34) zugeordnet. Auch die Begriffe „Kultur des Miteinanders" (Rothe 2015: 57) und „Kultur der Achtsamkeit" (Kues 2010: 408) werden
unter Gemeinschaft subsumiert. Die genannten Begriffe operationalisieren Gemeinschaft auf verschiedenen Ebenen. Die erstgenannte Gruppe ist eher deskrip-
tiv. Hier werden das Wesen und der normative Gehalt von Gemeinschaft beschrieben. Eine Kultur der Achtsamkeit oder des Miteinanders kann dagegen als
Beschreibung eines Weges zur Realisierung von Gemeinschaft betrachtet werden.

Hegemonietheoretisch betrachtet weist die Kategorie „Gemeinschaft" alle Eigenschaften eines imaginären Allgemeinen auf. Sie symbolisiert Vollständigkeit,
besitzt integratives Potential und ist zudem vage und unterbestimmt. Für die
Bildung von Ketten äquivalenter Forderungen und Subjektpositionen ist sie damit bestens geeignet. Gemeinschaft steht praktisch im Wortsinn für eine symbolische Schließung des Diskurses: alle gehören dazu, sind in Gemeinschaft aufgehoben, sind der Gemeinschaft verpflichtet. Gemeinschaft symbolisiert ein alles
Partikulare integrierendes Ganzes. Forderungen nach kultureller Vielfalt oder
nach gemeinschaftlichen Freizeitaktivitäten (Wißmann 2012: 25f.) lassen sich
unter Gemeinschaft genauso integrieren wie Forderungen nach einer Beteiligung
aller Bürger an den demokratischen Prozessen der Gesellschaft (Ganß/Wißmann
2009: 51). Dass häufige Vorkommen von Gemeinschaft in Korrespondenz mit
dem Bild der Betroffenen als Bürger, Menschen, Beteiligte etc. kann daher auch
nicht überraschen. Demenzbetroffene gehören dazu, sie sind Teil des Ganzen,
haben Ansprüche, aber auch Pflichten.

Dimensionalisierung und Differenzierung
Gemeinschaft lässt sich in zwei Hauptdimensionen nachweisen. Sie ist einmal
etwas Gegebenes, auch wenn sie ggf. wiederbelebt werden muss. Gemeinschaft,

so ließe sich interpretieren, gilt hier als der natürliche Zustand des menschlichen Daseins. Sie liegt im Wesen des Menschlichen begründet und muss daher nicht gestiftet, sondern bestenfalls mit neuem Leben gefüllt werden. Sie ist so etwas wie ein Raum, der nur geöffnet werden muss. Dieser Lesart werden Aussagen zugeordnet, die dem Menschen eine natürliche Bereitschaft zum Leben in Gemeinschaft attestieren (Klie 2008: 133f.), die das Einstehen für gemeinschaftliche Anliegen als Ausdruck eines zivilisierten Verhaltens betrachten (ebd.) oder die Nachbarschaft als ein vorhandenes, wenn auch verschüttetes Gut verhandeln (Gronemeyer 2015: 34). Stets geht es darum, das Einvernehmen mit anderen als einen Zustand a priori darzustellen. In dieser Dimension hat das Konzept eine ausgeprägte Schnittmenge zu den Gegenständen des anthropologischen Diskurses. Demgegenüber gibt es eine Reihe von Texten, die nicht die Wiederherstellung, sondern die Konstruktion von Gemeinschaft fordern. Hier ist Gemeinschaft kein vorhandener Raum, sondern eine Strategie und ein Programm. Gemeinschaft wird erprobt (Kreutzner et al. 47; Wißmann 2012: 25), eine Kultur der Achtsamkeit ist zu entwickeln (Kues 2010: 408). Dieses ontologisch ärmere, dafür stärker programmatisch ausgerichtete Verständnis kann als besonders charakteristisch für den gesellschaftspolitischen Diskurs gelten. Es entspricht seinem auf Erneuerung gerichteten Bewegungsmoment und korrespondiert zudem mit einer Reihe weiterer Subkategorien (s. u.).

5.2.1.2 Teilhabe

Teilhabe findet sich als Begriff häufig im Wortlaut. Der Kategorie werden außerdem Textstellen zugeordnet, die auf das „Einbezogen sein" (Ganß/Wißmann 2009: 50) der Betroffenen rekurrieren oder sie als „Teil von etwas" bezeichnen. Immer wird auf die Zugehörigkeit der Demenzbetroffenen zu einer größeren sozialen Gruppe abgezielt. Teilhabe ist ein sehr präsentes Konzept in den untersuchten Texten. Ein Grund dafür mag der relativ aktuelle Beitritt Deutschlands zur UN-Behindertenrechtskonvention und damit einhergehend die verbindliche Anerkennung eines umfassenden Rechtes auf Teilhabe für alle Menschen sein, ob mit oder ohne Behinderung. Das Einfordern von Teilhabe erhält dadurch einen zusätzlichen Gültigkeitsanspruch. Dies würde außerdem die häufige Verstärkung der Kategorie Teilhabe durch die Kategorie Recht erklären, entweder durch direkte Bezugnahme von Forderungen nach Teilhabe auf die UN-Behindertenrechtskonvention (Lützau-Hohlbein 2012) oder ganz allgemein

durch den Rekurs auf das Menschenrecht (Kreutzner 2013: 45). Teilhabe kann
außerdem als besonders geeignet für die Bildung von Äquivalenzketten gelten.
Die Herstellung von Teilhabe realisiert zugleich die Forderungen nach kultureller Vielfalt, nach einer lebendigeren Nachbarschaft, einem reicheren Kulturange-
bot oder einem aktiven Vereinsleben (Lützau-Hohlbein 2012; Wißmann 2012:
25f.).

Dimensionalisierung und Differenzierung
Trotz ihres häufigen wörtlichen Vorkommens ist Teilhabe ähnlich schwer zu
operationalisieren wie Gemeinschaft. Dies nicht zuletzt wegen ihrer großen Nähe
zu anderen Kategorien, vor allem zum Prinzip der Reziprozität. Unterscheiden
lässt sie sich einmal durch die Zielrichtung ihrer Forderungen. Im gesellschaftspolitischen Diskurs dient die Forderung nach Teilhabe meist der Herstellung
bzw. dem Erhalt von Gemeinschaft. Sie kann als seine zentrale Mittelforderung
betrachtet werden. Als Teilhabe in diesem Verständnis werden Sequenzen kodiert, die auf einen öffentlichen Kontext abzielen. Teilhabe ist soziale Teilhabe
(Jansen 2011a), ist Teilhabe am öffentlichen Leben (Jansen 2013), am gesellschaftlichen Leben (Kreutzner 2013: 43) oder am Leben in Gemeinschaft
(Lützau-Hohlbein 2012). Teilhabe ist hier außerdem ein aktives Geschehen.
Darin unterscheidet sie sich von vordergründig ähnlich scheinenden Kategorien
der anthropologischen Perspektive. Im gesellschaftspolitischen Diskurs ist Teilhabe mehr als wesensmäßige Zugehörigkeit zur Gemeinschaft der Menschen; sie
wird vielmehr als konkrete Mitgestaltung menschlicher Gemeinschaften ausbuchstabiert (Stuttgarter Impuls 2012). Hier hat die Kategorie somit einen politischen Impetus.

5.2.1.3 Kultur des Miteinanders und die geteilte Verantwortung

Unter „Kultur des Miteinanders" werden im Rahmen der Analyse alle Aussagen
subsumiert, die neue gesellschaftliche Sichtweisen in Bezug auf Demenz und
Alter und neue gemeinschaftsstiftende Praktiken als Voraussetzung für eine
konstruktive Bearbeitung der Problematik fordern. Nicht effizientere Versorgungsstrukturen, sondern die Stiftung einer neuen Idee von gelebter Gemeinschaft ist demnach zur Bewältigung der anstehenden Aufgaben erforderlich. Es
geht darum, den – zumindest implizit – als unzureichend erachteten Status Quo

zu verändern um dem „Sozialen" gegenüber paternalistischen Sorgestrukturen zu seinem Recht zu verhelfen. Die Errichtung einer zukunftsfähigen Sorgegemeinschaft, so ließe sich interpretieren, kann nur durch die Schaffung von Strukturen und Einsichten gelingen, die eine gemeinschaftliche Sorge ermöglichen. Ein neues „gesellschaftliches Klima" (Gogol 2012: vii) muss deshalb geschaffen und neue Wege des Zusammenlebens müssen erprobt werden (Kreutzner 2013: 47). Zu einer neuen Kultur des Miteinanders gehört es, sich von der Defizitperspektive zu verabschieden, die Betroffenen wertzuschätzen und ihre Ressourcen anzuerkennen (Jansen 2011b). Nur so kann ihre Integration gelingen (Gogol 2012: vii). Weiterhin müssen die Akteure in einen Dialog treten, sich über ihre Rolle verständigen und neue Wege des sozialen Miteinanders erproben (Kreutzner 2013: 44f.). Immer geht es darum, Bewusstseinsprozesse anzustoßen und Handlungen folgen zu lassen. Grundmoment der Forderungen ist dabei, dem Bewegungsmoment des gesellschaftspolitischen Diskurses folgend, die Schaffung einer neuen Gesellschaft (s. u.).

Eng verbunden wird die Idee einer neuen Kultur des Miteinanders in vielen Texten mit dem Postulat einer gemeinsamen Verantwortung aller Beteiligten für eine zukunftsfähige Betreuung demenzbetroffener Menschen (z. B. Klie 2008: 141). Die Inklusion von Betroffenen kann demnach nur gelingen, wenn sich alle Teile der Gesellschaft gleichermaßen in der Verantwortung dafür sehen und zur aktiven Mitarbeit bereit sind (Schönhof 2012: 21). Demenz darf deshalb auch keine alleinige Aufgabe für Experten sein, auch wenn die meisten Texte die Intervention durch Fachleute nicht prinzipiell ablehnen. In Form einer superdifferenten Grenzziehung wird ihnen ihr Anteil an der Sorgearbeit zugestanden; eine exklusive Allokation der Verantwortung an Experten würde aber letztlich eine Ausgrenzung der Betroffenen aus zivilgesellschaftlichen Bezügen bedeuten und damit zugleich die Entstehung einer neuen Kultur der Sorge verhindern. Daher ist sie abzulehnen (z. B. Wetzstein 2015: 7).

5.2.1.4 Normalisierung

„Normalisierung" kann als ergänzendes Prinzip betrachtet werden, ebenso wie die oben verhandelte geteilte Verantwortung. Es stellt keinen Aspekt eines imaginären Allgemeinen dar, sondern formuliert eine Möglichkeitsbedingung für dessen Verwirklichung. Der Begriff Normalisierung kommt dabei in den Texten nicht im Wortlaut vor. Der Begriff wurde in Anlehnung an ein etabliertes Konzept der Sozialarbeit mit Behinderten gewählt. Dabei geht es im Kern darum, nicht deren Unterschiedlichkeit zu fokussieren, bezogen z. B. auf ihre Beeinträchtigungen und ihren Hilfsbedarf, sondern im Gegenteil auch ein Leben mit Behinderung als „normales" Leben zu deklarieren und zu gestalten. Dies beinhaltet freilich auch ein kompetenzorientiertes Denken und die Ablehnung einer defizitorientierten Perspektive.

Im Kontext der Analyse wird von Normalisierung gesprochen, wenn in den Texten niedrigschwellige, alltagsnahe Hilfsangebote anstelle von hochspezialisierter professioneller Unterstützung gefordert werden. Dies ist z. B. der Fall, wenn Unterstützung nicht professionell, sondern „schlicht" und „lebenspraktisch" (Rothe 2015: 57), „nachbarschaftlich" (Gronemeyer 2015: 34), „gelassen" und „entspannt" (Klie 2008: 141; Klie 2011) oder „spielerisch" (Vasek 2011: 111) sein soll. Auch die in manchen Texten gebräuchliche Wendung des „*selbstverständlichen Kümmerns*" (Kreutzner et al. 2012: 46; vgl. auch Jansen 2013) lässt sich der Kategorie zuordnen, sofern sie auf eine alltägliche, nachbarschaftliche Unterstützungsbereitschaft anstelle eines professionellen Dienstleistungsverhältnisses abhebt. Unter Normalisierung werden außerdem Sequenzen gefasst, in denen Aktivitäten oder Entwicklungen dezidiert als positiv für Menschen „*mit und ohne*" (z. B. Rothe 2015: 53) Demenz bezeichnet werden. „*Ganz normale Sachen machen*" (Jansen 2011a: 8), Dinge tun, die für alle Menschen gleichermaßen relevant und interessant sind, ist die Devise. Der Kategorie werden weiterhin Aussagen zugeordnet, die einen Unterschied zwischen Demenzbetroffenen und Nicht-Betroffenen bei den wesentlichen Fragen des Lebens im Grundsatz verneinen (z. B. Körtner 2012 239, 249). Bei den wichtigen Dingen im Leben sind demnach alle Menschen gleich. Hier ist der Übergang zu den Kategorien Gemeinschaft, Reziprozität und zum Wesen des Menschen fließend.

5.2.2   Hegemoniale Strukturen

Gemeinschaft ist der zentrale Bezugspunkt von Forderungen des gesellschaftspolitischen Diskurses. Nur gemeinschaftlich sind die demenzspezifischen Aufgaben zu lösen. Dem stehen freilich eine Reihe typischer Mängel entgegen. Sehr häufig wird das Vorherrschen des Expertentums beim Umgang mit Demenz moniert (z. B. Klie 2011; Kues 2010: 405; Rothe 2015: 52). Der exklusive Zu-

griff von Fachleuten auf die Demenz lässt keinen Raum für eine gemeinschaftlich getragene Verantwortung und muss daher relativiert werden. Bemängelt
wird auch das Festhalten an traditionellen Deutungsmustern und Handlungs-
schemata. Dass die Demenz z. B. als stigmatisiertes und angstbesetztes Leiden
betrachtet wird, erschwert einen unverkrampften und unterstützenden Umgang
mit den Betroffenen in zivilgesellschaftlichen Bezügen. Das etablierte Bild der
Betroffenen als hilflose Kranke wiederum verhindert ihre aktive Einbindung in
gemeinschaftliche Aktivitäten (Wißmann 2012: 27).

Antagonistische Grenzen werden im gesellschaftspolitischen Diskurs typischerweise gegenüber Praktiken gezogen, die einer Vergemeinschaftung der Demenzbetroffenen aktiv entgegenstehen. Dazu zählt die aktive Aberkennung ihres
Rechts auf Teilhabe, ihre Entfernung aus der Gemeinschaft durch Abschiebung
in spezialisierte Einrichtungen oder auch das Anhängen distinktiver, ihre „Ano-
malität" als Kranke betonender Attribute (z. B. Ganß/Wißmann 2009: 50). Kritisiert werden auch all diejenigen, die die Demenz als Geschäftsfeld entdecken
und so die Idee einer Vergemeinschaftung ad absurdum führen (Rothe 2015: 55).
Als vergleichsweise konkrete „Anti-Helden" werden in vielen der zugeordneten
Texte die Vertreter standardisierter Verfahren und überkommener Deutungen
ausgemacht. Sie treten freilich nicht als Personen auf, sondern werden als bevormundende „Expertensysteme" kollektiv in Position gebracht (z. B. Gogol
2012: viii). Damit sind auch nicht nur Experten im engen Sinne gemeint, sondern
alle, die sich zur Unterstellung demenzbetroffenen Menschen unter ihr Urteil und
ihre Expertise ermächtigt fühlen. Dem Projekt einer neuen Idee von Gemeinschaft stehen sie in zweifacherweise entgegen: Zum einen disqualifiziert bevor-
mundendes Expertenwissen den Beitrag der Betroffenen, Angehörigen und anderer Laien und ist somit kontraproduktiv für eine gemeinschaftlich getragene
Lösung. Zweitens behindert ihr mit der Macht der Tradition ausgestattete Wissen
das Umdenken und die Entstehung neuer Perspektiven (z. B. Wißmann 2012:
27).

Die Bildung von Äquivalenzketten lässt sich in den Beiträgen des gesellschaftspolitischen Diskurses besonders eindrücklich nachweisen. Dies mag daran liegen, dass hier für eine Erneuerung geworben wird (s. u.). Bestehende Hegemonien sollen erschüttert und neue Bündnisse geschmiedet werden. Im Vergleich
dazu ist sowohl die anthropologische als auch die naturwissenschaftliche Per-

spektive eher konservativ. Außerdem liegt es vermutlich in der Natur der Sache, beim Eintreten für eine gemeinschaftliche Verantwortung auch die relevanten Instanzen der Gemeinschaft zu integrieren. Gemäß den Vorhersagen der Hegemonietheorie geschieht dies durch die Integration partikularer Forderungen und Positionen. Dem Staat wird Entlastung von seinen Steuerungsaufgaben versprochen (Klie 2008: 138), der Wirtschaft eine Entlastung ihrer Fachkräfte von Pflegeaufgaben (ebd.), Lokalpolitikern werden Gestaltungsmöglichkeiten offeriert (Wißmann 2012: 27) etc. Typisch sind außerdem Äquivalenzketten, die unterschiedliche Akteursgruppen, z. B. Rechtsbetreuer, Politiker, Pflegeanbieter, auf ihre gemeinsame Verantwortung den Betroffenen gegenüber einschwören und zur Kooperation auffordern (Ganß/Wißmann 2009: 50). Auf der Ebene der Konzepte werden außerdem demokratische Werte mit kultureller Vielfalt, Teilhabe mit einer funktionierenden Gesellschaft etc. verbunden.

5.2.3   Erzählmodus

5.2.3.1 Problemstellung

Die in gesellschaftspolitischer Perspektive konstruierten Problemkonstellationen sind typischerweise gesellschaftlicher Natur. Das Problem liegt weder im falschen Denken der Menschen noch in der körperlichen Verfassung der Demenzbetroffenen, sondern in der sie umgebenden sozialen Struktur. Die gegebenen Formen gesellschaftlichen Zusammenlebens gelten als ungeeignet zur Bearbeitung der anstehenden Herausforderungen im Zeichen des demografischen Wandels (Gogol 2012: viii; Kues 2010: 408). Nicht demenzspezifische Defizite sind also das Problem, sondern die für ihre Kompensation unzureichend gerüsteten gesellschaftlichen Institutionen. Die Kritik ist also weniger fundamental als in der anthropologischen Perspektive. Nicht die „Moderne" wird kritisiert, sondern lediglich der mangelnde Veränderungswillen einer sich an alte Gewissheiten und Routinen klammernden Gesellschaft.

5.2.3.2 Handlungsaufforderungen

Weil das Problem gesellschaftlicher Natur ist, muss es auch von der Gesellschaft gelöst werden. Der zentrale Fluchtpunkt der Forderungen im gesellschaftspolitischen Diskurs ist die Einbindung aller gesellschaftlichen Kräfte für das Projekt

einer Veränderung der Gesellschaft. Nicht die Rückbesinnung auf das Ursprüngliche, sondern die Schaffung neuer Strukturen zur Sicherung einer auch im Zeichen der gesellschaftlichen Alterung lebenswerten sozialen Umwelt wird als Ziel
ausgegeben. Die Herausforderungen der Demenz werden als Aufforderung zur
Gestaltung neuer Ordnungen des Zusammenlebens auf unterschiedlichen gesellschaftlichen Ebenen interpretiert. Entsprechend häufig findet sich die Silbe
„neu". Neue Formen der Kooperation zwischen Ehrenamt und professionellen
Dienstleistern (Klie 2008: 134), neue und ungewohnte Ansätze (Germann 2015:
50), neue Räume für soziale Verantwortung (Kreutzner et al. 2013: 45), eine
Neu-Erfindung des Gemeinwesens (ebd.) oder neue Betrachtungsweisen der
gesellschaftlichen Verhältnisse (Ganß/Wißmann 2009: 48) werden eingefordert.
Die Forderungen sind also nicht rückwärtsgerichtet wie in der anthropologischen
Perspektive, sondern zukunftsorientiert. Immer geht es um den Aufbruch in eine
neue Form gesellschaftlichen Zusammenlebens. Dafür spricht auch, dass diese
Forderungen häufig mit einem Abgesang auf überkommene Strukturen und In-
terventionsstrategien verbunden werden.

In enger Korrespondenz steht die Forderung nach Erneuerung mit Forderungen
nach Integration und Anerkennung der Betroffenen. Anerkennung wird hier
weniger als Anerkennung der conditio humana, sondern im politischen Sinne, als
Anerkennung der Bürgerrechte der Betroffenen ausbuchstabiert. Sie sind als
gleichberechtigte Bürgerinnen und Bürger (z. B. Ganß/Wißmann 2009: 51) und
als Teil der Gesellschaft anzuerkennen (Lützau-Hohlbein 2012). Nicht nur ihr
Status als Mensch ist ihnen zu garantieren, sondern konkrete Teilhabe- und Ge-
staltungsrechte (Wißmann 2012: 24).

5.2.3.3 Perspektive

Der gesellschaftspolitische Diskurs nimmt eine Makroperspektive ein. Zwar
thematisiert er häufig die Begegnung der Menschen und ähnelt darin der anthropologisch-theologischen Perspektive; es ist hier aber weniger die zwischenmenschliche Beziehung als die sie rahmende gesellschaftliche Struktur, auf die
zentrale Forderungen ausgerichtet sind. Der Einzelne soll nicht nur seine Beziehungsfähigkeit hochhalten (obwohl auch das gefordert wird), sondern gemeinsam mit anderen eine Kultur der gesellschaftlichen Anerkennung und Wertschätzung schaffen. Nicht die individuelle Begegnung, sondern die Ermöglichung von

Gemeinschaft in einem größeren Rahmen ist das Programm. Nicht die fürsorgliche Zweierbeziehung, in der auch der Schwache gut aufgehoben ist, sondern die
aktive Beteiligung der Betroffenen an sozialen Prozessen wird gefordert (z. B.
Wißmann 2012: 25). Entsprechend wird hier auch ein anderes Bild der Demenzbetroffenen gezeichnet. Anders als im anthropologisch-theologischen Diskurs
werden ihnen deutlich agilere und selbstbewusstere Subjektpositionen eingeräumt. Sie sind nicht nur Opfer einer Krankheit oder des vorherrschenden Hyperkognitivismus, sondern aktiver Teil der Erneuerung (s. u.).

5.2.3.4 Wissen

Demenz gilt im gesellschaftspolitischen Diskurs als kollektives Schicksal. Nicht
das betroffene Individuum muss sich ihr stellen, sondern die alternde Gesellschaft als Ganzes. Diese Interpretation verdankt sich u. a. dem Befund, dass die
zugeordneten Texte weitgehend auf detaillierte Beschreibungen von Krankheitszeichen und Defiziten, also von am Körper ansetzenden Merkmalen der Demenz,
verzichten. Im deutlichen Gegensatz zu den anderen Perspektiven wird im gesellschaftspolitischen Diskurs zur Lösung der demenzspezifischen Aufgaben
auch nicht auf ein vorhandenes Wissensdepot verwiesen. Die nötigen Kenntnisse
und Praktiken zur Neugestaltung von Gesellschaft gelten nicht als bereits vorhanden; Wissen muss nicht erinnert, sondern gemeinschaftlich entwickelt werden. Dabei sind neue Wege zu beschreiten. Als Beleg dafür kann die typische
Weigerung der Sprecher des gesellschaftspolitischen Diskurses gelten, selbst als
Experten für die neue Gesellschaft aufzutreten und fertige Konzepte für ihre
Umsetzung zu präsentieren (z. B. Rothe 2015: 53). Darin unterscheiden sie sich
deutlich von den „Experten" der naturwissenschaftlichen Perspektive (s. u.) und
von den auf tradiertes „Humanwissen" verweisenden Sprechern des anthropologischen Diskurses (s. o.). Die Position der Sprecher bei der Formulierung ihrer
Forderungen lässt sich entsprechend am ehesten als die des involvierten und
engagierten Beteiligten beschreiben. Als aktiv an den Transformationsprozess
eingebundene Personen stehen sie nicht außerhalb, sondern sind Teil der sich
neu formierenden Gemeinschaft.

5.2.4 Subjektpositionen

5.2.4.1 Aktivitätsniveau

Demenzbetroffene werden im gesellschaftspolitischen Diskurs in auffälliger Weise mit Handlungskompetenz ausgestattet. Sie *wollen* gehört werden, *können* sich einbringen, *brauchen* Raum, sich als Personen zu präsentieren, *können* mitgestalten, etwas beitragen etc. (z. B. Kreutzner et al. 2013: 45; Stuttgarter Impuls 2012). Die ihnen verordnete Handlungskompetenz reicht weit in gesellschaftliche Prozesse hinein. Betroffene sind keine passiven Empfänger von Hilfeleistungen sondern anspruchsberechtigte Mitgestalter der sozialen Welt. Entsprechend werden die sie auch dazu aufgefordert, ihre Expertise einzubringen und die neue Gesellschaft mitzugestalten. Dies soll unabhängig von ihrer Beeinträchtigung gelten (z. B. Wißmann 2012: 27). Eine Differenzierung zwischen den weniger und stärker beeinträchtigten Betroffenen gibt es in dieser Perspektive nur bzgl. des Modus, in dem Aktivität möglich ist, nicht aber bzgl. der Möglichkeiten von Teilhabe und Aktivität an sich. Die Form der Teilhabe mag sich im Verlauf der Demenz verändern, die Fähigkeit dazu bleibt aber erhalten (ebd.).

5.2.4.2 Objektivierung

In der gesellschaftspolitischen Perspektive werden die Betroffenen, oft im Wortlaut (Ganß/Wißmann 2010: 48), als Partner angerufen. Als Bürgerinnen und Bürger stehen sie gleichberechtigt und gleichrangig neben den Nicht-Betroffenen (ebd.: Rothe 2015: 53). Statt ein asymmetrisches Beziehungsverhältnis zu konstruieren, wie es als typisch für den naturwissenschaftlichen Diskurs gelten kann, wird das Verhältnis zwischen Betroffenen und Gesunden als ein Geben und Nehmen beschrieben. Betroffene haben Bedarf an Unterstützung, sind aber auch in der Lage, die soziale Welt zu bereichern. Als Experten in eigener Sache liefern sie z. B. sozialplanerisch verwertbare Innenansichten zur Demenz (Wißmann 2012: 25f.) oder inspirieren Forschungsprojekte als aktive Teilnehmer (Ganß/ Wißmann 2009:). Ihre Beiträge erhöhen die kulturelle Vielfalt und den Reichtum der Gesellschaft (Kreutzner et al. 2013: 45). Viele der zugeordneten Sequenzen sind zudem auffällig darum bemüht, keine Differenz zwischen „ihnen und uns" aufkommen zu lassen. Angebote politischer, kultureller oder sozialer

Natur sollen für Menschen „mit und ohne Demenz" gleichermaßen attraktiv und sinnvoll sein (z. B. Stuttgarter Impuls 2012).

5.2.5 Zusammenfassende Interpretation

Veränderung, vollzogen im Modus der Vergemeinschaftung, könnte als Wesenskern des gesellschaftspolitisch genannten Diskurses bezeichnet werden. Anders als die beiden anderen identifizierten Deutungssysteme ist er zukunftsorientiert und auf Erneuerung ausgerichtet. Angesichts veränderter Rahmenbedingungen in den alternden Gesellschaften müssen überalterte Institutionen überprüft, verändert und ggf. abgeschafft werden. Der demografische Wandel gilt hier weniger als Versorgungsproblem, das gelöst werden könnte; er wird vielmehr als Gestaltungsaufgabe aufgefasst, der mit dem Willen zur Veränderung zu begegnen ist. Das Mittel dazu ist die Erneuerung des gemeinschaftlichen Lebens.

Die Kategorie Gemeinschaft weist als Symbol für das imaginäre Allgemeine einige Unterschiede zu dem zuvor besprochenen Kategoriensystem auf. Während nämlich das Wesen des Menschen einen ontologischen Status beschreibt, ist Gemeinschaft lediglich ein Modus, in dem partikulare menschliche Ausdrucks- und Lebensformen einem gemeinsamen Nenner verpflichtet werden. Während der anthropologische Diskurs durch seinen Rekurs auf das ewig Gleiche alle menschlichen Dinge vereinheitlicht, braucht der Rekurs auf Gemeinschaft im Gegenteil die gelebte Vielfalt, um sinnvoll Gemeinschaft artikulieren zu können. Die in den zugeordneten Texten häufig zu findenden Verweise auf die Diversität der gesellschaftlichen Akteure bzgl. ihrer Wünsche und Ziele (z. B. Wißmann 2012) kann als Beleg für diese Annahme gelten. Das Konzept Gemeinschaft hat somit einen deutlich unkonkreteren Bedeutungskern. Gemeinschaft ist kein Ding an sich, sondern die Summe partikularer Positionen und kollektiver Anstrengungen[63]. Geht man von diesem Verständnis aus, lassen sich Erzählmodus und Bewegungsmoment des gesellschaftspolitischen Diskurses erklären. Ist Gemeinschaft nur eine Klammer um singuläre Aktivitäten, können Gemeinschaften immer wieder neu und immer anders konstruiert werden. Gemeinschaft ist somit Ziel und Lösung zugleich. Eine Neuformierung gemeinschaftlicher Strukturen ist

---

[63] Eine ontologische Überhöhung des Konzeptes Gemeinschaft findet sich bei Klie (2008). Hier wird der Mensch als soziales Wesen und Gemeinschaft als seine natürliche Lebensform bezeichnet. Klie nimmt damit eine Stellung zwischen der anthropologischen und der gesellschaftspolitischen Perspektive ein.

der Weg zur Lösung konkreter Probleme. Forderungen nach neuen Formen gemeinschaftlicher Verantwortung, nach Begegnungsmöglichkeiten unterschiedlichster Akteure oder nach Wegen zur Integration verschiedenster gesellschaftlicher Instanzen (z. B. Stuttgarter Impuls 2012) machen deshalb Sinn. Allen gemeinsam ist ihr Nutzen zur Ermöglichung neuer Formen von Gemeinschaft.
Gemeinschaft ist weniger etwas Gegebenes als etwas beständig Herzustellendes.
Veränderung ist möglich, weil die gesellschaftlichen Dinge immer wieder aufs
Neue ausgehandelt werden können. Folgerichtig werden alle auf Fixierung, Tradierung oder Ausgrenzung von Menschen und Dingen gerichteten Aktivitäten
vehement abgelehnt.

5.3 Die naturwissenschaftliche Perspektive

Die naturwissenschaftliche Perspektive lässt sich anhand der Hauptkategorie
„Heilung" sowie ihrer regelhaften Verknüpfung mit den Kategorien „Demografischer Wandel als Krankheitserzeuger", „Lebensqualität" und „Wissenschaft" von
anderen Diskursen abgrenzen. In den anderen Diskursen kommt Heilung entweder gar nicht oder in einer gänzlich anderen hegemonialen Einbettung, nämlich
als Mangel oder Antagonismus vor (s. u.). Umgekehrt sind andere dort gängigen
Motive, z. B. die Verbindung von Demenz mit der Chance auf gesellschaftliche
Erneuerung, dem naturwissenschaftlichen Diskurs fremd. Seine hegemonialen
Muster werden auf der Basis eines biomedizinischen Blicks auf die Demenz und
eines strikt defizitorientierten Blicks auf die Betroffenen konstruiert. Dem entspricht auch hier ein typischer Erzählmodus. Hier sind es die Experten, die von
der Warte höheren Wissens aus das Thema Demenz erörtern.

5.3.1 Zentrale Kategorien

Die Kategorie „Heilung" versammelt Artikulationen, die eine Verbindung zwischen einer Intervention und einer Zustandsverbesserung der adressierten Demenzbetroffenen herstellen. Immer dann, wenn eine Verbesserung ihres Befin-
dens, ihre Kompetenz oder ihre Partizipationsmöglichkeiten als Folge eines
konkreten therapeutischen Bemühens in Aussicht gestellt werden, gilt dies als
Rekurs auf Heilung. Weiterhin muss die Person oder ganz konkret, der Leib der
Demenzbetroffenen den Ansatzpunkt für die vorgeschlagenen Maßnahmen bilden. Geheilt wird das Individuum. Sequenzen, die zwar ebenfalls eine Verbesse-

rung der Situation Demenzbetroffener fordern, dies aber als Herausforderung für ihre Bezugspersonen (z. B. Anerkennung der conditio humana) oder für die gesamte Gesellschaft (z. B. Anerkennung der Bürgerrechte) formulieren, werden entsprechend anders kodiert. Als Instrumente der Heilung gelten biochemische Interventionen mit Medikamenten ebenso wie psychosoziale Therapien. Erbracht werden müssen sie von dafür qualifizierten Personen.

Heilung kommt in vielen der untersuchten Texte zwar im Wortlaut vor, allerdings nicht in denen, die dem naturwissenschaftlichen Diskurs zugeordnet werden können. Das mag daran liegen, dass Demenz nach wie vor nicht geheilt werden kann und sich zudem alle optimistischen Vorhersagen zur baldigen Verfügbarkeit eines Heilmittels als falsch erwiesen haben. Die Biowissenschaften sind in ihrem diesbezüglichen Anspruch deutlich bescheidener geworden. Der Rekurs auf Heilung verbirgt sich im naturwissenschaftlichen Diskurs entsprechend hinter Begriffen wie Verbesserung (Lehr 2010: 22), Linderung (Lützau-Hohlbein/Schönhof 2010), Beeinflussung (Beyreuther 2012: 13) oder Verlangsamung des Krankheitsprozesses (Hampel 2010).

Auch das Konzept Heilung lässt sich hegemonietheoretisch einfangen. Es steht für eine Rückkehr zu einem Zustand der Vollständigkeit und hat daher die Qualitäten eines imaginären Allgemeinen. Dies gilt zumindest, wenn der Mensch als komplexer Mechanismus gesehen wird. Erleidet er einen Defekt, fällt der aus der Gruppe der Aktiven und im Leben stehenden Personen heraus. Heilung verspricht ihm eine Korrektur dieses Zustandes und damit den Wiederanschluss an ein aktives Leben. Geht man von diesem Zusammenhang aus, erklärt sich auch das häufige Äquivalentsetzen von Forderungen nach Würde, Selbstbestimmung, Teilhabe etc. Es sind in diesem Kontext keine Ziele aus eigenem Recht, sondern Effekte von Heilung. Es sind Kriterien, an denen die Wiederherstellung von Vollständigkeit gemessen werden kann (s. u.).

Im Unterschied zu den Leitprinzipien der zuvor besprochenen Diskurse weist die Kategorie Heilung allerdings eine Besonderheit auf. Anders als die integrativen Prinzipien Gemeinschaft und Wesen des Menschen ist ihr ein umfassender Geltungsanspruch nicht selbstverständlich inhärent. Während jeder Mensch nur aufgrund seines Menschseins plausibel als Teil einer menschlichen Gemeinschaft deklariert werden kann, ist es nur die Teilmenge der Kranken, die geheilt werden muss. Diese mangelnde Reichweite der Kategorie mag der Grund dafür sein, dass der Rekurs auf Heilung auffallend häufig durch andere integrative Prinzipien gestützt wird. Gängig ist z. B. die Verbindung mit der Kategorie Teilhabe oder mit der Kategorie Recht, verstanden als Grundrecht auf Behandlung (Pantel et al. 2010: 335). Am auffälligsten ist aber eine Verbindung von Heilung mit dem demografischen Wandel in seiner Dimension als Krankheitserzeuger (z. B. Schröder et al. 2010: 297). Weil aufgrund der Verlängerung der persönlichen Lebensspanne jeder ein potentieller Kranker ist, so ließe sich dieser Befund interpretieren, geht die Forderung nach Heilung auch jeden etwas an.

Differenzierung und Dimensionalisierung

Dass Heilung in Texten aus dem Kreis der Befürworter des Krankheitsparadigmas eine prominente Stellung einnimmt, kann nicht überraschen. Ohne die Annahme eines Defektes ist das Versprechen von Heilung sinnlos. Bei den Medikalisierungskritikern ist Heilung dagegen meist negativ konnotiert. Hier gilt sie als ein uneingelöstes Versprechen (z. B. Wißmann 2012: 24). Wohl deshalb gibt es hier wohl auch keine Hemmungen, die Kategorie deutlich zu benennen. Heilung wird von den Kritikern durchgängig im Wortlaut verwendet.

5.3.1.1 Demografischer Wandel

In Texten zur Demenz ist der demografische Wandel ein fast unvermeidliches Konzept. In dieser Untersuchung werden der Kategorie neben Nennungen im Wortlaut auch Aussagen zur „alternden Gesellschaft" (Stuttgarter Impuls 2012), zur „alternden Welt" (Lehr 2010: 13) oder zur Zunahme alter und hilfsbedürftiger Menschen (Kruse 2011: 6) gezählt. Immer geht es um den Zusammenhang zwischen der veränderten Altersstruktur und der Zunahme an hilfsbedürftigen und demenzbetroffenen Menschen. Damit ist außerdem stets ein Appell verbunden. Der demografische Wandel fordert dazu auf, als Herausforderung angenommen zu werden (z. B. Lützau-Hohlbein et al. 2011). Differenzen gibt es freilich in der Natur der vorgeschlagenen Lösungen.

Dimensionalisierung und Differenzierung

Bei der Verwendung der Kategorie lassen sich zwei Dimensionen unterscheiden. Einmal ist der demografische Wandel ein Krankheitsgenerator. Vor allem der Aspekt der Zunahme an kranken und pflegebedürftigen Menschen und die damit verbundenen Versorgungsfragen stehen hier im Mittelpunkt. In dieser Lesart unterstützt die Kategorie die Forderung nach Heilung (z. B. Schröder et al. 2010: 297) und kann daher als Bestandteil hegemonialer Forderungen im naturwissenschaftlichen Diskurs interpretiert werden. In der zweiten Dimension tritt er als eine gesamtgesellschaftliche Gestaltungsaufgabe auf (z. B. Gronemeyer 2013: 254). Hier werden Versorgungsaspekte zum Teil auch genannt, stehen aber deutlich im Hintergrund. Die Perspektive ist anders: Nicht primär die Versorgung der Demenzkranken, sondern eine gesamtgesellschaftliche Auseinandersetzung zur Gestaltung der alternden Gesellschaft wird als notwendig erachtet und eingefordert (s. u.).

5.3.1.2 Lebensqualität

Lebensqualität wird häufig im Wortlaut verwendet. Der Kategorie werden außerdem Aussagen zugeordnet, die von einem lebenswerten, gelingenden oder zufriedenstellenden Leben mit Demenz sprechen (z. B. Jansen 2013). Im naturwissenschaftlichen Diskurs stehen Lebensqualität und Demenz stets in einem Spannungsverhältnis. Ein zufriedenstellendes Leben ist nichts, was Demenzbetroffene von sich aus haben. Es benötigt die Anstrengung der Nicht-Betroffenen, ihnen Lebensqualität zu ermöglichen. Sie ist etwas Gemachtes, nichts Gegebenes. Wo von Lebensqualität gesprochen wird, ist sie Ausdruck eines asymmetrischen, nicht eines wechselseitigen Verhältnisses. Die Kategorie ist folgerichtig auch nie in Verbindung mit den Prinzipien Unverfügbarkeit oder Reziprozität zu finden. Im anthropologischen Diskurs kommt sie nicht vor.

Lebensqualität wird in keinem die Kategorie verwendenden Texte konkretisiert. Wenn überhaupt, werden eher blumige Umschreibungen wie die folgende verwendet:

> „Im Moment des Essens, des Musikhörens, beim Zusammensein mit ihren Kindern und Freunden überzieht oft ein Lächeln ihr Gesicht. Mutter empfindet Lebensqualität". (Beyreuther 2012: 13).

Der Begriff benötigt in der naturwissenschaftlichen Perspektive offensichtlich keine spezifische Bedeutung. Sein Zweck ist es, als Signifikant für eines gelingenden Lebens die Sinnhaftigkeit und den Nutzen von Interventionen zu begründen. Lebensqualität ist das Produkt einer erfolgreichen Therapie (z. B. Lehr 2010: 15). Besonders deutlich wird dies in einem Text der Hirnliga e. V., der

Lebensqualität als *„Nutzenbeleg erster Güte"* bezeichnet (2008; ähnlich Pantel et al. 2010: 334). Dazu passt, dass Lebensqualität häufig in einem Zug mit den ebenfalls unbestimmt bleibenden Kategorien Würde, Selbstbestimmung und Teilhabe äquivalenziert wird (s. u.).

5.3.1.3 Kosten

Diese Kategorie umfasst Aussagen, die Demenz unter Aspekten der Finanzierung thematisieren. Der Begriff Kosten kommt oft im Wortlaut vor. Der Kategorie werden außerdem Aussagen zugeordnet, die Demenz als teure Krankheit bezeichnen (Lützau-Hohlbein et al. 2011; Kues 2010: 405), die höhere Ausgaben als Konsequenz ausbleibender Behandlung problematisieren oder die umgekehrt die Ersparnis von Folgekosten durch rechtzeitige Behandlung in Aussicht stellen (Hirnliga 2008). Auch die Frage nach unserer Fähigkeit und Bereitschaft zur Finanzierung von Pflege im Alter (Schönhof 2012: 22) wird der Kategorie zugeordnet.

Kosten finden als Ziel von Forderungen oder als Element in positiven Äquivalenzketten nur in Texten Erwähnung, in denen auch Heilung gefordert wird und die somit einem naturwissenschaftlichen Verständnis der Demenz nahestehen. Die Idee der Kostenersparnis durch Heilung des „Problems" kann als Outcome-Kriterium gewertet werden, wie es möglicherweise in naturwissenschaftlichen Kontexten plausibel ist und dort auch in anderer Form vorkommt (siehe Lebensqualität). Sie ist Ausdruck einer rationalen Perspektive auf die Demenz, einer Kosten-Nutzen-Relation bei der Abwägung der Sinnhaftigkeit von demenzspezifischen Interventionen. Der Rekurs auf Kosten, bzw. deren Vermeidung, mag außerdem als Ausweis des Vormarschs ökonomischen Denkens in den therapeutischen Berufen gelten. Im Zeichen der Vermarktlichung des Gesundheitswesens wird es für die Angehörigen heilender Berufe zunehmend selbstverständlich, die Plausibilität ihrer Interventionen mit betriebswirtschaftlichen Argumenten zu untermauern (Vogd 2014). Diese Zusammenhangsvermutung kann an dieser Stelle allerdings nicht belegt werden.

Dimensionalisierung und Differenzierung
In den anderen Diskursen sind Kostenfragen deutlich weniger präsent. Wenn sie überhaupt thematisiert werden, dann mit einer gänzlich anderen hegemonialen

Funktion. Hier dient die Kostenfrage als Ausweis einer antagonistischen Grenzziehung. Eine Betrachtung der Demenzproblematik unter Kostenaspekten gilt als aus Ausdruck eines falschen Denkens und als erster Schritt auf dem falschen Weg (Gronemeyer 2015: 254).

5.3.1.4 Wissenschaft

Wissenschaft ist ein bei Sprechern mit universitärem Hintergrund über die Diskursgrenzen hinaus verbreitetes Konzept. Als systematisch in hegemoniale Strukturen eingebundene Kategorie findet es sich aber nur in Texten, die auch auf Heilung rekurrieren und in denen Demenz als Krankheit gehandelt wird. Wissenschaft dient hier meist als eine ergänzende hegemoniale Strategie. Sie unterstützt Forderungen nach einer bestimmten Sichtweise und einem bestimmten Zugriff auf Demenz. Lediglich bei Sven Lind scheint Wissenschaft selbst als imaginäres Allgemeines und als Ziel hegemonialer Forderungen zu fungieren (2004: 35). Lind fordert die Anerkennung der Neurowissenschaft als Leitwissenschaft und die Abkehr von unwissenschaftlichen Konzepten beim Umgang mit der Demenz (ebd.: 41f.).

Zugeordnet werden der Kategorie alle Aussagen, die auf Empirie im weitesten Sinne rekurrieren. Dies kann durch den Verweis auf systematische Beobachtungen, auf klinische Erfahrungen oder auf Studien geschehen. Auch der Verweis auf die Autorität von Spezialisten, Leitlinien oder international akzeptierten Standards werden der Kategorie zugerechnet.

5.3.1.5 Recht

„Recht" wird dann kodiert, wenn die eingeforderten Strategien zum Umgang mit Demenzbetroffenen damit begründet werden, dass sie diesen „rechtlich" (im weitesten Sinne) zustehen. Nicht fachliche Notwendigkeit oder das anthropologische Prinzip menschlicher Gegenseitigkeit, sondern auf Regelwerke oder etablierte Vereinbarungen und Praxen rekurrierende Anspruch ist hier ausschlaggebend. Recht beruht also nicht auf einem naturgegebenen Zustand, dem Rechnung zu tragen ist (z. B. Alter, Gebrechlichkeit, Menschsein), sondern auf sozialen Absprachen. Die Übergänge zu anderen Kategorien, vor allem wenn Recht als Menschenrecht ausbuchstabiert wird, sind aber gewiss fließend.

Recht kommt wörtlich vor, wird aber oft auch als Grundrecht oder Menschenrecht ausformuliert. Die Kategorie wird auch vergeben, wenn etwas zu garantieren ist (Schröder et al. 2010: 297), wenn jemandem etwas zusteht (ebd.) oder
wenn bei der Begründung von Forderungen auf verbindliche Regelwerke (z. B.
Charta der Pflege, UN-Behindertenrechtskonvention) verwiesen wird.

Dimensionalisierung und Differenzierung
Recht ist eine sowohl im naturwissenschaftlichen wie auch im gesellschaftspolitischen Diskurs gebräuchliche Kategorie. In der anthropologischen Perspektive
fehlt sie weitgehend. Recht kommt im Wesentlichen in zwei Dimensionen vor,
als persönliches Anrecht und als kollektives Grundrecht. Für den naturwissenschaftlichen Diskurs ist die Ausprägung als persönliches Anrecht typisch. Recht
ist hier das Recht des einzelnen Erkrankten oder auch der Gruppe der Demenzbetroffenen auf Diagnostik und Behandlung (z. B. Lehr 2010: 23). Der Weg er
Argumentation geht gewissermaßen über das Merkmal der Erkrankung. Adressat
der Forderung ist eine durch den Faktor Krankheit von der Gesamtheit der
Menschheit separierte Teilmenge an Akteuren. Der naturwissenschaftliche Diskurs nimmt also beim Rekurs auf Recht seinen Weg typischerweise über den
Einzelfall und formuliert davon ausgehend die an die Gemeinschaft gerichtete
Forderung, ihm zu seinem Recht zu verhelfen. Dies entspricht dem Bewegungsmuster des Diskurses. Probleme werden am individuellen Defekt festgemacht
und dann in die Gesellschaft projiziert (s. u.). Im Unterschied dazu wird im gesellschaftspolitischen Diskurs Recht meist als universelles Bürgerrecht, Grundrecht oder Menschenrecht postuliert. Es steht allen Menschen zu, mit und ohne
Demenz (z. B. Kreutzner et al. 2013: 45). Hier separiert Recht nicht, auch nicht
im positiven Sinne eines individuellen Leistungsanspruchs. Nicht das Besondere
ist hier rechtlich geschützt, sondern die Teilhabe am Allgemeinen.

5.3.2   Hegemoniale Funktionen

Auf Heilung rekurrierende Texte fordern meist einen Ausbau der Versorgungsstrukturen oder eine intensivierte Demenzforschung als Wege der Verwirklichung des imaginären Allgemeinen (s. u.). Politisch plausibel werden sie durch
die Beanstandung von Mängeln. Heilung ist etwas, das den Menschen zusteht, in
der sozialen Welt aber nur unzureichend gegeben ist. Heilung operationalisieren-

de Texte kritisieren z. B. die ungenügende Versorgung mit Antidementiva in der Fläche (Hampel 2010) oder in Pflegeheimen (Lehr 2010: 23; Pantel 2010: 318). Sie bemängeln ein hinter den Erfordernissen zurückbleibendes Angebot an frühdiagnostischen Einrichtungen (Schröder 2010: 312), mangelnde Fachkenntnis oder auch mangelndes Interesse der Hausärzte (Gutzmann 2012; Hirsch 2010: 109) die fehlende Compliance der Betroffenen (Schröder et al. 2010: 299) oder auch laienhafte Selbstheilungsversuche (Haass 2013). Beklagt werden auch eher strukturelle Gegebenheiten, z. B. leistungsrechtliche Unzulänglichkeiten, sofern sie die medizinische Behandlung behindern (Hirnliga 2008) oder das schwindende Interesse der Pharmaindustrie an der Medikamentenentwicklung (Haass 2013). Als typisch für die naturwissenschaftliche Perspektive kann gelten, dass auch die seltenen Forderungen nach einem anderen gesellschaftlichen Umgang mit der Demenz (z. B. Haass 2013; Lehr 2010: 23) immer mit Blick auf die so garantieren Heilungschancen der Betroffenen formuliert werden.

Jenseits einer von der Hegemonie gezogenen antagonistischen Grenze befinden sich Akteure, die das Einstehen für die Verwirklichung von Heilung aktiv hintertreiben. Dazu zählen, je nach Autor, einmal Journalisten und Buchautoren, die ein Scheitern der Alzheimerforschung behaupten und damit deren Rückhalt in der Gesellschaft gefährden (Haass 2015; 2013; Lützau-Hohlbein/Schönhof 2010), Kritiker der Demenzdiagnostik, die im Interesse einer kursichtigen Kostenersparnis Behandlungschancen aufs Spiel setzen (Schröder et al. 2010: 297) oder Hausärzte, die Patienten aufgrund ihres fortgeschrittenen Alters oder ihrer bereits manifesten Demenz Therapieversuche verweigern (Hirsch 2010: 108). Auch die Anhänger falscher, weil nicht neurowissenschaftlich fundierter Demenzkonzepte zählen zu den erklärten Gegnern in der naturwissenschaftlichen Perspektive (Lind 2004: 35, 41f.). Der gemeinsame Nenner der genannten Anti-Helden ist aber nicht nur ihre schädliche Wirkung für das Vorhaben der Heilung, sondern auch ihre Opposition gegenüber der Expertenmeinung der Spezialisten. Sie stellen deren Expertenwissen von außerhalb des wissenschaftlichen Diskurses und daher illegitim infrage. Dies passt zur Perspektive des Diskurses, wie an anderer Stelle noch auszuführen sein wird (s. u.).

Eine typische Äquivalenzierung in naturwissenschaftlicher Perspektive ist die Subsumierung anderer im Kontext der Demenzdebatte populären Forderungen, nämlich die nach Würde, Lebensqualität, Teilhabe oder Selbstbestimmung unter die hegemoniale Forderung nach Heilung. Ist Heilung erreicht, so kann diese auffällig häufige Korrelation gedeutet werden, lebt der Mensch gut, selbstbestimmt und in Würde. Dies lässt Rückschlüsse auf das Menschenbild hinter den so argumentierenden Texten zu. Würde ist offensichtlich etwas, was nur dem intakten Menschen zukommt, Selbstbestimmung nur möglich, wenn die kognitive Leistungsfähigkeit entsprechend verfügbar ist. Anthropologisch oder gesellschaftspolitische Texte interpretieren diese Begriffe dagegen völlig anders (s. o.). Bezüglich der äquivalent gesetzten Subjektpositionen zeichnen die Beiträge zur naturwissenschaftlichen Perspektive kein allzu klares Bild. Recht häufig werden unterschiedliche Berufsgruppen in die Pflicht genommen (Pflege, Sozialarbeit, Medizin), gemeinsam mit den Experten bzw. entlang der Expertenstandards an einer guten Versorgung zu arbeiten (z. B. Pantel 2010: 318). Viele Beiträge dehnen diesen Kreis auch auf die Angehörigen aus (z. B. Lehr 2010:). Einige Autoren schmieden außerdem beruflich Pflegende und andere Fachkräfte, Betroffene und Angehörige zu einer Schicksalsgemeinschaft zusammen. Sie alle sind Opfer des falschen Weges bei der Demenzversorgung, sind den Folgen einer falschen Expertise oder einer medizinischen Unterversorgung ausgeliefert (z. B. Hirnliga 2008). Umgekehrt profitieren Berufsgruppen wie die Pflege von einem Anschluss an die Expertise der Biowissenschaft bei der Entwicklung der eigenen Fachlichkeit (Lind 2004: 42). Als gemeinsamer Nenner ist auch hier unschwer das Primat des Expertentums auszumachen. Gefordert wird die Anerkennung und Umsetzung des bereitgestellten Expertenwissens zum Wohle aller.

5.3.3 Erzählmodus

5.3.3.1 Problemstellung

Dreh- und Angelpunkt der im naturwissenschaftlichen Diskurs beschriebenen Probleme sind meist die Demenzbetroffenen selbst. Keine falsche Lebensweise und keine überkommenen gesellschaftlichen Strukturen, sondern die Person bzw. der Leib eines demenzbetroffenen Menschen ist ihr Verursacher. Sie zu betreuen überlastet die Angehörigen (Hirsch 2010: 107) und die gesellschaftlichen Sozialsysteme (Hirnliga e. V. 2008). Gefordert wird aber keine Neuorganisation gesellschaftlicher Strukturen, sondern eine Behebung des Problems direkt bei den Betroffenen. Dies steht in enger Korrespondenz mit dem integrativen Prinzip Heilung. Eine gemeinsame, gesamtgesellschaftliches Anstrengung mag zwar auch im naturwissenschaftlichen Diskurs angemahnt werden; Ziel ist aber keine neue Gesellschaft, sondern die Schaffung der Grundlagen zur Verwirklichung von Heilung (z. B. Haas 2013). Diese leibbezogene Perspektive unterscheidet sich somit deutlich von der der beiden zuvor beschriebenen Diskurse.

5.3.3.2 Handlungsaufforderung

Passend zur Abstinenz gegenüber grundsätzlichen Veränderungen kann „Mehr vom Gleichen" als der zentrale Bewegungsmodus des naturwissenschaftlichen Diskurses bezeichnet werden. Gefordert wird nicht Erneuerung oder Rückbesinnung, sondern die konsequente Umsetzung, Erweiterung oder auch Verbesserung bereits etablierter Verfahrensweisen und Deutungsfiguren. Lösungspfade liegen im Grunde schon vor, müssen aber konsequent umgesetzt oder ausgebaut werden (Pantel et al. 2010: 229; Schröder et al. 2010 98). Schwierigkeiten bestehen weniger in Bezug auf die Modelle, als in Bezug auf ihre Verwirklichung unter gegebenen Rahmenbedingungen (Lucke 2012: 72). Die Forderungen sind nüchtern, gegenstandsbezogen und gegenwartsorientiert. Ihnen fehlt das Visionäre, das den gesellschaftspolitischen Diskurs auszeichnet ebenso wie das Reflexive der anthropologischen Perspektive. Das politische Moment liegt in der Forderung nach Umsetzung längst bekannter, bewährter und mit der Autorität von Fachleuten ausgestatteter Methoden, nicht in der Zukunftsvision einer kommenden oder dem Idealbild einer besseren Gesellschaft. Nicht neue Ideen, sondern Einsicht in die Überlegenheit fachlicher Expertise wird gefordert.

5.3.3.3 Perspektive

Die Perspektive des naturwissenschaftlichen Diskurses lässt sich am ehesten als eine Mikroperspektive bezeichnen. Häufige Ansatzpunkte der empfohlenen Handlungsaufforderungen sind Individuen, entweder gesunde (aber potentiell Kranken) oder möglicherweise bereits von Demenz betroffene. Jeder soll vorsorgen (Gutzmann 2012; Lehr 2010: 17), sich den diagnostischen Verfahren unterziehen und die ärztliche Expertise akzeptieren (Schröder et al. 2010: 299). Handlungsaufforderungen zielen also weder auf die Gestaltung der sozialen Interaktion noch auf die der sozialen Struktur, sondern haben das Individuum als Adressaten. Die Demenz gilt entsprechend als individuelles Schicksal. Dazu passt auch, dass die Kategorie „Recht" als persönliches Anrecht ausformuliert wird.

Die Perspektive der Sprecher kann am ehesten als Außerperspektive bezeichnet werden. Hier geben Experten von einer höheren Warte aus Ratschläge, die von den involvierten Akteuren aufzugreifen und umzusetzen sind.

5.3.3.4 Wissen

Demenz gilt in den zugeordneten Texten als eine Krankheit. Sie wird ausschließlich unter dem Aspekt des Abbaus und der damit einhergehenden Beeinträchtigungen verhandelt. Ursächlich sind pathologische Prozesse, die sich eindeutig von normalem Alter unterscheiden lassen (z. B. Beyreuther 2012b: 13). In vielen Texten werden die Details des neuronalen Verfalls ausführlich referiert und durch den Rekurs auf Wissenschaft plausibilisiert. Die Grundlagen für einen angemessenen und zielführenden Umgang mit der Demenz liegen den Autoren zufolge in der Erfahrung mit bewährten Praktiken und im Wissen der Experten. Expertise liegt also immer schon vor, sie muss weder durch Reflexion auf das Altbewährte noch durch die Schöpfung von etwas Neuem gewonnen werden. Ganz im Sinne wissenschaftlicher Gepflogenheiten muss das evaluierte Wissen beachtet und verfügbar gemacht werden (Hirsch 2010: 109). Zwar wird in vielen Texten eine intensivierte Forschung zur Gewinnung neuer Erkenntnisse gefordert; gemeint ist hier aber keine gänzlich neue Perspektive, sondern eine Erweiterung und Vertiefung bereits existierender Konzepte (z. B. Haass 2013).

5.3.4 Subjektpositionierungen

5.3.4.1 Aktivitätsniveau

Als Gemeinsamkeit der naturwissenschaftlichen Beiträge zur Demenzdebatte kann die ausgesprochen passive Rolle gelten, die den Demenzbetroffenen zugedacht wird. In vielen Texten kommen sie als handelnde oder auch nur empfindende Personen gar nicht vor. Angesprochen werden sie als Patienten, Fälle oder Erkrankte. Aktivitäten der Betroffenen finden nur als die pathologischen Handlungen eines Kranken Erwähnung, als unruhiges, ängstliches oder irrationales Verhalten. Die Lebensumstände Demenzbetroffener werden nicht als das Leben realer Personen sondern als Exempel für typische Ausprägungen im Krankheitsprozess geschildert (z. B. Pantel et al. 2010: 334). Demenzbetroffene sind hier keine Akteure, sondern Adressaten von Interventionen. Überspitzt formuliert spielen sie selbst keine Rolle, sondern sind als *„Objekte des Wissens"* (Brünett 2014: 435) lediglich ein Teil der Kulisse, vor der die aktiven Akteure ihre Rollen spielen.

Andere auf Heilung rekurrierende und somit dem naturwissenschaftlichen Diskurs nahestehende Texte (z. B. die der DAG) sprechen den Betroffenen zwar ausdrücklich eine aktive Rolle zu, differenzieren dabei aber in auffälliger Weise zwischen den jüngeren und weniger beeinträchtigten Personen und solchen, die bereits in ein Stadium der Hilflosigkeit eingetreten sind (vgl. auch Hirsch 2010: 109; Jansen 2011b). Diese Differenzierung erscheint zwar durchaus realitätsnah und sinnvoll, sie kommt aber eben in den Beiträgen zu den anderen Diskursen nicht vor. Außerdem wird auch den noch Aktiven nicht die volle Kontrolle über ihre Handlungen zugestanden. Bei der Wahrnehmung ihrer Interessen benötigen sie die Unterstützung der Gesunden (Jansen 2011b; Lützau-Holbein 2012). Aktiv sind also auch hier eher die Nicht-Betroffenen.

5.3.4.2 Objektivierungsformen

Ein eindrückliches Charakteristikum des naturwissenschaftlichen Diskurses in Bezug auf Objekivierungsformen ist das Maschinenhafte, das den Betroffenen angehaftet wird. Dieser Kategorie werden einmal Aussagen zugeordnet, in denen die sozialen Repräsentationen der Betroffenen nicht als Ausdruck ihres Willens oder ihrer Persönlichkeit, sondern als Symptom der Demenz beschrieben werden (z. B. Lucke 2012: 71). Ihre Entäußerungen sind durch die Demenz geprägt und als Symptom der Demenz erklärbar. Entsprechend gestaltet sich der Umgang mit ihnen im Grunde als Umgang mit der Erkrankung. Überspitzt ausgedrückt sind es keine Personen, denen die Gesunden begegnen, sondern Merkmalsträger der Demenz. Wenn Empfehlungen zur Gestaltung zwischenmenschlicher Begegnungen ausgesprochen werden, richten sich diese entsprechend nicht auf die Anerkennung der Person, sondern auf die Anerkennung der demenzspezifischen Defizite (z. B. Hirsch 2010: 108). Zur Kategorie werden außerdem Sequenzen gerechnet, die das Leben der Betroffenen mit dem idealtypischen Verlauf einer Demenz gleichsetzen und ihrer Zukunft als fortgesetzten Verfallsprozess schildern (z. B. Schröder 2010: 298). Auch hier werden keine individuellen Schicksale reflektiert, sondern an ihrer statt statistische Wahrscheinlichkeiten.

5.3.5 Zusammenfassende Interpretation

Heilung (in einem materiellen Verständnis), das zentrale Motiv des naturwissenschaftlichen Diskurses, kann nur vor dem Hintergrund eines mechanistischen Menschenbildes als imaginäres Allgemeines verstanden und operationalisiert werden. Würde man den Mensch als unverfügbares Ganzes betrachten, gäbe es keine Basis für die Idee einer Vervollständigung durch Reparatur. Eine bedingungslose Inkludierung qua Geburtsrecht, entweder in die Menschheit als Ganzes oder zumindest in die Gemeinschaft der Bürgerinnen und Bürger, gibt es in dieser Perspektive entsprechend nicht. Die Zugehörigkeit zur Gruppe der Vollständigen wird stattdessen an Bedingungen geknüpft. Deutlich wird dies einmal an der engen Verknüpfung von erhaltener kognitiver Leistungsfähigkeit mit Würde, Selbstbestimmung, Aktivität und Lebensqualität. Überspitzt formuliert muss der Mensch über funktionierende Systeme verfügen, um das Leben eines Menschen führen zu können. Während der anthropologische Diskurs Verletzlichkeit und Unvollständigkeit als Ausweis der Menschlichkeit betrachtet, gilt hier umgedreht Vollständigkeit als Bedingung für ein menschliches Dasein. Dieses Postulat begründet außerdem die Macht der Fachleute über das Wohlergehen der Betroffenen. Ihr Heil liegt in der naturwissenschaftlichen Perspektive nicht in einer wertschätzenden Interaktion oder realisierten Teilhabe, sondern in der Hand der Experten. Der Zugang zu Versorgungseinrichtungen, die Verfügbarkeit von Therapien und natürlich perspektivisch die Verbesserung der Behandlungsmethoden sind die Schlüssel zur Lösung des Demenzproblems und zu einem Leben in Würde.

Hinter der Idee von Heilung kann eine Ideologie der Machbarkeit vermutet werden, wobei machbar im Sinne von technisch herstellbar verstanden wird. Die Probleme sind materieller Natur, sie können entsprechend empirisch vermessen und durch geeignete Techniken bearbeitet werden. Einer kausal-logischen Zusammenhangsvermutung folgend und ausgehend vom naturwissenschaftlichen Krankheitskonzept der Demenz sind geeignete Interventionen anzuwenden und bzgl. ihrer Wirksamkeit zu evaluieren. Die hierfür aufzuwendenden Investitionen sind entsprechend nicht primär ideeller oder sozialer Natur, sondern betreffen die materiellen Rahmenbedingungen für die Erforschung, Entwicklung und Erprobung von Therapien. Dazu passt die Prominenz der Kategorien Wissenschaft und das Vorkommen von Lebensqualität als Outcome-Kriterium. Dazu passt auch, dass nur von den Sprechern dieses Diskurses Kosten-Nutzen-Analysen zur Plausibilisierung von Forderungen eingesetzt werden. Nur wenn ein materielles Verständnis der Problematik grundgelegt wird, lassen sich auch die Effekte der angewandten Lösungsstrategien mittels materialistischer Indikatoren messen.

Während die beiden anderen Perspektiven darum bemüht sind, Unterschiede, z. B. zwischen Betroffenen und Nicht-Betroffenen, zu nivellieren, gehört das Prozessieren von Unterschieden zu den konstitutiven Eigenschaften des naturwissenschaftlichen Diskurses. Deutlich wird das einmal, wenn, wie oben geschildert, bei der Anerkennung von Kompetenz oder Gestaltungsfähigkeit zwischen den noch fähigen und den bereits unselbstständigen Demenzbetroffenen unterschieden wird. Derartige Binnendifferenzierungen sind den anderen Perspektiven fremd. Deutlich wird dies auch, wenn prominente Alzheimerforscher wie Konrad Beyreuther (2012a+b) und Christian Haass (2013) einerseits das Vorkommen von Alzheimerzeichen bei allen Menschen im Lebensverlauf attestieren und damit dem Prozess notgedrungen eine gewisse „naturförmige" Zwangsläufigkeit zusprechen müssen, gleichzeitig aber die feinen Unterschiede im Krankheitsausbruch und Krankheitsverlauf betonen. Den zuvor gemachten Konzessionen an die Idee einer Natürlichkeit der Demenz widersprechend wird am Paradigma der Normabweichung festgehalten. So können Unterscheidungen zwischen krank und gesund und damit auch eine empirische Perspektive auf das Phänomen Demenz gerettet werden. Während also die anthropologische Perspektive alle Menschen gleichsetzt und die gesellschaftspolitische Perspektive den Beitrag aller Menschen zum Projekt Gemeinschaft einfordert, wird Demenz hier als Problem der Differenz zwischen den Kranken und den Gesunden verhandelt.

Tabelle 3: Drei Diskurse. Eigene Darstellung

Naturwissenschaftlicher Diskurs	Gesellschaftspolitischer Diskurs	Anthropologischer Diskurs
Demenz: • Krankheit • Einzelschicksal	Demenz: • Krankheit/Alter • Kollektives Risiko	Demenz: • Krankheit/Alter • conditio humana
Betroffene: • Passiv, Erkenntnis- und Behandlungsobjekte	Betroffene: • Aktiv, Partner der Nicht-Betroffenen	Betroffene: • Passiv, aktiv nur als „Gegenüber"
Problem: • Der kranke Körper	Problem: • Die Gesellschaft	Problem: • Das falsche Leben
Interventionen: • Lösungspfade liegen vor, in Form von evidenzbasierter Verfahrensweisen • Gebraucht wird professionelle Expertise • Ansatzpunkt sind die betroffenen Individuen	Interventionen: • Lösungspfade sind zu entwickeln, alte Strategien tragen nicht mehr. • Gebraucht wird eine gemeinsame Anstrengung • Ansatzpunkt ist die Gesellschaft	Interventionen: • Lösungspfade liegen in anthropologischen Konstanten • Gebraucht wird die Rückbesinnung auf das „Altbewährte" • Ansatzpunkt ist die zwischenmenschliche Beziehung
Zentrale Forderung: • Einsicht in die Überlegenheit wissenschaftlicher Erkenntnis • Mehr vom Gleichen. Mehr Diagnostik, frühere Behandlung etc.	Zentrale Forderung: • Einsicht in die Notwendigkeit einer gemeinsamen Anstrengung • Erneuerung, gesellschaftliche Verlebendigung	Zentrale Forderung: • Einsicht in das Unvermeidliche • Rückbesinnung auf das Altbewährte
Position der Sprecher: • Außenperspektive. Experten geben ein Urteil ab	Position der Sprecher: • Beteiligte am Veränderungsprozess	Position der Sprecher: • „Rufer in der Wüste"
Bewegungsmoment: • Gegenwartsbezogen	Bewegungsmoment: • Zukunftsorientiert	Bewegungsmoment: • Kreisförmig
Zentrale Kategorie: • Heilung	Zentrale Kategorie: • Gemeinschaft	Zentrale Kategorie: • Wesen des Menschen

Geteilte Kategorien:	Geteilte Kategorien:	Geteilte Kategorien:
• Recht: Individuelles Anrecht	• Recht: Grundrecht auf Partizipation	
• Selbstbestimmung: Abhängig von körperlicher Funktionstüchtigkeit	• Selbstbestimmung: Abhängig von gesell. Rahmenbedingungen	
• Teilhabe: an einem aktiven Leben	• Teilhabe: am Leben in Gemeinschaft	
	• Gemeinschaft: Soziales Programm	• Gemeinschaft: Grundform des Menschlichen
	• Reziprozität: Gemeinschaftsbildendes Prinzip	• Reziprozität: Zwischenmenschliches Prinzip
	• Kompetenz: Als Mensch	• Kompetenz: Als Bürger

6. Diskussion der Ergebnisse

Drei forschungsleitende Fragen wurden eingangs als zentral für diese Studie formuliert: Die Frage, ob die aktuelle Debatte Ordnungsmustern folgt und somit als Diskurs gelesen werden kann, die Frage nach den Machtwirkungen, die die untersuchten Beiträge ggf. zu entfalten trachten und daran anschließend die Frage, ob sich Macht in der Demenzdebatte gemäß dem Diktum Foucaults als Subjektivierungsprozess beschreiben lässt. Auch wenn, wie unten noch ausgeführt wird, weitere Studien zur Validierung der erhobenen Befunde notwendig wären, können diese Fragen m. E. als weitgehend beantwortet gelten.

Die Untersuchung konnte einmal zeigen, dass die aktuell gehandelten Interpretationen der Demenz etablierten Mustern folgen. Die Aussagen unterschiedlicher Sprecher stehen nicht für sich, sondern lassen sich spezifischen Modi der Welterkenntnis und Weltaneignung zuordnen. Anders formuliert konnten „Diskurse" in der aktuellen Debatte sichtbar gemacht werden. Expliziert werden konnte außerdem, auf welche Weise in den unterschiedlichen Strukturen Machtwirkungen realisiert werden. Wie gezeigt wurde, vollzieht sich der Deutungskampf um die Demenz als Versuch, hegemoniale Grenzen zu verschieben. Dies geschieht durch die Vereinnahmung differenter Positionen durch integrationsfähige Ideale. Weiterhin konnte die Bedeutung von Subjektivierungsformen für die Etablierung von Machtstrukturen nachgewiesen werden. Keiner der Beiträge kommt ohne ein spezifisches Bild des Menschen und einen Vorschlag, wie diesem nahezukommen ist, aus. Foucaults Diktum von der Subjektivierung als Ansatzpunkt neuzeitlicher Machtdispositive erweist sich somit als nach wie vor relevant für die Beschreibung sinnstiftender Prozesse in der sozialen Welt.

Das „Mehr" der Diskursanalyse, die Offenlegung der Konstruktion von Wirklichkeit durch den Diskurs (im Gegensatz zur bloßen Beschreibung der konstruierten Wirklichkeit), konnte m. E. eingelöst werden. Entsprechend haben die Aussagen, wenn auch exemplarisch an der Demenzdebatte entwickelt, einen Geltungsanspruch über die Debatte hinaus. Sie zeichnen ein Bild sinngenerierende Prozesse, dass prinzipiell auch auf andere Bereiche der sozialen Welt anwendbar ist.

Die angesprochenen Ergebnisse sowie Grenzen, Probleme und Entwicklungsmöglichkeiten der Untersuchung sollen nun abschließend diskutiert werden.

© Springer Fachmedien Wiesbaden GmbH, ein Teil von Springer Nature 2018
M. Schnabel, *Macht und Subjektivierung*, Vallendarer Schriften der
Pflegewissenschaft, https://doi.org/10.1007/978-3-658-23325-9_7

6.1 Bewertung der Machtanalyse

Das Medium der Macht ist der Diskurs. Zunächst war deshalb zu klären, ob sich diskursive Muster in den Beiträgen zur Debatte finden lassen. Wie die Studie zeigen konnte, werden die hegemonialen Intentionen einzelner Sprecher entlang etablierter, ihnen vorausgehender diskursiver Muster ausformuliert.

6.1.1 Diskursive Ordnungen und hegemoniale Strukturen

Drei Formen von regelhaften Verbindungen diskursiver Elemente wurden identi-fiziert, drei Diskurse oder Perspektiven, in denen jeweils einer spezifischen Kon-stitutionsordnung folgend Elemente hervorgebracht, verschoben oder ausgeblen-det werden. Sie stehen für drei Muster der Sinnproduktion. Unterscheiden lassen sie sich anhand der Verteilung und Ausprägung von Kategorien innerhalb des Gerüsts einer hegemonialen Struktur. Die Verteilung erfolgt entlang kulturell verankerter Regeln des Sagbaren und Nichtsagbaren. Die Analyse offenbarte somit nicht nur die hegemoniale Struktur politischer Artikulationen, sondern auch das spezifische Bild der sozialen Welt, dass den verwendeten Argumentati-onsfiguren erst Sinn verleiht. Die als anthropologisch bezeichnete Perspektive folgt z. B. einem kreisförmigen Bewegungsmuster. Sie bindet alle menschlichen Dinge in einen Reigen von Werden und Vergehen. Demenz ist hier ein Ausdruck der menschlichen Vergänglichkeit, einer von vielen möglichen Abschlüssen, die die menschliche Existenz finden muss. Alle menschlichen Dinge sind letztlich eingebunden in eine natürliche Ordnung und daher grundsätzlich nicht verhan-delbar. Von dieser konstitutiven Idee einer unerschütterlichen Grundverfasstheit des Menschen ausgehend werden die in der Demenzdebatte verhandelten Ele-mente geordnet. Demenz ist hier in letzter Konsequenz keine Frage der Interven-tion, sondern der Akzeptanz. Auf „Reparatur" der Demenzbetroffenen abzielen-de Ansätze werden entsprechend abgelehnt, auf Gestaltung abzielende Forderun-gen bleiben schwach. Gebräuchliche, auch in der Demenzdebatte Verwendung findende Konzepte werden aufgegriffen und in typischer Weise mit Sinn gefüllt. „Partizipation" ist Teilhabe an zwischenmenschlichen Anerkennungsprozessen, „Aktivität" die Fähigkeit, sich auch im Verfall als Mensch erkennbar zu machen. Weil Partizipation und Aktivität aber auch in anderen Kontexten Verwendung finden, dort aber anders operationalisiert werden, können sie als leere Signifikan-ten im Sinne Laclaus aufgefasst werden. Sie sind einerseits bedeutungsvoll, bleiben aber andererseits chronisch unterbestimmt und daher formbar. In ähnlicher Weise ließen sich typische Konstitutionsmuster in den beiden anderen, aus den Daten extrahierten Perspektiven nachweisen.

Die Beschreibung unterschiedlicher Muster des Weltverstehens sind außerdem eine Antwort auf die in Kapitel 4.3.2.1 angesprochene Kritik, die Hegemonietheorie setze das Vorhandensein identifizierbarer diskursiver Elemente unreflektiert voraus und vergesse dabei, dass die adressierten Subjekte diese ihrerseits erst deuten müssten. Diese Ebene der Interpretation werde weder theoretisch noch methodisch berücksichtigt. Das Nachzeichnen diskursiver Muster hinter den hegemonialen Strukturen löst dieses Problem, indem es die Bedeutung der in den Texten identifizierten Signifikanten aus den jeweiligen Wissensordnungen heraus interpretiert. Ein- und ausgrenzende Konzepte werden also nicht als für sich stehend betrachtet; sie entwickeln ihr Sinnangebot vielmehr auf der Basis eines etablierten Sets an Klassifikationen und Unterscheidungen. Gesetzte, „interpretationsfreie" Prämissen legt die Studie lediglich auf der Ebene der hegemonialen Struktur politischer Artikulationen zugrunde. Ähnlich wie die Erzähltheorie wird angenommen, dass ein Text bestimmte Strukturen enthalten muss, um Wirkung erzielen zu können. Hier ist die Differenz- bzw. Hegemonieperspektive wirksam. Den in den Diskursen verwendeten Begriffen wird dagegen keine universelle Gültigkeit unterstellt. Sie sind einer spezifischen Perspektive auf das Soziale geschuldet, die lediglich in hegemonialer Absicht reformuliert wird. Wie gezeigt wurde, werden sie von den Sprechern der Diskurse entlang etablierter, von ihren hegemonialen Intentionen unabhängiger Muster des Weltverstehens verwendet.

Auch mit dieser Entschlüsselung diskursspezifischer Bedeutungsverschiebungen kann freilich die Interpretationsleistung einzelner Akteure nicht abgebildet werden. Die Ebene subjektiver Interpretation bleibt außerhalb des Fokus. Zumindest wird aber die grundsätzliche Kontingenz von Wissensbeständen aufgezeigt. Die in den Diskursen verhandelten Gegenstände sind nicht universell und zeitlos, sondern wurden als Produkte vorangegangener, ggf. ebenfalls hegemonialer Deutungsprozesse identifiziert. Sie sind nicht interpretationsresistent, sondern das Ergebnis von sedimentierten Interpretationsprozessen.

Diskussion der Ergebnisse

6.1.2 Diskurs oder Debatte?

Wie gezeigt wurde, folgen die aufgefundenen Muster einer jeweils eigenen, nicht zwischen den Diskursen übertragbaren Logik. Wegen des antagonistischen Charakters des Sozialen (Laclau/Mouffe 2000: 127ff.) konstituieren sie sich nicht nur durch ihr jeweils prozessiertes integratives Prinzip, sondern auch durch ihre offensive Abgrenzung voneinander. Sie benötigen den Ausschluss des anderen, um die eigenen Integrationsbemühungen verfolgen zu können. Die antagonistischen Gegner, die dabei jeweils aufgebaut werden, sind allerdings nicht mit realen Sprechern von konkurrierenden Perspektiven zu verwechseln. Hier findet keine Auseinandersetzung mit echten Kontrahenten statt, mit denen auf Augenhöhe diskutiert werden könnte. Vollzogen wird vielmehr eine mitunter krasse Überzeichnung von als gegnerisch ausgemachten Positionen. Eine mit einer Stimme sprechende und eine spezifische Strategie verfolgende „Demenzindustrie" (Gronemeyer 2015: 31) gibt es ebenso wenig wie einen „Dunstkreis vorwissenschaftlicher Theorien" (Lind 2004: 41) mit schädlichem Einfluss auf die Betroffenen und ihre Unterstützer. Hier geht es nicht um argumentatives Ringen um Verständigung, sondern um die Erweiterung der Grenzen einer Hegemonie.

Dies ist nicht zuletzt mit Blick auf die Reichweite dieser Untersuchung von Bedeutung. Weil die geschilderte Inkommensurabilität konstitutiv für die Unterscheidung der einzelnen Perspektiven ist, ist kann die Analyse den Anspruch erheben, keine Debatte, sondern ein Feld differenter Machtstrukturen analysiert zu haben. Eine Debatte könnte zu einem Konsens führen. Die Bezugnahme der einzelnen Perspektiven aufeinander ist aber nicht konstruktiv, sondern ihren hegemonialen Absichten geschuldet. Dem naturwissenschaftlichen Diskurs mit seiner Ideologie der Machbarkeit kann der akzeptierende Fatalismus der anthropologischen Perspektive bestenfalls als antagonistisches Außen dienen[64]. Die gesellschaftspolitische Perspektive wiederum muss jede Form der diagnostischen

---

[64] Es gibt auf Seiten der biomedizinischen Demenzforschung natürlich Experten, die trotz ihrer im Wesentlichen naturwissenschaftlichen Perspektive offen gegenüber anthropologischen oder philosophischen Interpretationen der Demenz sind. Förstl z. B. erkennt den Verfall am Lebensende als durchaus „natürlich" an (2015). Er distanziert sich damit von einer grenzfreien Ideologie der Machbarkeit, freilich ohne das Streben nach besseren Therapien aufzugeben. Derartige, differente Positionen integrierende und um Konsens bemühte Beiträge sind freilich nicht hegemonial und daher im Korpus nicht repräsentiert.

Markierung demenzbetroffener Menschen als Kranke ablehnen, weil dies der Idee von Gleichheit und Gemeinschaft entgegensteht.

Diesem Ergebnis haftet scheinbar etwas Fatalistisch-hoffnungsloses an. Ein Konsens scheint unmöglich, weil sogar der Kommunikation zwischen den Lagern die Grundlage fehlt. Nach den Prämissen der Hegemonietheorie muss die Frage nach Verständigung und Konsensfindung aber freilich anders gestellt werden. Einmal sind die Grenzen zwischen den Lagern nicht real, sondern diskursiv. Es gibt keine dem Diskurs vorgelagerte Struktur, sondern nur ein Feld des Diskursiven, in dem durch Binnendifferenzierung Lager konstruiert werden. Es werden auch keine realen Personen ausgegrenzt, sondern imaginäre Gegenspieler der propagierten Hegemonie. Zweitens dient die Ausdehnung hegemonialer Grenzen nicht nur der Abgrenzung, sondern immer zugleich der Vereinnahmung differenter Positionen. Hegemoniale Artikulationen zielen also mit der Praxis der Ausgrenzung immer zugleich auf Integration. Dies geschieht zudem nicht herrschaftlich, sondern stets im Modus einer wechselseitigen Anpassung. Die imaginären Bezugspunkte der Hegemonie müssen sich anpassen, um für alle passend zu sein. Somit verändert eine sich durchsetzende Hegemonie nicht nur die Ordnungen des Wissens, sondern erfährt in diesem Prozess selbst Veränderungen. Konsens ist also (soweit der Begriff überhaupt angemessen ist) Ausdruck einer gemeinschaftlichen Wirklichkeitsproduktion im Modus des hegemonialen Diskurses. Zeigen kann die Analyse diese Transformation allerdings nicht.

6.1.3 Erträge der Machtanalyse

Ziel der Studie war es weiterhin, kontroverse Positionen zum Umgang mit Demenz unter Machtaspekten zu analysieren und für diesen Zweck einen geeigneten Methoden-Mix zu entwickeln. Ausgangspunkt ist dabei die Machtanalytik Foucaults. Macht ist demnach die Potenz, durch Handlungen das Handeln anderer zu beeinflussen. Macht benötigt Wissen, um eine Ausrichtung zu erfahren und operationalisiert Subjektivierungsprozesse, um sich zu etablieren. In der Moderne braucht sie das handlungsfähige, sich selbst regierende Subjekt. Als Effekt von Macht ordnen sich Beziehungsmuster zwischen Menschen und Dingen neu. Wie in Kapitel 4.2.9 dargestellt wurde, kann eine Analyse von Machtprozessen zunächst mit den Mitteln der Hegemonieanalyse erfolgen, wenn man hegemoniale Prozesse als die Manifestation von Machtprozessen, als Macht im

Vollzug, interpretiert. Wenn Macht gemäß der grundgelegten theoretischen Fundierung ein Beziehungssystem und Machttechnologien einen Versuch der Neuordnung sozialer Beziehungen darstellen, ist die Analyse von hegemonialen Interventionen in etablierte Bedeutungssysteme und Subjektordnungen Machtanalyse.

Dabei konnten drei Ebenen der Analyse unterschieden werden (vgl. Kap. 4.3.2.4). Zunächst lassen sich die Machttechnologien selbst beschreiben. Hier sind vor allem die in den Texten dokumentierte artikulatorische Praxis des Ein- und Ausschließens und des Zuteilens von Subjektpositionen relevant. Wie gezeigt wurde, wird entlang einer diskursiv gezogenen antagonistischen Grenze das umkämpfte soziale Feld als zweigeteilte Arena konstruiert, als Ort einer Auseinandersetzung zwischen dem Guten und dem Bösen. Gegenstände, Subjektpositionen, Konzepte etc. werden bewertet, mit einer Funktion ausgestattet und diesseits und jenseits der antagonistischen Grenze positioniert. Es entsteht eine spezifische, dem dichotomen Raster der Hegemonie folgende Ordnung diskursiver Verbindungen. Durch Artikulationen des Einschlusses werden differente Positionen vereinnahmt, durch ausschließende Artikulationen wird eine systembildende Grenze konstruiert. Machttechnologien sind wirksam im Ziehen dieser Grenze. Sie dokumentieren sich letztlich als Definition von Zugehörigkeit oder Gegnerschaft, durch die Kontrastierung des „Richtigen mit dem „Falschen".

Zweitens offenbart die Analyse etablierte Muster der Unterscheidung und Zuordnung der Phänomene des Sozialen. Als spezifische Formationsregeln für die Formulierung gültiger Aussagen können sie als etablierte Organisationsformen von Macht betrachtet werden. Während also auf der Ebene der Machttechniken die Prozesse der Zuordnung diskursiver Elemente expliziert werden, offenbaren sich auf der zweiten Ebene der Machtanalyse die stabilen Formationen vorangegangener Machtkämpfe in Form „wahrhaftiger" und deshalb Gefolgschaft erzwingender Ordnungsmuster. Die drei hier beschriebenen Diskurse dokumentieren einen Willen zur Wahrheit, eine Praxis der Bewertung und Zuordnung von Wissen entlang kontextspezifischer Unterscheidungen zwischen dem Wahren und dem Falschen (Foucault 2012: 15). Sie stehen für drei Modi der diskursiven Konstruktion der Wirklichkeit.

Der Ertrag der Studie liegt somit u. a. darin, das Ringen um die Deutung der Demenz als Zusammenspiel von Machtstrukturen und hegemonialer Machttechniken darstellen zu können. Offengelegt wurde das Zusammenwirken von etablierten Mustern der Weltdeutung mit den hegemonialen Techniken der Umdeutung und Vereinnahmung von diskursiven Positionen. Machtbeziehungen werden als einerseits stabil, andererseits aber dynamisch ausgreifend beschrieben. Damit ist auch die Möglichkeit der Umkehrung oder Aufhebung etablierter Formationen von Macht verbunden. M. E. kommt die Studie damit Foucaults Anspruch, Macht auf der Ebene ihrer basalen Prozesse, ihrer Mikrophysik zu beschreiben (2003g: 236), nahe. Alternative Sinnangebote zur Demenz haben sich als Reproduktionen bewährter Deutungsmuster erwiesen. Machtdispositive erhalten und verstetigen sich somit durch die Anwendung ihrer Unterscheidungsraster auf andere, ihnen zuvor äußerliche diskursive Elemente.

Der Ertrag liegt weiterhin darin, durch die Kombination der strukturalen Analysetechniken der Hegemonieanalyse mit den Kodiertechniken der Grounded Theory ein Methodenraster erprobt zu haben, dass für Machttechnologien sensibel ist. Das Bilden von dimensionalen Kategorien mit der Grounded Theory erlaubt ein Nachzeichnen des Fließens von Bedeutung, die Zuordnung der sich im Fluss befindlichen Konzepte zu den Knotenpunkten einer hegemonialen Architektur zeigt die vorübergehende Fixierung von Sinn entlang hegemonialer Intentionen. Der Nachweis von differierenden Bedeutungsgehalten zentraler Begriffe in Abhängigkeit zu ihrer hegemonialen Funktion kann als Ausweis der steten Neuordnung von Elementen in einem Feld des Diskursiven betrachtet werden. Weil dies nicht zufällig und ungerichtet passiert, sondern hegemonialen Bestrebungen folgt, ist der Prozess als machtinduziert zu betrachten. Formuliert werden die hegemonialen Bestrebungen von den Sprechern des Diskurses. Ihre Intentionen spielen folglich eine Rolle. Ihre hegemonialen Strategien speisen sich dennoch aus einem intersubjektiven Muster (vgl. dazu Kap. 6.2.1).

Machttechnologien und Machtstrukturen sind Gegenstände der ersten beiden Ebenen der Machtanalyse. Bleibt noch die Ebene der Subjektivierungsprozesse oder anders, die Analyse des Zusammenspiels von Fremd- und Selbsttechnologie.

6.1.4 Macht als Fremd- und Selbsttechnologie

Wie mehrfach ausgeführt, manifestiert sich Macht in der Moderne vor allem als Anregung von Subjektivierungsporzessen (Foucault 2005a: 276). Nimmt man diese Beobachtung Foucaults als gegeben an, können etablierte Deutungen des Menschen bzgl. seines Wesens, seiner Fähigkeiten, Freiheitsgrade oder Pflichten als Machttechnologien gelesen werden. Sie weisen dem Menschen einen Platz in der Ordnung der Dinge zu, einen scheinbar alternativlosen Ausgangspunkt für seine Existenz als Mensch. Sie ordnen die soziale Welt, um bestimmte Verhaltensweisen wahrscheinlicher als andere zu machen. Wie ausgeführt wurde, findet dieser Gedanke Foucaults ein Äquivalent in der Hegemonietheorie Laclaus (vgl. Kap. 4.2.9). Auch hier ist es die Konstitution attraktiver Subjektpositionen innerhalb positiver Äquivalenzketten, die Macht- bzw. Hegemoniestrukturen ihren Ansatzpunkt verleiht.

Subjektivierung vollzieht sich nach Foucault auf zweifachem Wege. Einerseits als Objektvierung durch die wissenschaftlich legitimierten Instanzen der Wissensproduktion – hier wird der Mensch z. B. als Arbeitskraft oder als Rechtsperson objektiviert – und zugleich als aktiver Anschluss der adressierten Personen an diese diskursiv gesetzten Positionen – hier versucht der Mensch, sich selbst als Rechtsperson zu begreifen (Foucault 2005a: 269f.). Subjektivierung ist also ein Produkt von Selbst- und Fremdtechnologien. Grund für dieses Doppelverhältnis von Herrschaft ist der relationale Charakter von Macht und ihrer Abhängigkeit von den Freiheitsgraden des Menschen (Kap. 2.3.2.6).

Eine Hervorbringung von handlungsleitenden Subjektpositionen konnte auch für die drei beschriebenen Diskurse ausgewiesen werden. In jeweils typischer Weise weisen sie dem Subjekt einen Platz innerhalb einer Ordnung diskursiver Elemente zu. Der Mensch ist biologisches Programm, Person oder Bürger. Die Texte prozessieren aber nicht nur gültiges Wissen zur Natur der Dinge, sondern verbinden diese Rekurse regelmäßig mit der Aufforderung, den richtigen Weg aktiv zu beschreiten. In naturwissenschaftlicher Perspektive soll sich der Mensch trainieren und optimieren, um intakt zu bleiben. Er soll sich selbst beobachten und aufgeschlossen gegenüber den Ratschlägen der Gesundheitsexperten sein. In gesellschaftspolitischer Perspektive soll sich der Mensch als Bürger verstehen, als Teil eines Gemeinwesens, dessen Qualität auch von seinem Beitrag abhängt. Der anthropologische Mensch soll offen für andere sein, um selbst Mensch sein zu können. Er soll sich selbst als Person offenbaren, um andere zu erkennen und selbst erkannt werden zu können. Je nach Perspektive ist der Mensch mitverantwortlich für die eigene Gesundheit, mitverantwortlich für eine neue Gesellschaft und mitverantwortlich für eine anerkennende und wertschätzende Begegnung mit anderen. Attraktiv werden diese Aufforderungen durch ihre Äquivalenzierung mit den Aspekten eines gelungenen Lebens. Selbstbestimmung und Autonomie, aufgehen in Gemeinschaft oder aufgehoben sein in der Ordnung der Dinge werden für den Fall der Gefolgschaft in Aussicht gestellt.

In allen Diskursen werden den adressierten Subjekten also idealtypische Positionen offeriert, die ihnen eine vollständige Identität als Mensch in Aussicht stellen. Diese Positionierungen werden durch mit Autorität vorgetragene Aussagen zur Natur des Menschen bzw. zum Wesen der menschlichen Gemeinschaft plausibilisiert und mit einem Set an Handlungsaufforderungen konkretisiert. Der Versuch, neue Deutungsmuster zu etablieren, kann folglich als Zusammenspiel von Fremd- und Selbsttechnologien gelesen werden. Neue Sichtweisen und Positionierungen werden nicht restriktiv eingefordert, sondern als Einsicht angeboten. Hier werden keine Debatten geführt, sondern alternativlose Wahrheiten verkündet und mit Handlungsaufforderungen verbunden. Die notwendigen Schritte auf dem richtigen Weg sind dann von den adressierten Subjekten in scheinbarer Eigeninitiative selbst zu vollziehen. Abbilden kann die Studie das Ergebnis dieser Anrufung allerdings nicht. Der Ausweis der genannten Befunde als Fremd- und Selbsttechnologie bleibt auf eine theoriegeleitete Interpretation der Texte beschränkt.

6.1.5 Machtkritik als Deutungskampf um das Wesen des Menschen

Weil Macht Freiheit operationalisiert, kann ihr das Subjekt niemals ganz unterworfen werden. Machtstrukturen lassen sich deshalb auch anhand der Kritik an den innerhalb gegebener Strukturen offerierten und plausibilisierten Subjektpositionierungen aufdecken. Die oben genannten Subjektschablonen der entdeckten Diskurse haben tatsächlich stets ein dunkles Gegenüber. Sie verweisen auf einen Mangel und eine antagonistische Grenze. Dies ist allen beschriebenen Diskursen gemeinsam, wird aber jeweils diskursspezifisch ausformuliert. In anthropologischer Perspektive werden die populären, aber falschen Ideen zu Autonomie, Intellekt, Freiheit oder Unabhängigkeit als schädlich für eine fürsorglichen Umgang mit den Schwachen und Unselbstständigen in der menschlichen Gemeinschaft angeprangert. In gesellschaftspolitischer Perspektive ist es die Etikettierung der Betroffenen als krank und unfähig, die ihre gesellschaftliche Partizipation hintertreibt. In einigen Beiträgen zum naturwissenschaftlichen Diskurs ist es ein überkommenes, auf Defizite fixiertes gesellschaftliches Altersbild, das alten Menschen Heilungschancen pauschal abspricht und damit ihre Chancen auf ein gutes Leben mindert. Ausgehend von dieser Kritik werden jeweils spezifische Alternativen vorgeschlagen – eine Rückbesinnung auf die Endlichkeit der menschlichen Existenz, die Wiederbelebung von Gemeinschaft oder die Integration aller Menschen in die medizinischen Widerherstellungsapparaturen. Ob die angesprochenen Menschenbilder positiv oder negativ konnotiert sind, ob Gefolgschaft gefordert wird oder sich Widerstand formiert, ist wiederum der jeweiligen Perspektive geschuldet. Befürworter medizinischer Hilfen sprechen z. B. als wohlmeinende Experten. Fürsprecher eines gemeinschaftlichen Umgangs mit Demenz sehen im vorherrschenden Expertentum dagegen eines der wesentlichen Probleme.

Die besondere Bedeutung von Subjektivierungsweisen als Angriffspunkt widerständiger Praktiken wird hier deutlich. Nun richten sich nach Foucault Kritik und Widerstand gegen die Zumutungen der Macht aber nicht gegen die Instanzen der Macht selbst, sondern gegen den in ihren privilegierten Stätten der Wissensproduktion prozessieren Modus der Subjektivierung (2005a: 274)[65]. Nach seiner Beobachtung entbrennen zeitgenössische Kämpfe vor allem um die zur Anwendung kommenden, subjektivierenden Machttechniken. Die Studie bestätigt das. Die meisten der analysierten medikalisierungskritischen Texte halten sich z. B. nicht mit einer Fundamentalkritik der Medizin auf. Deutlich wird dies in der vielfach nachgewiesenen superdifferenten Grenzziehung zwischen einer legitimen Anwendung von Medizin auf der einen Seite und der Medikalisierung der Demenz auf der anderen. Nicht die Medizin als Institution, sondern das in ihr wirksame mechanistische, auf Vollständigkeit geeichte Menschenbild wird als

---

[65] Widerstand bedeutet dabei keinesfalls, Subjektivierung aufzugeben. Dies würde bedeuten, die Organisationsform von Macht in der Moderne aufzugeben. Vielmehr geht es darum, einen anderen Modus der Subjektivierung einzufordern. Die Folge ist nach Foucault der widersprüchliche Umstand, dass in gegenwärtigen Auseinandersetzungen einerseits das Recht auf Anderssein eingeklagt wird, die Markierung des Einzelnen als anders, als Mann, Frau, Patient, Erkenntnisobjekt etc. aber auf Ablehnung stößt. Nicht der Individualisierung, sondern der Objektivierung gilt der Widerstand (ebd.). Dies ist ein Effekt des doppelten Charakters von Subjektivierung als Selbst- und Fremdtechnologie. Anders formuliert ist es Ausdruck einer subjektivierenden Macht, deren Strukturen durch die sich selbst einbindenden Subjekte beständig verfeinert werden (vgl. Kap. 2.3.3). Die Fragen „wer sind wir", „wer wollen wir sein" und „wer hat das Recht, uns das vorzugeben" werden infolge zu Kernfragen der Moderne (Foucault 2005a: 275).

letztverantwortlich für falsche Sichtweisen auf und Praktiken im Umgang mit Demenz angesehen. Umgekehrt argumentieren die Sprecher der naturwissenschaftlichen Perspektive auch nicht nur mit der Logik und Evidenz ihrer wissenschaftlichen Expertise. Sie rekurrieren bei der Formulierung von Forderungen auf das Idealbild des intakten und daher autonomen Menschen. Dabei gehen sie mitunter in scharfe Opposition zu den Verfechtern eines falschen Bildes vom alten Menschen als defizitär und therapieresistent. Ansätze einer grundsätzlichen Kritik fehlen auch hier. Angeprangert werden z. B. nicht die für die Ausgestaltung der Versorgungsstrukturen verantwortlichen politischen Instanzen, sondern das für die Missstände verantwortliche gesellschaftliche Menschenbild.

Im Zentrum der Macht ebenso wie des Widerstandes geht es also stets um das Subjekt. Auch wenn also nur einer der identifizierten Diskurse das Wesen des Menschen hegemonial operationalisiert, spielen richtige und falsche Menschenbilder in allen beschriebenen Diskursen eine Rolle. Machttechnologien bedienen sich spezifischer Wissensbestände zur Natur des Menschen. Widerstände richten sich gegen falsche Antworten auf die Frage, wer wir sind, was unser Geschick ist und welche Handlungen uns als Menschen weiterbringen. Dies kann m. E. als wichtigste Einsicht dieser Untersuchung gelten. Der Kampf um die Deutung der Demenz ist letztlich untrennbar verbunden mit einer Auseinandersetzung um das wahre Wesen des Menschen.

6.2 Umgang mit methodologischen Fragen

In Kapitel 4.1 wurden die methodologischen Probleme der Diskursanalyse und die darum entbrannten Debatten angesprochen. Sich dazu ins Verhältnis zu setzen und eine Form des Umgangs damit zu finden, war neben der Klärung der Machtverhältnisse in der Demenzdebatte eines der Vorhaben dieser Arbeit. Dazu wurden im genannten Kapitel bereits Aussagen getroffen. Ob sich das Vorhaben, eine ihre poststrukturalistischen Grundlagen ernstnehmende und dabei dennoch als wissenschaftlich valide zu betrachtende Analyse zu erstellen gelungen ist, soll nun abschließend diskutiert werden. Der Systematik des Kapitels 4.1 folgend, wird dies in drei Punkten vollzogen.

6.2.1   Die Rolle des Subjekts

Ein zentraler Punkt im Streit um die Methodologie der Diskursanalyse ist die Frage nach dem Subjekt. Diskursanalytischen Ansätze handlungstheoretischer Provenienz wird mitunter vorgeworfen, das Konzept des Diskurses zwar zu verwenden, es aber durch das Festhalten an einem autonomen Subjekt ad absurdum zu führen. Umgekehrt gilt die Subjektabstinenz des Poststrukturalismus als Ignoranz gegenüber den Gestaltungspotentialen des Subjekts und seiner Bedeutung für den gesellschaftlichen Wandel (vgl. Kap. 4.1.1). Wie in Kapitel 4.1.1 dargestellt wurde, gibt es zwischen poststrukturalistischen und handlungstheoretischen Diskursansätzen aber trotz der oft offensiv vorgetragenen Differenzen eine Schnittmenge. Diese besteht in der Annahme einer Wechselwirkung zwischen Struktur und Subjekt. Weder negieren handlungstheoretische Ansätze die Bedeutung präformierender Strukturen, noch ging es den Vertretern des Poststrukturalismus wirklich um den „Tod des Subjekts"; das Ziel von Philosophen wie Foucault war lediglich eine Revision der erkenntnistheoretischen Engführung auf das Vernunftsubjekt der Aufklärung (vgl. Kap. 2.1.3). Die Unterschiede der Ansätze liegen somit letztlich vor allem in den Wegen des Erkenntnisgewinns – über die Struktur auf der einen, über das Subjekt auf der anderen Seite.

Dass eine Integration beider Perspektiven u. a. wegen des Verlustes eines kritischen Korrektivs nicht uneingeschränkt wünschenswert wäre, wurde in Kapitel 4.1.1 diskutiert. Zudem ginge damit der spezifische Erkenntnisgewinn einer strukturalen Analyse verloren. Andererseits kann auch ein poststrukturalistischer Ansatz, zumal wenn er sich auf Foucault oder Laclau beruft, die Bedeutung „freier" Subjekte sowohl für die Dynamik als auch für die Stabilisierung von Machtstrukturen nicht ignorieren. Als theoretische Antwort auf dieses Problem wurde unter Rekurs auf Laclau/Mouffe das Konzept der Artikulation angeboten (2000: 141). Gemeint ist das in Relation setzen diskursiver Elemente durch das bezeichnende Subjekt. Das Konzept verortet einen handlungsfähigen Akteur in das Zentrum sinnstiftender Prozesse. Damit wird, wie mehrfach ausgeführt, kein prädiskursives Subjekt eingeführt, zumindest aber die Intervention in diskursive Ordnungen als Ausdruck eines subjektiven Wollens fassbar.

Bzgl. der Frage des Subjekts in dieser Studie bleibt somit zunächst eines festzuhalten: Zwar werden subjektive Entscheidungsprozesse nicht abgebildet, zumindest wird aber die Bedeutung handlungsfähiger Subjekte innerhalb sozialer

Machtbeziehungen verdeutlicht. Die diskursspezifischen Aussagen zum Wesen des Menschen und die damit verbundenen Handlungsaufforderungen richten sich an Adressaten, die aufgrund ihrer Entscheidungsfähigkeit über Alternativen verfügen. Sie stellen Versuche dar, die innerhalb eines sozialen Kräftefeldes vergebenen Positionen nicht durch Druck und Repression, sondern über Vollständigkeit verheißende Angebote neu zu ordnen. Die Subjekte werden nicht repressiv fremdbestimmt, sondern fürsorglich belagert. Zwar wird dadurch kein starkes Subjekt eingeführt, zumindest aber die Abhängigkeit einer produktiven, Dinge hervorbringenden Machtstruktur von den Freiheitsgraden der involvierten Subjekte berücksichtigt.

Zweitens wurden über die Möglichkeiten einer hegemonialen Analyse hinausgehend die Intentionen, Strategien und Weltsichten der Akteure fokussiert und in die Theoriebildung integriert. Zwar ging es auch hier um textübergreifende Muster und nicht um individuelle Entscheidungsprozesse; zumindest aber werden Subjekte nicht als passive Subjektpositionen marginalisiert, sondern als komplexe und vor allem intentionale Knotenpunkte am Ausgangspunkt sinnstiftender Prozesse sichtbar. Die drei Diskurse sind somit einerseits intersubjektive Ordnungen jenseits der Akteure, zugleich aber ein Produkt deren subjektiver Artikulationen. Auch wurde zumindest in Ansätzen deutlich, dass die Sprecher der Debatte keine Anhängsel eines spezifischen Deutungsmusters sind, sondern sich bei ihren Argumentationen unterschiedlicher Muster bedienen. Sie sind folglich nicht determiniert, sondern bewegen sich in einem Feld aus Möglichkeiten. Entscheidungsfreiheit ist innerhalb des gegebenen Rahmens möglich.

Drittens verweisen auch die schon besprochenen widerständigen Praktiken auf ein entscheidungsfähiges Subjekt. Der Widerstand gegen die Subjektivierungszumutungen des jeweiligen Gegners lässt sich kaum denken ohne die Idee einer Alternative. Wo sich Widerstand formiert, müssen folglich Prozesse der Abwägung differenter Positionen und der Entscheidung für spezifische Optionen erfolgt sein, auch wenn dies zu zeigen außerhalb der Möglichkeiten der Studie bleibt.

Das Subjekt taucht somit zumindest indirekt als entscheidungsfähige Instanz im Diskurs auf. Rückschlüsse auf seine Handlungsfähigkeit sind auf dem Umweg über die Organisationsform der Argumentationslinien möglich. Auch wenn Subjekte in dieser Studie also als wirkungsvolle Instanzen im Diskurs gewürdigt werden, geht der Weg des Erkenntnisgewinns dennoch über die Struktur. Die Analyse bleibt damit konsistent mit dem poststrukturalistischen Paradigma, kann aber keine Aussagen zu den Effekten von Subjektivierungsprozessen auf der Ebene der Akteure treffen. Dass die Konfrontation mit Wissensformen und Subjektpositionen rund um die Demenz nicht unwidersprochen bleibt, sondern auch Ablehnung erzeugt, wird deshalb nicht bestritten. Ein Beleg dafür sind die zum Teil heftigen Reaktionen, die Deutungsangebote zur Demenz z. B. in Internetforen bei den Lesern hervorrufen[66]. Eine Integration dieser Befunde konnte jedoch in dieser vor allem mit der Erprobung eines Methodensortiments zur Analyse von Machtstrukturen beschäftigten Studie nicht vorgenommen werden.

Das Fehlen von Einsichten in die Formen der Aneignung, Ablehnung oder auch Anpassung von Zuschreibungen durch die adressierten Subjekte beschränkt die Reichweite der Studie noch in anderer Hinsicht. Laut Foucault verändern sich Machtstrukturen als Folge der ihnen entgegenschlagenden widerständigen Praktiken. Widerstand trägt dazu bei, die Zumutungen von Machtstrukturen auszupendeln und so ein Überschlagen von produktiver Macht in unproduktive Herrschaft zu verhindern (vgl. Kap. 2.3.2). Der Widerstand gegen das Subjektivierungsmodell der biomedizinischen Perspektive hätte somit innerhalb einer Machtarchitektur einen konstruktiven Aspekt, unabhängig davon, wie durchsetzungsfähig er letztlich ist. Eine Prognose, ob, in welchem Ausmaß und in welcher Richtung sich die Deutung der Demenz aus diesem Konflikt heraus ggf. tatsächlich ändern wird, kann aber nicht abgegeben werden.

6.2.2   Das Wesen des Diskurses

Diskurse sind im Verständnis Foucaults und Laclaus keine Reservoirs oder Transporteure für Themen, sondern Produktionsstätten sozialer Wirklichkeit (vgl. Kap. 4.1.2). Wenn ihre Analyse einen Einblick in die Dynamik der Welt des Sozialen liefern will, muss entsprechend der Modus der Konstruktion und nicht nur das Konstrukt in den Blick genommen werden. Die spezifischen Erkenntnismöglichkeiten der Diskursanalyse, nämlich nicht nur Wissen über die Welt zu gewinnen, sondern auch die kulturellen Bedingungen der Wissenspro-

---

[66] Dies lässt sich anhand von Leserkommentaren zu online publizierten Zeitungsartikeln gut ablesen (z. B. www.zeit.de/2011/20/Diagnose-Alzheimer oder www.zeit.de/2015/29/alzheimer-demenz-heilung-medikament?page=2#comments).

duktion aufzudecken, würden anderfalls verspielt. Diesem Anspruch konnte die Analyse m. E. gerecht werden. Zwar liefert die Thematisierung der Demenz den Ansatzpunkt der Studie, es geht aber gerade nicht um das „Thema", sondern um die Muster seiner Aufarbeitung in unterschiedlichen Kontexten. Inhaltliche Aussagen zur Natur der Demenz, zum Status der Betroffenen oder zum rechten Umgang mit der Problematik wurden nicht für eine Einordnung oder Bewertung ihres Gehalts herausgearbeitet, sondern lediglich zum Zweck der Differenzierung expliziert. Sie offenbaren jeweils spezifische Konstitutionsregeln, von denen aus auf unterschiedliche Diskurse geschlossen werden kann. Das Interesse gilt also nicht der einzelnen Aussage zur Demenz; es kreist um die Frage, ob sich Muster von Aussagesystemen in der Auseinandersetzung um die Demenz voneinander differenzieren lassen. Ziel war ein Einblick in die diskursive Produktion von Wirklichkeit am Beispiel der Demenz. Dadurch wird der Blick frei auf die hinter der Debatte wirksamen Organisationsformen von Macht.

Hierin liegt auch das „Mehr" der Analyse: Sie liefert nicht nur eine Beschreibung der Facetten eines Ausschnitts der sozialen Welt, sondern wirft einen Blick auf die Prozesse, die ihm Form geben. Den dargestellten hegemonialen Strukturen lassen sich Menschenbilder, kausale Zusammenhangsvermutungen und Vorstellungen zur Ordnung der Dinge zuordnen, die als Muster des Weltverstehens interpretiert wurden. Sie bilden eine basale Matrix der Deutung und Zuordnung jenseits der Ebene der in der Debatte verhandelten Konzepte. Die nachgewiesene Verschiebung von Deutungen zwischen den Diskursen (bzw. der Ausweis von Diskursen aufgrund der nachgewiesenen Verschiebungen) kann vor dem Hintergrund der Diskurstheorie als ein Nachvollziehen der diskursiven Konstruktion von Wirklichkeit interpretiert werden und ist somit mehr als nur eine Beschreibung diskursiver Oberflächenphänomene.

Weiterhin wurde das Problem des „methodologischen Holismus" der Diskursanalyse angesprochen. Geht man von einer diskursiven Konstruktion der Wirklichkeit aus, ist Diskursanalyse (als Diskurs über Diskurse) immer zugleich auch Wirklichkeitsproduktion. Die Analyse kann folglich nicht von einem gegebenen Diskurs ausgehen, weil sie dann annehmen müsste, dass dieser der Wirklichkeit vorausgeht. Die Rekonstruktion sozialer Wirklichkeit kann folglich nur im Vollzug erfolgen (vgl. Kap. 4.1.2). Diskurs ist somit ein ontologischer und analytischer Begriff zugleich. Der Nachweis regelhafter Strukturen in der Verwendung und Verbindung von Konzepten offenbart die Natur des Sozialen und stellt es zugleich her. Dies stellt besondere methodologische Ansprüche an eine Analyse. Diese Studie versucht ihnen gerecht zu werden, indem sie sich nicht der Explikation eines Demenzdiskurses verschreibt, sondern die Frage stellt, ob die aktuelle Auseinandersetzung um die Demenz als Diskurs gelesen werden kann. Zwar unterstellt die Studie das Vorhandensein hegemonialer Strukturen als Kennzeichen politischer Artikulationen ebenso wie die Existenz von Machtstrukturen und den Diskurs als ihre Organisationsform; dies sind aber lediglich analytische Konzepte. Sie dienen nicht dazu, die Existenz eines Diskurses nachzuweisen, sondern die Demenzdebatte unter dem Aspekt der diskursiven Natur der sozialen Wirklichkeit zu analysieren. Der Unterschied scheint gering, zumal im Grunde ja dennoch die Erwartung besteht, einen „Diskurs" zu finden. Der Ertrag dieser Perspektive ist allerdings ein hohes Maß an Offenheit gegenüber dem Gegenstand. Sie kommt ohne forschungsleitende Operationalisierungen des Diskursbegriffes aus, wie sie in verschiedenen diskursanalytischen Methodenbüchern vorgeschlagen werden. Sie unterstellt dem Diskurs weder eine bestimmte Form noch eine gerichtete Funktion. Ausgehend von ihren poststrukturalistischen Prämissen gewinnt die Analyse ihre drei explizierten „Diskurse" ausschließlich auf induktivem Weg, als Muster der sinnstiftenden Zuordnung bedeutungstragender Elemente in unterschiedlichen Quellen. Populäre diskurswissenschaftliche Forschungsfragen nach den Instanzen, in denen diese drei Diskurse stark sind, nach den Medien, in denen sie sedimentieren oder nach den Wegen ihrer Verbreitung (vgl. z. B. Keller 2011b: 70) können sich anschließen, bilden aber eben nicht den Ausgangspunkt der Analyse.

Die Absage an alle ontologischen Tatsachen außerhalb basaler struktureller Annahmen hat einen weiteren Vorteil. Wenn alles frei flottiert, können auch soziale Tatbestände wie Normen, Wertvorstellungen, wissenschaftliche Aussagen und Gütekriterien etc. als diskursiv und damit als kontingent betrachtet werden. Diese Perspektive befruchtet die Beschäftigung mit einem stark mit Bedeutung aufgeladenen Thema wie Demenz. Die Analyse kann, zumindest innerhalb gewisser Grenzen, eine Position abseits validierter Aussagen einnehmen. Eine Stellungnahme zu Wert und Güte der Aussagen aus naturwissenschaftlicher, philosophischer oder politischer Sicht ist nicht erforderlich. Dies macht es einfacher, nach den Machtwirkungen hinter gerichteten Kommunikationen zu fragen. Als Nachteil kann dagegen gelten, dass die Erträge der Analyse bzgl. ihrer Güte und

Reichweite schwer einzuordnen sind. Eine wertende Aussage zur Demenz verbietet sich. Auch ob die entdeckten „Diskurse" tatsächlich existieren, kann die Studie streng genommen nicht behaupten. Deutlich abstrakter kann lediglich eine Rekonstruktion der gesellschaftlichen Produktion des Sozialen am Beispiel der Demenz plausibel als Ertrag beansprucht werden.

6.2.3 Wissenschaft oder Wissenschaftskritik

Als letzter Punkt wurde in der Diskussion um den methodologischen Standpunkt der Diskursforschung die Frage behandelt, welchen Formalisierungsgrad eine Diskursanalyse noch verträgt, ohne gänzlich in den Bereich der etablierten Wissenschaftsproduktion abzurutschen. Jede Form der Operationalisierung der Diskursanalyse mindert Kritikern zufolge ihre Erkenntnismöglichkeiten und reduziert zudem ihren kritischen Impetus. Grund ist, dass jede Operationalisierung ihrerseits Prämissen folgt, die als diskursiv zu betrachten sind. Der machtinduzierte Prozess der Wirklichkeitserzeugung werde folglich nicht analysiert, sondern reproduziert. Somit könnten viele Diskursansätze trotz ihres Rekurses auf Foucault dessen wissenschafts- und erkenntniskritischen Intentionen nicht gerecht werden.

Sofern man die Diskursanalyse dennoch als Forschungsmethode betreiben will, stellen sich hier erhebliche Probleme. Einerseits soll ein Einblick in die diskursiv vermittelten Konstitutionsregeln des Denkens gewonnen werden – dies verlangt eine kritische Distanz zu den Regeln des Forschens, da diese zu den genannten Konstitutionsregeln gehören; andererseits soll die Analyse, gerade wenn mit ihr ein kritischer Impetus verbunden wird, von den Instanzen der Wissensproduktion verstanden und ernstgenommen werden[67]. Die zur Lösung dieses Dilemmas von Diskurstheoretikern unterbreiteten Vorschläge entsprechen, wie an anderer Stelle schon besprochen wurde, weitgehend den an die qualitative Sozialforschung ohnehin gestellten Anforderungen: Offenheit gegenüber dem Gegenstand, Distanz gegenüber standardisierten Verfahrensweisen, Selbstreflexivität der forschenden Personen und das Zugeständnis von Kontingenz und Vergänglichkeit der gewonnenen Einsichten (vgl. Kap. 4.1.3). Wenn methodisches Handeln

---

[67] Dieses Problem spiegelt in gewisser Weise das widersprüchliche Pendeln poststrukturalistischer Arbeiten zwischen Dekonstruktion kultureller Kontexte auf der einen und Anschluss an die kulturellen Formen des Wahrsprechens auf der anderen Seite (vgl. dazu Stäheli 2000).

schon nicht vermieden werden kann, ist es zumindest im Eingedenken seiner Machtwirkungen anzuwenden. Wenn am Ende des Forschungsprozesses Wissen stehe, ist dieses als kontingentes Produkt der Forschung und keinesfalls als „Wahrheit" zu betrachten. Eine Diskursanalyse muss ihre Güte also nicht nur in methodischer und methodologischer Hinsicht ausweisen, sondern sich auch als eine Form „kritischer Theoriebildung" beweisen.

Angesichts der geforderten Offenheit und Reflexivität erschien es naheliegend, sich bei der Analyse von Diskursen aus dem Methodenangebot der qualitativen Sozialforschung zu bedienen. Die Strategie, die zur Annäherung an den schwierigen Anspruch, überprüfbare Ergebnisse bei größtmöglicher Offenheit zu generieren verfolgt wurde, ist die Integration qualitativer Forschungsstrategien in eine strukturale Analyse. Der Gewinn liegt einmal in einer Öffnung des Forschungsprozesses. Dadurch lässt sich der hohe Formalisierungsgrad der Hegemonieanalyse oder anders, ihr „deduktive Überhang" relativieren. Das iterative Vorgehen der Grounded Theory erlaubt es, zwischen der Subsumption von Funden unter eine Kategorie und dem Erschließen immer neuer Querverbindungen zwischen den solcherart explizierten Kategorien zu pendeln. Die Fixierung eines Befundes ist immer zugleich die Ausgangslage für neue Fragen und neue Funde. Wenn die Analyse solcherart in der Schwebe gehalten werden kann, bleiben auch die an die Daten herangetragenen Ordnungsstrukturen im Fluss. So hat sich z. B. der Versuch, textübergreifende Muster nur anhand der hegemonialen Struktur eines Textes zu erschließen, als wenig zielführend erwiesen. Das Herausarbeiten hegemonialer Hierarchien, primärer und sekundärer Forderungen und antagonistischer Grenzen konnte nicht erklären, warum ein Heilung fordernder Text dennoch auf Teilhabe rekurriert oder warum ein Text sich für die Anerkennung des Personenstatus demenzbetroffener Menschen einsetzt und sie zugleich als schwach und defizitbelastet darstellt. Erst die Klärung der Ausprägung der gebildeten Kategorien in Abhängigkeit zu ihren intervenierenden Bedingungen konnten die Widersprüche auflösen (vgl. Kap. 4.3.4.2). Die so gewonnenen Einsichten halfen wiederum dabei, ähnliche Zusammenhänge in anderen Kontexten zu klären und das Bild insgesamt abzurunden. Das Ergebnis ist ein differenziertes Bild einer diskursiven Ordnung, das zwar von den Prämissen der Hegemonietheorie ausgeht, letztlich aber nicht auf ein starres Raster hegemonialer Strukturen zu reduzieren ist. Vielmehr konnte gezeigt werden, dass sich hegemoniale Muster innerhalb größerer Sinnzusammenhänge ausformulieren.

Bleibt das Problem der „Wahrheit" der gewonnenen Erkenntnisse. Die erhobenen Befunde sind das Ergebnis methodischer Interpretationen. Durch die Explikation des Auftretens oder des auffälligen Fehlens zentraler Konzepte, ihres
spezifischen Bewegungsmomentes oder ihrer Polyvalenz in unterschiedlichen
Kontexten wurde eine detaillierte Karte von Welt- und Problemsichten bei der
Behandlung der Demenz generiert. Ihre Güte verdankt diese Karte der Fülle an
untersuchten Einzelaspekten und der Nachvollziehbarkeit der angestellten Zusammenhangsvermutungen. Den Ansprüchen der qualitativen Sozialforschung
folgend, beansprucht sie nicht Repräsentativität, sondern Plausibilität, gewonnen
aus einer detaillierten, plausiblen und intersubjektiv überprüfbaren Beschreibung
eines Ausschnittes der Sozialen Welt. Somit wird auch kein umfassender Wahrheitsanspruch reklamiert.

Wie weit die hier beanspruchte Offenheit tatsächlich der Untersuchung vorgängige Vermutungen ausschließen kann, muss natürlich als ungewiss gelten. So
wurden die drei explizierten Perspektiven zwar aus den Daten gewonnen, ihre
Beschreibung erfolgt aber notwendigerweise mittels bekannter und bereits mit
Bedeutung geladener Begriffe. Der Umstand, dass ein Erkenntnisobjekt immer
ein erkennendes Subjekt verlangt und dass dieses Subjekt seinerseits eingebunden ist in ihm vorausgehende Wissensbestände kann aber als eine Grundbedingung des Forschens gelten und ist daher kein ursächlich lösbares Problem. Diese
Studie trägt dem Rechnung, indem sie ihre Analyseschritte expliziert und dokumentiert und sie damit intersubjektiv überprüfbar macht. Letztlich bleibt die
Ballance zwischen Formalisierung und Offenheit aber stets prekär und die Beurteilung der Güte von Erkenntnis eine Frage des angelegten Maßstabes. Kritisch
betrachtet sind außerdem auch die Gütekriterien der qualitativen Forschung ein
Ausdruck von Machtstrukturen im wissenschaftlichen Diskurs. Ob die Integration offener Analysetechniken das Problem vorgeformter Denkmuster tatsächlich
löst oder letztlich nur einen anderen Modus vorgeformten Denkens mit eigenen
Machtwirkungen darstellt, sei deshalb dahingestellt.

Die Explikation unterschiedlicher Perspektiven auf die Demenz und der Techniken ihrer Plausibilisierung birgt aber zumindest die Möglichkeit, von den normativen Grundlagen dieser Perspektiven zu abstrahieren und sie als Elemente einer
Machtstruktur und damit als ein Erkenntnisobjekt zu behandeln. Kritisch ist die
Studie somit nicht in Form einer wissenschaftskritischen Methodenabstinenz,

wohl aber durch ihren Versuch, etablierte Perspektiven, auch und gerade wenn
sie wissenschaftlich fundiert sind, als Ausdruck kontingenter Muster des Weltverstehens aufzuzeigen (ausführlich Kap. 6.4).

6.3 Beitrag zur pflegewissenschaftlichen Diskursforschung

Die Hegemonieanalyse ist weder in ihrer Reinform noch in Kombination mit der
Grounded Theory in den Pflegewissenschaften (oder darüber hinaus) verbreitet.
Daher ist zu diskutieren, welchen Beitrag sie zur pflegewissenschaftlichen Diskursforschung leisten kann. Am Beispiel der in Kapitel 3.4 vorgestellten pflegewissenschaftlichen Diskursanalysen wird dies nun in Angriff genommen.

Ein erster Punkt: Viele der im genannten Kapitel exemplarisch dargestellten
Studien operieren auf der Ebene des Inhaltes eines Textkorpus. Auch wenn sich
die meisten davon nicht als Inhaltsanalysen verstehen, steht doch das Auftauchen
bestimmter Ideen und Konzepte in den Beiträgen einer Zeitschrift oder einer
Fachdebatte im Zentrum ihres Interesses (z. B. Weißflog 2014). Sie können
zeigen, wie bestimmte, mitunter pflegefremde Konzepte in den pflegeinternen
Debatten Raum greifen und sie zu dominieren beginnen. Erkenntnis wird somit
aus dem Umstand gewonnen, dass sich bestimmte Ideen durchsetzen, andere
dagegen verschwinden bzw. erst gar keine Rolle spielen. Auch wenn damit noch
keine normative Bewertung von pflegekonstituierenden Konzepten wie „Wissenschaft" oder „Ökonomisierung" verbunden ist, bleibt der Erkenntnisgewinn doch
an die Existenz dieser Konzepte gebunden. Die Etablierung neuer Machtstrukturen wird anhand der vollzogenen Durchsetzung pflegefremder Perspektiven
beschrieben. Im Gegensatz dazu wurde in dieser Studie versucht, die Machtwirkung von Diskursen direkt aus der Struktur der untersuchten Texte heraus zu
explizieren. Zwar wurden auch dabei zentrale Konzepte als Knotenpunkte der
Diskurse ausgemacht; gezeigt wurde aber nicht ihrer Durchsetzungskraft, sondern ihre Bedeutungsverschiebungen innerhalb der untersuchten hegemonialen
Intentionen. Die Aufmerksamkeit galt also den Machttechnologien und nicht
ihren Ergebnissen.

Ein weiterer Punkt ist damit eng verbunden. Viele pflegewissenschaftliche Diskursanalysen interessieren sich für die Wechselwirkungen zwischen den Diskursen der Pflege und anderen einflussreichen Deutungssystemen, z. B. denen der
Wissenschaft, der Medizin oder der Ökonomie. Die Veränderungen und Verwer-

fungen, denen Pflege unterworfen ist, gelten als eine Folge ihrer Korrespondenz mit diesen Diskursen (z. B. Powers 1999). Diskursanalyse ist hier eine Analyse von Schnittstellen, von Berührungspunkten und Überschneidungen unterschiedlicher Deutungssysteme. Gesucht wird nach Spuren „fremder" Bedeutungsinhalte und Argumentationsfiguren. Besonders häufig ist es dabei der Diskurs der Ökonomie, dem Einfluss auf die pflegeinternen Prozesse der Selbstbeschreibung zugesprochen wird. Eine Gefahr dieser Forschungsperspektive liegt m. E. in der Diskursontologie, die mit ihr verbunden ist. Sie impliziert, dass ein Diskurs der Pflege und andere Diskurse daneben tatsächlich existieren. Auch wenn die Existenz ökonomischer Einflüsse gewiss evident ist und kaum ernsthaft bestritten werden kann, bedeutet diese Perspektive dennoch eine Einschränkung der Erkenntnismöglichkeiten. Ideen zur Beschaffenheit der sozialen Welt werden an die Daten herangetragen, anstatt aus ihnen gewonnen zu werden. In dieser Studie wurde deshalb versucht, Rückschlüsse auf das Wesen des Sozialen aus dem Material heraus zu gewinnen. Zwar geht sie von der Existenz hegemonialer Strukturen aus, setzt aber die Existenz konkreter „Diskurse" nicht voraus.

Als weitere Stärke der Hegemonieanalyse kann ihre Anwendbarkeit auf gegenwärtige soziale Phänomene gelten. Während viele der zuvor besprochenen pflegewissenschaftlichen Diskursanalysen die Genese aktueller Phänomene genealogisch, also durch einen Blick in ihre Historie zu klären trachten (z. B. Krampe 2009), beschäftigt sich die Hegemonieanalyse in der hier angewendeten Form mit Veränderungsprozessen im Vollzug. Folglich muss sie sich nicht darauf beschränken, den Erfolg von Machttechnologien nachträglich zu bestätigen und damit der „Macht" eine Existenz a priori zuzusprechen. Im Fokus stehen die aktuellen hegemonialen Intentionen in den untersuchten Texten. Die Reichweite ihrer Aussagen bleibt in dieser Perspektive freilich auch auf die Gegenwart beschränkt. Was sich aus den nachgezeichneten Versuchen einer Neuordnung sozialer Beziehungsnetze ergeben wird, kann sie nicht vorhersagen.

Ein letzter Punkt: Viele der vorgestellten Diskursanalysen ähneln sich darin, kollektive und singuläre Subjekte als schwach und gegenüber den Strukturen als machtlos zu beschreiben. Ihre Bemühungen um Emanzipation von gegebenen Machtverhältnissen schlagen stets fehl. Anstatt Freiheit zu gewinnen, ordnen sich lediglich die Systeme der Abhängigkeit neu (z. B. Kleinhenn 2012). Den Akteuren wird zwar ein eigenständiges Wollen, z. B. der Wille, den Pflegeberuf zu modernisieren, zugesprochen; letztlich erweist sich aber selbst der Erfolg als Scheitern. Die Verhältnisse lassen sich nicht ändern, so könnte man resümieren, lediglich die Abhängigkeiten lassen sich verschieben. Auch wenn die zitierten Studien meist den kritischen Anspruch erheben, die gegebenen Verhältnisse über eine Offenlegung ihres diskursiven Charakters für eine Reflexion der zugrunde-liegenden Machtstrukturen zu öffnen, bleibt doch m. E. ein fatalistisches Grundmoment. Möglicherweise ist dies ein unvermeidlicher Effekt der post-strukturalistischen Perspektive. Auch diese Studie ist davor nicht gefeit, zumal auch sie den diskursiven Charakter des Subjekts voraussetzt. Zumindest wird aber die Bedeutung des Widerstands gegenüber den diskursiv gehandelten Sub-jektivierungszumutungen thematisiert. Damit wird perspektivisch die aktive Rolle der Subjekte bei der Ausgestaltung von Machtstrukturen berücksichtigt. Machtstrukturen werden nicht als deterministisch, sondern als wechselseitig mit den Freiheitsgraden der Subjekte verbunden gefasst. Damit ist zumindest kon-zeptionell die Möglichkeit eröffnet, eine Machtanalyse auf das dynamische Aus-pendeln zwischen Herrschafts- und Fremdtechnologien und dem dagegen for-mierten Widerstand auszudehnen. Dass diese Studie dies nicht ausführen konnte, wurde mehrfach erwähnt.

Die hier erprobte modifizierte Hegemonieanalyse stellt somit eine Ergänzung im diskursanalytischen Methodenkanon mit spezifischen Möglichkeiten und Be-grenzungen dar. Ihr wichtigster Betrag liegt gewiss in ihren Vorschlägen zur Explikation der strukturellen Basis von Machtprozessen. Als Lektüremethode für politische Texte (Nonhoff 2014: 207) kann sie die Pflegewissenschaft für die politischen Intentionen sensibilisieren, die sich, wie gezeigt wurde, auch in den Beiträgen zu einer Fachdebatte finden lassen. Darüber hinaus kann eine auf die Explikation politischer Prozesse zielende Methode generell als geeignetes Refle-xionsinstrument für eine Profession gelten, die wie die Pflege im Zentrum ge-sellschaftlicher Wandlungsprozesse steht. In Kombination mit der Kodiertechnik der Grounded Theory können die entdeckten hegemonialen Bestrebungen dar-über hinaus in spezifischen Figuren des Denkens verortet werden. Der Wert der Methode liegt dabei nicht in der Bestätigung von bereits angenommenen Diskur-sen, sondern in der Offenbarung des diskursiven Charakters der sozialen Welt.

Damit ist auch die Möglichkeit einer Kritik der bestehenden Verhältnisse verbunden.

6.4 Beitrag zu einer kritischen Pflegewissenschaft

Bleibt die Frage zu klären, welchen Beitrag die Studie zu einer Pflegewissenschaft leisten kann, die sich nicht nur als Lieferant für verwertbare Ergebnisse
versteht und dadurch die bestehenden Ordnung stützt, sondern die darüber hinaus
den Anspruch erhebt, die Verhältnisse selbst für eine kritische Bewertung zugänglich zu machen. Das komplexe Feld der Kritik in- und außerhalb pflegewissenschaftlicher Kontexte kann dabei freilich nicht erschöpfend behandelt werden. Anhand einiger Eckpunkte soll aber geklärt werden, welchem Kritikverständnis die Studie folgt und worin ihr kritischer Beitrag besteht.

Die Pflegewissenschaft wird häufig dafür kritisiert, in ihrem Bemühen um Anerkennung vor allem an der Eroberung und Sicherung einer eigenen Position in
den Hierarchien des Gesundheitswesens interessiert zu sein. Sie habe beim Versuch, um jeden Preis nützlich zu sein, jegliche kritische Distanz zu den bestehenden Verhältnissen und vor allem jede Vision anderer Verhältnisse und einer
anderen Pflege verloren (Hülsken-Giesler 2013: 83). Anstatt sich größeren Zusammenhängen zu widmen und eine eigenständige Perspektive zu entwickeln,
verliere sie sich in der Kleinarbeit der empirischen Versorgungsforschung. Wissenschaftlicher Erkenntnisgewinn bleibe auf die praktischen Felder pflegerischen
Handelns beschränkt. Eine kritische Reflexion der Verstrickungen wissenschaftlichen Arbeitens mit den Herrschaftsverhältnissen einer Gesellschaft finde nicht
statt (Friesacher 2015: 47f.; Moers et al. 2011).

In Anschluss an Habermas bezeichnet Friesacher eine kritische Pflegewissenschaft dagegen als eine auf Mündigkeit und Emanzipation gerichtete Unterneh-
mung (2015: 50). Bei der Bildung von Theorien habe sie stets die Autonomie,
Selbstbestimmung und Gleichheit ihrer Forschungsobjekte zu berücksichtigen.
Kritik ist immer dann erforderlich, wenn die herrschenden Verhältnisse die genannten Ansprüche verunmöglichen. Angelehnt an Honneth sieht Helen Güther
einen konkreten Ansatzpunkt für Kritik z. B. in den asymmetrischen Anerken-
nungsverhältnissen, wie sie in den Erfahrungsbereichen der Pflege zu finden sind
(2015: 109; vgl. auch Friesacher 2015: 50f.). Kritik bedeutet hier, einen moralischen Maßstab anzulegen, um Praktiken der Missachtung und Entwürdigung zu

markieren und in eine Kritik der herrschenden Verhältnisse zu überführen (Güther 2015: 109). Kritik kann, wie Brandenburg und Güther im Anschluss an Jaeggi formulieren, außerdem als immanente Kritik an den Widersprüchen einer Praxis ansetzen, die sich selbst Normen gibt, diese aber permanent unterläuft (2015: 25). Kritisiert wird z. B. die Aberkennung von Selbstbestimmung gerade dort, wo eigentlich Autonomie gelten soll oder die Orientierung an ökonomischen Kriterien, wo die eigenen Leitbilder eigentlich den Menschen in den Mittelpunkt stellen (ebd.). Bezogen auf Demenz richtet sich die Kritik in dieser Linie z. B. auf das neue Leitbild der Inklusion, das ohne eine zeitgleiche Veränderung der gesellschaftlichen Wertvorstellungen und Menschenbilder letztlich eine Exklusion von Betroffenen bzw. ihre Inklusion in die hermetischen Systeme des Gesundheits- und Pflegesystems zur Konsequenz hat (Brandenburg 2014).

Diese hier freilich nur angedeuteten Positionen orientieren sich an der kritischen Theorie in der Tradition der Frankfurter Schule. Ihnen gemeinsam ist das Bekenntnis zur Emanzipation der Menschen von den sie bevormundenden und einschränkenden Verhältnissen sowie eine Vision künftiger, veränderter Verhältnisse. Friesacher bringt es auf den Punkt, wenn er drei Funktionen von wissenschaftlichen Theorien hervorhebt, die nach seiner Einschätzung für eine kritische Pflegewissenschaft in dieser Linie Relevanz besitzen: die kritische Analyse und theoriegeleitete Veränderung der konkreten Wirklichkeit, die Ideologiekritik in und außerhalb der Wissenschaften sowie der Entwurf von konkreten Utopien oder anders, von möglichen Formen einer zukünftigen Sorgelandschaft und einer zukünftigen Pflege (2015: 49).

Hinter den normativ gehaltvollen Ansprüchen der dargestellten Positionen scheint diese Studie zurückzubleiben. Utopien hat sie z. B. nicht anzubieten. Der Entwurf einer besseren Welt ist schwer zu formulieren, wenn der Fokus auf dem steten Fließen der sozialen Dinge und der Kontingenz jeglicher Ordnungssysteme liegt. Auch einen emanzipatorischen Anspruch im Sinne Habermas und der Frankfurter Schule kann sie nicht vorweisen. Ihren theoretischen Prämissen folgend wird das Subjekt als Teil des Diskurses betrachtet; folglich kann es sich letztlich auch nicht vom Diskurs emanzipieren. Konzepte wie Teilhabe oder Selbstbestimmung dienen ihr außerdem nicht als Orientierungspunkte von Kritik, sondern lediglich als Ausweis der Formbarkeit handlungsleitender Ideen in den differenten Organisationsformen sozialer Machtbeziehungen.

Wie in der Einleitung angekündigt, wird Kritik stattdessen als Rekonstruktion der Wahrheitspolitiken zur Demenz verstanden (s. u.). Mit dieser Herangehensweise ähnelt diese Studie den vorgestellten Diskursanalysen pflegewissenschaftlicher Provenienz. Ihre Perspektive ist im weitesten Sinne genealogisch, also auf die Formbarkeit sozialer Phänomene in kulturellen Kontexten gerichtet. Eine genealogische Studie betrachtet die historischen Beziehungsmuster von Begriffs- und Denkordnungen, Praktiken, Subjekten etc. und wendet ihre daraus gewonnenen Erkenntnisse auf gegenwärtige soziale Phänomene an. Sie versucht, die den Dingen anhaftende zeitlose Selbstverständlichkeit zu durchbrechen, indem sie sie als Produkt eines Herstellungsprozesses entlarvt (Geuss 2003: 152; Saar 2007: 293ff.). Die Frage ist nicht, welche kausalen Bewegungen am Beginn einer sozialen Praxis stehen, sondern unter welchen Rahmenbedingungen ihr Erscheinen in der beobachteten Form wahrscheinlich war. Genealogie ist nach Saar eine Form der *„Ursachen- und Voraussetzungsforschung für soziale Arrangements"* (2007a: 314). Zwar wurde die Hegemonieanalyse hier nicht auf historische Prozesse angewandt; im Zentrum steht aber dennoch die Kontextabhängigkeit wirkmächtiger Konzepte. Gezeigt wurde, dass auch neue Ideen zum Umgang mit dem Phänomen Demenz nicht voraussetzungslos und ahistorisch sind, sondern auf bestehenden Mustern der Zuordnung und Ausgrenzung basieren.

Das Kritikverständnis der Genealogie ist dem der Frankfurter Schule nicht völlig fremd, zumindest nicht in Bezug auf das Konzept der immanenten Kritik, wie es u. a. von Jaeggi ausbuchstabiert wird (z. B. 2009: 285)[68]. Hier wie dort schöpft Kritik ihre Ansatzpunkte direkt aus den beobachteten Phänomenen und Bewegungsmustern der sozialen Welt. Hier wie dort sind es nicht die uneingelösten Ansprüche einer Praxis, ob aus der Praxis selbst heraus oder extern formuliert, sondern die dichte Beschreibung der Praxis selbst, die der Kritik Nahrung liefert. Nicht der Erfüllungsgrad von Normen, sondern ihre systembildende Funktion rückt in beiden Perspektiven in den Fokus[69]. Dennoch bleibt die genealogische Kritik gegenüber dem Kritikverständnis der Frankfurter Schule *„normativ relativ*

---

[68] Einen Vergleich zwischen einem genealogisch/poststrukturalistischen Kritikverständnis und dem Kritikverständnis der Kritischen Theorie findet man u. a. bei Dreyfus/Rabinow 1994: 197f.; Owen 2003 oder Schäfer 1995: 154f.

[69] Die immanente Kritik interessiert sich z. B. nicht dafür, ob „Freiheit" verwirklicht ist, sondern welche Funktion das Konzept in einer bürgerlichen Marktgesellschaft hat und welche Unfreiheiten damit notwendigerweise erzeugt werden (Jaeggi 2015: 92f.).

sparsam" (Saar 2009b: 264) [70]. Eine bessere Welt kann sie nicht entwerfen, zumal diese ja doch nur wieder als kontingentes diskursives Produkt zu betrachten wäre. Es stellt sich somit die Frage, was eigentlich kritisch an einer Perspektive ist, die keine Verbesserungen und damit auch kein Konzept des „Guten" anzubieten hat. In drei Punkten wird dies nun dargestellt:

Zunächst konnte durch die Analyse der hegemonialen Artikulationen ein Blick auf die Prozesse der Herstellung der Elemente des Sozialen geworfen werden. Ausgehend von den Prämissen der poststrukturalistischen Hegemonietheorie wurden seine Konstitutionsbedingungen am Beispiel der Demenz nachvollzogen. Die Analyse nimmt also keine Oberflächenformationen sozialer Lebensformen in den Blick, sondern die basalen Prozesse ihrer Genese. Dies birgt die Möglichkeit, auch Kritik wesentlich radikaler zu formulieren (Saar 2009b: 263). Kritik bedeutet nicht, eine Praxis als gut oder schlecht zu bewerten, sondern sie als Produkt von Machtstrukturen und den ihnen zugeordneten Technologien zu begreifen. Macht wirkt an der Basis eines biomedizinischen Diskurses ebenso wie in den Versuchen, ihn medikalisierungskritisch zu untergraben. Die Analyse zeigt, dass sich die normativen Grundlagen der beschriebenen Diskurse zwar unterscheiden, sie sich in ihren hegemonialen Techniken aber ähneln. Kritik liegt somit im Offenlegen von Machtbestrebungen auch dort, wo man sie möglicherweise nicht vermutet.

Die Studie konnte weiterhin zeigen, dass in den Texten Aussagen über das „Gute" stets mit einer Absage an das „Schlechte" verbunden werden. Das Gute existiert folglich nicht aus eigenem Recht, sondern bedarf der Kontrastierung, um ein Wesen zu erhalten. Gut und schlecht sind füreinander konstitutiv. Damit wird ein Beitrag zur Denaturalisierng normativer Konzepte und zur Kritik von darauf rekurrierenden Aussagen geleistet. Selten kritisierte Begriffe wie Selbstbestimmung, Würde oder Teilhabe wurden einer Kontextualisierung unterzogen und damit als Instrumente einer Machttechnologie offenbart.

---

[70] Jaeggi erhebt den Anspruch, mit ihrem Verständnis einer immanenten Kritik das Konzept für eine normativ bedeutsame aber eben nicht normativistische Kritik vorgelegt zu haben (2009: 283). Kritik findet ihr zufolge ihren Ansatzpunkt nicht in Normen, sondern in den normenbasierten sozialen Praktiken. Nicht die „Qualität" einer Norm, sondern ihre Funktion bzw. ihr Scheitern liefert ihr einen Ansatzpunkt (ebd.: 277f.; 2015: 92f.) Hier ließe sich allerdings einwenden, dass auch Jaeggi am Anspruch einer Veränderung der sozialen Praxis festhält und dass diese Veränderung als Verbesserung gedacht wird (Jaeggi 2009: 290). Verbesserung ist m. E. aber an normative Setzungen gekoppelt, da ohne sie ein Zustand kaum als besser oder schlechter bewertet werden könnte.

Drittens schließlich ist mit der genealogischen Perspektive immer die kritische Perspektive verbunden, dass die Dinge auch ganz anders sein könnten. Wenn sich jedes Element des Sozialen einem Herstellungsprozess verdankt, kann es auch in anderer Form hergestellt werden. Kritik bedeutet hier, neue Felder einer kritischen Reflexion zu erschließen oder anders, eine Möglichkeit zum „Anders-Denken" zu eröffnen. Dabei kann, wie mehrfach angesprochen, keine bessere Welt in Aussicht gestellt werden. Mit Foucault gesprochen liegt der verändernde Impuls vielmehr in dem Wunsch, nicht so, sondern eben anders regiert zu werden (1992: 12).

Der Preis dieses Ansatzes ist ein zwar kritisches, nicht aber engagiertes Statement zum Umgang mit einem Thema von hoher gesellschaftlicher Relevanz. Zwar können die aktuell verhandelten Vorschläge zum gesellschaftlichen Umgang mit der Demenz als Reproduzenten bestimmter Deutungssysteme rekonstruiert werden; einer Stellungnahme über das nüchterne Konstatieren der Organisationsformen des Sagbaren hinaus fehlt aber die Grundlage. Bezogen auf das Thema Demenz liefert die Studie somit keine Argumente für eine andere, bessere Praxis. Emanzipatorisch ist ihr Anspruch aber zumindest insofern, als dass sie für die Formbarkeit schlagwortartig verwendeter normativer Konzepte sensibilisiert und kritische Fragen zu ihrer Instrumentalisierung aufkommen lässt. Menschen mit Demenz kann die hier entwickelte kritische Perspektive dazu anregen, sich der objektivierenden Zuschreibungen durch die Biomedizin bewusst zu werden. Sie kann aber auch dazu beitragen, die gesellschaftspolitische Anrufung als aktives und produktives Gemeinschaftsmitglied als Machttechnologie zu erkennen und als Zumutung zurückzuweisen.

6.5 Diskussion des Forschungsdesigns

Die Kombination diskursanalytischer Programme mit Methoden und Heuristiken der Grounded Theory ist durchaus etabliert (Gasteiger/Schneider 2014a: 140f.). Dass sie trotz der unterschiedlichen Hintergrundtheorien keine unlösbaren methodologischen Probleme aufwirft, wurde expliziert (Kap. 4.3.1.9). Auch in dieser Studie hat sich die Kombination, wie mehrfach angesprochen, als produktiv erwiesen. Die strukturale Orthodoxie wurde unterbrochen, die Analyse geöffnet und der Interpretationsprozess zugleich methodisch abgesichert. Die Frage nach den intervenierenden Bedingungen im Rahmen des Kodierparadigmas hat zudem die analytische Schärfe bei der Betrachtung von Subjektpositionen erhöht und die Machtanalyse unter dem Aspekt der Subjektivierung abgerundet. Insgesamt konnte dadurch ein plausibleres und detaillierteres Bild unterschiedlicher Deutungsformen der Demenz herausgearbeitet werden. Einige Probleme dieser Methodenkombination bleiben aber noch anzusprechen.

6.5.1 Methodologische Probleme des Methoden-Mix

Die Anwendung der Hegemonieanalyse in der genannten Form bedeutet eine Verlagerung des Erkenntnisinteresses gegenüber ihren ursprünglichen Intentionen. Nicht das Nachzeichnen der Karriere zentraler politischer Begriffe steht nun im Fokus, sondern die Bedeutungsverschiebung elementarer Konzepte in unterschiedlichen Wissensordnungen. Die Perspektive ist also nicht historisch, sondern gegenwartsbezogen. Bei der Analyse der Debatten zur Demenz ging es nicht um die Einkreisung eines zentralen Begriffes als Symbol der Hegemonie, sondern um die Entdeckung zentraler Konzepte als Knotenpunkt hegemonialer Artikulationen. Es hat sich außerdem gezeigt, dass etablierte Konzepte mit hoher politischer Strahlkraft wie „Freiheit" oder „Wohlstand" in den untersuchten Texten gar nicht vorkommen. Der Grund mag sein, dass die untersuchten Materialen zwar politisch intendiert sind, aber eben keine Produkte eines politischen Systems darstellen. Deshalb benutzen sie auch nicht deren Vokabular. In Ermangelung „klassischer" und eindeutiger Signifikanten für das Gute wurde stattdessen eine Summe semantisch ähnlicher Kodes, sofern sie aufgrund ihrer Bedeutung (umfassend und einschließend) und ihrer Stellung (Ziel von hegemonialen Forderungen) als Platzhalter des imaginären Allgemeinen gewertet werden konnten, zu Kategorien verdichtet. Positiv gewendet wurden mit diesem Schritt die für die Analyse gewählten Instrumente dem Gegenstand angepasst und seinen Anforderungen entsprechend ergänzt. Da sowohl Diskursanalyse wie auch Grounded Theory einen offenen Forschungsstil einfordern, wird damit weder dem einen noch dem anderen Ansatz Gewalt angetan (vgl. dazu Gasteiger/Schneider 2014a: 145).

Dieses Verfahren birgt allerdings auch ein methodologisches Problem. Dass zwar Kategorien aus den Daten gewonnenen werden konnten, eindeutige Signifikanten für das Allgemeine allerdings fehlen, steht möglicherweise in Konflikt mit den Prämissen der grundgelegten Theorie. Hegemonietheorie und Hegemonieanalyse müssen m. E. letztlich davon ausgehen, dass die Signifikanten für das Allgemeine in den Artikulationen klar identifizierbar sind. Begriffe wie Freiheit oder Wohlstand, wie fließend ihr Profil auch immer ist, müssen offen, das heißt im Wortlaut vorliegen, wenn ihnen gemäß der Theorie eine Funktion als Repräsentant des Allgemeinen zugesprochen werden soll. Sie müssen von den adressierten Subjekten als Namen für das Allgemeine erkannt werden, um Strahlkraft zu entwickeln. Es stellt sich also die Frage, ob das zentrale Konzept des leeren Signifikanten tatsächlich mit dem der Kategorie im Sinne der Grounded Theory kompatibel ist. Anders ausgedrückt wird seine Funktion in der Hegemonietheorie umso prekärer, je deutlicher der Begriff des imaginären Allgemeinen sich als Produkt einer durch eine abstrahierenden Interpretation erweist.

Ein Stück weit erscheint dieses Problem in der Hegemonietheorie angelegt (vgl. Kap. 4.3.2.1). Wie an anderer Stelle dargestellt, ist das Allgemeine weder ein gewesener noch ein zukünftiger Tatbestand; Laclau zufolge ist es nichts anders als die Ausdehnung von Äquivalenzbeziehungen unter dem Eindruck einer Repression (2013: 72f.). Das Allgemeine ist die Idee einer Fülle, die abwesend ist, erfahrbar nur durch die Erfahrung eines unerfüllten Lebens. Folglich lässt es sich auch nicht wirklich mit einem Begriff fassen, auch nicht mit den Begriffen Wesen des Menschen oder Gemeinschaft. In letzter Konsequenz lässt es sich somit auch nicht mithilfe wissenschaftlicher Methoden einfangen. Nonhoffs Hegemonieanalyse unternimmt wohl deshalb auch keinen Versuch, das Allgemeine selbst zu explizieren.

Die Explikation von Schlüsselkategorien wie Gemeinschaft oder Wesen des Menschen könnte also als Bestimmungsversuch eines von seinem Wesen her unbestimmten Phänomens interpretiert werden. Damit würde diese Untersuchung sowohl die Prämissen der Hegemonietheorie als auch die Methodik der Hegemonieanalyse verlassen. Problematisch ist, dass der Versuch, das Imaginäre mit Begriffen zu fassen, letzten Endes nur weitere Signifikanten produziert. Eine Unterscheidung zwischen dem imaginären Allgemeinen und seinen weltlichen Namen ist nicht mehr möglich. Damit wird aber auch das Konzept des Allgemeinen als Unterscheidungsmerkmal differenter Diskurse prekär.

Das Problem würde sich nicht stellen, wenn man die konstruierten Diskurse nicht als Formen der Anrufung des Allgemeinen auffassen würde, sondern lediglich als spezifische Muster zur Beschreibung des Mangels. Das Allgemeine wäre dann nicht anwesend, sondern lediglich manifest als umfassendes Programm zur Behebung aller Aspekte eines vielschichtigen Problems (vgl. dazu Kap. 4.3.1.7). Möglicherweise wird das Problem dadurch aber auch nur verschoben. Festzuhalten bleibt, dass eine vorsichtigere Nomenklatur beim Umgang mit dem Konzepz des imaginären Allgemeinen sinnvoll gewesen wäre.

6.5.2   Probleme der Textauswahl

Die Vergleichbarkeit der Texte wurde, wie eingangs dargestellt, durch eine vergleichbare Relevanz der Autoren für die Debatte hergestellt. Ausgewählt wurden zudem nur Texte, in denen Aussagen zur Demenz mit politischer Intention getroffen werden, in denen sich also hegemoniale Strukturen zumindest andeuten. Wegen des zum Teil sehr unterschiedlichen Niveaus der hegemonialen Bestrebungen haben sich im Verlauf der Analyse allerdings Fragen nach der tatsächlichen Vergleichbarkeit der Texte ergeben. Während die Vertreter einer Erneuerung des gesellschaftlichen Umgangs mit Demenz logischerweise die etablierten Sichtweisen und Interventionsstrategien angreifen müssen, haben umgekehrt die Vertreter des etablierten Krankheitsparadigmas wohl deutlich weniger Anlass, sich hegemonial zu betätigen. In ihren Texten lassen sich hegemoniale Bestrebungen zwar nachweisen, sie bleiben aber in vielen Fällen vergleichsweise schwach. Mit dem Fehlen eindeutiger hegemonialer Bestrebungen wird aber auch die Interpretation von „Heilung" als imaginäres Allgemeines des naturwissenschaftlichen Diskurses diskussionsbedürftig. Ohne hegemoniale Intention muss die Interpretation von sprachlichen Strukturelementen als hegemonial als unsicher gelten. Zwar stützen eine Reihe offensiverer Texte, z. B. von Ursula Lehr oder aus dem Umkreis der DAG, diese Interpretation; um den Befund zu sichern wäre aber gewiss eine Ausdehnung der Analyse auf weitere Materialen hilfreich. Das Heilung ein gängiges Konzept in naturwissenschaftlicher Perspektive ist, kann angesichts seiner Prominenz in einer Mehrzahl der Texte dagegen als unstrittig gelten. Der Kategorie eine hohe Relevanz zuzuschreiben ist somit gesichert, ihre Interpretation als imaginäres Allgemeines dagegen weniger plausibel.

Fragen ergaben sich außerdem bei der Analyse von Interviews. Bei dieser Textsorte folgen die Aussagen einem durch die Interviewsituation (Frage/Antwort) vorgegebenem Muster. Die Strukturierung kommt also nicht nur vom Interviewten als Reproduzenten eines Diskurses, sondern ist auch dem Erkenntnisinteresse des Interviewers geschuldet. Zwar lässt sich auch das Ein- und Ausblenden von Gegenständen durch die Fragen der Journalisten als Ausweis einer diskursiven Ordnung verstehen; die Analyse von textinternen, hegemonialen Mustern muss aber in diesem Fall als schwierig gelten.

Als schwierig erschien weiterhin die Analyse von Texten, die zwar dezidiert auf die Thematik Demenz bezugnehmen, aber statt der Präzisierung einer eigenen Position eine Vielzahl anderer Positionen zur Demenz referieren und abwägen. Auch hier lassen sich Mängelbeschreibungen und Forderungen finden. Es stellt sich aber die Frage, wer eigentlich spricht. Zwar kann die Reproduktion bekannter Positionen als Ausweis der Wirksamkeit eines Diskurses genommen werden; andererseits ist aber nicht immer klar, ob der Text diesem Diskurs tatsächlich zugeordnet werden kann. Kodiert werden konnten in solchen Beiträgen letztlich nur diejenigen Sequenzen, in denen Forderungen ohne direkten Bezug auf andere Positionen formuliert wurden.

Als besonderes Problem der Analyse der als gesellschaftspolitisch titulierten Perspektive kann die interne Nähe mancher der zugeordneten Autoren gelten. Viele davon sind für die gleichen Organisationen tätig, arbeiten in den gleichen Projekten oder sind privat miteinander verbunden. Hier stellt sich die Frage, ob die in ihren Texten gefundenen Strukturen wirklich als Produkte eines diskursiven Musters zu betrachten sind, oder nur als Resultat einer Sprachregelung innerhalb einer intentional und organisatorisch verbundenen Gruppe von Autorinnen und Autoren. Elemente der gesellschaftspolitischen Perspektive lassen sich allerdings auch in den Beiträgen von Autoren ohne bekannten Bezug zur genannten Gruppe finden. Dass auch hier textübergreifende Muster vorliegen, kann daher angenommen werden. Auch hier gilt, dass eine gezielte Suche nach unterstützenden Befunden in einem größeren Datenkorpus für die Sicherung der Ergebnisse hilfreich wäre.

Trotz der genannten Probleme konnte m. E. aus dem Datenkorpus eine ausreichend große Schnittmenge an miteinander verbundenen Positionen identifiziert werden, um Muster des Sagbaren in Abgrenzung zueinander abbilden zu können. Die drei Diskurse haben sich im Zuge des offenen und axialen Kodierens als stringentes Muster stabilisiert. Die erhobenen Befunde können deshalb plausibel als institutionell verfestigte Regeln zur Produktion von Aussagen aufgefasst werden. Ob diese über die Demenzdebatte hinaus wirkmächtig sind, ist im Rahmen dieser Arbeit nicht zu beantworten. Zur weiteren Explikation der einzelnen Perspektiven oder auch zu ihrer Erweiterung oder Korrektur wäre eine Ausweitung der Studie auf einen größeren Datenkorpus notwendig. Ein selektives Kodieren im Sinne der Grounded Theory zur Fundierung der gebildeten Kategorien durch die Integration anderer Materialen müsste sich anschließen. Die Frage wäre hier, ob die konstruierten diskursiven Muster sich auch in anderen sozialen Feldern abbilden lassen. Wegen des explorativen Charakters der Studie war dies nicht möglich. Entsprechend kann sie nur als ein erster Schritt in das Forschungsfeld mit vorläufigen Ergebnissen betrachtet werden.

6.5.3   Diskurs oder professionsinterner Konformismus?

Es gibt einen recht eindeutigen Zusammenhang zwischen der Profession der Sprecher und der Perspektive, der ihre Texte zugeordnet wurden. Wenig überraschend sind es z. B. vor allem Philosophen und Theologen, deren Beiträge sich der anthropologischen Perspektive zuordnen lassen. Naturwissenschaftliche Beiträge werden demgegenüber häufig von Naturwissenschaftlern verfasst, von Medizinern, Biologen oder Psychologen. Gesellschaftspolitisch aktiv sind Sozialarbeiter, Sozialwissenschaftler oder Sozialpolitiker. Es gibt aber auch Abweichungen. Einige wenige Mediziner argumentieren „anthropologisch" (Gogol). Ein prominenter Sprecher wie Reimer Gronemeyer, Vorstand von Aktion Demenz e. V. und damit in großer organisatorischer Nähe zur gesellschaftspolitischen Perspektive, lässt sich ebenfalls recht eindeutig dem anthropologischen Diskurs zuzuordnen. Auf der anderen Seite gibt es eine Reihe von Autoren, die in einzelnen Punkten vom Mainstream eines Diskurses abweichen, ihn an anderer Stelle aber umso deutlicher reproduzieren. Hirsch z. B. fordert als Facharzt für Nervenheilkunde und Geriatrie keine bessere medizinische Versorgung, sondern einen menschlichen Umgang mit den Betroffenen. Dennoch bleibt sein Beitrag in vielen anderen Punkten, z. B. bzgl. der Beschreibung der Betroffenen als schwach und unselbstständig, dem Modus des naturwissenschaftlichen Diskurses verhaftet. Ähnliches gilt für die Texte der DAG, wie an anderer Stelle bereits ausgeführt wurde (vgl. Fußnote 62).

Gerade diese zuletzt genannten „Zugkräfte", die ein Diskurs auch auf seine „abtrünnigen" Sprecher offensichtlich auszuüben im Stande ist, sind m. E. mit Blick auf den Nachweis einer Diskursperspektive interessant. Hier deutet sich zumindest an, dass es auch bei Abweichungen und Differenzen in einzelnen inhaltlichen Punkten einen beitragsübergreifenden Nenner auf der Ebene des Weltverstehens gibt. Es zeigt sich, dass Vertreter einer Profession in vergleichbarer Weise einem spezifischen Modus der Beschreibung und Bewertung sozialer Gegenstände folgen, auch wenn sie im konkreten Fall vom Mainstream ihrer Profession abweichen. Ihre Meinungen mögen auseinander gehen, ihre Argumentation wurzelt aber in spezifischen Traditionen der Welterkenntnis und reproduziert deren Zusammenhangsvermutungen.

Ob dies schon Diskurs ist oder doch nur eine Form von professionsinternem Konformismus, ist freilich kritisch zu diskutieren. Auch hier wären weiterführende Studien zur Explikation des Befundes notwendig. Ob die konstruierten Muster tatsächlich als Diskurs gelesen werden können, hängt freilich auch von der Definition des Konzeptes „Diskurs" ab. Wenn man bereits den Nachweis von intertextuellen Formationsregeln als Diskurs wertet, wie im Folgenden dargestellt, stellen möglicherweise auch professionsinterne Sprachmuster bereits einen Diskurs dar.

6.5.4 Perspektiven, Diskursfragmente, oder Diskurse?

Viele der Positionen, die als typisch für jeweils eine der drei herausgearbeiteten Perspektiven dargestellt wurden, lassen sich unschwer anderen, zum Teil beträchtlich älteren Debatten zuordnen. Die Positionen des anthropologischen Diskurses ähneln z. B. denen der Care-Ethik in der Tradition von Carol Gilligan. Auch hier ist der Mensch nicht autonom, sondern ein Teil von Beziehungsnetzen (Kohlen/Kumbruck 2008: 4). Auch hier ist es vor allem der Moment der zwischenmenschlichen Begegnung, über dessen Gestaltung sich die gesunden Teilnehmer Rechenschaft ablegen müssen (ebd.: 5). Die für die gesellschaftspolitische Perspektive kennzeichnende Forderung nach einer Gleichstellung von Demenzbetroffenen mit Nichtbetroffenen, nach Anerkennung ihres Expertenstatus und nach Berücksichtigung ihrer Expertise bei der Entwicklung von Hilfsstrukturen hat dagegen starke Anklänge an die seit Ende der 1960er Jahre verfochtenen Forderungen der politischen Behindertenbewegung (vgl. dazu Wacker 2015:

135). Die Forderung nach Anerkennung der Demenz als normale Ausdrucksform menschlicher Vielfalt und nach bedingungsloser Akzeptanz der Demenzbetroffenen als Bürgerinnen und Bürger entspricht dagegen einigen zentralen Statuten der UN-Behindertenrechtskonvention (ebd.: 139). Zentrale Forderungen der naturwissenschaftlichen Perspektive, z. B. nach dem Erhalt von Lebensqualität, der Verzögerung des Krankheitsprozesses oder auch nach mehr Selbstbestimmung durch den Erhalt kognitiver Leistungsfähigkeit stehen wiederum in auffälliger inhaltlicher und semantischer Nähe zu den Kriterien zur Bemessung des therapeutischen Erfolges einer Demenzintervention, wie sie u. a. in der S3-Leitlinie zur Demenz grundgelegt sind (DGPPN/DGN 2015: 45; Gutzman/Mahlberg 2011: 301). Die Hirnliga e. V. bringt es auf den Punkt, wenn sie Lebensqualität als Outcome-Kriterium erster Güte ausweist (2008).

Es ließen sich wohl unschwer weitere Parallelen zwischen den in der Demenzdebatte virulenten Deutungsmustern und Deutungsfiguren aus anderen Kontexten finden. Es wäre vermutlich auch möglich, die genannten Parallelen in einen noch größeren Zusammenhang zu stellen und noch ältere Referenzen für ihre Aussagesysteme finden[71]. Dies zu belegen liegt freilich außerhalb der Möglichkeiten dieser Analyse. Letztlich bleibt die Frage, ob es sich hier um eigenständige Diskurse oder lediglich um Fragmente oder Echos größerer diskursiver Formationen handelt, gegenstandslos. Dies gilt zumindest, wenn, wie in dieser Arbeit, ein „methodologischer Holismus" (vgl. Kap. 4.1.2) für die Diskursanalyse beansprucht wird. Diskurse sind forschungsheuristische Konstrukte, sie können nicht sinnvoll von ihrer Analyse getrennt betrachtet werden. Die aufgefundenen Diskurse wurden methodengeleitet aus den Daten konstruiert. Gültig sind sie nicht als „wahre" Aussage zur Beschaffenheit der Welt, sondern als Beitrag zur wissenschaftlichen Auseinandersetzung über den sinnhaften Aufbau menschlicher Gemeinschaften (vgl. dazu Keller 2011a: 269; Nonhoff 2011: 91f.). Die zentrale Frage in diesem Kontext lautete entsprechend nicht, ob es einen oder mehrere

---

[71] Die für die verschiedenen Perspektiven herausgearbeiteten Bewegungselemente haben sogar eine gewisse Ähnlichkeit zu den von Foucault in *Die Ordnung der Dinge* beschriebenen historischen Grundmotiven der Welterkenntnis (1981; vgl. Kap. 2.1.2). Das Motiv „Rückbesinnung auf des ewig Gleiche" im anthropologischen Diskurs hat Anklänge an das Motiv „Erkennen von Ähnlichkeiten" der Renaissance, das „Mehr vom Gleichen" im naturwissenschaftlichen Diskurs kann als Echo des Motivs „Wiederholung des Gleichen", nach Foucaults Analyse Grundelement moderner Rationalität, betrachtet werden. Diese Ähnlichkeit mag aber auch der Vagheit der Begriffe geschuldet sein.

„Demenz-Diskurse" *gibt*, sondern ob die Debatte zur Demenz als hegemonialer Diskurs gelesen werden kann. Sie wurde durch die Explikation dreier Muster hegemonialer Forderungen beantwortet. Dass die Untersuchung nur einen Ausschnitt der sozialen Wirklichkeit ins Auge fassen konnte, schmälert m. E. nicht den Anspruch, eine Diskursanalyse durchgeführt zu haben. Weil die Regeln des Diskurses letztlich nur aus den Daten heraus rekonstruiert werden können, ist jeder Abschnitt der sozialen Welt, für den dies gelingt, als Diskurs zu betrachten. Dass es möglicherweise darüber oder dahinter weitere, größere Formationen mit präformierendem Einfluss gibt, ändert nur die Perspektive, nicht aber die Güte des Ergebnisses.

6.5.5 Ergänzungen, Weiterentwicklungen und Grenzen

Viele der Ergebnisse ließen sich vermutlich gut durch andere methodische Zugänge ergänzen oder erweitern, ggf. auch kritisch infrage stellen. Denkbar wäre es z. B., die entdeckten Bewegungsmomente der Diskurse anhand einer Analyse der von den jeweiligen Autoren verwendeten Bildsprache zu überprüfen. Eine systematische Metaphernanalyse (z. B. Kruse et al. 2012), könnte den Befund, dass die Bewegungsrichtung des anthropologischen Diskurses eher rückwärtsgewandt und kreisförmig verläuft, durch eine systematische Untersuchung der in den zugeordneten Sequenzen verwendeten Sprachbilder ggf. stützen bzw. korrigieren. Die Kategorien Wesen des Menschen oder natürliche Ordnung wurden im Rahmen des Kodierverfahrens lediglich aufgrund der auffälligen Rede vom Werden und Vergehen und ähnlicher Beschreibungen aus den Texten der zugeordneten Autoren gebildet; eine sprachwissenschaftliche Präzisierung konnte mit den vorhandenen Analysemitteln allerdings nicht vorgenommen werden. Gleiches gilt für die vielen im gesellschaftspolitischen Diskurs Verwendung findenden Synonyme für Erneuerung.

Die Verwendung sprachwissenschaftlicher Analyseinstrumente könnte außerdem zur Präzisierung der sprachlichen Mittel herangezogen werden, mit deren Hilfe im hegemonialen Diskurs Allianzen aufgebaut und Grenzen gezogen werden. Eine Analyse der sprachlich-rhetorischen Strukturen eines Textes in Anlehnung an die Methoden der kritischen Diskursanalyse (Jäger 2012: 103ff.) wäre ggf. geeignet, zur Entschlüsselung der während der Untersuchung auffällig gewordenen, aber nicht weiter verfolgten, diskursspezifischen Setzung der Pronomen

„Wir" und „Sie" beitragen. Hier werden möglicherweise mit den Mitteln der Sprache Grenzen zwischen Zugehörigen und Ausgegrenzten errichtet. Verwendung scheinen solche Differenzierungen vor allem in den Beiträgen zum anthropologischen und zum naturwissenschaftlichen Diskurs zu finden. Dies würde, sollte es zutreffen, zu der in beiden Perspektiven eher schwachen Position der Betroffenen passen.

Was die Analyse nicht zeigen konnte, ist die Aneignung bzw. Ablehnung der bereitgestellten Subjektpositionen durch die adressierten Akteure. Dies ist, wie an anderer Stelle ausgeführt, dem gewählten Forschungsdesign sowie den begrenzten zeitlichen Ressourcen geschuldet. Zwar wurden hegemoniale Grenzziehungen als Widerstand gegen falsche Subjektivierungsweisen expliziert, eine Untersuchung der Konfrontation „realer" Subjekte mit den Zumutungen der Diskurse blieb aber aus. Vor dem Hintergrund der gewählten theoretischen Prämissen wäre eine solche Analyse freilich eine sinnvolle Ergänzung. Zu explizieren, welche Widerstände oder auch welchen Konformismus konkrete Subjekte gegenüber den angebotenen Positionen zeigen, würde eine Analyse des Verhältnisses von Macht und Widerstand am Beispiel der Demenzdebatte präzisieren. Dass es Widerstand gibt, z. B. gegen die Politisierung von Demenzbetroffenen und Angehörigen im Rahmen zivilgesellschaftlicher Projekte, habe ich in eigener Berufspraxis erlebt. Angehörige reagieren mit Befremden oder Ablehnung auf das Angebot, sich als selbstbewusster Akteure zu exponieren und politisch zu betätigen. Sie interpretieren entsprechende Angebote auf eigene Art und geben damit dem Ansinnen der Projektinitiatoren u. U. eine andere Richtung. Um dies methodisch zu explizieren und Subjektivierung im Vollzug darzustellen, wären ggf. narrative Interviews mit Angehörigen oder auch Frühbetroffenen ein geeignetes Instrument (vgl. dazu Möllers et al. 2014). Sie könnten offenbaren, wie die Offerten wahrgenommen, bewertet und möglicherweise typenspezifisch in Handlungsimpulse umgesetzt werden.

Damit ist ein zweiter Aspekt verbunden, auf den an anderer Stelle bereits hingewiesen wurde. Foucault zufolge streben Machtstrukturen und widerständige Praktiken ein dynamisches Gleichgewicht an. Widerstand trägt dazu bei, Machtstrukturen auszupendeln und so ein Überschlagen von produktiver Macht in unproduktive Herrschaft zu verhindern (vgl. Kap. 2.3.2). Der aktuelle Widerstand gegen das Subjektivierungsmodell der biomedizinischen Perspektive hätte somit einen konstruktiven Aspekt. Dem nachzugehen würde allerdings eine weitere Analyse mit erheblichem zeitlichem Abstand erfordern.

7. Literaturverzeichnis

Alkenmeyer, Thomas; Villa, Paula-Irene (2010): Somatischer Eigensinn? Kritische Anmerkungen zu Diskurs- und Gouvernementalitätsforschung aus subjekttheoretischer und praxeologischer Perspektive. In: Johannes Angermüller und Silke van Dyk (Hrsg.): Diskursanalyse meets Gouvernementalitätsforschung. Perspektiven auf das Verhältnis von Subjekt, Sprache, Macht und Wissen. Frankfurt am Main: Campus, S. 315–335.

Allolio-Näcke, Lars (2010): Diskursanalyse – Bestandsaufnahme und interessierte Anfragen aus einer dichten Foucault-Lektüre. Forum Qualitative Sozialforschung 11 (3), 69 Absätze. Online verfügbar unter http://www.qualitative-research.net/index.php/fqs/rt/printerFriendly/1555/3065 (06.01.2017).

Amrhein, Ludwig (2005): Stationäre Altenpflege im Fokus von Machtbeziehungen und sozialen Konflikten. In: Klaus R. Schroeter und Thomas Rosenthal (Hrsg.): Soziologie der Pflege. Grundlagen, Wissensbestände und Perspektiven. Weinheim/München: Juventa, S. 405–426.

Angermüller, Johannes (2007a): Nach dem Strukturalismus. Theoriediskurs und intellektuelles Feld in Frankreich. Bielefeld: Transcript.

Angermüller, Johannes (2007b): Was fordert die Hegemonietheorie? Zu den Möglichkeiten und Grenzen ihrer methodischen Umsetzung. In: Martin Nonhoff (Hrsg.): Diskurs, radikale Demokratie, Hegemonie. Zum politischen Denken von Ernesto Laclau und Chantal Mouffe. Bielefeld: Transcript, S. 159–172.

Angermüller, Johannes (2010): Widerspenstiger Sinn. Skizze eines diskursanalytischen Forschungsprogramms nach dem Strukturalismus. In: Johannes Angermüller und Silke van Dyk (Hrsg.): Diskursanalyse meets Gouvernementalitätsforschung. Perspektiven auf das Verhältnis von Subjekt, Sprache, Macht und Wissen. Frankfurt am Main: Campus, S. 71–100.

Angermüller, Johannes (2014a): Diskurs. In: Daniel Wrana, Alexander Ziem, Martin Reisigl und Johannes Angermüller (Hrsg.): DiskursNetz. Wörterbuch der interdisziplinären Diskursforschung. Berlin: Suhrkamp, S. 75–78.

Angermüller, Johannes (2014b): Hochschulpolitische Positionierungen der Parteien im hegemonialen Wandel. Die Subjektpositionsanalyse im Makro-Meso-Mikro-Forschungsdesign. In: Johannes Angermüller und Martin Nonhoff (Hrsg.): Diskursforschung. Ein interdisziplinäres Handbuch. Band 2 (2 Bände), Bielefeld: Transcript, S. 113–139.

© Springer Fachmedien Wiesbaden GmbH, ein Teil von Springer Nature 2018
M. Schnabel, *Macht und Subjektivierung*, Vallendarer Schriften der
Pflegewissenschaft, https://doi.org/10.1007/978-3-658-23325-9

Arndt, Friedrich (2008): Ernesto Laclaus Subjektbegriff als politische Handlungstheorie? Kritische Analyse und Weiterentwicklung einer poststrukturalistischen Subjektkonzeption. Saarbrücken: VDM.

Arnold, Doris (1996): Krankenpflege und Macht – Anwendung sogenannter poststrukturalistischer Theorie auf die Analyse der Machtverhältnisse im "Frauenberuf" Krankenpflege. In: *Pflege* 9 (1), S. 72–79.

Baczkiewicz Carolin (2014): Eine wissenssoziologische Betrachtung des gesellschaftlichen Bildes von Menschen mit Demenz im Diskurs über Demenzquartiere. In: *Pflegewissenschaft* 16, (7/8), S. 412–427.

Ballenger, Jesse F. (2008): Reframing dementia: the policy implications of chancing concepts. In: Murna Downs und Barbara Bowers (Hrsg.): Excellence in Dementia Care: Research Into Practice. Maidenhead: Open University Press, S. 492–508.

Barthes, Roland (2000): Der Tod des Autors. In: Fotis Jannidis, Gerhard Lauer, Matias Marinez und Simone Winko (Hrsg.): Texte zur Theorie der Autorschaft. Stuttgart: Reclam.

Bauer, Ullrich (2007): Gesundheit im ökonomisch-ethischen Spannungsfeld. In: Michael Essers (Hrsg.): Geld als Steuerungsmedium im Gesundheitswesen. Hamburg: Argument (Jahrbuch für kritische Medizin 44), S. 98–119.

Bauer, Ullrich; Bittlingmayer, Uwe H.; Richter, Matthias (Hrsg.) (2008): Health inequalities. Determinanten und Mechanismen gesundheitlicher Ungleichheit. Wiesbaden: VS.

Bauer, Ulrich; Bittlingmeyer, Uwe; Dieterich, Anja; Geene, Raimund; Gerlinger, Thomas; Hahn, Daphne et al. (Hrsg.) (2013): Divergentes Altern. Hamburg: Argument (Jahrbuch für kritische Medizin und Gesundheitswissenschaften 48).

Beer, Raphael (2004): Das Subjekt zwischen Auflösung und Erfindung. Ein ideengeschichtlicher Essay über die gleichzeitige Fragilität und Stabilität des Subjekts. In: Matthias Grundmann und Raphael Beer (Hrsg.): Subjekttheorien interdisziplinär. Diskussionsbeiträge aus Sozialwissenschaften, Philosophie und Neurowissenschaften. Münster: Lit, S. 79–98.

Belsey, Catherine (2013): Poststrukturalismus. Stuttgart: Reclam.

Berrios, G. E. (1994): Dementia and aging since the nineteenth century. In: Felicia A. Huppert, Carol Brayne und D. W. O'Connor (Hrsg.): Dementia and normal aging. Cambridge, New York: Cambridge University Press, S. 15–40.

Beyreuther, Konrad (2012a): „Alzheimer wird uns immer begleiten". Interview mit Andreas Jahn und Daniela Zeibig. In: *Gehirn und Geist* (5), 2012, S. 66–70.

Beyreuther, Konrad (2012b): Vorwort. In: Elisabeth Stechl, Catarina Knüvener und Gernot Lämmler (Hrsg.): Praxishandbuch Demenz. Erkennen – Verstehen – Behandeln. Frankfurt am Main: Mabuse, S. 13–15.

Bickel, Horst (2012): Epidemiologie und Gesundheitsökonomie. In: Claus-Werner Wallesch und Hans Förstl (Hrsg.): Demenzen. 2., überarbeitete und erweiterte Auflage. Stuttgart: Thieme, S. 18–33.

Bittner, Martin (2008): Aufstand in den banlieues. Der Versuch einer Verbindung von Diskursanalyse und dokumentarischer Methode. Berlin: Logos.

Blüher, Stefan (2004): "Liebesdienst und Pflegedienst" – theoretische Überlegungen und empirische Befunde zur Vergesellschaftung in häuslichen Pflegearrangements. In: Stefan Blüher und Manfred Stosberg (Hrsg.): Neue Vergesellschaftungsformen des Alter(n)s. Wiesbaden: VS, S. 11–51.

Bode, Ingo (2013): Ökonomisierung der Pflege – was ist das und was steckt dahinter? Hamburg: Argument (Jahrbuch kritische Medizin 48), S. 9–27.

Bode, Ingo (2014): Organisierte Lebenswelt im Heim. In: Hermann Brandenburg, Ingo Bode und Werner Burkhard (Hrsg.): Soziales Management in der stationären Altenhilfe. Kontexte und Gestaltungsspielräume. Bern: Hans Huber, S. 71–149.

Böhme, Gernot (1997): Natur. In: Christoph Wulf (Hrsg.): Vom Menschen. Handbuch historische Anthropologie. Weinheim, Basel: Beltz, S. 92–116.

Bolz, Norbert (1988): Lebenslauf des Subjekts in aufsteigender Linie. In: Manfred Frank, Gérard Raulet und Willem van Reijen (Hrsg.): Die Frage nach dem Subjekt. Frankfurt am Main: Suhrkamp, S . 165–179.

Bonacker, Thorsten (2009): Die politische Theorie der Dekonstruktion. In: André Brodocz und Gary S. Schaal (Hrsg.): Politische Theorien der Gegenwart. Eine Einführung. 3. erweiterte und aktualisierte Auflage. Opladen: Leske und Budrich, S. 189–220.

Bonde, Ingo et al. (Hrsg.) (2008): Medizin und Gewissen. Im Streit zwischen Markt und Solidarität. Frankfurt am Main: Mabuse.

Brandenburg, Hermann (2010): Qualitätsentwicklung und Pflegereform 2008. In: *Sozialer Fortschritt* 59 (2), S. 46–53.

Brandenburg, Hermann (2014): Inklusion von Menschen mit Demenz – Vision oder Illusion? Online verfügbar unter http://www.pthv.de/fileadmin/user_up-

load/PDF_Pflege/Vorlesungsunterlagen/Brandenburg/eigene_veroeffentlichu
ngen/Inklusion_von_Menschen_mit_DemenzZQPBerlin19052104.pdf
(31.08.2017).

Brandenburg, Hermann; Güther, Helen (2015): Einleitung. Gerontologische Pflege als kritische Wissenschaft. In: Hermann Brandenburg und Helen Güther (Hrsg.): Lehrbuch Gerontologische Pflege. Bern: Hogrefe, S. 23–38.

Brandenburg, Hermann; Güther, Helen; Proft, Ingo (Hrsg.) (2015): Kosten kontra Menschlichkeit. Herausforderungen an eine gute Pflege im Alter. Ostfildern: Grünewald.

Braun, Bernard (2014): Auswirkungen der DRGs auf Versorgungsqualität und Arbeitsbedingungen im Krankenhaus. In: Alexandra Manzei und Rudi Schmiede (Hrsg.): 20 Jahre Wettbewerb im Gesundheitswesen. Theoretische und empirische Analysen zur Ökonomisierung. Wiesbaden: Springer VS, S. 91–114.

Braun, Bernard; Buhr, Petra; Klinke, Sebastian; Müller, Rolf; Rosenbrock, Rolf (Hrsg.) (2010): Pauschalpatienten, Kurzlieger und Draufzahler. Auswirkungen der DRGs auf Versorgungsqualität und Arbeitsbedingungen im Krankenhaus. Bern: Hans Huber

Bröckling, Ulrich (2004): Unternehmer. In: Ulrich Bröckling, Susanne Krasmann und Thomas Lemke (Hrsg.): Glossar der Gegenwart. Frankfurt am Main: Suhrkamp, S. 271–276.

Brodocz, André (1998): Internet – ein leerer Signifikant der Weltgesellschaft. *Berliner Debatte INITIAL* 9 (4), S. 85–91.

Brügger, Niels; Vigsø, Orla (2008): Strukturalismus. Paderborn, München: Fink.

Brünett, Matthias (2014): Über eine Variante der Regierung der Demenz – Demenzfreundliche Kommunen in England. In: *Pflegewissenschaft* 16 (7/8), S. 428–439.

Bublitz, Hannelore (1999): Diskursanalyse als Gesellschafts-"Theorie". Diagnostik historischer Praktiken am Beispiel der "Kulturkrisen"-Semantik" und der Geschlechterordnung um die Jahrhundertwende. In: Hannelore Bublitz, Andrea D. Bührmann, Christine Hanke und Andrea Seier (Hrsg.): Das Wuchern der Diskurse. Perspektiven der Diskursanalyse Foucaults. Frankfurt, New York: Campus, S. 22–48.

Bublitz, Hannelore (2001): Archäologie und Genealogie. In: Marcus S. Kleiner (Hrsg.): Michel Foucault. Eine Einführung in sein Denken. Frankfurt am Main: Campus, S. 27–39.

Bublitz, Hannelore (2011): Differenz und Integration. Zur diskursanalytischen Rekonstruktion der Regelstrukturen sozialer Wirklichkeit. In: Reiner Keller, Andreas Hirseland, Werner Schneider und Willy Viehöver (Hrsg.): Handbuch sozialwissenschaftliche Diskursanalyse. Band 1 (2 Bände). 3., erweiterte Auflage. Wiesbaden: VS, S. 245–282.

Bublitz, Hannelore; Bührmann, Andrea D.; Hanke, Christine; Seier, Andrea (1999): Diskursanalyse – (k)eine Methode? Eine Einleitung. In: Hannelore Bublitz, Andrea D. Bührmann, Christine Hanke und Andrea Seier (Hrsg.): Das Wuchern der Diskurse. Perspektiven der Diskursanalyse Foucaults. Frankfurt, New York: Campus, S. 10–21.

Buckel, Sonja (2011): Staatsprojekt Europa. In: *Politische Vierteljahresschrift* 52 (4), S. 636–662.

Bührmann, Andrea D.; Schneider, Werner (2012): Vom Diskurs zum Dispositiv. Eine Einführung in die Dispositivanalyse. 2., unveränderte Auflage. Bielefeld: Transcript.

Bundesministerium für Familie, Senioren, Frauen und Jugend (2013): Zweiter Demografiegipfel der Bundesregierung – Ergebnisse der Arbeitsgruppe „Selbstbestimmtes Leben im Alter". Online verfügbar unter https://www.bmfsfj.de/blob/75272/803e8cc4d1b8a3a5477bc199355d4836/ demografiegipfel-ergebnisbericht-2-data.pdf (15.10.2016).

Bundesministerium für Gesundheit (BMG) (2016): Zukunftswerkstatt Demenz. Online verfügbar unter http://www.bmg.bund.de/themen/pflege/demenz/zukunftswerkstatt-demenz.html (30.10.2016).

Bürger, Peter (1991): Denken als Geste. Versuch über den Philosophen Michel Foucault. In: François Ewald und Bernhard Waldenfels (Hrsg.): Spiele der Wahrheit. Michel Foucaults Denken. Frankfurt am Main: Suhrkamp, S. 89–105.

Bürger, Peter (1998): Das Verschwinden des Subjekts. Eine Geschichte der Subjektivität von Montaigne bis Barthes. Frankfurt am Main: Suhrkamp.

Butler, Judith (2003): Noch einmal: Körper und Macht. In: Axel Honneth und Martin Saar (Hrsg.): Michel Foucault. Zwischenbilanz einer Rezeption. Frankfurter Foucault-Konferenz 2001. Frankfurt am Main: Suhrkamp, S. 52–67.

Charmaz, Kathy C. (2011): Den Standpunkt verändern: Methoden der konstruktivistischen Grounded Theory. In: Günter Mey und Katja Mruck (Hrsg.): Grounded Theory Reader. 2., aktualisierte und erweiterte Auflage. Wiesbaden: VS, S. 181–205.

Clarke, Adele (2011): Von der Grounded Theory Methodologie zur Situations-analyse. In: Günter Mey und Katja Mruck (Hrsg.): Grounded Theory Reader. 2., aktualisierte und erweiterte Auflage. Wiesbaden: VS, S. 207–232.

Clarke, Adele E.; Keller, Reiner (2012): Situationsanalyse. Grounded Theory nach dem Postmodern Turn. Wiesbaden: Springer VS.

Conrad, Christoph (1994): Vom Greis zum Rentner. Der Strukturwandel des Alters in Deutschland zwischen 1830 und 1930. Göttingen: Vandenhoeck & Ruprecht.

Dammann, Rüdiger; Gronemeyer, Reimer (2009): Ist Altern eine Krankheit? Wie wir die gesellschaftlichen Herausforderungen der Demenz bewältigen. Frankfurt am Main, New York: Campus.

Dauk, Elke (1989): Denken als Ethos und Methode. Foucault lesen. Berlin: D. Reimer.

Deleuze, Gilles (1992): Woran erkennt man den Strukturalismus? Berlin: Merve.

Demirović, Alex (2007): Hegemonie und die diskursive Konstruktion der Ge-sellschaft. In: Martin Nonhoff (Hrsg.): Diskurs, radikale Demokratie, Hege-monie. Zum politischen Denken von Ernesto Laclau und Chantal Mouffe. Bielefeld: Transcript, S. 55–85.

Denninger, Tina; van Dyk, Silke; Lessenich, Stephan; Richter, Anna (2014): Leben im Ruhestand: zur Neuverhandlung des Alters in der Aktivgesell-schaft. Bielefeld: Transcript.

Derrida, Jaques (1990a): Die Struktur, das Zeichen und das Spiel. In: Peter En-gelmann (Hrsg.): Postmoderne und Dekonstruktion. Texte französischer Phi-losophen der Gegenwart. Stuttgart: Reclam, S. 114–139.

Derrida, Jaques (1990b): Die différance. In: Peter Engelmann (Hrsg.): Postmo-derne und Dekonstruktion. Texte französischer Philosophen der Gegenwart. Stuttgart: Reclam, S. 76–113.

Detel, Wolfgang (2003): Einleitung: Ordnungen des Wissens. In: Axel Honneth und Martin Saar (Hrsg.): Michel Foucault. Zwischenbilanz einer Rezeption. Frankfurter Foucault-Konferenz 2001. Frankfurt am Main: Suhrkamp, S. 181–191.

Detel, Wolfgang (2007): Philosophie des Sozialen. Stuttgart: Reclam.

DGPPN/DGN (2015): S-3 Leitline "Demenzen". Langversion – 1. Revision, August 2015. Online verfügbar unter https://www.dgppn.de/file-admin/user_upload/_medien/download/pdf/kurzversion-leitlinien/REV_S3-leit-linie-demenzen.pdf (15.10.16).

Diaz-Bone, Rainer (1999): Probleme und Strategien der Operationalisierung des Diskursmodells im Anschluss an Michel Foucault. In: Hannelore Bublitz, Andrea D. Bührmann, Christine Hanke und Andrea Seier (Hrsg.): Das Wuchern der Diskurse. Perspektiven der Diskursanalyse Foucaults. Frankfurt am Main, New York: Campus, S. 119–135.

Diaz-Bone, Rainer (2006): Zur Methodologisierung der Foucaultschen Diskursanalyse. *FQS* 7 (1), 48 Absätze. Online verfügbar unter http://www.qualitative-research.net/index.php/fqs/article/view/71 (15.10.16).

Diaz-Bone, Rainer (2013): Situationsanalyse – Strauss meets Foucault? In: *FQS* 14 (1), 21 Absätze. Online verfügbar unter http://www.qualitative-research.net/index.php/fqs/article/view/1928/3466 (12.03.2017).

Diaz-Bone, Rainer; Bührmann, Andrea D.; Rodríguez, Encarnación Gutiérrez; Schneider, Werner; Kendall, Gavin; Tirado, Francisko (2008): The Field of Foucaultian Discourse Analysis: Structures, Developments and Perspectives. In: *Historical Social Research* 33 (1), S. 7–28.

Diaz-Bone, Rainer; Schneider, Werner (2011): Qualitative Datenanalysesoftware in der sozialwissenschaftlichen Diskursanalyse – Zwei Praxisbeispiele. In: Reiner Keller, Andreas Hirseland, Werner Schneider und Willy Viehöver (Hrsg.): Handbuch sozialwissenschaftliche Diskursanalyse. Band 1 (2 Bände). 4. Auflage. Wiesbaden: VS, 491–525.

Dillmann, R.J.M. (2000): Alzheimer Disease. Alzheimer Disease. Epistemological Lessons from History? In: Peter J. Whitehouse, Konrad Maurer und Jesse F. Ballenger (Hrsg.): Concepts of Alzheimer disease. Biological, clinical, and cultural perspectives. Baltimore: Johns Hopkins University Press.

Dreyfus, Hubert L.; Rabinow, Paul (1994): Michel Foucault. Jenseits von Strukturalismus und Hermeneutik. 2. Auflage. Weinheim: Beltz.

Dryberg, Torben Bech (1998): Diskursanalyse als postmoderne politische Theorie. In: Judith Butler und Oliver Marchart (Hrsg.): Das Undarstellbare der Politik. Zur Hegemonietheorie Ernesto Laclaus. Wien: Turia + Kant. 23–51.

Dybel, Paweł; Sandkühler, Hans-Jörg (Hrsg.) (2004): Der Begriff des Subjekts in der modernen und postmodernen Philosophie. Frankfurt am Main: Lang.

Dyk, Silke van (2015): Soziologie des Alters. Bielefeld: Transcript.

Ewald, François (1991): Eine Macht ohne Draußen. In: In: François Ewald und Bernhard Waldenfels (Hrsg.): Spiele der Wahrheit. Michel Foucaults Denken. Frankfurt am Main: Suhrkamp, S. 163–170.

Fawcett, Jacqueline (1999): Spezifische Theorien der Pflege im Überblick. Bern, Göttingen, Toronto, Seattle: Hans Huber.

Fellgiebel, Andreas (2013): Demenz als Herausforderung für Medizin und Gesellschaft – die medizinische Perspektive. In: Hermann Brandenburg und Renate Adam-Paffrath (Hrsg.): Pflegeoasen in Deutschland. Forschungs- und handlungsrelevante Perspektiven zu einem Wohn- und Pflegekonzept für Menschen mit schwerer Demenz. Hannover: Schlütersche.

Feustel, Robert (2010): „Off the Record". Diskursanalyse als die Kraft des Unmöglichen. In: IRobert Feustel und Maximilian Schochow (Hrsg.): Zwischen Sprachspiel und Methode. Perspektiven der Diskursanalyse. Bielefeld: Transcript, S. 81–98.

Feustel, Robert; Keller, Reiner; Schrage, Dominik; Wedl, Juliette; Wrana, Daniel (2014): Zur merthod(olo)gischen Systematisierung der sozialwissenschaftlichen Diskursforschung. Herausforderung, Gratwanderung, Kontroverse. In: Johannes Angermüller und Martin Nonhoff (Hrsg.): Diskursforschung. Ein interdisziplinäres Handbuch. Band 1 (2 Bände). Bielefeld: Transcript, S. S. 482–506.

Fiedler, U.; Wiltfang, J.; Peters, N.; Benninghoff, J. (2012): Fortschritte in der Diagnostik der Alzheimer-Demenz. In: *Nervenarzt* 83 (5), S. 661–673.

Fleck, Ludwik (1983): Erfahrung und Tatsache. Gesammelte Aufsätze. Frankfurt am Main: Suhrkamp.

Förstl, Hans (2011): Rationelle Diagnostik. In: Hans Förstl (Hrsg.): Demenzen in Theorie und Praxis. 3., aktualisierte und überarbeitete Auflage. Berlin, New York: Springer Medizin.

Förstl, Hans (2015): Demenz – natürlich. In: *Lebendige Seelsorge* 66 (1), S. 11–15.

Förstl, Hans; Kurz, Alexander; Hartmann, Tobias (2011): Alzheimer-Demenz. In: Hans Förstl (Hrsg.): Demenzen in Theorie und Praxis. 3., aktualisierte und überarbeitete Auflage. Berlin, New York: Springer Medizin, S. 47–72.

Förstl, Hans; Lang, Christoph (2011): Was ist Demenz? In: Hans Förstl (Hrsg.): Demenzen in Theorie und Praxis. 3., aktualisierte und überarbeitete Auflage. Berlin, New York: Springer Medizin, S. 3–10.

Foucault, Michel (1973): Wahnsinn und Gesellschaft. Eine Geschichte des Wahns im Zeitalter der Vernunft. Frankfurt am Main: Suhrkamp.

Foucault, Michel (1974): Die Ordnung der Dinge. Eine Archäologie der Humanwissenschaften. Frankfurt am Main: Suhrkamp.

Foucault, Michel (1981): Archäologie des Wissens. Frankfurt am Main: Suhrkamp.

Foucault, Michel (1983): Der Wille zum Wissen. Sexualität und Wahrheit, Band 1 (2 Bände). Frankfurt am Main: Suhrkamp.

Foucault, Michel (1992): Was ist Kritik? Berlin: Merve.

Foucault, Michel (1994): Überwachen und Strafen. Die Geburt des Gefängnisses. Frankfurt am Main: Suhrkamp.

Foucault, Michel (2002): Die Wahrheit und die juristischen Formen. In: Michel Foucault, Daniel Defert, François Ewald, Jacques Lagrange und Michael Bischoff (Hrsg.): Schriften in vier Bänden. Dits et écrits. Band 2 (4 Bände). Frankfurt am Main: Suhrkamp, S. 669–792.

Foucault, Michel (2003a): Krise der Medizin oder Krise der Antimedizin. In: Michel Foucault, Daniel Defert, François Ewald, Jacques Lagrange und Michael Bischoff (Hrsg.): Schriften in vier Bänden. Dits et écrits, Band 3 (4 Bände). Frankfurt am Main: Suhrkamp, S. 38–76.

Foucault, Michel (2003b): Gespräch mit Michel Foucault. In: Michel Foucault, Daniel Defert, François Ewald, Jacques Lagrange und Michael Bischoff (Hrsg.): Schriften in vier Bänden. Dits et écrits. Band 3 (4 Bände). Frankfurt am Main: Suhrkamp, S. 186–213.

Foucault, Michel (2003c): Erläuterungen zur Macht. Antwort auf einige Kritiker. In: Michel Foucault, Daniel Defert, François Ewald, Jacques Lagrange und Michael Bischoff (Hrsg.): Schriften in vier Bänden. Dits et écrits. Band 3 (4 Bände). Frankfurt am Main: Suhrkamp, S. 784–795.

Foucault, Michel (2003d): Das Spiel des Michel Foucault. In: Michel Foucault, Daniel Defert, François Ewald, Jacques Lagrange und Michael Bischoff (Hrsg.): Schriften in vier Bänden. Dits et écrits. Band 3 (4 Bände). Frankfurt am Main: Suhrkamp, S. 391–429.

Foucault, Michel (2003e): Die Machtverhältnisse gehen in das Innere der Körper ein. In: Michel Foucault, Daniel Defert, François Ewald, Jacques Lagrange und Michael Bischoff (Hrsg.): Schriften in vier Bänden. Dits et écrits. Band 3 (4 Bände). Frankfurt am Main: Suhrkamp, S. 298–309.

Foucault, Michel (2003f): Macht und Wissen. In: Michel Foucault, Daniel Defert, François Ewald, Jacques Lagrange und Michael Bischoff (Hrsg.): Schriften in vier Bänden. Dits et écrits. Band 3 (4 Bände). Frankfurt am Main: Suhrkamp, S. 515–538.

Foucault, Michel (2003g): Vorlesung am 14. Januar 1976. In: Michel Foucault, Daniel Defert, François Ewald, Jacques Lagrange und Michael Bischoff (Hrsg.): Schriften in vier Bänden. Dits et écrits. Band 3 (4 Bände). Frankfurt am Main: Suhrkamp, S. 231–250.

Foucault, Michel (2003h): Gespräch über die Macht. In: Michel Foucault, Daniel Defert, François Ewald, Jacques Lagrange und Michael Bischoff (Hrsg.): Schriften in vier Bänden. Dits et écrits. Band 3 (4 Bände). Frankfurt am Main: Suhrkamp, S. 594–608.

Foucault, Michel (2003i): Die Gouvernementalität. In: Michel Foucault, Daniel Defert, François Ewald, Jacques Lagrange und Michael Bischoff (Hrsg.): Schriften in vier Bänden. Dits et écrits. Band 3 (4 Bände). Frankfurt am Main: Suhrkamp, S. 796–823.

Foucault, Michel (2003j): Nein zum König Sex. In: Michel Foucault, Daniel Defert, François Ewald, Jacques Lagrange und Michael Bischoff (Hrsg.): Schriften in vier Bänden. Dits et écrits. Band 3 (4 Bände). Frankfurt am Main: Suhrkamp, S. 336–353.

Foucault, Michel (2005a): Subjekt und Macht. In: Michel Foucault, Daniel Defert, François Ewald, Jacques Lagrange und Michael Bischoff (Hrsg.): Schriften in vier Bänden. Dits et écrits. Band 4 (4 Bände). Frankfurt am Main: Suhrkamp, S. 269–294.

Foucault, Michel (2005b): Gespräch mit Duzio Trombadori. In: Michel Foucault, Daniel Defert, François Ewald, Jacques Lagrange und Michael Bischoff (Hrsg.): Schriften in vier Bänden. Dits et écrits. Band 4 (4 Bände). Frankfurt am Main: Suhrkamp, S. 51–119.

Foucault, Michel (2005c): Strukturalismus und Poststrukturalismus. In: Michel Foucault, Daniel Defert, François Ewald, Jacques Lagrange und Michael Bischoff (Hrsg.): Schriften in vier Bänden. Dits et écrits. Band 4 (4 Bände). Frankfurt am Main: Suhrkamp, S. 521–555.

Foucault, Michel (2005d): Das Leben: Die Erfahrung und die Wissenschaft. In: Michel Foucault, Daniel Defert, François Ewald, Jacques Lagrange und Michael Bischoff (Hrsg.): Schriften in vier Bänden. Dits et écrits. Band 4 (4 Bände). Frankfurt am Main: Suhrkamp, S. 943–959.

Foucault, Michel (2005e): Wahrheit, Macht, Selbst. Ein Gespräch zwischen Rux Martin und Michel Foucault. In: Michel Foucault, Daniel Defert, François Ewald, Jacques Lagrange und Michael Bischoff (Hrsg.): Schriften in vier Bänden. Dits et écrits. Band 4 (4 Bände). Frankfurt am Main: Suhrkamp, S. 959–966.

Foucault, Michel (2005f): Was ist Aufklärung? In: Michel Foucault, Daniel Defert, François Ewald, Jacques Lagrange und Michael Bischoff (Hrsg.): Schriften in vier Bänden. Dits et écrits. Band 4 (4 Bände). Frankfurt am Main: Suhrkamp, S. 687–707.

Foucault, Michel (2005g): Diskussion vom 20. Mai 1978. In: Michel Foucault, Daniel Defert, François Ewald, Jacques Lagrange und Michael Bischoff (Hrsg.): Schriften in vier Bänden. Dits et écrits. Band 4 (4 Bände). Frankfurt am Main: Suhrkamp, S. 25–43.

Foucault, Michel (2005h): Technologien des Selbst. In: Michel Foucault, Daniel Defert, François Ewald, Jacques Lagrange und Michael Bischoff (Hrsg.): Schriften in vier Bänden. Dits et écrits. Band 4 (4 Bände). Frankfurt am Main: Suhrkamp, S. 966–999.

Foucault, Michel (2005i): Die Ethik der Sorge und die Praxis der Freiheit. In: Michel Foucault, Daniel Defert, François Ewald, Jacques Lagrange und Michael Bischoff (Hrsg.): Schriften in vier Bänden. Dits et écrits. Band 4 (4 Bände). Frankfurt am Main: Suhrkamp, S. 875–901.

Foucault, Michel (2005j): Eine Ästhetik der Existenz. In: Michel Foucault, Daniel Defert, François Ewald, Jacques Lagrange und Michael Bischoff (Hrsg.): Schriften in vier Bänden. Dits et écrits. Band 4 (4 Bände). Frankfurt am Main: Suhrkamp, S. 902–908.

Foucault, Michel (2006): Sicherheit, Territorium, Bevölkerung. Geschichte der Gouvernementalität Band 1 (2 Bände). Frankfurt am Main: Suhrkamp.

Foucault, Michel (2011): Die Geburt der Klinik. Eine Archäologie des ärztlichen Blicks. 9. Auflage. Frankfurt am Main: Fischer.

Foucault, Michel (2012): Die Ordnung des Diskurses. 12. erweiterte Auflage. Frankfurt am Main: Fischer.

Fox, Patrick J. (2000): The Role of the Concept of Alzheimer Disease in the Development of the Alzheimer's Association in the United States. In: Peter J. Whitehouse, Konrad Maurer und Jesse F. Ballenger (Hrsg.): Concepts of Alzheimer disease. Biological, clinical, and cultural perspectives. Baltimore: Johns Hopkins University Press, S. 209–233.

Frank, Manfred (1983): Was ist Neostrukturalismus? Frankfurt am Main: Suhrkamp.

Frank, Manfred (1988): Subjekt, Person, Individuum. In: Manfred Frank, Gérard Raulet und Willem van Reijen (Hrsg.): Die Frage nach dem Subjekt. Frankfurt am Main: Suhrkamp.

Frank, Manfred; Raulet, Gérard; van Reijen, Willem (Hrsg.) (1988): Die Frage nach dem Subjekt. Frankfurt am Main: Suhrkamp.

Friesacher, Heiner (2008): Theorie und Praxis pflegerischen Handelns. Begründung und Entwurf einer kritischen Theorie der Pflegewissenschaft. Göttingen: V & R Unipress.

Friesacher, Heiner (2011): "Vom Interesse an vernünftigen Zuständen...". Bedeutung und konstitutive Elemente einer kritischen Theorie der Pflegewissenschaft. In: *Pflege* 24 (6), S. 373–388.

Friesacher, Heiner (2015): Kritische Pflegewissenschaft. In: Hermann Brandenburg und Helen Güther (Hrsg.): Lehrbuch Gerontologische Pflege. Bern: Hogrefe, S. 41–60.

Füsgen, Ingo (Hrsg.) (2010): Demenz – ein unausweichliches Altersschicksal? Zukunftsforum Demenz; Bundesarbeitsgemeinschaft der Senioren-Organisationen.

Ganß, Michael; Wißmann, Peter (2009): Sich verständigen. Menschen mit Demenz können sich verständigen und wollen gehört werden, Dafür benötigen sie Akzeptanz, Verständnis und Teilhabe. In: *Demenz das Magazin* (1), 2009, S. 46–51.

Gasser, Thomas; Maetzler, Walter (2012): Molekulargenetik und Neurobiologie neurodegenerativer Demenzen. In: Claus–Werner Wallesch und Hans Förstl (Hrsg.): Demenzen. 2., überarbeitete und erweiterte Auflage. Stuttgart: Thieme, S. 36–51.

Gastaldo, Denise; Holmes, Dave (1999): Foucault and nursing. A history of the present. In: *Nurs Inq* 6 (4), S. 231–240.

Gasteiger, Ludwig; Schneider, Werner (2014a): Die Modernisierung der Hochschule im Spannungsfeld von politischer Steuerung und Autonomie. Interpretativ-rekontruktive Diskursforschung und Grounded Theory Methodologie. In: Johannes Angermüller und Martin Nonhoff (Hrsg.): Diskursforschung. Ein interdisziplinäres Handbuch, Band 2 (2 Bände). Bielefeld: Transcript, S. 140–163.

Gasteiger, Ludwig; Schneider, Werner (2014b): Diskursanalyse und die Verwendung von CAQDA-Software. Zur Herausforderung der Instrumentalisierung von technischen Programmen. In: Johannes Angermüller und Martin Nonhoff (Hrsg.): Diskursforschung. Ein interdisziplinäres Handbuch, Band 2. (2 Bände). Bielefeld: Transcript, S. 164–184.

Gebhardt, Gunther; Schröter, Steffen (2007): Zwischen Methode und Methoden-kritik. Überlegungen zum Irritationspotential der foucaultschen Diskursana-lyse. In: *Sociologia internationales* 45 (1–2), S. 37–71.

Gehring, Petra (2004): Foucault – die Philosophie im Archiv. Frankfurt am Main, New York: Campus.

Gehring, Petra (2009): Foucaults Verfahren. In: Michel Foucault (Hrsg.): Geo-metrie des Verfahrens. Schriften zur Methode. Frankfurt am Main: Suhr-kamp, S. 373–393.

Gehring, Petra (2012): Abseits des Akteurs-Subjekt. Selbsttechniken, Ethik als politische Haltung und der Fall der freimütigen Rede. In: Reiner Keller, Werner Schneider und Willy Viehöver (Hrsg.): Diskurs – Macht – Subjekt. Theorie und Empirie von Subjektivierung in der Diskursforschung. Wiesba-den: VS, S. 21–33.

Geisenhanslüke, Achim (2001): Literatur und Diskursanalyse. In: Marcus S. Kleiner (Hrsg.): Michel Foucault. Eine Einführung in sein Denken. Frankfurt am Main: Campus, S. 60–71.

Gerlinger, Thomas (2014): Gesundheitsreform in Deutschland. Hintergründe und jüngere Entwicklungen. In: Alexandra Manzei und Rudi Schmiede (Hrsg.): 20 Jahre Wettbewerb im Gesundheitswesen. Theoretische und empirische Analysen zur Ökonomisierung. Wiesbaden: Springer VS, S. 35–70.

Germann, Ingeborg (2015): „Demenzquartier" oder inklusiver Sozialraum? Zur Diskussion über Sonderwohnformen für Menschen mit Demenz. In: *Archiv für Wissenschaft und Praxis der sozialen Arbeit* 46 (1), S. 40–50.

Geuss, Raymond (2003): Kritik, Aufklärung, Genealogie. In: Axel Honneth und Martin Saar (Hrsg.): Michel Foucault. Zwischenbilanz einer Rezeption. Frankfurter Foucault-Konferenz 2001. Frankfurt am Main: Suhrkamp, S. 145–156.

Glaser, Barney G. (2011): Vierzig Jahre nach "The Discovery": Grounded Theo-ry weltweit. Barney Glaser im Gespräch mit Massimiliano Tarozzi. In: Gün-ter Mey und Katja Mruck (Hrsg.): Grounded Theory Reader. 2., aktualisierte und erweiterte Auflage. Wiesbaden: VS, S. 53–68.

Glasze, Georg (2007): Vorschläge zur Operationalisierung der Diskurstheorie von Laclau und Mouffe in einer Triangulation von lexikometrischen und in-terpretativen Methoden. In: *FQS* 8 (2), 73 Absätze. Online verfügbar unter http://www.qualitative-research.net/index.php/fqs/article/view/239/530 (14.03.2017).

Glasze, Georg (2013): Politische Räume. Die diskursive Konstitution eines "geokulturellen Raums" – die Frankophonie. Bielefeld: Transcript.

Gogol, Manfred (2012): Grußwort. In: Andreas Kruse, Thomas Rentsch und Harm-Peer Zimmermann (Hrsg.): Gutes Leben im hohen Alter. Das Altern in seinen Entwicklungsmöglichkeiten und Entwicklungsgrenzen verstehen. Heidelberg: AKA, S. vii–viii.

Göhler, Gerhard (2004): Macht. In: Gerhard Göhler, Mattias Iser und Ina Kerner (Hrsg.): Politische Theorie. 22 umkämpfte Begriffe zur Einführung. Wiesbaden: VS (UTB), S. 244–261.

Gottweis, Herbert; Hable, Wolfgang; Prainsack, Barbara Wydra Doris (2004): Verwaltete Körper. Strategien der Gesundheitspolitik im internationalen Vergleich. Wien: Böhlau.

Gronemeyer, Reimer (2013): Das 4. Lebensalter. Demenz ist keine Krankheit. München: Pattloch.

Gronemeyer, Reimer (2014): Demenzdörfer – Ausgrenzende Scheinwirklichkeit. In: *Dr. med. Mabuse* 2014 (209), S. 19.

Gronemeyer, Reimer (2015): Warum die Demenz medikalisiert wird. In: *Archiv für Wissenschaft und Praxis der sozialen Arbeit* 46 (1), S. 28–39.

Gronemeyer, Reimer; Wißmann, Peter (2010): Was demenziell Erkrankte brauchen – Auf dem Weg zu einer demenzfreundlichen Kommune. In: Bertelsmann Stiftung (Hrsg.): Initiieren, Planen, Umsetzen. Handbuch kommunale Seniorenpolitik. Gütersloh: Verlag Bertelsmann Stiftung, S. 207–216.

Grundmann, Matthias; Beer, Raphael (Hrsg.) (2004): Subjekttheorien interdisziplinär. Diskussionsbeiträge aus Sozialwissenschaften, Philosophie und Neurowissenschaften. Münster: Lit.

Güther, Helen (2015): Anerkennung und Konfliktorientierung. In: Hermann Brandenburg und Helen Güther (Hrsg.): Lehrbuch Gerontologische Pflege. Bern: Hogrefe, S. 105–121.

Gutzmann, Hans (2012): "Frühe Therapie bei Alzheimer besonders wichtig". Der Demenz-Experte Prof. Dr. Hans Gutzmann über den Untergang von Hirnzellen und wie man den Krankheitsverlauf bei Alzheimer positiv beeinflussen kann. Das Gesundheitsportal aus der Hauptstadt Berlin. Online verfügbar unter http://www.gesundheitsstadt-berlin.de/fruehe-therapie-bei-alzheimer-besonders-wichtig-828/ (19.11.2016).

Gutzmann, Hans; Mahlberg, Richard (2011): Rationelle Therapie. In: Hans Förstl (Hrsg.): Demenzen in Theorie und Praxis. 3., aktualisierte und überarbeitete Auflage. Berlin, New York: Springer Medizin, S. 299–316.

Haass, Christian (2013): Ich bin überzeugt davon, dass es klappen wird. In: *Das Gehirn.info*. Online verfügbar unter https://www.dasgehirn.info/entdecken/morbus-alzheimer/ich-bin-ueberzeugt-davon-dass-es-klappen-wird1119 (14.05.2016).

Haass, Christian (2015): "Ist Alzheimer eine Lüge? Eine Stellungnahme". Alzheimer Gesellschaft München. Online verfügbar unter http://www.agm-online.de/demenz-und-alzheimer/einblickdemenz-wissensportal/einblick-demenz- 2015/01-2015.html (19.11.2016).

Habermas, Jürgen (1985): Der philosophische Diskurs der Moderne. Zwölf Vorlesungen. Frankfurt am Main: Suhrkamp.

Hackler, Dieter (2014): Grußwort des Bundesfamilienministeriums. In: *ISS-Aktuell* 03/2014. Online verfügbar unter http://www.iss-ffm.de/lebens-welten/zusammenhalt/m_379 (16.11.2016).

Hampel, Harald (2010): „Man kann den Verfall verzögern". Süddeutsche.de. Online verfügbar unter http://www.sueddeutsche.de/muenchen/sz-interview-zu-alzheimer-man-kann-den-verfall-verzoegern-1.745973. (16.11.2016).

Hampel, Harald; Pantel, Johannes (2008): Aktuelle Frühdiagnostik der Alzheimer-Demenz. In: *Neuro-Transmitter* 19 (9), S. 26–30.

Hauenstein, Evelyn; Höhn, David (2016): Der schleichende Tod zu Lebzeiten. Süddeutsche.de. Online verfügbar unter http://www.sueddeutsche.de/wissen/alzheimer-der-schleichende-tod-zu-lebzeiten-1.913547 (30.10.2016).

Herschinger, Eva (2014): Globale Feinde. Hegemoniale Identitäten im internationalen Terrorismus- und Drogendiskurs. In: Eva Herschinger und Judith Renner (Hrsg.): Diskursforschung in den Internationalen Beziehungen. Baden-Baden: Nomos.

Hielscher, Volker; Nock, Lukas; Kirchen-Peters, Sabine; Blass, Kerstin (2013): Zwischen Kosten, Zeit und Anspruch. Das alltägliche Dilemma sozialer Dienstleistungsarbeit. Wiesbaden: Springer VS.

Hirnliga e.V. (2008): Stellungnahme der Hirnliga e.V. zur Methodik für die Bewertung von Verhältnissen zwischen Nutzen und Kosten im System der deutschen gesetzlichen Krankenversicherung. Online verfügbar unter http://www.hirnliga.de/docs/Iqwig/Stell_KN1.pdf (19.11.2016).

Hirsch, Rolf, D. (2010): „Du stinkst ja schon wieder". Gespräch mit dem Bonner Psychiater und Psychotherapeuten Rolf Dieter Hirsch über Gewalt gegen Demenzkranke. In: *Spiegel Wissen* (1), S. 107–109.

Holly, Werner (2015): Diskurse verstehen? Optionen linguistischer Diskurshermeneutik. In: *Zeitschrift für Diskursforschung* (1. Beiheft), S. 86–106.

Horkheimer, Max; Adorno, Theodor W. (2013): Dialektik der Aufklärung. Philosophische Fragmente. Frankfurt am Main: Fischer.

Honneth, Axel (1989): Kritik der Macht. Reflexionsstufen einer kritischer Gesellschaftstheorie. Frankfurt am Main: Suhrkamp.

Honneth, Axel (2003a): Foucault und die Humanwissenschaften. Zwischenbilanz einer Rezeption. In: Axel Honneth und Martin Saar (Hrsg.): Michel Foucault. Zwischenbilanz einer Rezeption. Frankfurter Foucault-Konferenz 2001. Frankfurt am Main: Suhrkamp, S. 15–26.

Honneth, Axel (2003b): Einleitung: Genealogie als Kritik. In: Axel Honneth und Martin Saar (Hrsg.): Michel Foucault. Zwischenbilanz einer Rezeption. Frankfurter Foucault-Konferenz 2001. Frankfurt am Main: Suhrkamp, S. 117–121.

Hucklenbroich, Peter (2012): Der Krankheitsbegriff der Medizin in der Perspektive einer rekonstruktiven Wissenschaftstheorie. In: Markus Rothhaar und Andreas Frewer (Hrsg.): Das Gesunde, das Kranke und die Medizinethik. Moralische Implikationen des Krankheitsbegriffs. Stuttgart: Steiner, S. 33–63.

Hülsken-Giesler, Manfred (2010): Modernisierungsparadoxien der beruflichen Pflege im 21. Jahrhundert. In: Susanne Kreutzer (Hrsg.): Transformationen pflegerischen Handelns. Institutionelle Kontexte und soziale Praxis vom 19. bis 21. Jahrhundert. Göttingen: V & R Unipress, Univ.-Verl. Osnabrück, S. 155–174.

Hülsken-Giesler, Manfred (2013): Rose is a rose is a rose. In: *Pflege* 26, (2), S. 83–84

Hülsken-Giesler, Manfred (2015): Professionskultur und Berufspolitik in der Langzeitpflege. In: Hermann Brandenburg und Helen Güther (Hrsg.): Lehrbuch Gerontologische Pflege. Bern: Hogrefe, S. 163–175.

Illich, Ivan (1995): Die Nemesis der Medizin. Die Kritik der Medikalisierung des Lebens. 4. überarbeitete und ergänzte Auflage. München: Beck.

Irmak, Kenan Holger (2002): Der Sieche. Alte Menschen und die stationäre Altenhilfe in Deutschland, 1924-1961. Essen: Klartext.

Jaeggi, Rahel (2009): Was ist Ideologiekritik? In: Rahel Jaeggi und Tilo Wesche (Hrsg.): Was ist Kritik? Frankfurt am Main: Suhrkamp, S. 266–295.

Jaeggi, Rahel (2015): Das Ende der Besserwisser. In: *Kursbuch* (182), S. 78–96.

Jäger, Siegfried (2012): Kritische Diskursanalyse. Eine Einführung. 6., vollständig überarbeitete Auflage. Münster: Unrast.

Jäger, Siegfried; Diaz-Bone, Rainer (2006): Kritische Diskursanalyse: Zur Ausarbeitung einer problembezogenen Diskursanalyse im Anschluss an Foucault. Siegfried Jäger im Gespräch mit Rainer Diaz-Bone. *FQS* 7 (3), 89 Absätze. Online verfügbar unter: http://www.qualitative-research.net/index.php/fqs/rt/printerFriendly/148/325 (19.08.2017).

Jäger, Margarete; Jäger, Siegfried (2007): Deutungskämpfe. Theorie und Praxis Kritischer Diskursanalyse. Wiesbaden: VS.

Janicaud, Dominique (1991): Rationalität und Macht. In: François Ewald und Bernhard Waldenfels (Hrsg.): Spiele der Wahrheit. Michel Foucaults Denken. Frankfurt am Main: Suhrkamp, S. 251–276.

Jansen, Sabine (2011a): Engagement mit Geduld und Zähigkeit. Bundesministerium für Familie, Senioren, Frauen und Jugend. Online verfügbar unter http://mgh2.live.aperto.de/1614 (21.02.2016).

Jansen, Sabine (2011b): Menschen mit Demenz in der frühen Phase: Kompetent –selbstbewusst – engagiert. Ein differenziertes Bild der Demenz. Deutsche Alzheimer Gesellschaft (4). Online verfügbar unter http://shop.deutsche-alzheimer.de/alzheimer_info/16/alzheimer-info-42011 (06.05.2016).

Jansen, Sabine (2013): „Die zunehmende Zahl von Demenzkranken darf nicht weiter Stiefkind der Politik sein". Deutsche Alzheimer Gesellschaft. Online verfügbar unter http://www.alzheimerblog.de/2013/09/09/interview-mit-sabine-jansen-die-zunehmende-zahl-von-demenz-kranken-darf-nicht-weiter-stiefkind-der-politik-sein (21.02.2016).

Joas, Hans (1994): Kreativität und Autonomie. Die soziologische Identitätskonzeption und ihre postmoderne Herausforderung. In: Christoph Görg (Hrsg.): Gesellschaft im Übergang. Perspektiven kritischer Soziologie. Darmstadt: Wiss. Buchgesellschaft, S. 109–119.

Joas, Hans; Knöbl, Wolfgang (2004): Sozialtheorie. Zwanzig einführende Vorlesungen. Frankfurt am Main: Suhrkamp.

Kehl, Christoph (2008): Die Verdrängung der Verdrängung. Das Gedächtnis im Spannungsfeld biologischer und psychoanalytischer Deutungsmuster. In: Jörg Niewöhner, Stefan Beck und Christoph Kehl (Hrsg.): Wie geht Kultur unter die Haut? Emergente Praxen an der Schnittstelle von Medizin, Lebens- und Sozialwissenschaft. Bielefeld: Transcript, S. 81–112.

Keller, Reiner (2008): Michel Foucault. Konstanz: UVK.

Keller, Reiner (2010): Nach der Gouvernementalitätsforschung und jenseits des Poststrukturalismus? Anmerkungen aus Sicht der Wissenssoziologischen Diskursanalyse. In: Johannes Angermüller und Silke van Dyk (Hrsg.): Diskursanalyse meets Gouvernementalitätsforschung. Perspektiven auf das Verhältnis von Subjekt, Sprache, Macht und Wissen. Frankfurt am Main: Campus, S. 43–70.

Keller, Reiner (2011a): Wissenssoziologische Diskursanalyse. Grundlegung eines Forschungsprogramms. 3. Auflage. Wiesbaden: VS.

Keller, Reiner (2011b): Diskursforschung. Eine Einführung für SozialwissenschaftlerInnen. 4. Auflage. Wiesbaden: VS.

Keller, Reiner (2011c): Wissenssoziologische Diskursanalyse. In: Reiner Keller, Andreas Hirseland, Werner Schneider und Willy Viehöver (Hrsg.): Handbuch sozialwissenschaftliche Diskursanalyse. Band 1 (2 Bände). 3., erweiterte Auflage. Wiesbaden: VS, S. 125–158.

Keller, Reiner (2012): Der menschliche Faktor. In: Reiner Keller, Werner Schneider und Willy Viehöver (Hrsg.): Diskurs – Macht – Subjekt. Theorie und Empirie von Subjektivierung in der Diskursforschung. Wiesbaden: VS, S. 69–107.

Keller, Reiner (2015): Weber und Foucault. Interpretation, Hermeneutik und Wissenssoziologische Diskursanalyse. In: *Zeitschrift für Diskursforschung* (1. Beiheft), S. 173–209.

Keller, Reiner; Hirseland, Andreas (Hrsg.) (2005): Die diskursive Konstruktion von Wirklichkeit. Zum Verhältnis von Wissenssoziologie und Diskursforschung. Konstanz: UVK.

Keupp, Heiner; Hohl, Joachim (2006): Einleitung. In: Heinrich Keupp und Joachim Hohl (Hrsg.): Subjektdiskurse im gesellschaftlichen Wandel. Zur Theorie des Subjekts in der Spätmoderne. Bielefeld: Transcript, S.7–28.

Klass, Tobias (2008): Foucault und der Widerstand: Anmerkungen zu einem Missverständnis. In: Daniel Hechler und Axel Philipps (Hrsg.): Widerstand denken. Michel Foucault und die Grenzen der Macht. Bielefeld: Transcript, S. 149–168.

Kleinhenn, Jörg (2013): Die Konstitution des gerontologischen Pflegesubjekts – Perspektiven einer Kultur des pflegebedürftigen Alters. Inauguraldissertation an der Philosophisch-Theologischen Hochschule Vallendar. Online-Veröffentlichung auf dem Hochschulschriftenserver Kidoks als PDF-Dokument: http://nbn-resolving.de/urn:nbn:de:0295-opus-1183.

Klie, Thomas (2008): Zur Konjunktur bürgerschaftlichen Engagements. Abgedruckt in: Peter Wißmann und Reimer Gronemeyer: Demenz und Zivilgesellschaft. Frankfurt am Main: Mabuse, S. 133–141.

Klie, Thomas (2012): Thomas Klie über Demenz. In: *Süddeutsche Zeitung*, 29.01.2012 (23).

Knoblauch, Hubert (2004): Subjekt, Intersubjektivität und persönliche Identität. Zum Subjektverständnis der sozialkonstruktivistischen Wissenssoziologie. In: Matthias Grundmann und Raphael Beer (Hrsg.): Subjekttheorien interdisziplinär. Diskussionsbeiträge aus Sozialwissenschaften, Philosophie und Neurowissenschaften. Münster: Lit, S. 37–57.

Knoblauch, Hubert (2011): Diskurs, Kommunikation und Wissenssoziologie. In: Reiner Keller, Andreas Hirseland, Werner Schneider und Willy Viehöver (Hrsg.): Handbuch sozialwissenschaftliche Diskursanalyse. Band 1 (2 Bände). 3., erweiterte Auflage. Wiesbaden: VS, S. 225–244.

Kocyba, Herrmann (2003): Einleitung: Soziale Kontrolle und Subjektivierung. In: Axel Honneth und Martin Saar (Hrsg.): Michel Foucault. Zwischenbilanz einer Rezeption. Frankfurter Foucault-Konferenz 2001. Frankfurt am Main: Suhrkamp, S. 71–76.

Kocyba, Herrmann (2006): Die Disziplinierung Foucaults. Diskursanalyse als Wissenssoziologie. In: Dirk Tänzler, Hubert Knoblauch und Hans-Georg Soeffner (Hrsg.): Neue Perspektiven der Wissenssoziologie. Konstanz: UVK, S. 137–155.

Kocyba, Herrmann (2010): Diskursanalyse als neue Wissenssoziologie? Über einige Schwierigkeiten der disziplinären Verortung Foucaults. In: Robert Feustel und Maximilian Schochow (Hrsg.): Zwischen Sprachspiel und Methode. Perspektiven der Diskursanalyse. Bielefeld: Transcript, S. 99–117.

Kohlen, Helen; Kunbruck, Christel (2008): Care(Ethik) und das Ethos fürsorglicher Praxis. In: Universität Bremen (Hrsg.): Forschungszentrum Nachhaltigkeit (artec-paper, 151). Online verfügbar unter http://nbn-resolving.de/urn:nbn:de:0168-ssoar-219593 (29.09.2016).

Kolf-van Melis, Claudia (2003): Tod des Subjekts? Praktische Theologie in Auseinandersetzung mit Michel Foucaults Subjektkritik. Stuttgart: Kohlhammer.

Kondratowitz, Hans-Joachim von (2012): Alter und Altern. In: Günter Albrecht und Axel Groenemeyer (Hrsg.): Handbuch soziale Probleme. Band 2 (2 Bände). 2. Auflage. Wiesbaden: Springer VS, S. 279–319.

Körtner, Ulrich H. J. (2001): Unverfügbarkeit des Lebens? Grundfragen der Bioethik und der medizinischen Ethik. Neukirchen-Vluyn: Neukirchener.

Körtner, Ulrich H. J. (2012): Das Menschenbild der Leistungsgesellschaft und die Irritation Demenz. In: *Zeitschrift für medizinische Ethik* (58), S. 3–22.

Krampe, Eva-Maria (2009): Emanzipation durch Professionalisierung. Akademisierung des Frauenberufs Pflege in den 1990er Jahren. Erwartungen und Folgen. Frankfurt am Main: Mabuse.

Krampe, Eva-Maria (2014): Professionalisierung der Pflege im Kontext der Ökonomisierung. In: Alexandra Manzei und Rudi Schmiede (Hrsg.): 20 Jahre Wettbewerb im Gesundheitswesen. Theoretische und empirische Analysen zur Ökonomisierung. Wiesbaden: Springer VS, S. 179–198.

Kreutzner, Gabriele; Dienes, Mailin; Rothe, Verena; Voester, Conny (2013): Aktion Demenz e.V. – Gemeinsam auf dem Weg zu "Demenzfreundlichen Kommunen". In: Deutsche Alzheimer Gesellschaft e.V. (Hrsg.): "Zusammen leben – voneinander lernen". Tagungsband. Eigenverlag, S. 43–48.

Kruse, Andreas (2011): So verletzlich ist das Leben. Wie sich unsere alternde Gesellschaft der steigenden Zahl von Demenzfällen stellt ist eine zentrale Herausforderung der kommenden Jahre. In: *Forum Sozialarbeit + Gesundheit* (3), S. 6–9.

Kruse, Andreas (2013): Alternde Gesellschaft – eine Bedrohung? Ein Gegenentwurf von Andreas Kruse. Freiburg: Lambertus.

Kruse, Jan; Biesel, Kay; Schmieder, Christian (2011): Metaphernanalyse. Ein rekonstruktiver Ansatz. Wiesbaden: VS.

Kues, Hermann (2010): Lebensqualität bei Demenzerkrankung. In: Andreas Kruse (Hrsg.): Lebensqualität bei Demenz? Zum gesellschaftlichen und individuellen Umgang mit einer Grenzsituation im Alter. Heidelberg: AKA, S. 405–409.

Kuhlmann, Wolfgang (1987): Tod des Subjekts? Eine transzendentalpragmatische Verteidigung des Vernunftsubjekts. In: Herta Nagl-Docekal und Helmuth Vetter (Hrsg.): Tod des Subjekts? Wien: R. Oldenbourg, S. 120–163.

Laclau, Ernesto (1990): New reflections on the revolution of our time. London, New York: Verso.

Laclau, Ernesto (2007): Ideologie und Post-Marxismus. In: Martin Nonhoff (Hrsg.): Diskurs, radikale Demokratie, Hegemonie. Zum politischen Denken von Ernesto Laclau und Chantal Mouffe. Bielefeld: Transcript, S. 25–39.

Laclau, Ernesto (2013a): Emanzipation und Differenz. Wien, Berlin: Turia + Kant.

Laclau, Ernesto (2013b): Universalität konstruieren. In: Judith Butler, Ernesto Laclau und Slavoj Žižek (Hrsg.): Kontingenz, Hegemonie, Universalität. Aktuelle Dialoge zur Linken. Wien: Turia + Kant, S. 349–380.

Laclau, Ernesto; Mouffe, Chantal (2000): Hegemonie und radikale Demokratie. Zur Dekonstruktion des Marxismus. 2., durchgesehene Auflage. Wien: Passagen Verlag.

Lafontaine, Céline (2010): Die postmortale Gesellschaft. Wiesbaden: VS.

Lanzerath, Dirk (2000): Krankheit und ärztliches Handeln. Zur Funktion des Krankheitsbegriffs in der medizinischen Ethik. Freiburg: Alber.

Lanzerath, Dirk (2008): Die neuere Philosophie der Gesundheit. Von der Normativität des Krankheitsbegriffs zur Medikalisierung der Gesellschaft. In: Daniel Schäfer, Andreas Frewer, Eberhard Schockenhoff und Verena Wetzstein (Hrsg.): Gesundheitskonzepte im Wandel. Geschichte, Ethik und Gesellschaft. Stuttgart: Steiner, S. 203–213.

Lehr, Ursula (2010): Demenz – ein unausweichliche Altersschicksal? In: Ingo Füsgen (Hrsg.): Demenz – ein unausweichliches Altersschicksal? Zukunftsforum Demenz; Bundesarbeitsgemeinschaft der Senioren-Organisationen. Wiesbaden: Medical Tribune Verlagsgesellschaft, S. 13–22.

Lemke, Thomas (2003): Eine Kritik der politischen Vernunft. Foucaults Analyse der modernen Gouvernementalität. 4. Auflage, Hamburg: Argument.

Lemke, Thomas (2008): Gouvernementalität und Biopolitik. 2. Auflage. Wiesbaden: VS.

Lemke, Thomas; Krasmann, Susanne; Bröckling, Ulrich (2012): Gouvernementalität, Neoliberalismus und Selbsttechnologien. Eine Einführung. In: Ulrich Bröckling, Susanne Krasmann und Thomas Lemke (Hrsg.): Gouvernementalität der Gegenwart. Studien zur Ökonomisierung des Sozialen. 6. Auflage. Frankfurt am Main: Suhrkamp, S. 7–40.

Lentzos, Filippa; Rose, Nikolas (2007): Die Unsicherheit regieren. Biologische Bedrohungen, Notfallplanung, Schutz und Resilienz in Europa. In: Patrizia Purtschert, Katrin Meyer und Yves Winter (Hrsg.): Gouvernementalität und

Sicherheit: Zeitdiagnostische Beiträge im Anschluss an Foucault. Bielefeld: Transcript, S. 75–102.

Lessenich, Stephan (2003): Soziale Subjektivität. Die neue Regierung der Gesellschaft. In: *Mittelweg 36* 12 (4), S. 80–93.

Lessenich, Stephan (2008): Die Neuerfindung des Sozialen. Der Sozialstaat im flexiblen Kapitalismus. Bielefeld: Transcript.

Lind, Sven (2004): Pflege und Betreuung Demenzkranker. Neurowissenschaftliche Erkenntnisse. In: *Pflegeimpuls* (1+2), S. 35–42.

Link, Jürgen (2005): Warum Diskurse nicht von personalen Subjekten "ausgehandelt" werden. Von der Diskurs- zur Interdiskurstheorie. In: Reiner Keller und Andreas Hirseland (Hrsg.): Die diskursive Konstruktion von Wirklichkeit. Zum Verhältnis von Wissenssoziologie und Diskursforschung. Konstanz: UVK, S. 77–100.

Link, Jürgen (2007): Dispositiv und Interdiskurs. Mit Überlegungen zum "Dreieck" Foucault-Bordieu-Luhmann. In: Clemens Kammler und Rolf Parr (Hrsg.): Foucault in den Kulturwissenschaften. Eine Bestandsaufnahme. Söchtenau: Synchron, S. 219–238.

Link, Jürgen (2011): Diskursanalyse unter besonderer Berücksichtigung von Interdiskurs und Kollektivsymbolik. In: Reiner Keller, Andreas Hirseland, Werner Schneider und Willy Viehöver (Hrsg.): Handbuch sozialwissenschaftliche Diskursanalyse. Band 1 (2 Bände). 3., erweiterte Auflage. Wiesbaden: VS, S. 433–458.

Lock, Margaret (2008): Verführt von "Plaques" und "Tangles": die Alzheimer-Krankheit und das zerebrale Subjekt. In: Jörg Niewöhner, Stefan Beck und Christoph Kehl (Hrsg.): Wie geht Kultur unter die Haut? Emergente Praxen an der Schnittstelle von Medizin, Lebens- und Sozialwissenschaft. Bielefeld: Transcript, S. 55–80.

Lock, Margaret M. (2013): The Alzheimer conundrum. Entanglements of dementia and aging. Princeton: University Press Group Ltd.

Lucke, Margot (2012): Demenz in der Pflege im häuslichen und stationären Bereich – wo klemmt es? In: Deutscher Ethikrat (Hrsg.): Demenz – Ende der Selbstbestimmung? Vorträge der Tagung des Deutschen Ethikrates 2010. Berlin: Eigenverlag Dt. Ethikrat, S. 69–72.

Lützau-Hohlbein, Heike von (2012): Bessere Chancen für Menschen mit Demenz und ihre Familien. Demenz als gesellschaftliche Herausforderung. Kooperationsverbund Gesundheitliche Chancengleichheit. Online verfügbar unter https://www.gesundheitliche-chancengleichheit.de/?id=artikelautor&artikel2=729 (15.08.2017).

Lützau-Hohlbein, Heike von; Ihl, Ralf; Gutzmann, Hans (DAG; DGGPP.; Hirnliga e.V.) (2011): Demenz: Bessere Versorgung gefordert. Online verfügbar unter http://www.dggpp.de/docs/presse/110919_PM_WAlz_2011.pdf (19.08.2017).

Lützau-Hohlbein, Heike von; Schönhof, Bärbel (2010): Alzheimer ist kein Mythos, sondern eine Krankheit. In: *Alzheimer Info* (2) 2010.

Manzei, Alexandra (2009): Neue betriebswirtschaftliche Steuerungsformen im Krankenhaus. Wie durch die Digitalisierung der Medizin ökonomische Sachzwänge in der Pflegepraxis entstehen. In: *Pflege und Gesellschaft* 14 (1), S. 38–53.

Manzei, Alexandra (2014): Über die neue Unmittelbarkeit des Marktes im Gesundheitswesen – Wie durch die Digitalisierung der Patientenakte ökonomische Entscheidungskriterien an das Patietenbett gelangen. In: Alexandra Manzei und Rudi Schmiede (Hrsg.): 20 Jahre Wettbewerb im Gesundheitswesen. Theoretische und empirische Analysen zur Ökonomisierung. Wiesbaden: Springer VS, S. 219–240.

Manzei, Alexandra; Schmiede, Rudi (Hrsg.) (2014): 20 Jahre Wettbewerb im Gesundheitswesen. Theoretische und empirische Analysen zur Ökonomisierung. Wiesbaden: Springer.

Manzeschke, Arne (2008): DRG und die Folgen der Deprofessionalisierung im Gesundheitsberufen. In: Ingo Bonde et al. (Hrsg.): Medizin und Gewissen. Im Streit zwischen Markt und Solidarität. Frankfurt am Main: Mabuse, S. 353–382

Matthews, Fiona E.; Arthur, Antony; Barnes, Linda E.; Bond, John; Jagger, Carol; Robinson, Louise; Brayne, Carol (2013): A two-decade comparison of prevalence of dementia in individuals aged 65 years and older from three geographical areas of England. Results of the Cognitive Function and Ageing Study I and II. In: *The Lancet* 382 (9902), S. 1405–1412.

Maurer, Konrad; Maurer, Ulrike (2000): Alzheimer. Das Leben eines Arztes und die Karriere einer Krankheit. München, Zürich: Piper.

Mayer, Tilman (2014): Der Alterungs-Tsunami bringt neue Verteilungsfragen. Der Tagesspiegel online. Online verfügbar unter http://www.tagesspiegel.de/meinung/andere-meinung/demographie-aendert-demokratie-der-alterungs-tsunami-bringt-neue-verteilungsfragen/10924208.html (15.08.2017).

Meißner, Hanna (2010): Jenseits des autonomen Subjekts. Zur gesellschaftlichen Konstitution von Handlungsfähigkeit im Anschluss an Butler, Foucault und Marx. Bielefeld: Transcript.

Messerschmidt, Reinhard; Saar, Martin (2014): Diskurs und Philosophie. In: Johannes Angermüller und Martin Nonhoff (Hrsg.): Diskursforschung. Ein interdisziplinäres Handbuch. Band 1 (2 Bände). Bielefeld: Transcript, S. 42–55.

Meyer, Katrin (2008): Rational Regieren. Michel Foucault, die Frankfurter Schule und die Dialektik der Gouvernementalität. In: Richard Faber und Eva M. Ziege (Hrsg.): Das Feld der Frankfurter Kultur- und Sozialwissenschaften nach 1945. Würzburg: Königshausen & Neumann, S. 87–102.

Mills, Sara (2007): Der Diskurs. Begriff, Theorie, Praxis. Tübingen: Francke (UTB).

Moebius, Stephan (2008a): Handlung und Praxis. Konturen einer poststrukturalistischen Praxistheorie. In: Stephan Moebius und Andreas Reckwitz (Hrsg.): Poststrukturalistische Sozialwissenschaften. Frankfurt am Main: Suhrkamp, S. 58–74.

Moebius, Stephan (2008b): Macht und Hegemonie. In: Stephan Moebius und Andreas Reckwitz (Hrsg.): Poststrukturalistische Sozialwissenschaften. Frankfurt am Main: Suhrkamp, S. 158–174.

Moebius, Stephan (2009): Strukturalismus/Poststrukturalismus. In: Georg Kneer und Markus Schroer (Hrsg.): Handbuch soziologische Theorien. Wiesbaden: VS, S. 419–444.

Moebius, Stephan; Reckwitz, Andreas (2008): Einleitung. Poststrukturalismus und Sozialwissenschaften: Eine Standortbestimmung. In: Stephan Moebius und Andreas Reckwitz (Hrsg.): Poststrukturalistische Sozialwissenschaften. Frankfurt am Main: Suhrkamp, S. 7–23.

Moers, Martin; Schaeffer, Doris; Schnepp, Wilfried (2011): To busy to think? Essay über die spärliche Theoriebildung der deutschen Pflegewissenschaft. In: *Pflege* 24 (6), S. 349–360.

Möllers, Norma; Hälterlein, Jens; Spies, Tanja (2014): Subjektivierung als Artikulation diskursiver Ordnungen. In: *Zeitschrift für Diskursforschung* 2 (1), S. 55–76.

Muckel, Petra (2011): Die Entwicklung von Kategorien mit der Methode der Grounded Theory. In: Günter Mey und Katja Mruck (Hrsg.): Grounded Theory Reader. 2., aktualisierte und erweiterte Auflage. Wiesbaden: VS, S. 333–352.

Münker, Stefan; Roesler, Alexander (2012): Poststrukturalismus. 2., aktualisierte und erweiterte Auflage. Stuttgart: J.B. Metzler.

Nagl-Docekal, Herta; Vetter, Helmuth (Hrsg.) (1987): Tod des Subjekts? Wien: R. Oldenbourg.

Nassehi, Armin (2009): Der soziologische Diskurs der Moderne. Frankfurt am Main: Suhrkamp.

Natale, Bianca; Wohlrab, Doris; Förtsch, Bettina; Förstl, Hans; Kurz, Alexander; Diehl-Schmid, Janine (2011): Alzheimer-Demenz mit präsenilem Beginn – Besonderheiten in Diagnostik, Therapie und Management. In: Hans Förstl (Hrsg.): Demenzen in Theorie und Praxis. 3., aktualisierte und überarbeitete Auflage. Berlin, New York: Springer Medizin.

Nehls, Michael (2014): Die Alzheimer-Lüge. Die Wahrheit über eine vermeidbare Krankheit. München: Heyne.

Nonhoff, Martin (2001): Soziale Marktwirtschaft – ein leerer Signifikant? Überlegungen im Anschluss an die Diskurstheorie Ernesto Laclaus. In: Johannes Angermüller, Katharina Bunzmann und Martin Nonhoff (Hrsg.): Diskursanalyse. Theorien, Methoden, Anwendungen. Hamburg: Argument, S. 193–208.

Nonhoff, Martin (2006): Politischer Diskurs und Hegemonie. Das Projekt "Soziale Marktwirtschaft". Bielefeld: Transcript.

Nonhoff, Martin (2007): Politische Diskursanalyse als Hegemonieanalyse. In: Martin Nonhoff (Hrsg.): Diskurs, radikale Demokratie, Hegemonie. Zum politischen Denken von Ernesto Laclau und Chantal Mouffe. Bielefeld: Transcript, S. 173–193.

Nonhoff, Martin (2011): Konstruktivistisch-pragmatische Methodik. Ein Plädoyer für die Diskursanalyse. *Zeitschrift für Internationale Beziehungen* 18 (2), S. 91–107.

Nonhoff, Martin (2014): Die Vermessung der europäischen Universität als hegemoniales Projekt. Eine Hegemonieanalyse. In: Johannes Angermüller und Martin Nonhoff (Hrsg.): Diskursforschung. Ein interdisziplinäres Handbuch. Band 1 (2 Bände). Bielefeld: Transcript, S. 185–211.

Nonhoff, Martin; Gronau, Jennifer (2012): Die Freiheit des Subjekts im Diskurs. In: Reiner Keller, Werner Schneider und Willy Viehöver (Hrsg.): Diskurs – Macht – Subjekt. Theorie und Empirie von Subjektivierung in der Diskursforschung. Wiesbaden: VS, S. 109–130.

Nonhoff, Martin; Stengel, Frank A. (2014): Poststrukturalistische Diskurstheorie und Außenpolitikanalyse. Wie lässt sich Deutschlands wankelmütige Außenpolitik zwischen Irak und Afghanistan verstehen? In: Eva Herschinger und Judith Renner (Hrsg.): Diskursforschung in den Internationalen Beziehungen. Baden-Baden: Nomos, S. 39–74.

Olk, Thomas (2011): Dienstleistungsbeziehungen: Bürger, Nutzer, Konsumenten und Koproduzenten. In: Adalbert Evers, Rolf G. Heinze und Thomas Olk (Hrsg.): Handbuch Soziale Dienste. Wiesbaden: VS, S. 482–498.

Owen, David (2003): Kritik und Gesellschaft. Genealogie und Kritische Theorie. In: Axel Honneth und Martin Saar (Hrsg.): Michel Foucault. Zwischenbilanz einer Rezeption. Frankfurter Foucault-Konferenz 2001. Frankfurt am Main: Suhrkamp, S. 122–144.

Panke-Kochinke, Birgit; Krause, Gabriele; Klimann, Olga (2015): Ein wissenschaftlicher Diskurs über Demenz – Erste Ergebnisse der exemplarischen Anwendung eines integrativen Analyseansatzes. In: *Pflege* 28 (4), S. 219–232.

Pantel, Johannes; Haberstroh Julia, Schröder, Johannes (2010): Psychopharmaka im Altenpflegeheim – zum Wohle der Bewohner? In: Andreas Kruse (Hrsg.): Lebensqualität bei Demenz? Zum gesellschaftlichen und individuellen Umgang mit einer Grenzsituation im Alter. Heidelberg: AKA, S. 317–335.

Parsons, Maria (2009): Living well with dementia. Die Nationale Demenzstrategie in England. In: *dess orientiert* 2009 (1), S. 7–16.

Paul, Norbert W. (2006a): Gesundheit und Krankheit. In: Stefan Schulz, Klaus Steigleder, Heiner Fangerau und Norbert W. Paul (Hrsg.): Geschichte, Theorie und Ethik der Medizin. Eine Einführung. Frankfurt am Main: Suhrkamp, S. 131–142.

Paul, Norbert W. (2006b): Diagnose und Prognose. In: Stefan Schulz, Klaus Steigleder, Heiner Fangerau und Norbert W. Paul (Hrsg.): Geschichte, Theorie und Ethik der Medizin. Eine Einführung. Frankfurt am Main: Suhrkamp, S. 131–142.

Poferl, Angelika (2009): Orientierung am Subjekt. Eine konzeptionelle Reflexion zur Theorie und Methodologie reflexiver Modernisierung. In: Fritz Böhle und Margit Weihrich (Hrsg.): Handeln unter Unsicherheit. Wiesbaden: VS, S. 231–263.

Porter, Roy (2007): Die Kunst des Heilens. Eine medizinische Geschichte der Menschheit von der Antike bis heute. Erftstadt: Hohe.

Post, Stephen G. (2000): The concept of Alzheimer Disease in a Hypercognitive Society. In: Peter J. Whitehouse, Konrad Maurer und Jesse F. Ballenger

(Hrsg.): Concepts of Alzheimer disease. Biological, clinical, and cultural perspectives. Baltimore: Johns Hopkins University Press, S. 245–256.

Powers, Penny (1999): Der Diskurs der Pflegediagnosen. Bern, Göttingen, Toronto, Seattle: Hans Huber.

Priester, Karin (2014): Mystik und Politik. Ernesto Laclau, Chantal Mouffe und die radikale Demokratie. Würzburg: Königshausen u. Neumann.

Quadflieg, Dirk (2008): Sprache und Diskurs. Von der Struktur zur différance. In: Stephan Moebius und Andreas Reckwitz (Hrsg.): Poststrukturalistische Sozialwissenschaften. Frankfurt am Main: Suhrkamp, S. .93–107.

Radzey, Beate (2009): Involvment: Menschen mit Demenz einbinden und ihre Teilhabe sichern. In: dess orientiert (1-1), S. 7–16.

Reckwitz, Andreas (2008a): Subjekt. Bielefeld: Transcript.

Reckwitz, Andreas (2008b): Subjekt/Identität: Die Produktion und Subversion des Individuums. In: Stephan Moebius und Andreas Reckwitz (Hrsg.): Poststrukturalistische Sozialwissenschaften. Frankfurt am Main: Suhrkamp, S. 75–92.

Reckwitz, Andreas (2011): Ernesto Laclau: Diskurse, Hegemonien, Antagonismen. In: Stephan Moebius (Hrsg.): Kultur. Theorien der Gegenwart. 2., erweiterte und aktualisierte Auflage. Wiesbaden: VS, S. 300–310.

Reichertz, Jo (1997): Objektive Hermeneutik. In: Ronald Hitzler und Anne Honer (Hrsg.): Sozialwissenschaftliche Hermeneutik. Eine Einführung. Ophaden: Leske + Budrich, S. 31–55.

Reichertz, Jo (2005): Order at al Points? Lassen sich Diskursanalyse und Hermeneutik gewinnbringend miteinander verbinden? In: Reiner Keller und Andreas Hirseland (Hrsg.): Die diskursive Konstruktion von Wirklichkeit. Zum Verhältnis von Wissenssoziologie und Diskursforschung. Konstanz: UVK, S. 149–177.

Renn, Joachim (2012): Nicht Herr in eigenen Haus und doch nicht eines anderen Knecht. Individuelle Agency und Existenz in einer pragmatisierten Diskurstheorie. In: Reiner Keller, Werner Schneider und Willy Viehöver (Hrsg.): Diskurs – Macht – Subjekt. Theorie und Empirie von Subjektivierung in der Diskursforschung. Wiesbaden: VS, S. 35–51.

Riedel, Christoph (1989): Subjekt und Individuum. Zur Geschichte des philosophischen Ich-Begriffes. Darmstadt: Wiss. Buchgesellschaft.

Riederer, Peter; Hoyer, Siegfried (2012): Störungen der Neurotransmission bei Demenzen. In: Claus-Werner Wallesch und Hans Förstl (Hrsg.): Demenzen. 2., überarbeitete und erweiterte Auflage. Stuttgart: Thieme, S. 56–66.

Rosenthal, Gabriele (2009): Die Biographie im Kontext der Familien- und Gesellschaftsgeschichte. In: Bettina Völter, Bettina Dausien, Helma Lutz und Gabriele Rosenthal (Hrsg.): Biographieforschung im Diskurs. 2. Auflage. Wiesbaden: VS, S. 46–64.

Rosenthal, Gabriele (2011): Interpretative Sozialforschung. Eine Einführung. 3. Auflage. Weinheim: Juventa.

Rothe, Verena (2015): Demenzfreundliche Kommunen: Erfahrung mit der Schulung von Multiplikatoren. In: *Archiv für Wissenschaft und Praxis der sozialen Arbeit* 46 (1), S. 52–57.

Rothhaar, Markus; Frewer, Andreas (Hrsg.) (2012): Das Gesunde, das Kranke und die Medizinethik. Moralische Implikationen des Krankheitsbegriffs. Stuttgart: Steiner.

Saar, Martin (2003): Genealogie und Subjektivität. In: Axel Honneth und Martin Saar (Hrsg.): Michel Foucault. Zwischenbilanz einer Rezeption. Frankfurter Foucault-Konferenz 2001. Frankfurt am Main: Suhrkamp, S. 157–177.

Saar, Martin (2004): Subjekt. In: Gerhard Göhler, Mattias Iser und Ina Kerner (Hrsg.): Politische Theorie. 22 umkämpfte Begriffe zur Einführung. Wiesbaden: VS, S. 332–349.

Saar, Martin (2007a): Genealogie als Kritik. Geschichte und Theorie des Subjekts nach Nietzsche und Foucault. Frankfurt am Main, New York: Campus.

Saar, Martin (2007b): Macht, Staat, Subjektivität. Foucaults Geschichte der Gouvernementalität im Werkkontext. In: Susanne Krasmann und Michael Volkmer (Hrsg.): Michel Foucaults "Geschichte der Gouvernementalität" in den Sozialwissenschaften. Internationale Beiträge. Bielefeld: Transcript, S. 23–46.

Saar, Martin (2009a): Macht und Kritik. In: Rainer Forst, Martin Hartmann, Rahel Jaeggi und Martin Saar (Hrsg.): Sozialphilosophie und Kritik. Frankfurt am Main: Suhrkamp, S. 567–587.

Saar, Martin (2009b): Genealogische Kritik. In: Rahel Jaeggi und Tilo Wesche (Hrsg.): Was ist Kritik? Frankfurt am Main: Suhrkamp, S. 247–265.

Saar, Martin (2013): Die Immanenz der Macht. Politische Theorie nach Spinoza. Frankfurt am Main: Suhrkamp.

Sandbothe, Mike (2000): Die Renaissance des Pragmatismus. Aktuelle Verflechtungen zwischen analytischer und kontinentaler Philosophie. Weilerswist: Velbrück Wissenschaft.

Sarasin, Philipp (2005): Michel Foucault zur Einführung. Hamburg: Junius.Sarasin, Philipp (2006): "Une analyse structurale du signifié". Zur Genealogie der Diskursanalyse. In: Franz X. Eder (Hrsg.): Historische Diskursanalysen. Genealogie, Theorie, Anwendungen. Wiesbaden: VS, S. 115–129.

Sarasin, Philipp (2011): Diskurstheorie und Geschichtswissenschaft. In: Reiner Keller, Andreas Hirseland, Werner Schneider und Willy Viehöver (Hrsg.): Handbuch sozialwissenschaftliche Diskursanalyse. 4. Auflage. Band 1 (2 Bände). Wiesbaden: VS, S. 61–90.

Satizabal, Claudia L.; Beiser, Alexa S.; Chouraki, Vincent; Chêne, Geneviève; Dufouil, Carole; Seshadri, Sudha (2016): Incidence of Dementia over Three Decades in the Framingham Heart Study. In: *New England Journal of Medicine* 374 (6), S. 523–532.

Schäfer, Thomas (1995): Reflektierte Vernunft. Michel Foucaults philosophisches Projekt einer antitotalitären Macht- und Wahrheitskritik. Frankfurt am Main: Suhrkamp.

Schäfer, Daniel; Karenberg, Axel (2005): Alter, Krankheit und Demenz. Historische Anmerkungen zu einem aktuellen Thema. In: *Zeitschrift für medizinische Ethik* 51 (1), S. 13–25.

Schaub, Rainer Thomas; Freyberger, Harald Jürgen (2012): Diagnostik und Klassifikation. In: Claus-Werner Wallesch und Hans Förstl (Hrsg.): Demenzen. 2., überarbeitete und erweiterte Auflage. Stuttgart: Thieme, S. 87–110.

Schmidtke, Klaus; Otto, Markus (2012): Alzheimer-Demenz. In: Claus-Werner Wallesch und Förstl (Hrsg.): Demenzen. 2., überarbeitete und erweiterte Auflage. Stuttgart: Thieme, S. 203–227.

Schmidt-Wilke, Tobias (2003): Krankheiten – Entdeckungen oder Konstruktionen. In: *Zeitschrift für medizinische Ethik* 49 (1), S. 77–86.

Schnabel, Manfred (2014): Macht und Wissen im Demenz-Diskurs. Versuch einer zeitgeschichtlichen Kontextualisierung. In: *Pflegewissenschaft* 16 (7/8), S. 440–451.

Schnabel, Manfred (2015): Reduktionistischer Blick auf Altern und Demenz: Medikalisierung. In: Hermann Brandenburg und Helen Güther (Hrsg.): Lehrbuch Gerontologische Pflege. Bern: Hogrefe, S. 135–148.

Schnabel, Manfred; Manzei, Alexandra (2016): Bilanzieren, kalkulieren, konkurrieren. Konsequenzen der Wettbewerbssteuerung im Gesundheitswesen. Hamburg: Argument (*Jahrbuch für Kritische Medizin und Gesundheitswissenschaften* 51), S. 98–117.

Schneider, Silke (2007): Rezension zu: Martin Nonhoff (2006). Politischer Diskurs und Hegemonie. Das Projekt "Soziale Marktwirtschaft". In: *FQS* 8 (2), 16 Absätze. Online verfügbar unter http://www.qualitative-research.net/index.php/fqs/rt/printerFriendly/264/579 (03.08.2015).

Schölzel, Hagen (2010): Spielräume der Wissenschaft. Diskursanalyse und Genealogie bei Michel Foucault. In: Robert Feustel und Maximilian Schochow (Hrsg.): Zwischen Sprachspiel und Methode. Perspektiven der Diskursanalyse. Bielefeld: Transcript, S. 17–32.

Schönhof, Bärbel (2012): Eröffnungsansprache. In: Deutsche Alzheimer Gesellschaft (Hrsg.): "Zusammen leben – voneinander lernen". Tagungsband. Eigenverlag, S. 21–24.

Schöttler, Peter (1997): Wer hat Angst vor dem "linguistic turn"? In: *Geschichte und Gesellschaft. Zeitrschrift für historische Sozialwissenschaft* 23 (1), S. 134–151.

Schrage, Dominik (1999): Was ist ein Diskurs? Zu Michel Foucaults Versprechen, "mehr" ans Licht zu bringen. In: Hannelore Bublitz, Andrea D. Bührmann, Christine Hanke und Andrea Seier (Hrsg.): Das Wuchern der Diskurse. Perspektiven der Diskursanalyse Foucaults. Frankfurt, New York: Campus, S. 63–74.

Schrage, Dominik (2008): Subjektivierung durch Normalisierung: zur Aktualisierung eines poststrukturalistischen Konzepts. In: Karl-Siegbert Rehberg (Hrsg.): Die Natur der Gesellschaft. Frankfurt am Main, New York: Campus, S. 4120–4129.

Schrage, Dominik (2013): Die Einheiten der Diskursforschung und der Streit um den Methodenausweis. In: *Zeitschrift für Diskursforschung* 1 (3), S. 246–262.

Schroeter, Klaus R. (2005): Pflege als Dispositiv.: Zur Ambivalenz von Macht, Hilfe und Kontrolle im Pflegediskurs. In: Klaus R. Schroeter und Thomas Rosenthal (Hrsg.): Soziologie der Pflege. Grundlagen, Wissensbestände und Perspektiven. Weinheim/München: Juventa, S. 385–404.

Schröder, Johannes; Haberstroh, Julia; Pantel, Johannes (2010): Früherkennung und Diagnostik demenzieller Erkrankungen. In: Andreas Kruse (Hrsg.): Lebensqualität bei Demenz? Zum gesellschaftlichen und individuellen Umgang mit einer Grenzsituation im Alter. Heidelberg: AKA, S. 297–313.

Schröder, Johannes; Pantel, Johannes (2011): Die leichte kognitive Beeinträchtigung. Klinik, Diagnostik, Therapie und Prävention im Vorfeld der Alzheimer-Demenz. Stuttgart: Schattauer.

Schwandt, Michael (2010): Kritische Theorie. Eine Einführung. 2., durchgesehene Auflage. Stuttgart: Schmetterling.

Seier, Andrea (1999): Kategorien der Entzifferung: Macht und Diskurs als Analyseraster. In: Hannelore Bublitz, Andrea D. Bührmann, Christine Hanke und Andrea Seier (Hrsg.): Das Wuchern der Diskurse. Perspektiven der Diskursanalyse Foucaults. Frankfurt, New York: Campus, S. 75–86.

Seier, Andrea (2001): Macht. In: Marcus S. Kleiner (Hrsg.): Michel Foucault. Eine Einführung in sein Denken. Frankfurt am Main: Campus, S. 90–107.

Shorter, Edward (2003): Geschichte der Psychiatrie. Hamburg: Rowohlt.

Slezák, Ilona (2012): Zum Begriff psychischer Erkrankungen im Spiegel der Neurowissenschaften. Philosophische Überlegungen zur psychiatrischen Theoriebildung. In: Markus Rothhaar und Andreas Frewer (Hrsg.): Das Gesunde, das Kranke und die Medizinethik. Moralische Implikationen des Krankheitsbegriffs. Stuttgart: Steiner, S. 195–207.

Slotala, Lukas (2014): Modernisierung und Widerbortigkeit – Strategien der Pflegenden im Umgang mit wirtschaftlichen Vorgaben in der ambulanten Versorgung. In: Alexandra Manzei und Rudi Schmiede (Hrsg.): 20 Jahre Wettbewerb im Gesundheitswesen. Theoretische und empirische Analysen zur Ökonomisierung. Wiesbaden: Springer VS, S. 199–216.

Smith, Anna Marie (1998): Das Unbehagen der Hegemonie. Die politischen Theorien von Judith Butler, Ernesto Laclau und Chantal Mouffe. In: Judith Butler und Oliver Marchart (Hrsg.): Das Undarstellbare der Politik. Zur Hegemonietheorie Ernesto Laclaus. Wien: Turia + Kant, S. 225–237.

Snowdon, David A.; Kemper, Susan J.; Mortimer, James A.; Greiner, Lydia H.; Wekstein, David R.; Markesbery, William R. (1996): Linguistic Ability in Early Life and Cognitive Function and Alzheimer's Disease in Late Life. Findings form the Nun Study. In: *JAMA*, 275 (2), S. 528–532.

Spiegel online (2012): Pharmakonzerne scheitern reihenweise an Alzheimer-Arzneien. Online verfügbar unter http://www.spiegel.de/wissenschaft/medizin/alzheimer-medikament-eli-lilly-erlebt-herben-rueckschlag-a-851931.html (30.09.2016).

Spies, Tina (2009): Diskurs, Subjekt und Handlungsmacht. Zur Verknüpfung von Diskurs- und Biografieforschung mithilfe des Konzepts der Artikulation.

In: *FQS* 10 (2), 70 Absätze. Online verfügbar unter: http://www.qualitative-research.net/index.php/fqs/article/viewFile/1150/2761 (19.08.2017).

Stäheli, Urs (2000): Poststrukturalistische Soziologien. Bielefeld: Transcript.

Stäheli, Urs (2009): Die politische Theorie der Hegemonie: Ernesto Laclau und Chantal Mouffe. In: André Brodocz und Gary S. Schaal (Hrsg.): Politische Theorien der Gegenwart. Eine Eunführung. 3. erweiterte und aktualisierte Auflage. Opladen: Leske un Budrich (Lehrtexte. Politik), S. 253–284.

Stavrakakis, Yannis (1998): Laclau mit Lacan. In: Judith Butler und Oliver Marchart (Hrsg.): Das Undarstellbare der Politik. Zur Hegemonietheorie Ernesto Laclaus. Wien: Turia + Kant. S. 177–189.

Stolze, Cornelia (2012): Vergiss Alzheimer! Die Wahrheit über eine Krankheit, die keine ist. 3. Auflage. Köln: Kiepenheuer & Witsch.

Strauss, Anselm L. (1998): Grundlagen qualitativer Sozialforschung. Datenanalyse und Theoriebildung in der empirischen soziologischen Forschung. 2. Auflage. München: Fink (UTB).

Strauss, Anselm L.; Corbin, Juliet M. (1996): Grounded Theory. Grundlagen qualitativer Sozialforschung. Weinheim: Beltz, Psychologieverlags-Union.

Strübing, Jörg (2008): Grounded Theory. Zur sozialtheoretischen und epistemologischen Fundierung des Verfahrens der empirisch begründeten Theoriebildung. 2., überarbeitete und erweiterte Auflage. Wiesbaden: VS.

Sturma, Dieter (2011): Ethische Überlegungen zum Umgang mit demenziell erkrankten Personen. In: Olivia Dibelius und Wolfgang Maier (Hrsg.): Versorgungsforschung für demenziell erkrankte Menschen. Stuttgart: Kohlhammer, S. 93–98.

Stuttgarter Impuls (2012): Ein Aufruf im Rahmen der Veranstaltung VIELSTIMMIG! Demenzbetroffene und Profis, Angehörige und engagierte Bürger/innen ergreifen das Wort. Demenz Support Stuttgart und Deutsche Alzheimer Gesellschaft. Online verfügbar unter http://www.demenz-support.de/Repository/Stuttgarter%20IMPULS_FINAL_web.pdf (19.11.2016).

Truschkat, Inga (2013): Zwischen interpretativer Analytik und GTM – Zur Methodologie einer wissenssoziologischen Diskursanalyse. In: Reiner Keller und Inga Truschkat (Hrsg.): Methodologie und Praxis der Wissenssoziologischen Diskursanalyse. Wiesbaden: VS S. 69–87.

Vasék, Thomas (2011): Damit die Würde bleibt. Die Diagnose Alzheimer löst oft Horrorvorstellungen aus. Dabei kann man auch mit dieser Krankheit Freude am Leben haben. Ein Plädoyer für einen neuen Blick. Zeit online. Online verfügbar unter http://www.zeit.de/2011/20/Diagnose-Alzheimer (19.11.2016).

Vetter, Helmuth (1987): Welches Subjekt stirbt? Zur Vorgeschichte der Kritik an der These: Der Mensch ist Subjekt. In: Herta Nagl-Docekal und Helmuth Vetter (Hrsg.): Tod des Subjekts? Wien: R. Oldenbourg, S. 22–42.

Veyne, Paul (2003): Michel Foucaults Denken. In: Axel Honneth und Martin Saar (Hrsg.): Michel Foucault. Zwischenbilanz einer Rezeption. Frankfurter Foucault-Konferenz 2001. Frankfurt am Main: Suhrkamp, S. 27–51.

Viehöver, Willy (2011a): Diskurse als Narrationen. In: Reiner Keller, Andreas Hirseland, Werner Schneider und Willy Viehöver (Hrsg.): Handbuch sozialwissenschaftliche Diskursanalyse. Band 1 (2 Bände). 3., erweiterte Auflage. Wiesbaden: VS, S. 193–224.

Viehöver, Willy (2011b): Die Wissenschaft und die Wiederverzauberung des sublunaren Raumes. Der Klimadiskurs im Licht der narrativen Diskursanalyse. In: Reiner Keller, Andreas Hirseland, Werner Schneider und Willy Viehöver (Hrsg.): Handbuch sozialwissenschaftliche Diskursanalyse. Band 2 (2 Bände). 4. Auflage. Wiesbaden: VS, S. 234–269.

Viehöver, Willy (2014): Bologna erzählt. Ein Konflikt der Interpretationen zwischen Erfolgsfiktion und bildungspolitischer Katastrophe. In: Johannes Angermüller und Martin Nonhoff (Hrsg.): Diskursforschung. Ein interdisziplinäres Handbuch. Band 2 (2 Bände) Bielefeld: Transcript, S. 212–244.

Villa, Paula-Irene (2010a): (De)Konstruktion und Diskurs-Genealogie: Zur Position und Rezeption von Judith Butler. In: Ruth Becker und Beate Kortendiek (Hrsg.): Handbuch Frauen- und Geschlechterforschung. Theorie, Methoden, Empirie. 3., erweiterte und durchgesehene Auflage. Wiesbaden: VS, S. 146–157.

Villa, Paula-Irene (2010b): Poststrukturalismus: Postmoderne + Poststrukturalismus = Postfeminismus? In: Ruth Becker und Beate Kortendiek (Hrsg.): Handbuch Frauen- und Geschlechterforschung. Theorie, Methoden, Empirie. 3., erweiterte und durchgesehene Auflage. Wiesbaden: VS, S. 269–273.

Vogd, Werner (2014): Stress im System – Oder wie verändern sich die Handlungsorientierungen von Krankenhausärzten unter den neuen organisatorischen und ökonomischen Rahmenbedingungen? In: Alexandra Manzei und Rudi Schmiede (Hrsg.): 20 Jahre Wettbewerb im Gesundheitswesen. Theoretische und empirische Analysen zur Ökonomisierung. Wiesbaden: Springer VS, S. 241–262.

Wacker, Elisabeth (2015): Behindertenpolitik, Behindertenarbeit. In: Hans-Uwe Otto und Hans Thiersch (Hrsg.): Handbuch Soziale Arbeit. Grundlagen der Sozialarbeit und Sozialpädagogik. 5., erweiterte Auflage. München, Basel: Reinhardt, S. 131-144.

Waldenfels, Bernhard (1991): Ordnung in Diskursen. In: François Ewald und Bernhard Waldenfels (Hrsg.): Spiele der Wahrheit. Michel Foucaults Denken. Frankfurt am Main: Suhrkamp, S. 277–297.

Waldschmidt, Anne (2011): Der Humangenetik-Diskurs der Experten: Erfahrungen mit dem Werkzeugkasten der Diskursanalyse. In: Reiner Keller, Andreas Hirseland, Werner Schneider und Willy Viehöver (Hrsg.): Handbuch sozialwissenschaftliche Diskursanalyse. Band 2 (2 Bände). 4. Auflage. Wiesbaden: VS, S. 149–170.

Wallesch, Claus-Werner, Förstl, Hans (2012): Leichte kognitive Beeinträchtigung. In: Claus-Werner Wallesch und Hans Förstl (Hrsg.): Demenzen. 2., überarbeitete und erweiterte Auflage. Stuttgart: Thieme, S. 200–202.

Wedl, Juliette; Herschinger, Eva; Gasteiger, Ludwig (2014): Diskursforschung oder Inhaltsanalyse? Ähnlichkeiten, Differenzen und In-/Kompatibiltäten. In: Johannes Angermüller und Martin Nonhoff (Hrsg.): Diskursforschung. Ein interdisziplinäres Handbuch. Band 1 (2 Bände). Bielefeld: Transcript, S. 537–563.

Wehler, Hans-Ulrich (1998): Die Herausforderung der Kulturgeschichte. München: Beck.

Weißflog, Sabine (2014): Wissen, Wahrheit und Macht im Diskurs der Psychiatriepflege. Die Debatte über Pflegeplanung in „Psych.Pflege Heute" 1995-2011. Frankfurt am Main: Mabuse.

Wetzstein, Verena (2005): Diagnose Alzheimer. Grundlagen einer Ethik der Demenz. Frankfurt am Main: Campus.

Wetzstein, Verena (2010): Kognition und Personalität: Perspektiven einer Ethik der Demenz. In: Andreas Kruse (Hrsg.): Lebensqualität bei Demenz? Zum gesellschaftlichen und individuellen Umgang mit einer Grenzsituation im Alter. Heidelberg: AKA.

Wetzstein, Verena (2015): Was ist eine Demenz? Eine ethische Perspektive. In: *Sonnweid —das Heft* (4), S. 7–8. Online verfügbar unter: http://www.sonnweid.ch/index.cfm/de/heim/publikationen/das-heft/ (24.03.2016).

Whitehouse, Peter J.; George, Daniel R. (2009): Mythos Alzheimer. Was Sie schon immer über Alzheimer wissen wollten, Ihnen aber nicht gesagt wurde. Bern: Hans Huber.

Whitehouse, Peter J.; George, Daniel R. (2014): Alzheimer: Wo steht die Forschung. In: *Dr. med. Mabuse* 39 (209), S. 26–29.

Wischmann, Anke; Münte-Goussar, Stephan (2008): Review: Martin Bittner (2008). Aufstand in den banlieues. Der Versuch einer Verbindung von Diskursanalyse und dokumentarischer Methode. In: *FQS* 10 (1), 33 Absätze. Online verfügbar unter: http://www.qualitative-research.net/index.php/fqs/article/view/1190 (20.08.2017).

Wißmann, Peter (2012): Vom Kranken zum Bürger mit Demenz. Teilhabe an Sport, Kultur, Gesellschaft und Politik – das ist ein Grundrecht aller Menschen, ob mit oder ohne Demenz. In: *Pflegen: Demenz* (22), S. 24–27.

Wißmann, Peter; Gronemeyer, Reimer (2008): Demenz – eine zivilgesellschaftliche Herausforderung. Frankfurt am Main: Mabuse.

World Health Organization (WHO) (2016): Dementia. WHO. Online verfügbar unter http://www.who.int/mediacentre/factsheets/fs362/en/ (30.10.2016).

Wullweber, Joscha (2012): Konturen eines politischen Analyserahmens – Hegemonie, Diskurs und Antagonismus. In: Iris Dzudzek, Caren Kunze und Joscha Wullweber (Hrsg.): Diskurs und Hegemonie. Gesellschaftskritische Perspektiven. Bielefeld: Transcript, S. 29–58.

Zaudig, Michael (2011): "Leichte kognitive Beeinträchtigung" im Alter. In: Hans Förstl (Hrsg.): Demenzen in Theorie und Praxis. 3., aktualisierte und überarbeitete Auflage. Berlin, New York: Springer Medizin.

Zima, P. V. (2010): Theorie des Subjekts. Subjektivität und Identität zwischen Moderne und Postmoderne. 3. Auflage. Tübingen: A. Francke (UTB).

Žižek, Slavoj (2010): Die Tücke des Subjekts. Berlin: Suhrkamp.

Žižek, Slavoj (2013): Da capo senza fine. In: Judith Butler, Ernesto Laclau und Slavoj Žižek (Hrsg.): Kontingenz, Hegemonie, Universalität. Aktuelle Dialoge zur Linken. Wien: Turia + Kant, S. 265–324.

8. Anhang

Anhang A: Datenkorpus

Beyreuther, Konrad (2012b): Vorwort. In: Elisabeth Stechl, Catarina Knüvener und Gernot Lämmler (Hrsg.): Praxishandbuch Demenz. Erkennen – Verstehen – Behandeln. Frankfurt am Main: Mabuse, S. 13–15.

Bundesministerium für Gesundheit (BMG) (2016): Zukunftswerkstatt Demenz. Online verfügbar unter http://www.bmg.bund.de/themen/pflege/demenz/zukunftswerkstatt-demenz.html (30.10.2016).

Ganß, Michael; Wißmann, Peter (2009): Sich verständigen. Menschen mit Demenz können sich verständigen und wollen gehört werden, Dafür benötigen sie Akzeptanz, Verständnis und Teilhabe. In: Demenz das Magazin (1), 2009, S. 46–51.

Germann, Ingeborg (2015): „Demenzquartier" oder inklusiver Sozialraum? Zur Diskussion über Sonderwohnformen für Menschen mit Demenz. In: Archiv für Wissenschaft und Praxis der sozialen Arbeit 46 (1), S. 40–50.

Gogol, Manfred (2012): Grußwort. In: Andreas Kruse, Thomas Rentsch und Harm-Peer Zimmermann (Hrsg.): Gutes Leben im hohen Alter. Das Altern in seinen Entwicklungsmöglichkeiten und Entwicklungsgrenzen verstehen. Heidelberg: AKA, S. vii–viii.

Gronemeyer, Reimer (2013): Das 4. Lebensalter. Demenz ist keine Krankheit. München: Pattloch.

Gronemeyer, Reimer (2014): Demenzdörfer - Ausgrenzende Scheinwirklichkeit. *Dr. med. Mabuse* 39 (209), S. 19.

Gronemeyer, Reimer (2015): Warum die Demenz medikalisiert wird. In: *Archiv für Wissenschaft und Praxis der sozialen Arbeit* Jg. 46 (Nr. 1), S. 28–39.

Gutzmann, Hans (2012): "Frühe Therapie bei Alzheimer besonders wichtig". Der Demenz-Experte Prof. Dr. Hans Gutzmann über den Untergang von Hirnzellen und wie man den Krankheitsverlauf bei Alzheimer positiv beeinflussen kann. Das Gesundheitsportal aus der Hauptstadt Berlin. Online verfügbar unter http://www.gesundheitsstadt-berlin.de/fruehe-therapie-bei-alzheimer-besonders-wichtig-828/ (19.11.2016).

© Springer Fachmedien Wiesbaden GmbH, ein Teil von Springer Nature 2018
M. Schnabel, *Macht und Subjektivierung*, Vallendarer Schriften der Pflegewissenschaft, https://doi.org/10.1007/978-3-658-23325-9

Haass, Christian (2013): Ich bin überzeugt davon, dass es klappen wird. In: Das Gehirn.info. Online verfügbar unter https://www.dasgehirn.info/entdecken/ morbus-alzheimer/ich-bin-ueberzeugt-davon-dass-es-klappen-wird-1119 (14.05.2016).

Haass, Christian (2015): "Ist Alzheimer eine Lüge? Eine Stellungnahme". Alzheimer Gesellschaft München. Online verfügbar unter http://www.agm-online.de/demenz-und-alzheimer/einblickdemenz-wissensportal/ einblickdemenz-2015/01-2015.html (19.11.2016).

Hampel, Harald (2010): „Man kann den Verfall verzögern". Süddeutsche.de. Online verfügbar unter http://www.sueddeutsche.de/muenchen/sz-interview-zu-alzheimer-man-kann-den-verfall-verzoegern-1.745973. (16.11.2016).

Hirnliga e.V. (2008): Stellungnahme der Hirnliga e.V. zur Methodik für die Bewertung von Verhältnissen zwischen Nutzen und Kosten im System der deutschen gesetzlichen Krankenversicherung. Online verfügbar unter http://www.hirnliga.de/docs/Iqwig/Stell_KN1.pdf (19.11.2016).

Hirsch, Rolf, D. (2010): „Du stinkst ja schon wieder". Gespräch mit dem Bonner Psychiater und Psychotherapeuten Rolf Dieter Hirsch über Gewalt gegen Demenzkranke. In: *Spiegel Wissen* (1), S. 107–109.

Jansen, Sabine (2011a): Engagement mit Geduld und Zähigkeit. Bundesministerium für Familie, Senioren, Frauen und Jugend. Online verfügbar unter http://mgh2.live.aperto.de/1614 (21.02.2016).

Jansen, Sabine (2011b): Menschen mit Demenz in der frühen Phase: Kompetent –selbstbewusst – engagiert. Ein differenziertes Bild der Demenz. Deutsche Alzheimer Gesellschaft (4). Online verfügbar unter http://shop.deutsche-alzheimer.de/alzheimer_info/16/alzheimer-info-42011 (06.05.2016).

Jansen, Sabine (2013): „Die zunehmende Zahl von Demenzkranken darf nicht weiter Stiefkind der Politik sein". Deutsche Alzheimer Gesellschaft. Online verfügbar unter http://www.alzheimerblog.de/2013/09/09/interview-mit-sabine-jansen-die-zunehmende-zahl-von-demenz-kranken-darf-nicht-weiter-stiefkind-der-politik-sein (21.02.2016).

Klie, Thomas (2008): Zur Konjunktur bürgerschaftlichen Engagements. In: Thomas Klie (Hg.): Interview, abgedruckt in Wißmann, Peter; Gronemeyer, Reimer (2008): Demenz und Zivilgesellschaft, S. 133–141.

Klie, Thomas (2012): Thomas Klie über Demenz. In: Süddeutsche Zeitung, 29.01.2012 (23).

Körtner, Ulrich H. J. (2012): Das Menschenbild der Leistungsgesellschaft und die Irritation Demenz. In: Zeitschrift für medizinische Ethik (58), S. 3–22.

Kreutzner, Gabriele; Dienes, Mailin; Rothe, Verena; Voester, Conny (2013): Aktion Demenz e.V. – Gemeinsam auf dem Weg zu "Demenzfreundlichen Kommunen". In: Deutsche Alzheimer Gesellschaft e.V. (Hrsg.): "Zusammen leben – voneinander lernen". Tagungsband. Eigenverlag, S. 43–48.

Kruse, Andreas (Hg.) (2010): Lebensqualität bei Demenz? Zum gesellschaftlichen und individuellen Umgang mit einer Grenzsituation im Alter. Heidelberg: AKA.

Kruse, Andreas (2011): So verletzlich ist das Leben. Wie sich unsere alternde Gesellschaft der steigenden Zahl von Demenzfällen stellt ist eine zentrale Herausforderung der kommenden Jahre. In: Forum Sozialarbeit + Gesundheit (3), S. 6–9.

Kruse, Andreas (2013): Alternde Gesellschaft – eine Bedrohung? Ein Gegenentwurf von Andreas Kruse. Freiburg: Lambertus.

Kues, Hermann (2010): Lebensqualität bei Demenzerkrankung. In: Andreas Kruse (Hg.): Lebensqualität bei Demenz? Zum gesellschaftlichen und individuellen Umgang mit einer Grenzsituation im Alter. Heidelberg: AKA.

Lehr, Ursula (2010): Demenz – ein unausweichliche Altersschicksal? In: Ingo Füsgen (Hrsg.): Demenz – ein unausweichliches Altersschicksal? Zukunftsforum Demenz; Bundesarbeitsgemeinschaft der Senioren-Organisationen. Wiesbaden: Medical Tribune Verlagsgesellschaft, S. 13–22.

Lind, Sven (2004): Pflege und Betreuung Demenzkranker. Neurowissenschaftliche Erkenntnisse. In: Pflegeimpuls (1+2), S. 35–42.

Lucke, Margot (2012): Demenz in der Pflege im häuslichen und stationären Bereich - wo klemmt es? In: Deutscher Ethikrat (Hg.): Demenz - Ende der Selbstbestimmung? Vorträge der Tagung des Deutschen Ethikrates 2010; [Tagungsdokumentation]. Berlin: Dt. Ethikrat, S. 69–72.

Lützau-Hohlbein, Heike von (2012): Bessere Chancen für Menschen mit Demenz und ihre Familien. Demenz als gesellschaftliche Herausforderung. Kooperationsverbund Gesundheitliche Chancengleichheit. Online verfügbar unter   https://www.gesundheitliche-chancengleichheit.de/?id=artikelautor&artikel2=729 (15.08.2017).

Lützau-Hohlbein, Heike von; Ihl, Ralf; Gutzmann, Hans (DAG; DGGPP.; Hirnliga e.V.) (2011): Demenz: Bessere Versorgung gefordert. Online verfügbar unter http://www.dggpp.de/docs/presse/110919_PM_WAlz_2011.pdf (19.08.2017).

Lützau-Hohlbein, Heike von; Schönhof, Bärbel (2010): Alzheimer ist kein Mythos, sondern eine Krankheit. In: Alzheimer Info (2) 2010.

Pantel, Johannes; Haberstroh Julia, Schröder, Johannes (2010): Psychopharmaka im Altenpflegeheim – zum Wohle der Bewohner? In: Andreas Kruse (Hrsg.): Lebensqualität bei Demenz? Zum gesellschaftlichen und individuellen Umgang mit einer Grenzsituation im Alter. Heidelberg: AKA, S. 317–335.

Rothe, Verena (2015): Demenzfreundliche Kommunen: Erfahrung mit der Schulung von Multiplikatoren. In: Archiv für Wissenschaft und Praxis der sozialen Arbeit 46 (1), S. 52–57.

Schönhof, Bärbel (2012): Eröffnungsansprache. In: Deutsche Alzheimer Gesellschaft (Hrsg.): "Zusammen leben – voneinander lernen". Tagungsband. Eigenverlag, S. 21–24.

Schröder, Johannes; Haberstroh, Julia; Pantel, Johannes (2010): Früherkennung und Diagnostik demenzieller Erkrankungen. In: Andreas Kruse (Hrsg.): Lebensqualität bei Demenz? Zum gesellschaftlichen und individuellen Umgang mit einer Grenzsituation im Alter. Heidelberg: AKA, S. 297–313.

Sturma, Dieter (2011): Ethische Überlegungen zum Umgang mit demenziell erkrankten Personen. In: Olivia Dibelius und Wolfgang Maier (Hrsg.): Versorgungsforschung für demenziell erkrankte Menschen. Stuttgart: Kohlhammer, S. 93–98.

Stuttgarter Impuls (2012): Ein Aufruf im Rahmen der Veranstaltung VIELSTIMMIG! Demenzbetroffene und Profis, Angehörige und engagierte Bürger/innen ergreifen das Wort. Demenz Support Stuttgart und Deutsche Alzheimer Gesellschaft. Online verfügbar unter http://www.demenz-support.de/Repository/Stuttgarter%20IMPULS_FINAL_web.pdf (19.11.2016).

Vasék, Thomas (2011): Damit die Würde bleibt. Die Diagnose Alzheimer löst oft Horrorvorstellungen aus. Dabei kann man auch mit dieser Krankheit Freude am Leben haben. Ein Plädoyer für einen neuen Blick. Zeit online. Online verfügbar unter http://www.zeit.de/2011/20/Diagnose-Alzheimer (19.11.2016).

Wetzstein, Verena (2015): Was ist eine Demenz? Eine ethische Perspektive. In: Sonnweid – das Heft (4), S. 7–8. Online verfügbar unter: http://www.sonnweid.ch/index.cfm/de/heim/publikationen/das-heft/ (24.03.2016).

Wißmann, Peter (2012): Vom Kranken zum Bürger mit Demenz. Teilhabe an Sport, Kultur, Gesellschaft und Politik - das ist ein Grundrecht aller Menschen, ob mit oder ohne Demenz. In: *Pflegen: Demenz* (22), S. 24–27.

Anhang B: Beispielanalysen: Sequenzierte Texte

Beispiel 1

1   Verena Wetzstein (2015)

2   **Was ist eine Demenz?**

3   Eine ethische Perspektive

4   *In: Sonnweid, das Heft. Nr. 4, Oktober 2015*
    http://www.sonnweid.ch/index.cfm/de/heim/publikationen/das-heft/

5   Was ist ein Mensch mit Demenz?

6   Ist er ein Mensch, der zunehmend von seinem Geist verlassen wird (de-
    mens)?

7   Zerfrisst die Demenz seine Vernunft, bis der Mensch gleichsam selbst ver-
    nichtet wird?

8   Ist er (noch) ein emotionales, ein empfindendes Wesen?

9   Hat der Mensch mit Demenz noch Würde? Erleidet er ein unwürdiges Siech-
    tum?

10 Ist er ein Mensch mit einer unheilbaren Krankheit?

11 Wird er bestimmt durch die Anzahl der senilen Plaques in seinem Gehirn?

12 Werden schlaglichtartig Antworten auf die Frage so gegeben, wird deutlich:
    Die Demenz - und unser Umgang mit Demenz - wirft die Frage nach unse-
    rem Menschenbild auf.

13 Dabei steht die Beschäftigung mit Demenz in einer Tradition, die das Thema
    wesentlich geprägt hat - und von dem sich die heutige Diskussion und die
    jetzige Realität erst emanzipieren muss.

14 Lange Zeit hat es sich die Öffentlichkeit nämlich sehr einfach gemacht: Die
    Alleinzuständigkeit zur Beschäftigung mit dem Phänomen Demenz wurde
    an die Medizin übertragen.

15 Indem die Alzheimer-Demenz vor etwa 40 Jahren in die Diagnoseschemata
    aufgenommen wurde, wurde zementiert, dass es Ärzte sein sollen, die mit

ihren Methoden und Instrumentarien für Diagnostik und Therapie der Krankheit Demenz zuständig sind.

16 Folglich beherrschen bei der Frage nach dem «Wesen» der Demenz heute medizinische Antwortstrategien das Feld.

17 Nahezu jeder, der sich im Themenfeld Demenz bewegt, kann mühelos Leitsymptome, Ätiologiehypothesen (Vermutungen über die Ursachen der Krankheit) und therapeutische Optionen nennen.

18 Die Tücken und Fallstricke dieses Vorgangs (der Übertragung des Themas Demenz an die Medizin) sind im Ergebnis heute gut zu erkennen: Die Medizin, die lediglich das, was man ihr aufgetragen hat, getan hat, kann letztlich nur ein ausschnitthaftes Bild der Wirklichkeit Demenz bearbeiten: Diagnostik und Therapie einer Krankheit.

19 Durch diese Pathologisierung gerieten zahlreiche Aspekte der Demenz und die von ihr Betroffenen gar nicht erst in den Blick. Stigmatisierung der Betroffenen und Tabuisierung des Themas Demenz sind somit leicht zu erklärende Folgen.

20 Hinzu kam ein Weiteres: Indem der Blick lange Zeit allein auf die zunehmenden Einschränkungen und Verluste der kognitiven Leistungsfähigkeit von Menschen mit Demenz gerichtet wurde, trat ein Aspekt der Demenz in den Vordergrund, der angesichts des gegenwärtigen Zeitgeistes verheerende Folgen hatte: In einer Gesellschaft, in der Selbstbestimmung, Autonomie, intellektuelle Leistungsfähigkeit, Freiheit und Unabhängigkeit von höchster kultureller und politischer Relevanz sind, scheinen Menschen mit Demenz mit Voranschreiten des demenziellen Prozesses genau das alles nicht mehr zu sein und verwirklichen zu können, was als Leitwert Geltung hat.

21 Prozesse des Alterns, die mit einem Verlust der Fähigkeit zu rationaler Selbstbestimmung einhergehen, werden in den pathologischen Bereich gedrängt und mit dem Siegel «krank» versehen.

22 Menschen mit Demenz kamen so über lange Zeit im gesellschaftspolitischen Diskurs so gut wie nicht vor.

23 Die Gesellschaft als Ganze erklärte sich als für das Thema Demenz nicht zuständig.

24 **Nicht an vermeintliche Experten abgeben**

25 Demenz im Alter stellt für die moderne Gesellschaft fraglos eine Provokati-
    on dar.

26 Dass ein Demenzprozess an sich Ängste und Stigmatisierungstendenzen
    auszulösen vermag, muss ernstgenommen werden.

27 Doch wird es schon allein angesichts der zahlenmässig auf uns zukommen-
    den grossen Menge an Menschen mit Demenz in den kommenden Jahren
    keine Lösung sein, das Thema Demenz weiter zu tabuisieren oder an ver-
    meintliche Experten abzugeben.

28 Die Auseinandersetzung mit der Demenz wirft die Frage nach unserem
    Menschenbild auf.

29 Letztlich geht es bei der Demenz um die Frage nach den ethischen Grundla-
    gen unserer Gesellschaft.

30 Eine heute notwendige Ethik der Demenz hat an der Würde des Menschen
    und an der Relationalität, der Beziehungsfähigkeit, der Personen untereinan-
    der Mass zu nehmen.

31 Dies setzt die Grundannahme voraus, dass allen Menschen die Gesamtheit
    ihres Lebens über die gleiche Würde zukommt.

32 Der moralische Status des Menschen ist an nichts anderes gebunden als an
    das Kriterium des Menschseins.

33 Der Zuschreibungsgrund von Personalität wird gerade nicht von aktuellen
    Fähigkeiten wie Kognition oder Autonomie abhängig gemacht: Jeder
    Mensch ist Person.

34 «Person»und «Mensch» sind von ihrem Bedeutungsumfang her deckungs-
    gleich.

35 Diese Sätze haben auch dann Geltung, wenn eine Persönlichkeit sich verän-
    dert, wie das im Demenz-Prozess der Fall ist.

36 **Gemeinschaftliche Bezüge**

37 Die besondere anthropologische Situation, in der sich ein Mensch mit De-
    menz befindet, sollte stärkere Beachtung finden.

38 Von einer ganzheitlichen Anthropologie geht die Forderung aus, die konkre-

te Lebenssituation von Menschen mit Demenz in den Blick zu nehmen.

39 So gehört es zur Eigenschaft der Alzheimer-Demenz, dass sie sich im Alter manifestiert.

40 Zeit ihres Lebens haben die Betroffenen Präferenzen ausgebildet und Erfahrungen mit Glück und Leid, Krankheit und Tod, Trauer und Freude gemacht.

41 In den meisten Fällen leben sie in gemeinschaftlichen Bezügen, haben Nachkommen oder Familie und Freunde.

42 Weiter ist auf die besondere Lebenssituation zu achten, in der sich der Mensch mit Demenz befindet: Sein Leben ist verwundbar geworden und neigt sich langsam, aber fortschreitend dem Ende zu.

43 Angesichts gegenwärtiger Tendenzen, die bislang vergeblich darauf ausgerichtet sind, nach kausalen Heilungsmöglichkeiten für Menschen mit Demenz zu suchen, ist der Hinweis der Ethik bedeutsam, dass die Fragmentarität und die Verletzlichkeit wesentlich zum Menschsein gehören.

44 Gegen die Utopien von Ganzheit und Vollkommenheit ist das Wissen um Brüche und Verluste, die konstitutiv zum Leben gehören, zu stellen.

45 Für jeden einzelnen Betroffenen und seine Angehörigen ist die Lebensphase der Demenz womöglich eine der schwersten.

46 Die Hoffnung, dass heilende oder lindernde Massnahmen gefunden werden, ist nicht aufzugeben.

47 Solange Heilung nur symptomatisch gelingt, wird gegen ausgrenzende Tendenzen heute der Hinweis immer wichtiger: das fragmentarische und beeinträchtigte Leben geborgen sein zu lassen in Beziehungen, die dem Menschen alle Hilfe zukommen lassen, um sein Leben zu erleichtern.

48 Daraus resultiert die praktische Forderung, das Augenmerk und Engagement mehr noch als bisher auf die Begleitung und Pflege zu richten.

49 Demenz macht vor allem eine Grundbedingung des Menschseins deutlich: die Relationalität des Menschen.

50 Der Mensch kann sein Leben nur im Verhältnis zu anderen leben. Es gehört wesentlich zum Menschsein, dass man es nur in Relation, d. h. in Bezug auf

andere und mit anderen zusammen, ist.

51 Bezogen auf die Demenz bedeutet dies: Menschen mit Demenz werden nicht zu Einzelwesen, auch wenn sie im Verlauf des Prozesses den Kontakt mit ihrer Umwelt nach und nach verlieren mögen.

52 Selbst in einer extremen Ausnahmesituation wie der Demenz kann die Würde des Menschen von anderen wahrgenommen werden.

53 Die Sichtbarmachung von Würde ist ein interaktives Geschehen.

54 Sie wird dem Menschen mit Demenz von demjenigen entgegengebracht, der ihn in seinem veränderten Sosein versteht und annimmt.

55 Begegnung mit Menschen mit Demenz bedeutet damit immer auch den Vollzug eines Anerkennungsaktes, indem der Angehörige, der Pflegende oder der Arzt seine persönliche Beziehungsfähigkeit zum Ausdruck bringt.

56 Die Mitmenschen - konkret die Angehörigen und Pflegenden, im weiten Sinne die Gesellschaft - sind es, die dem Menschen mit Demenz seine Würde entgegenbringen und die verletzliche Person vor unzulässigen Übergriffen oder der Aberkennung der Menschenwürde schützen.

57 **Den Angehörigen Sorge tragen**

58 Als ein Ausfluss dieser Relationalität muss angesichts der Demenz die Tatsache gelten, dass Angehörige als wesentlich Betroffene zusammen mit den Menschen mit Demenz in das Blickfeld kommen.

59 Für sie ist Sorge zu tragen.

60 Und mit ihnen muss das ethische Prinzip der Fürsorge (als ein Ausfluss der Beachtung der Relationalität) in den Fokus rücken.

61 Dabei muss das Prinzip der Fürsorge immer wieder ausbalanciert werden mit dem Prinzip der Selbstbestimmung.

62 Erst wenn dies im Normativen gelingt, wird im Praktischen das Phänomen Demenz wirklich in die Mitte der Gesellschaft gerückt sein.

63 In jeder Gesellschaft spiegelt der Umgang mit den schwächsten ihrer Mitglieder auch soziale Strukturen wider.

64 Einer solidarischen Gesellschaft kommt die Aufgabe zu, sich über den Um-

gang mit dem wachsenden Phänomen Alzheimer-Demenz Rechenschaft abzulegen.

65 Wenn sich die Gesellschaft dem Phänomen Demenz stellt, wird sie sowohl die Medizin von der ihr übertragenen alleinigen Verantwortung entlasten als auch sich selbst praktisch und ethisch begründet in die Pflicht nehmen lassen.

66 Denn Demenz ist eine Herausforderung für die gesamte Gesellschaft.

Beispiel 2

1 Peter Wißmann (2012)

2 **Vom „Kranken" zum „Bürger mit Demenz"**

3 Teilhabe an Sport, Kultur, Gesellschaft und Politik - das ist ein Grundrecht aller Menschen, ob mit oder ohne Demenz

4 *In: Pflegen:Demenz 22/2012, S. 24-27*

5 Peter Wißmann, Geschäftsführer von Demenz Support Stuttgart, beschäftigt sich seit Jahren mit dem Anliegen, Menschen mit einer Demenz stärker in den Alltag einzubinden. Wie der Weg „Weg von bloßer Versorgung, hin zu mehr Teilhabe" beschritten werden kann, und wie nötig dieses ist, zeigt er in diesem Beitrag.

6 Eine Demenzkonferenz: Experten beraten darüber, wie die Versorgung von Menschen mit Demenz in Deutschland verbessert werden kann.

7 Es geht um Betreuungsdienste, um Beratungsangebote und um medizinische Versorgungsleistungen. In der Tat gibt es hier noch vieles zu verbessern.

8 Und dennoch fehlt etwas auf dieser Konferenz.

9 Die Experten zerbrechen sich zwar den Kopf darüber, wie Demenzbetroffene gut versorgt, betreut und behandelt werden können.

10 Niemand fragt jedoch, wie sie sich weiterhin als Teil der Gesellschaft, als in das Leben der Gemeinschaft eingebundene Bürgerinnen und Bürger erfahren können. Für die Experten scheinen sie nur Pflegebedürftige und Hilfeempfänger zu sein.

11   **Eine Neubewertung ändert die Perspektive**

12   Vielleicht nicht auf der zitierten Konferenz, dennoch zunehmend, rückt der
      Aspekt der Teilhabe in den Mittelpunkt der Aufmerksamkeit.

13   Das ist zum einen sicherlich der Entwicklung des Demenzdiskurses in den
      zurückliegenden Jahren geschuldet.

14   Nachdem Tom Kitwood und seine Mitstreiter aus dem Demenzkranken
      eine Person mit Demenz gemacht hatten, führte die konsequente Weiter-
      führung dieses Gedankens zum Bürger mit Demenz.

15   Das kontinuierliche „ Scheitern der Alzheimerforschung" (Süddeutsche
      Zeitung, 21.07.11), die zunehmende Skepsis gegenüber medizinischen
      Heilungsversprechen und die sich zunehmend durchsetzende Neubewer-
      tung der sogenannten Alzheimerkrankheit als dauerhafte Begleiterschei-
      nung der alternden Gesellschaft haben ihren Teil dazu beigetragen, Strate-
      gien jenseits von Behandlung, Betreuung und Versorgung zu suchen.

16   Die Frage lautet nun: Wie kann die wachsende Zahl von Menschen, die mit
      kognitiven Veränderungen mitten in der Gesellschaft leben, eingebunden
      und beteiligt werden?

17   **Teilhabe ist Menschenrecht**

18   Teilhabe von Menschen mit Demenz hat jedoch auch eine robuste rechtli-
      che, ja menschenrechtliche Verankerung.

19   2009 hat Deutschland vorbehaltlos die UN-Behindertenrechts- Konvention
      ratifiziert.

20   Die Konvention schafft keine Sonderrechte für behinderte Menschen - hier:
      Menschen mit Demenz -, sondern sie konkretisiert vielmehr universelle
      Rechte für diese Zielgruppe.

21   Sie verpflichtet dazu, allen Menschen, die aufgrund körperlicher oder geis-
      tiger Beeinträchtigungen benachteiligt und an der Teilhabe am sozialen,
      kulturellen und politischen Leben der Gemeinschaft behindert werden,
      diese Möglichkeiten uneingeschränkt zu eröffnen und entsprechende Dis-
      kriminierungen zu beseitigen.

22   Nicht vielleicht oder ein wenig, sondern verpflichtend und umfassend! Der
      damit geforderte Perspektivwechsel ist radikal:

23 • vom Konzept der Integration zum Konzept der Inklusion

24 • von der Wohlfahrt und Fürsorge zur Selbstbestimmung

25 • vom Objekt zum Subjekt

26 • von Patienten und Pflegebedürftigen zu Bürgerinnen und Bürgern

27 • von Problemfällen zu Trägern von Rechten.

28 Die aus der UN-Konvention resultierenden Verpflichtungen bestehen nicht etwa nur für die Politik, nein, sie berühren alle Ebenen: vom Träger einer Pflegeeinrichtung bis zur Kommune und allen, die mit demenziell veränderten Menschen zu tun haben.

29 Was das in der Konsequenz bedeutet, ist bisher vermutlich den wenigsten klar.

30 **Das Umdenken erfolgt langsam**

31 Der Gedanke, dass Demenzbetroffene nicht nur Empfänger wohlmeinender Fürsorge und Versorgung sind, mutet heute immer noch befremdlich an.

32 Dass hier gleichwohl ein allmählicher Bewusstseinswandel eingesetzt hat, ist zu einem wichtigen Teil denjenigen Betroffenen zu verdanken, die gewagt haben, sich zu ihrer Behinderung zu bekennen und öffentlich in eigener Sache zu sprechen (zum Beispiel Demenz Support Stuttgart, 2010).

33 Ein zentraler Appell lautet dabei stets: „Wir wollen nicht auf die Demenz reduziert werden, wir wollen am Leben ‚dran‘, mit anderen Menschen in Kontakt und in die Gemeinschaft integriert bleiben.

34 Wir wollen nicht entmündigt werden und wir wollen nicht, dass andere über uns statt mit uns reden."

35 Das ist nichts anderes als die konsequente Forderung nach Teilhabe!

36 Und es macht deutlich, was Personen mit Demenz in der Regel nicht mehr zugestanden wird.

37 Bilduntertext (schwimmende alte Dame): Ein Besuch im Schwimmbad - draußen sein, aktiv sein, mit anderen zusammen etwas unternehmen - das ist für jeden Menschen wichtig.

38	**Beispiele für die Verwirklichung von Teilhabe**
39	Vielerorts haben Menschen bereits die Initiative ergriffen und begonnen, nicht nur von Teilhabe zu reden, sondern Möglichkeiten ihrer Verwirklichung praktisch zu erproben.
40	**Gemeinsam bewegen wir uns lieber als allein**
41	Im westfälischen Minden hat sich aus Selbsthilfegruppen Demenzbetroffener heraus der Wunsch nach sportlichen Aktivitäten entwickelt.
42	Aus diesen Wünschen ist mittlerweile ein umfangreiches Sportangebot geworden.
43	Bewusst wird dabei mit „normalen" Sportvereinen kooperiert.
44	So finden regelmäßig gemeinsam mit dem ADFC (Allgemeiner Deutscher Fahrrad Club) Tages- und Feierabendradtouren statt, bei denen Menschen mit und ohne Demenz viele Kilometer radeln, ihre Region erkunden und sich anschließend zum gemeinsamen Grillen zusammensetzen.
45	Was wichtig ist: Nicht „Training von Körperressourcen", Rehabilitation oder Gesundheitsförderung sind die Leitideen, sondern: Spaß haben, Gemeinschaft erleben, Teilhabe ermöglichen.Was wichtig ist: Nicht „Training von Körperressourcen", Rehabilitation oder Gesundheitsförderung sind die Leitideen, sondern: Spaß haben, Gemeinschaft erleben, Teilhabe ermöglichen.
46	*Bilduntertext (Weintrinkender alter Mann): Wenn Kultur immer ein wichtiger Teil des Lebens war, sollte sich das auch nach der Diagnose Demenz nicht ändern.*
47	**Kompetenz einbringen**
48	Heute reden und bestimmen in aller Regel andere Personen über Menschen mit Demenz und deren Angelegenheiten - was von vielen Betroffenen als besonders schmerzlich empfunden wird.
49	Die sogenannten Gesunden sehen sich aufgrund ihres Fachwissens und ihrer Kompetenz dem hilfebedürftigen Demenzkranken gegenüber dazu ermächtigt und sogar verpflichtet.
50	Mit ihrem 2011 eingerichteten Beraterkreis hat Demenz Support Stuttgart

gGmbH eine Form geschaffen, in der Demenzbetroffene ihre Kompetenz ein- bringen, die Organisation beraten und an relevanten Diskussionen teilhaben.

51 In diesem Gremium sind ausschließlich Menschen mit einer Demenz vertreten. Aktuell engagieren sie sich in der Diskussion um Selbstbestimmung und Lebensqualität Demenzbetroffener.

52 Hier wird nicht über, sondern mit den Experten in eigener Sache auf Augenhöhe gesprochen.

53 **Die schöne Zeit geht wieder heim**

54 In Konstanz hatte man vor geraumer Zeit einmal ein Theaterstück über Demenz geplant.

55 Daraus wurde nichts - zum Glück!

56 Denn aus dem Stück über Demenz ist schließlich ein gutes Beispiel gelebter Teilhabe entstanden: Menschen mit einer Demenz haben sich gemeinsam mit Nichtbetroffenen auf ein spannendes Abenteuer eingelassen und ein Theaterstück entwickelt, das vor begeistertem Publikum an der Werkstattbühne des Theaters Konstanz zur Aufführung gekommen ist.

57 Titel: Die schöne Zeit geht wieder heim. Den Initiatoren war nicht eine Form der Sozialarbeit wichtig, sondern die Umsetzung eines kreativen Projektes, das sich an Kulturinteressierte in der Stadt richtet.

58 Die demenziell veränderten Schauspieler leben übrigens fast alle in Pflegeheimen! Ihnen, den nicht-dementen Theaterleuten und den Bürgerinnen und Bürgern aus Konstanz und Umgebung, haben sich mit diesem Projekt Erfahrungswelten eröffnet, die wohl kaum einer von ihnen zuvor für möglich gehalten hätte.

59 **Teilhabe ist universell - keine Frage der Pflegestufe**

60 Trotz solch erfreulicher Beispiele besteht bei der Verwirklichung gesellschaftlicher Teilhabe von Menschen mit Demenz weiterhin großer Entwicklungsbedarf.

61 Noch immer werden der Diskurs und die Praxis rund um Demenz stark vom Versorgungsdenken und unaufgefordertem Stellvertreterhandeln beherrscht.

62   Paternalistische, das heißt bevormundende Vorstellungen lassen sich nicht per Dekret über Nacht auflösen.

63   Aber man kann daran arbeiten.

64   Schließlich basieren sie zumeist nicht auf bösem Willen, sondern auf einem jahrzehntelang gesellschaftlich gepflegten Bild von den „armen Kranken" und den „guten und kompetenten Helfern".

65   Hüten muss man sich vor der Fehleinschätzung, Teilhabe sei vielleicht etwas für „ fitte" Menschen mit einer beginnenden Demenz, für alle anderen jedoch schwerlich relevant oder umsetzbar.

66   Der Teilhabegedanke der UN-Konvention hat jedoch umfassenden Charakter.

67   Er ist an keine Pflegestufe und keinen Grad der Beeinträchtigung geknüpft.

68   Jeder Mensch, dem die volle Teilhabe am Leben der Gesellschaft verwehrt ist, hat einen Anspruch auf Beseitigung dieser Ausgrenzungssituation.

69   Was Teilhabe konkret bedeutet, wie sie praktisch aussieht, das muss und das wird jedoch sehr unter-schiedlich und individuell zu beantworten sein.

70   Für demenziell veränderte Menschen, die über relativ gute sprachliche oder andere Ausdruckskompetenzen verfügen, kann das beispielsweise bedeuten, sich, wie im Beraterkreises bei der Demenz Support, aktiv in Diskussions- und in Prozesse der Gestaltung von Maßnahmen einzubringen.

71   Warum sollten Betroffene nicht bei Fragen der Umsetzung der UN-Konvention oder der Reform der Pflegeversicherung mitwirken können?

72   Die Arbeit eines Vereins oder eines lokalen Projekts kann genauso von Experten aus eigener Betroffenheit begleitet werden wie die Konzeptentwicklung einer neuen Wohneinrichtung im Stadtteil.

73   Und überhaupt: Wie wäre es, wenn Betroffene von den Verantwortlichen in der Kommune in die Entwicklung einer alten- und demenz-gerechten Infrastruktur zur Mitarbeit gewonnen würden?

74   Wer wüsste besser, auf welche Barrieren man als kognitiv beeinträchtigter Mensch stößt, als ein Demenzbetroffener?

75 Doch auch die stationäre Einrichtung, in der schwerer beeinträchtigte Menschen betreut werden, muss durchdenken, wie sie diesen die Teilhabe am gesellschaftlichen Leben ermöglichen kann.

76 Die alte Forderung von Konrad Hummel „ Öffnet die Altersheime" ist Jahrzehnte nach ihrer Formulierung allenfalls partiell eingelöst.

77 In Baden-Württemberg entsteht in der kleinen Stadt Ostfildern aktuell, aufgrund einer bewusst getroffenen Entscheidung, statt eines ursprünglich geplanten klassischen Spezialpflegeheims für Menschen mit Demenz ein Nachbarschaftshaus.

78 Hier sollen Menschen mit und ohne Demenz, körperbehinderte Personen, Bürgergruppen und Projekte aus dem Stadtteil, Künstler und viele mehr wohnen, sich begegnen, gemeinsam kreativ sein, Projekte entwickeln und Nachbarschaft leben.

79 Auch so kann gelebte Teilhabe aussehen.

80 Für Personen, die schwerpflegebedürftig, vielleicht gar bettlägerig, sind, wird Teilhabe sicherlich wieder anders aussehen müssen.

81 Hier kann die freiwillig Engagierte, die regelmäßig zu Besuch kommt und die neuesten Neuigkeiten aus dem Quartier berichtet, eine Brücke zum „normalen" Leben in der Gemeinde bilden.

82 Und wenn auch dies scheinbar nicht mehr gehen sollte, stehen andere, basale Formen von Teilhabe zu Verfügung: so etwa die ständige Nähe einer Pflegeperson.

83 Oder ein den Alltag auflockernder und stimulierender Ortswechsel, der auch mit Pflegebett möglich ist.

84 Oder das Teilhabenkönnen am Erleben von Wetter und Jahreszeiten. All dies, wie sich versteht, im Einverständnis mit der beeinträchtigten Person.

85 Wichtig ist, den inneren Kompass neu zu justieren: Von der Fokussierung auf Pflege und Betreuung zu einer übergreifenden, teilhabeorientierten Perspektive.

86 **Gefahren der neuen Perspektive**

87 Umdenken ist mehr als notwendig!

88 Traditionen und daraus abgeleitete Praxis müssen auf den Prüfstand gestellt und gegebenenfalls verändert werden.

89 Das erfordert viel Fantasie und auch Mut.

90 Der Teilhabegedanke stellt viele Fragen und er stellt zugleich Vieles in Frage.

91 Er ist sympathisch gefährlich und unterliegt gleichzeitig auch einer Gefahr: Er kann leicht als gut klingender und - politisch korrekter - neuer Modebegriff aufgegriffen und missbraucht zu werden.

92 Hierin haben wir ja durchaus Erfahrung.

93 Als seinerzeit klar wurde, dass personzentrierte Pflege in relevanten Kreisen als state of the art fachlich akzeptiert war, wurde dieses Label recht schnell von zahlreichen Einrichtungen aufgegriffen und in die Konzepte, Leitbilder und Flyer übernommen.

94 Leider nicht nur von denjenigen, die das ernst meinten, sondern auch von solchen, die nicht die geringste Absicht hatten, etwas zu verändern.

95 Verhindern lässt sich so etwas nicht.

96 Dagegen hilft nur, es selbst ernster anzugehen und seine Praxis an dem Leitgedanken von Inklusion und Teilhabe auszurichten und zu messen.

97 **„Keine Parallelwelten!"**

98 Gottesdienste, Ausflüge, Sportangebote und auch das Konzert für Menschen mit Demenz im Heim - in den zurückliegenden Jahren haben sich zahlreiche spezielle Angebote entwickelt, die mehr Farbe in das Leben der betroffenen Menschen bringen.

99 Damit keine Missverständnisse entstehen: Mit Sicherheit werden auf die besonderen Bedürfnisse von Menschen mit Demenz ausgerichtete Angebote auch zukünftig gebraucht.

100 Doch auch hier darf eine lauernde Gefahr nicht ignoriert werden: Die Schaffung von Parallelwelten. Hier die Welt der „Normalen", dort die Spezialwelt der „Demenzkranken".

101 **„Öffnet die Altersheime!"**

102	Ein eigenes Dorf für Menschen mit Demenz in den Niederlanden: Ist dies eine Bereicherung ihrer Möglichkeiten oder auch die Separierung ganzer Bevölkerungsgruppen? Einbeziehung (Inklusion), wie von der UN-Konvention rechtlich gefordert, oder Ausschluss (Exklusion) auf hohem Niveau?
103	In der Tat: Sich mit dem Ärger „gesunder" Gottesdienstbesucher über als störend empfundenes Verhalten „Kranker" auseinanderzusetzen, ist anstrengender, als einen eigenen Gottesdienst für Menschen mit Demenz anzubieten.
104	Doch gehört genau diese Auseinandersetzung nicht auch zu dem Auftrag, den uns die UN-Konvention auferlegt?

Beispiel 3

1	Ursula Lehr (2010)
2	**Langlebigkeit hat ihren Preis**
3	**Demenz - ein unausweichliches Altersschicksal?**
4	Wir leben in einer Zeit des demografischen Wandels, in einer alternden Welt; die Bevölkerungspyramide steht Kopf.
5	*In: Ingo Füsgen (Hrsg.): Demenz – ein unausweichliches Altersschicksal? Zukunftsforum Demenz; Bundesarbeitsgemeinschaft der Senioren-Organisationen.*
6	Immer mehr ältere Menschen stehen immer weniger Jungen gegenüber.
7	Die zunehmende Langlebigkeit beinhaltet aber gleichzeitig eine Herausforderung für jeden einzelnen und die Gesellschaft!
8	Denn mit zunehmendem Lebensalter steigt die Möglichkeit, krank zu werden - speziell auch die Möglichkeit demenzieller Erkrankungen.
9	Durch den demografischen Wandel entwickeln wir uns immer mehr zu einer alternden Gesellschaft.
10	Der prozentuale Anteil der über 75-, 80-, 90Jährigen und Hundertjährigen wächst ständig.

11   In den nächsten 40 Jahren wird sich der prozentuale Anteil der über 80-Jährigen verdreifachen, der Anteil der über 90-Jährigen sogar mehr als vervierfachen.

12   Schon heute ist (bei insgesamt etwa 82 Mio. Einwohnern) mehr als eine halbe Million (501 300) unserer Bewohner über 90 Jahre - eine Zahl, die sich bis 2020 verdoppeln (1 047 000) und bis 2050 auf über 2,1 Mio. ansteigen wird, bei einer dann reduzierten Gesamtbevölkerung von etwa 70 Millionen (Abb. 1).

13   Während heute etwa 10 000 über Hundertjährige in unserer Gesellschaft leben, werden es in 20 Jahren über 44 000 und 2050 sogar über 114 000 sein.

14   Mit zunehmendem Lebensalter steigt auch der Anteil der Pflegebedürftigen.

15   Während in der Gruppe der 80- bis 85Jährigen noch 81 % alleine den Alltag meistern können, sind es bei den 85- bis 90-Jährigen nur noch 63 % und bei den über 90-Jährigen 40 %.

16   Entsprechend steigt auch die Nachfrage nach Heimplätzen: so leben 6,5 % der 80- bis 85-Jährigen im Heim, 15 % der 85- bis 90-Jährigen und 28,6 % der über 90-Jährigen.

17   Der Bedarf wird weiter steigen. Die heute noch weit verbreitete Angehörigen-Familienpflege hat ihre Grenzen - auch aufgrund dessen, dass immer mehr Menschen alleine leben (Abb. 2).

18   Werden heute noch rund 70 % der Pflegebedürftigen ambulant versorgt, so wird die ambulante Betreuung in Zukunft enorm abnehmen.

19   Die Anteile demenziell Erkrankter betragen nach Schätzungen rund 13 % bei den 80-bis 85-Jährigen, 24 % bei den 85- bis 90-Jährigen und 34 bis 35 % bei den über 90-Jährigen (Abb. 3).

20   Verständlicherweise liegt bei den Heimbewohnern der Anteil der demenziell Erkrankten weit höher als bei der hochaltrigen Gesamtbevölkerung, sind doch Hilfs- und Pflegebedürftigkeit - vor allem Inkontinenz und demenzielle Erkrankungen - häufig der Grund für den Einzug in ein Alten- und Pflegeheim.

21	**Anteil der über 90-Jährigen und über 100-Jährigen in Deutschland (Grafik)**
22	Bildunterschrift: Abb. 1: *Wir werden immer älter - doch damit steigt auch das Risiko für Krankheit, Multimorbidität und Demenz. Quelle: UN (2002), World Population Ageing 1950-2050*
23	Zur Zeit leben in Deutschland etwa 1,5 Millionen Demenzkranke, davon werden etwa eine knappe Million zu Hause versorgt.
24	Eine Studie (DIAS; Grass-Kapanke B. et al. 2008) zur Frage der Demenzversorgung im ambulanten Sektor stellte fest: „Die Mehrheit der ärztlich diagnostizierten Demenzpatienten (55 %) erhielt trotz gesicherter Demenzdiagnose keinerlei antidementive Therapie.
25	Entschieden zu häufig werden dagegen Psychopharmaka verordnet, hier insbesondere Substanzen aus der Gruppe der Neuroleptika, was aufgrund der potenziellen Nebenwirkungen kritisch zu sehen ist."
26	Eine der Herausforderungen einer alternden Welt ist, eine Lebensqualität auch in der letzten Lebensphase zu sichern und ein Altern in Würde zu gestalten.
27	Wir müssen uns fragen, was getan werden kann, um demenzielle Erkrankungen möglichst zu verhindern oder zumindest hinauszuschieben, um mehr Lebensqualität auch für demenziell erkrankte Menschen und ihre Pflegenden zu erreichen.
28	Es gilt, nicht nur dem Leben Jahre zu geben, sondern den Jahren Leben zu geben - ein Leitspruch, der für alle Menschen gelten sollte, selbstverständlich auch für alle Verwirrten, Dementen und Menschen mit Behinderungen.
29	Kann etwas getan werden, um den Ausbruch demenzieller Erkrankungen zu verhindern? Gibt es hier Präventionsmöglichkeiten?
30	Gibt es Rehabilitationsmaßnahmen, die zwar einen demenziellen Abbau nicht rückgängig machen, aber vielleicht dessen Verlauf verzögern und damit die Lebensqualität erhalten, vielleicht sogar noch ein bisschen steigern können?
31	Denn jeder kleinste Schritt, der etwas mehr Selbstständigkeit und Unabhängigkeit bringt und der zur Lebensqualität beiträgt, erleichtert das Leben

des Betroffenen, aber auch das seiner Familie und seiner Umgebung.

32 Die Verbesserung der Lebensqualität Dementer ist eine ganz große Herausforderung in unserer Zeit!

33 Es war der Psychiater Hans Gruhle, der in Band 1 der „Zeitschrift für Altersforschung" (später in „Zeitschrift für Alternsforschung" umbenannt) eine Abhandlung über "Das seelische Altern" veröffentlichte.

34 Seine Beobachtungen als Psychiater über die „Schwerfälligkeit der Umstellung", „die Aneignung neuer Gedächtnisinhalte", über „Vergesslichkeit", „Eigensinn" und „zunehmende Gereiztheit" und „Mangel an Affektivität, beginnende emotionale Stumpfheit" wurden als der normale seelische Alternsprozess aufgefasst.

35 Er beschreibt hier Symptome depressiver und demenzieller Erkrankungen, die er für das „normale" Altern hält.

36 Durch viele Studien (zusammenfassend siehe Thomae 1968, Lehr 1972, 2007 und Baltes et al., 1996) ist er widerlegt worden.

37 Altern an sich muss nicht Abbau, Verlust von Fähigkeiten und Fertigkeiten und emotionale Stumpfheit bedeuten, es kann sogar Kompetenzgewinn sein.

38 Auf jeden Fall ist Demenz keine Abwandlung einer normalen psychischen Altersveränderung.

39 Die Ursachen einer Demenz unterscheiden sich vom „normalen" Alternsprozess geistiger Fähigkeiten.

40 Demenzielle Prozesse begleiten nicht das „normale Altern", sondern sind Erkrankungen und müssen als solche behandelt bzw. berücksichtigt werden.

41 **Veränderungen der Haushaltsgrößen (Grafik)**

42 Bildunterschrift: *Abb. 2: Da immer mehr Menschen in Ein-Personen-Haushalten leben, stehen auch immer seltener helfende Angehörige zur Verfügung. Quelle: Bundeszentrale für politische Bildung; Datenreport (2002), Seite 39*

43 ***Ursachen von Demenzen***

44 Etwa 90 % sind primäre Demenzerkrankungen - davon rund 60 % degenerativ (vom Alzheimer Typ), 30 % vaskulär (Multiinfarkt-Demenz und subkortikal: Morbus Binswanger) sowie 10 % Mischformen. Zirka 10 % sind sekundäre Demenzerkrankungen - ausgelöst durch internistische (beispielsweise Vitamin-B-Mangel, Schilddrüsenerkrankung, Leber-Nierenversagen) und neurologische (Hirntumor, Parkinson, Multiple Sklerose etc.) Erkrankungen.

45 *Möglichkeiten der Prävention und Intervention*

46 Die derzeitigen medizinischen Behandlungsmöglichkeiten können den Verlauf einer Demenz in einem begrenzten Ausmaß positiv beeinflussen.

47 Das sollte man nutzen und nicht durch falsche Altersbilder („das gehört eben zum Alter dazu") unbehandelt lassen!

48 Wo die therapeutischen Möglichkeiten an Grenzen stoßen, kommt der Prävention besondere Bedeutung zu.

49 Hierbei gelten heute als aussichtsreichste Strategien in erster Linie die erfolgreiche Behandlung und Vorbeugung von kardiovaskulären Risikofaktoren (wie Hypertonie, hoher Homocysteinspiegel, Adipositas und Diabetes mellitus), physische Aktivität (Sport), geistige Aktivität, soziales Engagement, Kontrolle des Körpergewichts (Diät) und die frühzeitige Behandlung einer Depression.

50 Da auch das Rauchen sowie übermäßiger Alkoholgenuss mögliche Risikofaktoren für Demenzerkrankungen darstellen, tragen das Einstellen des Zigarettenkonsums und die Reduktion des Alkoholgenusses ebenfalls zur Demenzprävention bei.

51 *Wichtige Differenzialdiagnosen*

52 Zu unterscheiden sind Formen der „Pseudodemenz", d.h. ein behandelbares Krankheitsbild, das als Demenz erscheint, aber in der Regel durch einen Zustand von Depression ausgelöst ist und damit im Gegensatz zu den meisten Demenzformen sogar heilbar ist.

53 Allerdings muss abgeklärt werden, ob der Depressionszustand Ursache oder Folge einer Demenz ist. Bei Pseudodemenz stehen Klagen über stark zurückgegangene Gedächtnisleistungen im Vordergrund.

54   Auch wird die Bezeichnung in seltenen Fällen benutzt, um das Vortäu-
     schen eines Demenzzustandes zu beschreiben ("Rentenwunschreaktion").

55   Depressionen werden als Risikofaktor für die Entwicklung einer Demenz
     angesehen. Sie treten vor allem in frühen Demenzstadien gehäuft auf und
     können einer Demenz auch vorausgehen.

56   Umgekehrt wird bei mangelhafter Abklärung alten Menschen mit psychi-
     scher Erkrankung oft fälschlicherweise die Diagnose Demenz zugewiesen;
     bei Behandlung der Depression kann sich die Hirnleistung wieder stark
     verbessern, wenn keine demenzielle Erkrankung vorliegt.

57   **Anteil der demenziell Erkrankten nach Altersgruppen (Grafik)**

58   Bildunterschrift: *Abb. 3: Mit zunehmendem Alter nimmt der Anteil an Men-
     schen mit Demenz überproportional zu. Etwa 50% der Demenzen werden
     dem Alzheimer-Typ zugeordnet.*

59   Depressive Patienten klagen häufig über Vergesslichkeit, Konzentrations-
     störungen, Nachlassen der Aufmerksamkeit etc., dies unterscheidet sie von
     Demenzkranken, die eher dazu neigen, ihre Defizite zu verstecken.

60   Dieses in der Regel bei Depressionskranken reversible Defizit lässt sich bei
     schwerer Ausprägung auch testpsychologisch feststellen. Nach vielen de-
     pressiven Episoden können auch leichte kognitive Störungen dauerhaft
     vorhanden sein.

61   Die Defizite im Rahmen einer depressiven Pseudodemenz sind weniger
     ausgeprägt als bei einer tatsächlichen Demenz.

62   Je mehr die kognitive Minderleistung durch die depressive Störung allein
     bedingt ist, desto vollständiger wird sie sich nach Ansprechen auf eine
     antidepressive Therapie zurückbilden.

63   Differenzialdiagnostische Unsicherheiten ergeben sich aus der Tatsache,
     dass depressive Symptome auch in frühen Stadien der Alzheimer-Demenz
     oder anderer Demenzformen auftreten können.

64   Am Beginn des differenzialdiagnostischen Prozesses zur Abklärung einer
     Demenz sollte daher die Abklärung einer Depression stehen.

65   *SÄVIP offenbart Defizite in der Heimbetreuung*

66 In der „Studie zur ärztlichen Versorgung in Pflegeheimen" - SÄVIP - haben Vertreter von Pflegewissenschaft, Gesundheitsökonomie, Versorgungsforschung, Gerontologie und die Stiftung „Daheim im Heim" gemeinsam Informationen über die tatsächliche medizinische Versorgungsstruktur in Pflegeheimen gesammelt.

67 Die Studie basiert auf Stellungnahmen von 782 Heimen bundesweit (von rund 8.700 Heimen in Deutschland) mit insgesamt knapp 65 000 Plätzen.

68 Die Studie, die rund 9 % aller Heime und über 10 % aller Heimbewohner in Deutschland erfasst, kann als repräsentativ gelten. In Pflegeheimen leben Menschen im 9. und 10. Lebensjahrzehnt.

69 Der Bevölkerungsstatistik entsprechend sind Frauen mit 78 % vertreten.

70 Bei Heimbewohnern werden hohe Prävalenzen von Mobilitätseinschränkungen (75 %), Harninkontinenz (72 %), Demenz (53 %) und Stuhlinkontinenz (45 %) angegeben.

71 Die Einschätzung der Demenz mit nur 53 % liegt unter der in empirischen Untersuchungen festgestellten tatsächlichen Häufigkeit (60 bis 65 % in Heimen, wenn auch generell bei 35 % der über 90-Jährigen).

72 Das heißt: Die Aufmerksamkeit für Diagnose und Behandlung der Demenz muss erhöht werden.

73 Die Mobilität der Heimbewohner ist ebenfalls stark eingeschränkt - bei knapp 11 % leicht (Gehstock), fast 26 % brauchen einen Rollator, 31,5 % sind auf den Rollstuhl angewiesen und 13,5 % sind komplett immobil (Abb. 4).

74 Nur bei 18,5 % ist die Mobilität voll erhalten. Besuche in Arztpraxen außerhalb des Heimes werden nur von knapp 20 % der Bewohner durchgeführt (3,35 % ohne Hilfe, 15,8 % benötigen Begleitung).

75 Für über 80 % ist ein Arztbesuch außerhalb des Hauses nicht möglich, bzw. steht keine Begleitung zur Verfügung.

76 Die Häufigkeit der Arztbesuche im Heim wurde auf einer Ratingskala erfasst.

77 Die ärztliche Versorgung der Heime wurde fast ausschließlich durch niedergelassene Ärzte (Allgemeinmediziner) wahrgenommen.

78   Andere Fachärzte (Orthopäde, Gynäkologe, Hals-Nasen-Ohrenarzt) erschienen so gut wie gar nicht.

79   Ach Zahnärzte und Urologen wurden äußerst selten im Heim gesehen.

80   Neurologen und Psychiater betreuten ebenfalls selten Pflegeheime: In nur 5 % der Heime kam ein Neurologe wöchentlich, in 15 % der Heime überhaupt nicht.

81   12 % der Heime machten über die Besuchshäufigkeit von Neurologen keine Angaben. Ein bis drei Besuche pro Jahr gaben 10 % der Heime an.

82   Immerhin, in gut der Hälfte der Heime erschien ein Neurologe mindestens quartalsweise, aber seltener als wöchentlich.

83   Der tatsächliche Bedarf an neurologischer bzw. psychiatrischer Betreuung kann dagegen an der Häufigkeit von Demenzen und Depressionen oder auch der parkinsonschen Krankheit ermessen werden.

84   Die betroffenen Bewohner können ihren „Wunsch" nach fachärztlicher Behandlung häufig nicht mehr selbst artikulieren. Hier sind der Hausarzt, die Angehörigen, die Betreuer oder auch die Pflegenden gefordert.

85   33,15 % der Bewohner wurden wenigstens einmal pro Quartal durch Fachärzte für Innere Medizin betreut. Neurologen und/oder Psychiater besuchten nur 25 % der Heimbewohner (obwohl der Pflegedienst 53 % als dement bezeichnete, in Realität aber mit 60-65 % zu rechnen ist) einmal im Quartal.

86   Auch wenn bei 72,3 % der Männer Inkontinenz festgestellt wurde, wurden nur 13,8 % durch den Urologen betreut.

87   Inkontinenz bei Frauen wurde mit 77,9 % angegeben - doch nur 7,55 % waren in gynäkologischer Behandlung.

88   **Mobilität der Heimbewohner in Prozent (Grafik)**

89   Bildunterschrift: *Abb. 4: Aufgrund der weit verbreiteten Immobilität sind die meisten Heimbewohner bei Facharzt-Untersuchungen auf Heimbesuche oder zumindest Hilfe beim Transport angewiesen. Quelle: SÄVIP**

90   Die Versorgung der Heimbewohner mit Medikamenten lässt Zusammenhänge mit der (fach)ärztlichen Betreuung erkennen (Abb. 5).

91   Die Heime gaben an, wie vielen Bewohnern der Arzt Medikamente verordnete. Mit Herz-Kreislauf-Mitteln wurden 68 % der Bewohner versorgt, mit Diabetes-Medikamenten 25,4 % - was der Prävalenz der Erkrankung entsprach. Anders sieht die Versorgung mit Antidementiva aus: Selbst wenn nur - wie angegeben - 53,4 % der Heimbewohner den demenziell Erkrankten zugeordnet wurden (eine Unterschätzung), müsste eine Medikation in dieser Größe angenommen werden - jedoch nur 19,5 % wurden medikamentös behandelt. In 36 % der Heime erhielten weniger als 10 % der Bewohner Antidementiva, in der Hälfte der Heime wurden weniger als 15 % spezifisch medikamentös versorgt.

92   Weiterhin erbrachte die Studie: Die freie Arztwahl kann von vielen Bewohnern nicht (mehr) wahrgenommen werden.

93   Die Arztbesuche wurden in aller Regel durch das Pflegepersonal der Heime veranlasst. Die Übernahme dieser Aufgabe durch das Heim ist rechtlich ungeregelt und unterliegt keiner Qualitätskontrolle. Angehörige und Betreuer sind zu wenig involviert.

94   Angehörige von Heimbewohnern regen nur in den seltensten Fällen einen (Fach)-Arztbesuch an.

95   Offenbar gehen Angehörige oft von der falschen Annahme aus, dass „das Heim für alles sorgt", dass „das Heim dafür verantwortlich ist, die notwendige medizinische Behandlung einzufordern".

96   Andere Studien, die die Angehörigen mit einbezogen haben, bestätigten eine solche Einstellung.

97   Zunehmend mehr Heimbewohner haben gar keine Angehörigen - zumindest nicht in der näheren Umgebung.

98   Aber wie weit werden dann Betreuer darin geschult, hier Verantwortung zu übernehmen, die notwendigen Facharztbesuche einzufordern?

99   Welches gerontologische Wissen, welches Altersbild herrscht bei Betreuern vor?

100 Der im Pflegegesetz verankerte Grundsatz „Rehabilitation vor Pflege" - er sollte eigentlich lauten: „Prävention und Therapie vor Pflege" - ist bisher leider nur in sehr engen Grenzen realisiert, bei Heimbewohnern weit weniger als bei ambulant Versorgten.

101 *Fazit*

102 Gerontologisch-geriatrische Studien zeigen: Bei vielen Erkrankungen sind
     therapeutische Maßnahmen wie auch Rehabilitationsmaßnahmen viel er-
     folgreicher, als man zunächst erwartet.

103 Oft ist auch die kleinste Verbesserung gesundheitlicher Beeinträchtigungen
     ein Riesengewinn!

104 Es kann nicht sein, dass mit dem Einzug in ein Alten- oder Pflegeheim jede
     Facharztbetreuung, die gleichaltrige NichtHeimbewohner durchaus ver-
     stärkt in Anspruch nehmen, eingestellt wird!

105 Es kann nicht sein, dass die bei den verschiedenen im Heim sogar verstärkt
     auftretenden Krankheitsbildern notwendige Facharztbehandlung ausbleibt!

106 Herrscht hier ein so negatives Altersbild vor, dass von vorneherein eine
     jede Besserung der Situation ausgeschlossen wird?

107 Eine Facharztbehandlung könnte nicht nur zur Lebensqualität der Bewoh-
     ner und zu deren größerer Selbstständigkeit, sondern auch zur Reduzierung
     des notwendigen Pflegeaufwandes beitragen!

108 *Hallauer J, Bienstein C, Lehr U, Rönsch H, SÄVIP - Studie zur ärztlichen
     Versorgung in Pflegeheimen; Vincentz Network Marketing Service, Sep-
     tember 2005*

109 **Zahl der Heime und Anteil der Demenz-Medikation in Prozent
     der Bewohner**

110 *Bildunterschrift: Abb.5: Nach den Ergebnissen der SÄVIP-Studie erhalten
     nur etwa 15% der Demenzpatienten Antidementiva, aber fast doppelt so
     viele Psychopharmaka. Quelle: SÄVIP**

Printed in the United States
by Bookmasters

Printed in the United States
By Bookmasters